皮科证治概要

第2版

主编　李博鑑

副主编　李玲玲　战嘉怡　李　强
　　　　苑景春　张　阳

编委
付宏宇　王子蔺依
高德强　马桂琴　蓝海冰
王素梅　王若伊　曲天歌
高佩华　张云平　肖战说

李伯纯 题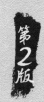

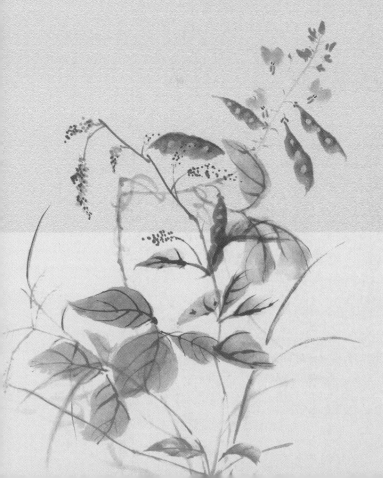

人民卫生出版社
·北京·

图书在版编目（CIP）数据

皮科证治概要 / 李博鑑主编 . —2 版 . —北京：
人民卫生出版社，2023.9
ISBN 978-7-117-34203-2

Ⅰ. ①皮… Ⅱ. ①李… Ⅲ. ①中医学 —皮肤病学
Ⅳ. ①R275

中国版本图书馆 CIP 数据核字（2022）第 241990 号

| 人卫智网 | www.ipmph.com | 医学教育、学术、考试、健康，购书智慧智能综合服务平台 |
| 人卫官网 | www.pmph.com | 人卫官方资讯发布平台 |

皮科证治概要
Pike Zhengzhi Gaiyao
第 2 版

主　　编：李博鑑
出版发行：人民卫生出版社（中继线 010-59780011）
地　　址：北京市朝阳区潘家园南里 19 号
邮　　编：100021
E - mail：pmph @ pmph.com
购书热线：010-59787592　010-59787584　010-65264830
印　　刷：三河市宏达印刷有限公司
经　　销：新华书店
开　　本：787 × 1092　1/16　印张：28　插页：24
字　　数：629 千字
版　　次：2001 年 3 月第 1 版　　2023 年 9 月第 2 版
印　　次：2023 年 10 月第 1 次印刷
标准书号：ISBN 978-7-117-34203-2
定　　价：109.00 元

打击盗版举报电话：010-59787491　E-mail：WQ @ pmph.com
质量问题联系电话：010-59787234　E-mail：zhiliang @ pmph.com
数字融合服务电话：4001118166　E-mail：zengzhi @ pmph.com

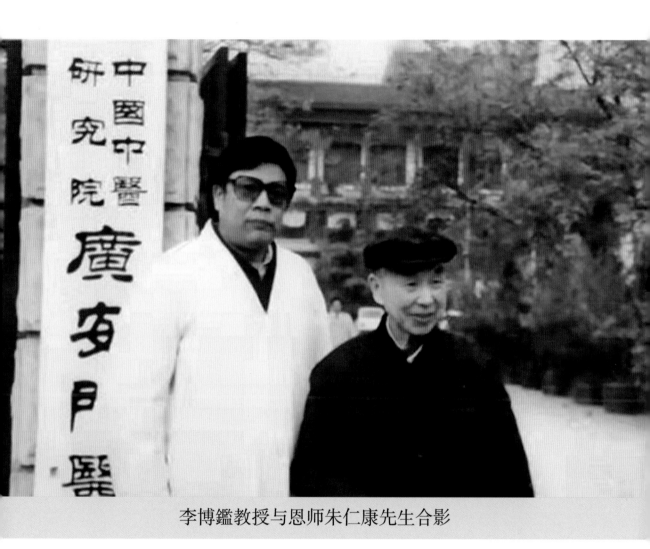

李博鑑教授与恩师朱仁康先生合影

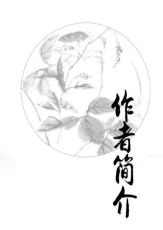

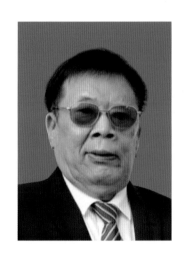

　　李博鑑，1944 年生于北京，1968 年毕业于北京中医学院（现为北京中医药大学），1978 年以优异成绩考取全国首届中医研究生，师从全国著名中医皮外科专家朱仁康研究员，并获中医学硕士学位。多年来一直从事医疗、教学、科研工作，多次到我国港、澳、台地区以及马来西亚、澳大利亚、新西兰、越南、拉脱维亚等国讲学、医疗。参与的科研工作，曾获北京市及原卫生部甲级成果奖。参编《中医外科学》等 60 余部专著，发表论文 70 余篇，出版个人著作《皮科百览》等 5 部，作为主编或副主编编写了《痤疮》《白癜风》《银屑病》等 12 部著作。现为中国中医科学院广安门医院皮肤科主任医师、教授，首都国医名师，曾任中国中医药学会外科分会秘书，北京中医药学会学术委员、外科委员、康复委员，《中医杂志》《中国医药学报》《北京中医药》及中医古籍出版社特约编辑，国家新药审评委员，国家基本药物工作委员会委员，药物不良反应监测中心委员，中药保护委员会委员，国家非处方药审评委员会委员，国家药品评价中心委员，中国中医科学院研究生院客座教授。参加国家级科研课题多项。

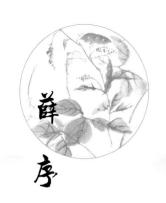

薛序

　　中医药学是一个伟大的宝库,对中国及世界人民的健康事业贡献巨大,如天花为烈性传染病,危害人类甚久,早在东汉光武帝年间,由俘虏传入我国,故又称"虏疮"。公元3世纪,葛洪《肘后备急方》对此已有详尽记述,堪称世界最早,此后500年阿拉伯医生雷撒斯才有报道。16世纪初我国已经推广使用人痘接种术,成功预防天花。17世纪人痘接种术传入欧洲、非洲多国,以及亚洲其他国家,1717年传入英国,受此启发,英国人 Edward Jenner 于1796年发明了牛痘接种预防天花。1980年世界卫生组织宣布天花在全球灭绝。人痘接种术的发明,写下了人类预防医学史上光辉的一页,是中医先辈对预防烈性传染病的一大创举。

　　中医的伟大贡献远非仅此,其他如梅毒、天疱疮、皮角、蓝痣、湿疹样乳腺癌等诸多皮肤病,均由中医文献首先记载,许多珍贵资料散在于浩如烟海的中医古籍之中,亟须有人整理发掘。李博鑑同志1978年师从我国著名中医皮外科专家朱仁康教授,并获全国首届中医学硕士学位,至今行医50余载,虽已退休多年,仍勤奋好学,潜心研究,笔耕不辍,多有著述,今将旧作《皮科证治概要》重新修葺整理,增补皮肤病20余种,总计论述皮肤病330余种,涉及古代中医皮外科病名1 500余个,并在附篇中加入诸多论述,意在使中医弘扬光大。

　　吾与李博鑑同志相识40余载,交友笃厚,其为人正直,待人坦诚。书稿既成,先睹为快,邀余作序,遂欣然为之。

中国中医科学院广安门医院
国医大师、博士研究生导师、教授

2022年秋于北京

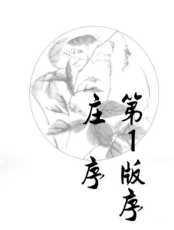

古人云:"业精于勤,荒于嬉;行成于思,毁于随。"此示人以学业精深在于勤奋,德行完备在于深思。李博鑑主任医师 20 世纪 60 年代毕业于北京中医学院(现北京中医药大学),70 年代以优异成绩考取现代名医朱仁康教授的研究生,尽得其薪传,并获全国首届中医学硕士学位。近 20 年来,悉心从事中医皮肤科基础理论及临床研究,颇有建树。所参加科研课题,亦多次获中国中医研究院(现中国中医科学院)、北京市及卫生部级成果奖。

李氏为人豁达乐观,勤奋好学,耽嗜典籍,声闻渐著,下笔构思,与古为侪,博学宏辞,多有著述。迄今已先后出版个人专著 5 本,参加编写医学著作 40 余部,公开发表论文 50 余篇。在皮肤科领域中有关辨甲、辨发、辨斑、辨疱、辨汗等方面的研讨,义有深邃,慧眼独识,为今后中医皮肤科基础理论研究及临床诊疗提供了可贵的依据。在中医皮肤病病名释义、病因病机、辨证论治等方面,凡有攸关,靡不收缀,可谓指迷醒聩,别树一帜。

当今专门从事中医基础理论,特别是中医皮肤科基础理论研究方面的人才,虽非凤毛麟角,亦若雾月晨星,许多珍贵史料,亟待整理。例如一种中医皮肤外科疾病可相当于西医多种疾病,而西医的一种皮肤疾病也可能在中医诊断为多种病名。如中医诊断的"鹅掌风",系指手掌皮肤粗糙,纹理宽深,其则皲裂脱屑,形如鹅掌为特征的疾病,在西医则可诊为"手癣""掌跖角化病""掌跖脓疱病""手部角化性湿疹"等。而西医的"神经性皮炎"一病,在中医皮科则可诊为"牛皮癣""狗皮癣""风癣""摄领疮"等病。因此,深入研讨中、西医皮肤病名及诊治,对后学者颇有启迪。本书对此恰有专论。近 20 年来,李氏用心良苦,广阅博览,壁影萤光,搜罗古今证据,出入经史百子,先后收录中医皮科临床常见疾病 300 余种,中西医病名参照近 1 200 条,令人心服口誉。

在中医皮外科基础理论及诊治经验中,蕴藏着诸多世界首载案例。挖掘这些宝贵资料,可使中医药的丰功伟绩弘扬于世界医学之林。正如书中提及的阴蚀(急性女阴溃疡)、青记脸(太田痣)、面黑黚(里尔黑变病)等,中医比西医的记载可早数百年,甚至千余年,无愧为世界首创。此外,治疗霉疮(梅毒)最早使用砷剂(见《霉疮秘录》),治疗面游风(面部脂溢性皮炎)、肺风酒刺(痤疮)首先应用硫黄制剂……尤其当今用于皮科治疗及活检中的环钻技术,早在 1617 年成书的《外科正宗》去除黑子时就有"宜细铜管将痣套入孔内,捻六七转,令痣入管,一拔便去"的记载。这些功绩可谓名垂青史,言不能赅。

李氏卒业于北京中医学院,工作10年之后,继读研究生深造,对中医潜心钻研,造诣颇深,对现代医学知识亦甘之如饴,这种敬业乐群,好学不倦的治学精神,实为难能可贵。趁此作序之机,聊寄数语,堪为后学者之楷模。

　　本书文字精练,结构严谨,深入浅出,通俗易懂,便于中西医皮肤科工作者查阅参考。有此佳作,值得一读。书稿既成,先睹为快,欣慰之余,乐予为序。

中国中医研究院广安门医院

皮肤科教授

1999 年 6 月于北京

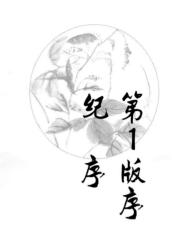

李氏博鑑,自幼与我即有抚尘之好,30 余年前同毕业于北京中医学院,20 余年前又同毕业于中国中医研究院第一届研究生班,共近 10 年同窗学友。李氏自大学时代即天机迅发,博学强记,凡《内经》《难经》《伤寒论》《金匮要略》《神农本草经》《温病条辨》等经典医著,无不背诵如流,40 年前所学之外语至今记忆犹新。又涉猎交友甚广,于体育、音乐、市井风俗无不通晓,堪称雅俗共赏,博学多才之士。吾常慨然叹之曰:真北斗以南一人耳。

李氏中医功底深厚,深谙岐黄、越人、仲景、华佗、思邈、元方、景岳、时珍、东垣、清任、实功各家之学,又曾专门研修西医皮肤科年余,中西医融会贯通。又师承著名皮肤科专家朱仁康教授,得其真传,渐臻医术精湛,疗效卓著,名噪南北。

中医皮外科学是中国医药学瑰宝中的一颗明珠,已有 3 000 年以上的历史。早在公元前 14 世纪的殷墟甲骨文中就有皮肤病的记载。其后如春秋时期的《内经》、汉《伤寒杂病论》、晋《葛洪肘后备急方》、隋《诸病源候论》、唐《备急千金要方》、宋《外科精要》、元《外科精义》、明《外科正宗》、清《医林改错》等历代中医典籍中均有记载。清末以前中医古籍中收录的皮肤病名已多达 1 000 个以上。有些皮肤病的记载要比西医早数百年,甚至千年以上。如现代所称眼 - 口 - 生殖器综合征,是 1937 年由土耳其皮科专家 Behcet 首先报道的,故又称白塞综合征,而汉代张仲景的《伤寒杂病论》所记载的狐惑病与该病相同,这比 Behcet 的报道要早 1 700 余年,仲景用甘草泻心汤内服、苦参汤外洗治疗本病,至今仍卓有良效。以上鲜为人知的记载,仍有多例。

清代以前中医既无皮肤病专科,又无皮科专著。有关皮肤病的记载均散见于外科、内科、妇科、儿科等历代文献中,且多描述翔实,并有专名,理法方药一应俱全,许多资料至今仍为皮科所用。然中医文献,部帙浩繁,查寻不便,又有一病多名、多病一名等杂沓混乱之处,实难为世人所用。李氏认为用中医药治疗皮肤病源远流长,治法丰富,药源广泛,无毒无害,咸系天然之品,不忒疗疾,更益美容,历代医籍中蕴藏着至宝。故怀拯黎元于仁寿之德,行济赢劣以获安康之善,虽年近花甲,仍笔耕不辍,伏案积年,书考 200 余家,将其旧作《皮科便览》《皮科易览》《皮科百览》,参互考订,勒成一部,名为《皮科证治概要》。该书将历代有关文献,取其精华,弃其糟粕,删繁就简,正其谬误,补其疏漏,条分缕析,中西汇粹,熔为一炉,并寓个人多年之临床经验。介绍中医皮外科病 300 余种,中西医参照皮肤病病名近1 200 个,并详述各病的病因、病机、辨证、治法、处方、药味、护理、预防等项,颇切临床实用。

该书付梓,庶可大济蒸人,造福患者,亦堪为海内外广大皮外科医生的良师益友,必将功垂后世,慈惠无穷,用传不朽。书稿既成,邀余作序,欣然命笔。

中国中医研究院针灸研究所教授、学友

1999 年初夏,岁次己卯,于北京

第1版自序

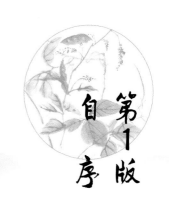

中医对皮肤病的记载历史十分久远，早在公元前14世纪的殷墟甲骨文中就有疕（头疮、疮疡）、疥（瘙痒性皮肤病）的记载。《周礼·天官》已把医生分为疾医、疡医、食医、兽医四大类。其中“疡医掌肿疡、溃疡、金疡、折疡之祝药、劀杀之齐”。这也是世界医学史上最早的分科记载。马王堆汉墓帛书《五十二病方》中已有对于白处、白瘼、瘙、疕、面皰赤等色素脱失性、瘙痒性、皮脂溢出性皮肤病的记载与描述。战国时期的《山海经》中已记载许多药物可以治疗、预防皮外科疾病，如：黄藋（浴之已疥）、薰草（佩之已疠）、杜衡（食之已瘿）、丹木（食之已痒）、赤鱬（食之不疥）、鲮（食之无肿疾）等。战国末期的《云梦秦简》中对麻风的症状、诊断已非常精确，书中详尽记载了麻风患者眉毛脱去、鼻柱断坏、足底溃烂、毛发脱落、声音嘶哑等典型表现，这在世界麻风史上也是巨大贡献。《黄帝内经》中记载的痤、疿、疹、疔、疽、爪枯、唇胗、脱疽、瘾疹、米疽、面尘、厉风、皮痹、肌痹、血痹、脑灼、发落等，几乎包括了全身各个部位的皮肤病。《神农本草经》虽是现存最早的药学专著，但其中也收载了疥、白秃、息肉、面黑皯、瘾疹、血痹、肬、面皯疱、黑子、阴蚀、浸淫、酒渣鼻等皮肤病。《难经》中已有面黑如黧、皮肤痛、皮肤涩、毛落、面黑等病症。东汉张仲景的《伤寒杂病论》中收录了相当于西医的荨麻疹、眼-口-生殖器综合征、后天性秃发、湿疹、角皮症、女阴溃疡、面部脂溢性皮炎、黑皮哮喘、色汗症、眼周着色过度等病。书中许多方剂沿用至今而长盛不衰。尤其在治疗女阴溃疡的外治法中，有“以绵缠箸如茧，浸汤沥阴中”的记载，可称是世界上医用棉签的最早发明者。晋代《葛洪肘后备急方》《刘涓子鬼遗方》《针灸甲乙经》中已记载有恶肉、恶脉、恶核、风毒肿、气痛、漆疮、白癞、酒渣鼻、疬疡、面皯黯、面生疱疮、胡臭、热疮、灸疮、丹毒等，不仅症状详尽，而且其中许多确有实效的方剂沿用至今。隋代《诸病源候论》的成就尤为卓著，堪称巨擘。其所论范围甚广，分类精细。全书共50卷，67门，1 720条，记载了相当于西医的皮角、蓝痣、皮肤异色症、结节性红斑、传染性软疣、多毛症、秃发、暴发性紫癜、中毒性红斑、蒙古斑、神经性皮炎、小儿丹毒、冷荨麻疹、热荨麻疹、气性坏疽、皮肤炭疽、新生儿红皮病、静脉曲张性湿疹、甲缘逆剥、角质松解症、口周皮炎、慢性唇炎等皮外科疾病360余论，为后世皮科的发展开创了先河。

唐宋以降至清末之前的1 000多年中，中医古籍记载的皮肤病就更是不胜枚举了。尽管由于年代浸远，兵燹佚文，简编残蠹者，屡见不鲜，许多珍贵史料已不复存，但从现存的文献中可知，中医对许多皮肤病的记载仍为世界首创，有些较西医早几百年，甚至千余年。如 1860 年法国人 Gilbert 首先报道玫瑰糠疹 (pityriasis rosea)，实际上在刊于 1604 年的《外科启玄》中已被称为风热疮。1860 年奥地利人 Hebra 最先提出的多形红斑 (erythema multiforme)，然而早在 1569 年《疮疡经验全书》中就有相关记载，称之为猫眼疮，并描述为"形如猫眼，光彩闪烁，无脓无血"，这比当今任何西医学皮科著作的描述都更加形象、准确、生动、具体。1868 年奥地利人 Hebra 首先描述红皮病 (erythroderma)，但早在 1694 年《洞天奥旨》中就称之为火丹疮，并形容"火丹疮，遍身俱现红紫，与发斑相同。然斑随现随消，不若火丹，一身尽红"，这与当今该病的概念也是一致的。1869 年英国人 Wilson 最先命名了扁平苔藓 (lichen planus)，实际上 1602 年《疡医证治准绳》已称之为紫癜风，其中"皮肤生紫点，搔之皮起"的诊断方法，当今仍然适用。1870 年英国人 Paget 首先命名的 Paget's 病（湿疹样癌），早在 1604 年《外科启玄》中就称之为乳疳。1870 年德国人 Valkmann 最早提出的肉芽肿性唇炎 (cheilitis granulomatosa)、腺性唇炎 (cheilitis glandularis)，则早在 610 年《诸病源候论》中已被称为唇疮、唇生核。1895 年德国人 Bernhardt 提出的股外侧皮神经炎 (lateral femoral cutaneous neuritis)，在《黄帝内经》《金匮要略》中均被称为血痹，除有相应的理法方药外，尚有针刺治疗法。1917 年奥地利人 Riehl 首先命名的里尔黑变病 (Riehl's melanosis)，是以面部色素沉着为特征的疾病，而早在《黄帝内经》《难经》中就称之为面尘、面黑如鳖，1742 年《医宗金鉴》更准确地形容为"初起色如尘垢，日久黑似煤形，枯暗不泽"，1831 年《外科证治全书》亦记载本病为"面色如尘垢，日久煤黑，形枯不泽，或起大小黑斑，与面肤相平"，这些生动具体的描述，比当今西医的记载还要准确。1918 年奥地利人 Lipschütz 首先报道了急性女阴溃疡 (ulcus vulvae acutum)，而早在《神农本草经》中就有阴蚀疽之名，《金匮要略》中则称为阴伤蚀疮，并且理法方药俱全，内外治疗皆备。

1937 年土耳其人 Behcet 最先命名的眼 - 口 - 生殖器综合征 (oculo-oral-genital syndrome)，把以生于口、生殖器溃疡及眼部虹膜睫状体炎为主要表现的三联综合征当作一种独立的疾病提出，故也称为 Behcet's 病。实际上，早在东汉《金匮要略》中，张仲景就已称之为狐惑病，书中的方剂至今还被应用，这比 Behcet 早了 1 700 余年。1938 年日本医生太田正雄首先命名了太田痣 (nevus of Ota)，实际上在 1830 年刊行的《医林改错》一书中，王清任已经用通窍活血汤治疗青记脸了。上述资料仅是九牛一毛。惜历史条件所限，清代以前无皮肤专科，有关皮肤病的记载，均散在于外科、内科、儿科、妇科，甚至本草、方剂、针灸等典籍之中，故鲜有皮科专著，这在客观上也使中医皮科的发展受到一定的限制。

余曾有志于弘扬中医对皮科的伟大功绩，遂博采广收，网罗群书。每遇所得，则笔录于斯，驽骞之乘，焚膏继晷，历时十余稔，渐有所获。经去芜取菁，汰伪存真，集腋成裘，蒐成一册，所谓创始者难为用，后起者易为功。1986 年曾出版《皮科便览》，1989 年出版《皮科易览》，1996 年出版《皮科百览》，1998 年主编《皮肤病防治 358 问》，先后收到大量读者来函，希望能将前书修订增辑。为此，几年来诊读之余，浏览古今，搜索枯肠，对前书整理增订，使复者芟之，漏者补之，阙者增之，讹者绳之，误者修之，并仍依前书体例，从名释、别名、文献、发病、病因、病机、症状、辨证、诊治、护理、预防等诸方面加以阐述，按照古人常用的部位分类法，收载以皮肤病为主，及某些有皮肤损害表现的内科、外科、传染科等疾病共 300 余种，虽非集成,亦粗大备,僭曰《皮科证治概要》。

　　书末附篇中有中西医皮肤病病名参照近 1 200 条,使读者在遇中西医病名间的相同、相似、相近或相关时查阅,可免受夜行歧路之苦,但切不可胶柱鼓瑟,完全对号入座。故不曰对照,只言参照。在辨证论治选粹部分中,增入近 10 余年的有关论述、著作、讲座,有些是尚未公开发表者,一并托出,以飨读者。此举意在开发童蒙,启迪后学,宣扬至理。但终因才疏学浅,自视欠仄,书中引用相关西医病名资料,仅限于所能查到的英文版文献,讹舛纰缪,在所难免,敬希广大读者赐教。

　　本书幸承家父、中国社会科学院语言所李伯纯教授生前寄予厚望并曾题写书名,中国中医研究院广安门医院庄国康教授及中国中医研究院针灸研究所纪晓平教授作序,并由中国中医研究院广安门医院苑景春主任药师协助整理,为本书增辉。中国中医研究院图书馆、中国中医研究院广安门医院图书馆、北京中医药大学图书馆等,在文献资料方面鼎力相助,在此一并致谢。

中国中医研究院广安门医院

1999 年 6 月于北京

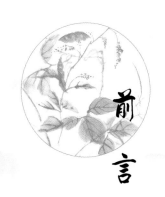
远在商周时期，前人已有关于皮肤病的记载，但因历史条件所限，清代以前尚无皮肤专科，所述内容均散见于外科、内科、妇科、儿科、本草、方剂甚至针灸科典籍中，故鲜有专著。尽管如此，许多中医文献记载的皮肤病，仍不失为世界首创，如疥疮（scabies）危害人类甚为久远，在西医学中则于1687年由意大利药师Diacinto Cestoni首先报道发现疥螨，曾轰动一时，实际上公元前14世纪我国殷墟甲骨文中就有"疥"的记述，先秦时期《五十二病方》、战国时期《山海经》、秦汉时期《神农本草经》均记载有"疥"。东汉王充《论衡》中已明确指出疥疮由疥虫引起，3世纪晋代《葛洪肘后备急方》、5世纪《刘涓子鬼遗方》已用雄黄、雌黄、水银、矾石等治疗疥疮。5世纪末梁代陶弘景《本草经集注》用硫黄治疗疥疮的有效方法，沿用于今，仍为首选，堪称医林巨擘。

610年隋代《诸病源候论·疮病诸候》记载："湿疥者，小疮皮薄，常有汁出，并皆有虫，人往往以针头挑得，状如水内病虫。"这应是人类最先发现疥虫的报道，比西医早了1 000多年。其他如：结节性红斑、脂溢性皮炎、传染性软疣、白塞综合征、过敏性紫癜、扁平苔藓、丛林斑疹伤寒等，均由中医首先报道。

中医如此精深博大，篇帙浩瀚，古籍繁赜，毕生莫殚，余退休已十有八载，闲暇静心阅读之时，如历卞和之肆，举皆美玉；入伯乐之厩，无非骏蹄。寒来暑往，积年努力，观书充楹，每有所得，则笔录之，深信以勤补拙，渐成帙册而自得其乐，潜思拙作《皮科证治概要》已问世近二十稔，内容亦需更新，故将讹者绳正，缺者增补，误者修订，复者刈除，并将近年阅读所获，参以临证实践而补纳其中，新增疾病20余种，凡有中西医确切记载年代者，溯流求源，列于篇首，以彰显中医功绩，附篇记述朱仁康皮肤病辨治经验。俾读者览之得归，用于临床可法期简要，皆中肇肯，方必中和，纤悉无梦，意在启迪后学，愿为津梁，用传不朽，实吾厚望也。

中国中医科学院广安门医院

李博鑑

2022年10月于北京

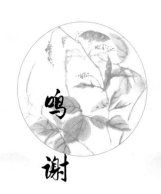

鸣谢

　　本书在编辑修订过程中,承蒙赵广、刘跃华、涂平、邝捷、兰东、李春光、徐子刚、丁扬、崔炳南、白彦萍、赵俊英、张小薇、蔡玲玲、瞿幸、杨素清、杨庆琪、于彬、王萍、孙莹、范瑛、刘炽京等专家教授的悉心指导及大力协助,一并致谢!

　　感谢中国中医科学院广安门医院皮肤科全体同仁多年来对我的培养和帮助!

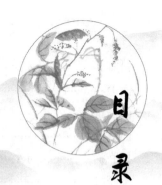

目录

第一章　头、面、颈部皮肤病 ················ 1

第二章 躯干、四肢、前后阴部皮肤病

第三章　发无定处皮肤病 193

第四章　皮肤病命名及分类浅析

附篇　朱仁康皮肤病辨治经验

第一章 头、面、颈部皮肤病

白 发

【概述】白发，西医学同名，是指头发部分或全部变白的一种皮肤病，故名。根据其发病特点，中医学文献里又有"发白"之称。早在《素问·上古天真论》就记载："女子……六七，三阳脉衰于上，面皆焦，发始白……丈夫……六八，阳气衰竭于上，面焦，发鬓颁白。"晋代《葛洪肘后备急方·治面疱发秃身臭心惛鄙醜方》已有："染发鬓，白令黑方：醋浆煮豆漆之，黑如漆色。"又如隋代《诸病源候论·毛发病诸候》记载："肾主骨髓，其华在发。若血气盛，则肾气强。肾气强，则骨髓充满，故发润而黑。若血气虚，则肾气弱。肾气弱则骨髓枯竭，故发变白也。"清代《续名医类案·眉发须》记载："梅师治少年白发，拔白者，以白蜜涂毛孔中，即生黑发。不生，取桐子捣汁涂上，必生黑者。"本病可见于任何年龄。凡初生时或生后不久即有白发者，为先天白发；少年以后出现白发者，均称后天白发。

【辨证论治】

1. 先天白发为先天不足，禀赋素弱，肾气亏损，以致精血不能上荣，发失荣润而成。表现为：出生时或生后不久，全身毛发变白，或成片头发变白，如西医学中的白化病（俗称"天老"）、斑白病及某些遗传性综合征。目前对此尚无较好的根治疗法。但根据前人"肾主骨髓，其华在发""发为血之余"的论述，可用培补先天、滋养精血法。可服用市售中成药河车大造丸、桑椹膏、龟鹿二仙膏等。

2. 后天白发中，斑秃患者的新生头发可呈白色，为渐愈征兆。白驳风患处的头发亦可变白，故不必单独治疗。

3. 老年白发因肾气已虚，气血不能荣润，故发鬓颁白，是机体衰老的征兆。可常服五子衍宗丸、首乌延寿丹以滋肾养血。

4. 若中年白发或久病体弱，头发变白者，其白发多自两鬓生出，渐至花白，为精血不足，发失所养证。治宜补益精血、滋阴乌发法，方选七宝美髯丹化裁。药用：女贞子 60g，何首乌 90g，菟丝子 60g，枸杞子 90g，当归身 120g，墨旱莲 60g，熟地黄 90g，桑椹子 60g，共末蜜丸，每丸重 10g,早晚各服 1 丸。

5. 青少年白发者,常有家族病史,因青少年血气方刚,阳热偏盛,复由惊恐思虑,心绪烦躁,则血热内蕴,发失所养而变白。少数人可在短时间内迅速变白。我国古代有伍子胥过昭关,一夜间须发皆白的记载。

6. 若患者常有失眠多梦,舌红口干,小便色赤,脉象弦数,为血热内蕴,发失所养证。治宜清热凉血,补益肝肾法,方选乌发丸化裁。药用:牡丹皮 90g,赤芍 60g,当归 90g,生地黄 120g,女贞子 60g,侧柏叶 30g,黑豆衣 30g,黑芝麻 90g,共末蜜丸,每丸重 10g,早晚各服 1 丸。

7. 以上诸种白发,除服药外,均可配合外治法。药用:石榴皮 30g,五倍子 20g,没食子 60g,柿子叶 15g,甘松 15g,白及粉 10g,青黛 6g,加水 1 000ml,煎煮浓缩至 150~200ml,去渣取汁。以棉签蘸药汁,外涂白发,隔日 1 次。

【调养】除积极治疗外,应保持心情舒畅,切忌忧思恼怒,悲观失望;积极参加体育锻炼,注意劳逸结合;本病疗程较长,一般一至数月,故应坚持服用药物;可配合头皮部位的指压、叩打、梳理、点按穴位、保健按摩等方法,使头部气血流畅;多吃黑芝麻、乌枣、黑木耳、黑米、黑豆等黑色食品,均有助于康复。

黄　发

【概述】黄发,西医学同名,是指头发枯萎变黄,干燥脆裂而言,故名。在中医学文献中又被称之为"发黄"。如隋代《诸病源候论·毛发病诸候》记载:"足少阴之经血,外养于发。血气盛,发则润黑。虚竭者,不能荣发,故令发变黄。"元代《御药院方·洗面药门》(1267 年)载有"乌头药""捻髭方""胡桃膏""涂髭须方""乌髭三圣膏""乌髭借春散"等多个有效方剂。清代《续名医类案·眉发须》记载:"《千金》疗发黄,熊脂涂发梳之,散头入床底,伏地一食顷即出,便尽黑,不一升脂验。"黄发可见于任何年龄,多伴有其他内在疾患而逐渐出现头发枯黄。大多数中国人属于黄种人,正常发色应为黑色或棕黑色。少数健康而皮肤白皙的黄种人,亦可有荣润光泽的棕黄色头发,属正常生理范畴。

发黄枯萎,脆裂易折者,常因禀赋素弱、久病失养、热病伤阴、产后失血过多、洗涤过勤、小儿疳疾等,使血燥不荣,伤阴耗液,发失荣润而致病。

【辨证论治】

1. 凡头发色枯而黄,干燥易折,面色萎黄,四肢羸瘦,大便溏泄,食不甘味,舌淡脉细者,为脾胃失养,精血亏损证。治宜补益脾胃,滋养精血法,方选八珍汤化裁。药用:黄芪 30g,党参 10g,茯苓 10g,炒白术 10g,熟地黄 15g,当归身 15g,白芍 10g,何首乌 12g,生山药 30g,玉竹 15g,黄精 15g,黑芝麻 20g,女贞子 10g,墨旱莲 12g,阿胶 10g(烊化),水煎服。

2. 若头发变黄发脆,末端纵裂成多条细丝,呈羽毛状者,多见于留长发的女青年,除因天气干燥或用碱性洗发剂洗涤过勤外,属阴虚血燥,发失润养证。治宜滋阴养血法,方选养血润肤饮化裁。药用：当归身 15g，生地黄 15g，熟地黄 15g，天冬 15g，麦冬 15g，升麻 6g，何首乌 10g，生山药 20g，山萸肉 12g，羌活 10g，白芷 6g，枸杞子 15g，黑豆衣 20g，黑芝麻 10g，水煎服。

3. 若小儿头发枯黄无泽，萎软纤细，易于折断，面黄肌瘦，肚大青筋，神情萎顿，大便不调，伴舌淡苔腻，脉细无力，为脾胃不和，疳积内生证。治宜消疳理脾法，方选消疳理脾汤化裁。药用：焦神曲 6g，炒麦芽 10g，槟榔 6g，青皮 3g，陈皮 6g，鸡内金 10g，生山楂 10g，莪术 3g，使君子 6g，胡黄连 6g，炒白术 6g，水煎服。

4. 除以上内治法外，可用巫云散化裁外洗。药用：明矾 3g，五倍子 15g，百药煎 20g，青胡桃皮 10g，石榴皮 10g，何首乌 15g，猪牙皂 10g，细辛 6g，水煎取汁，外洗头发，隔日 1 次。

【调养】除治疗外，应避免用碱性过大的洗发剂洗头；对原有的其他疾病亦应及时治疗；可常食黑豆、乌枣、黑木耳、黑芝麻、黑米等黑色食品，以及鲜嫩多汁的蔬菜、水果；保持情怀畅达；注意劳逸结合；可多食含蛋白质、碘、钙的精肉、鱼、海带、禽肉、紫菜、豆类，以及含铁多的芹菜、油菜、红枣、苋菜、胡萝卜等。

鬼 剃 头

【概述】鬼剃头，相当于西医学的斑秃，是一种以头发突然成片脱落，头皮正常为特点的皮肤病，因其常无自觉症状而头发脱落，如鬼剃之头，故名。根据其发病特点，中医学文献中又有"鬼舐头""油风""落发""鬼剃刺""油风秃""梅衣秃"等名。在西医学中，古希腊人希波克拉底最早描述斑秃，1664 年波兰人 John Jonston 首先使用 alopecia area（脱发区）进行报道，1763 年法国人 Sauvagesde Lacroix 首先使用 alopecia areata（斑秃）一词，1817 年英国人 Thomas Bateman 首先对其进行临床描述。中医学文献对此记载较早，《黄帝内经》《难经》《金匮要略》虽都有"毛拔""发落""毛落"记载，但未有斑状秃落的症状描述。"鬼舐头"病名最早见于隋代《诸病源候论·毛发病诸候》（610 年）记载："人有风邪在于头，有偏虚处，则发秃落，肌肉枯死。或如钱大，或如指大，发不生，亦不痒，故谓之鬼舐头。"又如明代《外科正宗·杂疮毒门》（1617 年）记载："油风，乃血虚不能随气荣养肌肤，故毛发根空，脱落成片，皮肤光亮，痒如虫行，此皆风热乘虚攻注而然。"清代《续名医类案·眉发须》（1770 年）明确记载："一男子因大怒发热，眉发顿落。盖发属肾而眉属肝。此肝肾素虚，为怒所激，阴火愈盛，销铄精血而然也。用六味丸料，加柴胡、山栀、黄柏数剂渐生，又二十余剂而完。"清代《奇症汇·头》（1786 年）记载："一胡氏子，年十七八，发脱不留一茎，饮食起居如常，脉微弦而涩，轻重皆同。此厚味成热，湿痰在膈间，复因食梅酸味，以致湿热之痰，随上升之气至于头，熏蒸发根之血，渐成枯槁，遂一时尽脱。"本病可发生于任何年龄，但以青壮年居多。常于无意中发觉，或被他人发现。可以逐渐自愈，亦能反复发作，随长随落，经久不已（彩图 1-1）。

常因惊恐思虑、忧愁恼怒，使气机逆乱，气血失调，不能上荣毛发；或因脾胃虚弱，气血亏虚，肝肾不足，使腠理不密，玄府不固，风邪乘隙外袭，发失所养；或血热内蕴，热盛生风，风动发落;或瘀血阻络,新血不生,血不养发等,皆可酿成本病。

患处境界清楚,边缘整齐,头皮光滑发亮,毛孔清晰可见。发干上粗下细,易于拔除。逐渐扩展,皮损数目增多,范围加大,亦可融合成片。若全部头发脱光,称"全秃";若毳毛、腋毛、阴毛、眉毛、睫毛、胡须均落者,称"普秃"。

【辨证论治】

1. 凡病情进展较快,伴心绪烦躁,失眠多梦,唇红舌赤,脉象弦数者,为血热生风,风动发落证。治宜清热凉血,滋益肝肾法,方选生地乌发丸化裁。药用:生地黄90g,侧柏叶60g,牡丹皮60g,蝉蜕30g,桑椹子60g,丹参45g,紫草20g,当归90g,共末蜜丸,每丸重10g,早晚各服1丸。

2. 若病程日久,面色不华,头目眩晕,失眠多梦,舌淡脉细者,为气血不足,发失所养证。治宜补气养血,滋益肝肾法,方选七宝美髯丹化裁。药用:当归身90g,黄芪90g,党参60g,墨旱莲60g,何首乌60g,菟丝子60g,枸杞子80g,怀牛膝40g,茯苓60g,女贞子40g,山萸肉30g,补骨脂80g,白芍60g,熟地黄90g,白术30g,黑芝麻60g,共末蜜丸,每丸重10g,早晚各服1丸。外治可用生发酊:人参20g,生黄芪30g,当归30g,冰片5g,干姜15g,生姜20g,桂枝15g,川芎15g,白酒500ml,浸泡1周后外用,每日2次。

3. 若患处头皮刺痛,面色晦暗,舌有瘀斑,脉象涩滞,或久治不愈,无明显症状可辨者,为瘀血阻络,发失荣养证。治宜活血化瘀,通经活络法,方选通窍活血汤化裁。药用:白芷6g,当归尾10g,桃仁10g,红花10g,葱白15g,黄酒100ml,大枣12g,赤芍10g,川芎10g,姜黄12g,人工麝香0.1g(包),生姜6g,水煎服,每日1剂。外治可配合用梅花针叩打、生姜频擦。

【调养】除治疗外,应注意和顺七情,戒除烦恼焦虑,积极配合治疗;局部按摩、指压、叩击、梳理等,均可有益;可多食用芝麻、干果、豆类、豆芽、杏干、芥菜、西红柿、芹菜、红枣、油菜、花生、卷心菜、花菜、小米、虾皮、海带等。

蛀 发 癣

【概述】蛀发癣,近似于西医学的雄激素性脱发或脂溢性脱发,是一种以头发稀疏脱落为特点的皮肤病。因其头皮瘙痒,头发脱落,如虫所蛀,故名。根据其发病特点,中医学文献中亦有"发蛀脱发""谢顶""油风""油秃""糠状秃"等名。如清代《外科证治全书·头部证治》记载:"蛀发癣,头上渐生秃斑,久则连开,干枯作痒。由阴虚热盛,剃头时风邪袭入孔腠,传聚不散,血气不潮而成。"本病多见于男性青壮年,可伴有家族病史,少数女性亦可罹患。皮损多始于前额两侧,渐及顶部,病程较长。

本病可由于思虑过度,心绪烦扰,以致血热生风,风动发落;或过食辛辣炙煿、油腻酒酪,以致湿热内蕴,熏蒸于上,发失所养;或肌热当风,毛孔开张,风邪乘入,郁久化热,热盛生风等造成。

初起时头皮油腻发光，头发似涂膏脂；或头皮有大量灰白皮屑，如糠似秕，痒若虫行。前额及顶部头发干燥无华，枯萎纤细，发际升高后移，洗浴或梳理时，头发稀疏落下。旷日持久，则呈秃顶状。

【辨证论治】

1. 凡初起时头皮脂溢过多，痒如虫行，伴舌红苔腻，脉象滑数者，为湿热上蒸，发失所养证。治宜清热祛湿，健脾生发法，方选祛湿健脾汤化裁。药用：茯苓 12g，白术 10g，泽泻 10g，萆薢 10g，川芎 10g，六一散 6g（包），白扁豆 30g，薏苡仁 50g，党参 15g，黄芪 20g，猪苓 10g，黄芩 10g，苍耳子 6g，羌活 10g，水煎服，每日 1 剂。外用：苍耳子 60g，桑叶 10g，苦参 20g，明矾 3g，水煎取汁，洗浴头皮，每日 1 次。

2. 若毛发干枯，发脆变细，头皮多有干燥白屑，伴舌淡脉细者，为血虚风燥，发失润养证。治宜养血润燥，息风止痒法，方选养血乌发汤化裁。药用：熟地黄 90g，何首乌 60g，菟丝子 60g，当归身 120g，白芍 60g，枸杞子 40g，生山药 90g，墨旱莲 60g，黑芝麻 80g，丹参 90g，女贞子 30g，羌活 30g，桑椹子 90g，黑豆衣 50g，核桃仁 30g，共末蜜丸，每丸重 10g，早晚各 1 丸。伴失眠多梦，心悸气短者，可配服天王补心丹、柏子养心丸；伴胸闷胁胀，烦躁易怒者，可配服加味逍遥丸。外治可用养发酊：人参 20g，当归 15g，黄精 20g，炙甘草 15g，樟脑 6g，生侧柏叶 10g，白酒 500ml，泡 1 周后外用，每日 2 次。

【调养】 除治疗外，应注意少用碱性强的洗发剂洗头；可多食用鸡肉、黑面包、麦麸、胡萝卜、马铃薯、西红柿、红枣等；不宜过食油腻辛辣，肥甘厚味；忌忧思恼怒，烦躁焦虑；平时可减少使用发乳、发蜡等护发剂，以减少头皮脂溢。

头 发 不 生

【概述】 头发不生，相当于西医学的少毛症、稀毛症或休止期脱发，是一种以毛发稀疏脱落或生后毛发稀少为特征的皮肤病，故名。根据其发病特点，中医学文献中又有"毛发不生""须发秃落""发不生"等名。如《灵枢·经脉》记载："手太阴气绝则皮毛焦。太阴者，行气温于皮毛者也，故气不荣则皮毛焦，皮毛焦则津液去皮节，津液去皮节者，则爪枯毛折……手少阴气绝则脉不通……脉不通则血不流，血不流则色不泽。"又如隋代《诸病源候论·小儿杂病诸候》记载："足少阴为肾之经，其华在发。小儿有禀性少阴之血气不足，即发疏薄不生。亦有因头疮而秃落不生者，皆由伤损其气血，血气损少，不能荣于发，故令发不生也。"本病可有先天性或后天性少毛及全身性或局部性少毛之别。先天性少毛常于生后不久出现，即头发、眉毛、睫毛、毳毛稀少；后天性少毛则多伴有其他疾病，或发于青春期之后，头发、阴毛、腋毛、胡须稀少脱落。

因先天不足，精血亏损，禀赋素弱，少阴血气不能上荣，乃致毛发失荣；或后天患病，致使气血亏虚，脏腑亏损，形体、神气劳伤，则精血不能荣养毛发；或后天化源竭乏，乃致阴精内耗等，皆可致病。

初起毛发稀疏秃落,落多生少,毛发干燥变脆,易折易落,渐至眉毛、阴毛、腋毛、胡须脱落稀少,毳毛几乎落光。

【辨证论治】

1. 凡生后不久,毛发秃落,干燥易折,或扭曲发黄,枯如柴草,可伴有五迟(立迟、行迟、发迟、齿迟、语迟),面色㿠白,形体消瘦,舌淡脉细者,为精血不足,禀赋素弱证。治宜滋肾益精,培补先天法,方选斑龙丸化裁。药用:鹿角胶 10g(烊化),茯苓 12g,牡丹皮 10g,熟地黄 15g,山萸肉 15g,菟丝子 12g,生山药 15g,泽泻 6g,女贞子 10g,墨旱莲 10g,水煎服。外用养血生发酊:当归 20g,炙黄芪 15g,生姜汁 10ml,肉桂 10g,丹参 15g,冰片 5g,白酒 500ml,泡 1 周后外用,每日 2 次。

2. 若青春期后毛发稀疏,乃至缺如,伴面色不华,少气懒言,食少便溏,舌淡少苔,脉细无力者,为中气不足,气血乏源证。治宜补中益气,养血生精法,方选补中益气汤化裁。药用:炙黄芪 30g,白术 10g,陈皮 12g,当归 15g,黄精 15g,茯苓 12g,枸杞子 12g,黑芝麻 12g,人参 10g(单煎),熟地黄 30g,水煎服。长期服或配成蜜丸。

【调养】除治疗外,应适时治疗其他疾病;先天少毛者尚无根治法,常有其他遗传性综合征表现,具有家族性;避免近亲结婚;后天少毛者以治疗原发病为主,应加强饮食调养,可多食鱼、海参、虾等,以滋补脾肾;多吃蚕豆、木耳、黑豆、芝麻等以补益精血。

眉　　脱

【概述】眉脱,相当于西医学的斑秃,是一种以眉毛突然成片脱落,局部皮肤正常,无自觉症状的皮肤病,故名。如隋代《诸病源候论·毛发病诸候》记载:"足太阳之经,其脉起于目内眦,上额交巅。血气盛则眉美有毫,血少则眉恶。眉为风邪所伤,则眉脱,皆是血气伤损,不能荣养,故须以药生之。"又如清代《奇症汇·头》记载:"一儒者,因饮食劳役,乃恼怒,眉发脱落。薛以为劳伤精血,阴火上炎所致。用补中益气汤加麦冬、五味及六味地黄丸加五味子,眉发顿生如故。"本病多见于青年人,常于无意中发觉。偶可自愈,常能反复发作,或伴头发秃落,经久不已(彩图 1-2)。

本病常因七情不遂,五志化火,乃致血热内蕴,热盛生风,风动眉落而致;或气血不足,肝肾亏损,则腠理不密,玄府失固,风邪乘袭,眉失所养等,皆可酿成本病。

初起时于眉毛内侧或外侧出现一个或几个秃斑,指甲大小,几近圆形,匡廓鲜明,周边整齐。秃斑处皮肤光滑发亮,毛孔清晰可见。周边眉毛松动,易于拔除。毛干上粗下细,近端萎缩,呈"感叹号"(!)状。皮损逐渐扩展,数目增多,亦可融合成片,乃至全眉秃落。

【辨证论治】

1. 凡初起眉毛秃落,伴心烦失眠,情绪急躁,唇红舌赤,脉象弦数者,为肝气横逆,血热生风证。治宜平肝息风,清热凉血法,方选凉血祛风汤化裁。药用:生地黄 30g,牡丹皮 10g,柴胡 10g,莲子心 6g,玳瑁 15g,淡豆豉 10g,赤芍 10g,紫草 6g,生侧柏叶 15g,防风 10g,蚕沙

6g,羌活 10g,黑豆衣 12g,水煎服。

2. 若病久反复,眉毛不生,头发秃落,伴面色不华,失眠多梦,少气乏力,舌淡少苔,脉细无力者,为气血不足,眉发失养证。治宜补养气血,滋益肝肾法,方选八珍汤化裁。药用:熟地黄 30g,白芍 12g,当归 15g,党参 15g,枸杞子 12g,白术 10g,茯苓 12g,墨旱莲 12g,女贞子 12g,核桃仁 20g,炒酸枣仁 30g,桑椹子 15g,水煎服。

【调养】除治疗外,应戒除恼怒,和顺七情;增强营养,多吃新鲜蔬菜水果;少吃辛辣炙煿、油腻酒酪;戒除吸烟;保持良好睡眠,睡卧前不饮浓茶、咖啡、酒,不饱食,以保证睡眠质量;可在患处适时按摩,促使气血来复;适当外涂生发液,亦可助眉毛生长。

眉发俱落

【概述】眉发俱落,相当于西医学的普秃,是一种以患斑秃后除头发脱落外,眉毛、睫毛、胡须、腋毛、阴毛、周身毳毛皆可脱落为特征的皮肤病,故名。根据其发病特点,中医学文献里又有"眉发脱尽""须眉脱落""巅毛脱尽""须发俱落"等名。如清代《奇症汇·头》记载:"薛己治一男子,年二十,巅毛脱尽,脉数。先以通圣散宣其风热,次用六味地黄丸,不数日,发长寸许,两月复旧。一儒者,因饮食劳役,乃恼怒,眉发脱落,薛以为劳伤精血,阴火上炎所致。用补中益气加麦冬、五味,及六味地黄丸加五味子,眉发顿生如故……或问:气之荣以眉,血之荣以发,何故?气荣眉则短,血荣发则长。予曰:此五脏所属也。"本病可见于任何年龄,但以青中年为多。男女发病率无明显差异,大多数患者有精神创伤或刺激史。初期进展较快,可短时间内皆秃,恢复期一般较久,常可反复发生(彩图 1-3)。患者常有甲板损害,如顶针甲、甲剥离、纵嵴甲、甲浑浊等。

本病多因七情失调,恼怒恚嗔,五志化火,血热内蕴,热盛生风,风动叶落而致;或由素禀肝肾不足,精血亏损,毛发失荣所致;或久病入络,气虚血瘀等,均能致病。

初起生有斑秃,如钱似币,融合成片,乃至全发秃落,逐渐波及眉毛、阴毛、腋毛及周身毳毛,所剩无几,头皮柔软,毛孔清晰可见,少许毳毛松动,抚之即落。若有新毛长出时,纤细萎软,色白黄相间,渐变灰黑,以后正常。

【辨证论治】

1. 凡初起头发秃落,渐至眉毛、腋毛、阴毛尽脱,伴心烦不寐,身热夜甚,渴不欲饮,舌质红绛,脉象细数者,为血热生风,发失所养证。治宜清热凉血,息风荣发法,方选凉血息风汤化裁。药用:生地黄 30g,牡丹皮 10g,赤芍 10g,紫草 10g,生侧柏叶 15g,连翘 10g,莲子心 6g,桑叶 10g,菊花 10g,丹参 15g,生甘草 10g,水煎服。外用:人参 15g,生侧柏叶 10g,当归 12g,透骨草 10g,桂枝 10g,干姜 10g,生甘草 10g,冰片 5g,75% 酒精 500ml,浸泡 1 周后外用。先在脱发处摩擦至红热,再涂药液,每日 2 次。

2. 若周身毛发脱落,日久不长,伴腰膝酸软,头昏耳鸣,形体消瘦,头皮刺痛,面色晦暗,舌红少苔,或有瘀斑,脉象细涩者,为肝肾不足,瘀血阻络证。治宜补益肝肾,通络生发法,方选二至丸化裁。药用:女贞子15g,墨旱莲15g,枸杞子15g,黑芝麻30g,黑豆衣50g,熟地黄30g,丹参15g,当归12g,桃仁10g,红花10g,炙甘草10g,川芎6g,水煎服。外用同上。

【调养】除治疗外,应注意调摄七情,避免精神刺激,适当运动;注意休息,保证睡眠;适当对脱发区域进行按摩;可多食黑木耳、黑豆、黑芝麻、黑米、黑枣等黑色食物。

白 屑 风

【概述】白屑风,近似于头部脂溢性皮炎及特应性皮炎,是一种好发于皮脂溢出部位的慢性丘疹鳞屑性浅表性炎症。因以皮肤瘙痒,叠起白屑为特征的皮肤病,故名。根据其发病特点,中医学文献中又有"头生白屑""白驳""头白屑"等名称。如明代《外科正宗·杂疮毒门》记载:"白屑风多生于头面、耳项、发中。初起微痒,久则渐生白屑,叠叠飞起,脱之又生。此皆起于热体当风,风热所化。"又如清代《医宗金鉴·外科心法要诀》记载:"此证初生发内,延及面目,耳项燥痒,日久飞起白屑,脱去又生。由肌热当风,风邪侵入毛孔,郁久燥血,肌肤失养,化成燥证也。宜多服祛风换肌丸。若肌肤燥裂者,用润肌膏擦之。"本病多见于成年人或婴儿,好发于头皮、面颊、耳后、躯干等皮脂腺丰富之处,可伴不同程度的瘙痒。病程较久,易于反复。

因血热内蕴,化燥生风;或禀性不耐,食入鱼腥海味、辛辣炙煿之品,湿热内蕴,外受风邪;或腠理开泄,肌热当风,乘隙袭入等,皆可致病。

皮损常始于头皮,延及前额、眼睑、鼻唇沟处。初起患处潮红,毛孔周围起有粟疹,而后融合成黄红斑片,覆有细薄或油腻鳞屑,如糠似秕,白屑飞舞,或油腻厚痂,状如脂膏,以后扩展融合,大如手掌,形若地图,可累及整个头皮,伴有臭味;发于前额、耳后,多有黄痂,糜烂皲裂。

【辨证论治】

1. 凡患处潮红,叠起白屑,状如糠秕,抚之即落,伴瘙痒不绝,心烦口干,舌红脉数者,为血热风燥,肌肤失养证。治宜凉血消风,润燥止痒法,方选凉血消风散化裁。药用:生地黄30g,当归12g,荆芥10g,蝉蜕10g,苦参10g,蒺藜12g,知母10g,生石膏30g(先煎),牡丹皮10g,赤芍10g,紫草10g,水煎服。余渣煎水,外洗患处。

2. 若患处湿烂,破津黄水,结痂厚浊,污秽垢腻,形如膏脂,伴舌红苔腻,脉象滑数者,为湿热内蕴,上蒸头面证。治宜清热利湿,凉血止痒法,方选清热利湿汤化裁。药用:茵陈30g,赤芍10g,泽泻10g,六一散10g(包),生地黄30g,黄芩10g,马齿苋20g,车前子10g(包),茯苓12g,木通6g,牡丹皮10g,水煎服。外用:生地榆20g,马齿苋15g,黄柏10g,水煎取汁,冷敷患处。

【调养】除治疗外,应忌食油腻辛辣、鱼腥发物;保持患处清洁,避免搔抓及洗烫;保持情怀畅达,戒除烦恼焦虑;洗浴后可适当外用护发的油脂、护发素、发乳等;可服用黑木耳、海参、黑芝麻、红枣等养血润燥之品;戒除烟酒、浓茶、咖啡等;早睡早起,注意劳逸结合。

头风白屑

【概述】头风白屑,相当于西医学的干性皮脂溢出、油性皮脂溢出、脂溢性皮炎等,是一种以头皮瘙痒,头发油腻多脂、光滑发亮,头皮油垢灰白、糠状鳞屑为特征的皮肤病,故名。根据其发病特点,中医学文献中又有"白皮瘫""白皮癣"等名。如《华佗神医秘传·华佗治头风白屑神方》记载:"华佗治头风白屑神方:蔓荆子一升,生附子三十枚,羊踯躅花四两,莽草子一升,零陵香二两,莲子草一握。上六味以绵裹,用油二升,渍七日,每梳头常用之。"清代《医碥·杂症》:"头风屑,罗谦甫谓:肝风盛,金来克之,使头有雪皮难解。大抵风热上蒸,其液干,则化为白屑耳。大便实,泻青丸;虚者,人参消风散。"本病多见于青壮年,病程较久,愈后时有复发。

因禀赋素弱,阴血不足,血虚生风,风胜则燥,肌肤失养;或腠理不密,卫外失固,风邪乘隙;或过食肥甘厚味,多食油腻酒酪,湿热内蕴,循经上犯等,皆可致病。

初起头皮瘙痒,多有鳞屑,如糠似秕,抚之即落;或头皮多屑,污浊黏腻,状若油垢,淫淫作痒,落后又生。

【辨证论治】

1. 凡头皮瘙痒,多有白屑,形似糠秕,或如雪花,抚之即落,其色灰白,或可头皮发红,毛发纤细,稀疏萎黄,日渐脱落,伴面色不华,舌淡少苔,脉细无力者,为血虚风燥,皮毛失养证。治宜养血息风,荣润皮毛法,方选养血润肤饮化裁。药用:熟地黄30g,当归身15g,白芍12g,蝉蜕6g,枸杞子15g,核桃仁30g,羌活10g,黑芝麻15g,女贞子10g,墨旱莲12g,天冬15g,川芎6g,水煎服。外用:王不留行60g,黄精15g,生侧柏叶20g,当归18g,煎水外洗。

2. 若头皮瘙痒,脂溢较多,常有鳞屑,其色污黄,油腻光亮,亦可波及前额、鼻部,甚可累及肩胛、前胸,皮脂溢出,擦之又生,或如蒙尘垢,堆积如脂,伴大便不爽,小溲黄赤,舌红苔腻,脉象滑数者,为湿热内蕴,循经上犯证。治宜清热除湿,升清降浊法,方选平胃散化裁。药用:苍术15g,厚朴10g,陈皮12g,藿香15g,佩兰15g,羌活10g,藁本10g,六一散12g(包),薏苡仁60g,黄芩10g,荷叶10g,水煎服。外用:王不留行60g,明矾5g,黄柏15g,皂角10g,石榴皮30g,荷叶60g,煎水外洗。

【调养】除治疗外,应注意调摄七情,劳逸适度;不过食辛辣酒酪,油腻、厚味;多吃鲜嫩果菜;不用碱性大的肥皂或洗发液洗头;戒除吸烟;生活规律化,保持充足睡眠;洗浴后适当外用护发素、发乳等。

头白屑

【概述】头白屑,近似于西医学的石棉状糠疹,是一种以头皮鳞屑堆积,厚痂如雪的皮肤病(彩图 1-4),故名。根据其发病特点,中医学文献里的"头白屑""头生白屑""白屑风""头风屑"等亦与本病有相近之处。如明代《杂病证治准绳·诸痛门》记载:"梳头有雪皮,见肺之证也,肺主皮毛。大便实,泻青丸主之。虚者,人参消风散主之……万病紫菀丸治头多白屑……若止是白屑,但宜白芷、零陵香等药外治。"本病好发于儿童及青少年的头皮,女性患者多于男性,病程长久,经过缓慢,易被误诊为头部脂溢性皮炎和头皮部银屑病等疾病。

本病常因素禀湿热内蕴之体,或脾胃不和,嗜食辛辣炙煿,湿热内存,郁久化热,湿热卜蒸,循经上犯而致;或血热内蕴,热盛生风,复受风热外束,同气相求等,均可致病。

初起头发近端生有白色糠状鞘痂,酷似石棉结晶,包绕头发,或可上下移动。日久白屑叠积增厚,黏着于发根,高似叠瓦,剥之可呈片状脱落,并能波及大部头皮。毛孔处棘状隆起,呈白色石棉状,紧束发根成簇,头皮无萎缩及瘢痕,毛发不会秃落。

【辨证论治】

1. 凡头发近端堆积鳞屑,绕毛干而生,其色灰白或污垢,形成白鞘,揩之不落,或呈黏腻,可有腥臭,伴舌红苔黄腻,脉象滑数者,为湿热内蕴,循经上犯证。治宜清热燥湿,健脾和胃法,方选清热燥湿汤化裁。药用:茵陈 30g,黄芩 10g,黄连 8g,车前子 10g(包),六一散 10g(包),茯苓 15g,薏苡仁 60g,连翘 10g,赤小豆 30g,陈皮 15g,白豆蔻 6g,白茅根 15g,水煎服。外用:苦参 20g,黄柏 15g,王不留行 30g,明矾 3g,纱布包,水煎外洗,隔日 1 次。

2. 若头皮白屑,干燥堆积,形如石棉,覆盖头皮,剥之可落,伴有瘙痒,心烦口干,舌红苔黄,少有津液,脉象细数者,为血热内蕴,风热外束证。治宜清热凉血,息风润燥法,方选凉血息风汤化裁。药用:生地黄 30g,牡丹皮 10g,赤芍 10g,丹参 15g,生侧柏叶 15g,荆芥穗 10g,菊花 10g,紫草 10g,麦冬 12g,石斛 10g,天麻 10g,炙甘草 10g,水煎服。外用:生侧柏叶 30g,何首乌 10g,王不留行 30g,当归 15g,白芍 30g,纱布包,水煎取汁,外洗,隔日 1 次。

【调养】除治疗外,应注意个人卫生;和顺七情,劳逸适度;戒烟限酒;饮食以清淡为宜;不滥用洗发、护发用品;减少头皮、头发的搔抓洗烫;多吃鲜嫩多汁的果蔬。

白 秃 疮

【概述】白秃疮,相当于西医学的头癣,是一种发于头皮毛发的真菌感染性皮肤病。因其毛发秃落,上有白屑,故名。根据其发病特点,中医学文献中又有"白秃""蛀毛癣""秃疮""癞头疮""白颊疮""白瘌痢"等名。早在晋代《刘涓子鬼遗方·五味子膏方》就记载:"治头白颊疮,发落生白痂,经年不差,五味子膏方:五味子二分,菟丝子五分,苁蓉二分,雄黄一分,松脂二分,蛇床子、远志各三分,雌黄、白蜜各一分,鸡屎半分。"又如隋代《诸病源候论·小儿杂病诸候》记载:"白秃之候,头上白发斑剥。初似癣而上有白皮屑,久则生痂瘰成疮,遂至遍头。洗刮除其痂,头皮疮如筋头大,里有脓汁出,不痛而有微痒时。其里有虫,甚细微难见……乃至自小及长大不瘥。头发秃落,故谓之白秃也。"本病好发于卫生条件较差的山区、农村,常在幼儿园、托儿所或小学内集体流行。患者多为男性儿童,至青春期可以自愈。皮损好发于头顶,亦可累及枕、额等处。病程较久,经年不愈。

本病因剃发时接触患者用过的梳、篦等理发工具,以致染毒而成;或因腠理司开,外风袭入,结聚不散,使气血不潮,发失所养而致。

初起时毛孔处有细小淡红丘疹,上覆白色鳞屑,中有毛发穿过。逐渐扩大,融合成单个或多个近圆形或不规则的灰色鳞屑斑,境界清晰。小如豆粒,大似钱币,日久蔓延,扩大成片,其上病发干燥无华而变脆,长至米粒大长短便易于折断而参差不齐。病发根部有套样白鞘,易于松动拔除而不疼。

【辨证论治】本病一般不需内治。外治时先以白秃洗剂外涂。药用:硫黄 30g,雄黄 20g,白矾 10g,苦参 15g,苍耳子 15g,水煎取汁,外洗头皮,然后用镊子拔除病发,并将邻近一圈少许正常头发一同拔除。最后外涂白秃膏(枯矾 10g,苦楝皮 15g,青矾 10g,硫黄 20g,苦参 15g,雄黄 6g,黄柏 10g,苍耳子 6g,分别研极细和匀,香油调成膏)。病区涂药后,用油纸将患处盖起,戴上帽子。每日洗浴、涂药 1 次,连用 7 天,再将长出病发拔除,共拔 3~4 次。

【调养】本病预防甚为重要。凡患者用过的帽子、枕巾、头巾、理发用具等,未经消毒不得再用;对理发工具要加强消毒处理;患儿必须经彻底治愈后,方可入托、入学;加强宣传教育,使广大居民了解此病的危害及防治措施;养成讲卫生光荣,不讲卫生为耻的好风尚;远离生病的宠物;及时对儿童进行体检及卫生知识的宣传。

肥 黏 疮

【概述】肥黏疮,相当于西医学的黄癣,是一种生于头皮毛发的真菌感染性皮肤病,根据其发病特点,中医学文献中又有"肥疮""堆砂鬎鬁""癞痢头""癞头疮""秃疮"等不同病名。如明代《外科启玄·肥黏疮》记载:"肥黏疮,小儿头上多生肥黏疮,黄脓显暴。皆因油手抓头生之,亦是太阳风热所致,亦有剃刀所过。先用槐条煎水洗净,再以烟胶入轻粉、枯矾为细末,熟油调搽,如神效。"又如清代《外科真诠·肥疮》记载:"肥疮多生小儿头上,乃真阴未足,阳火上浮所致。初发小吻,瘙痒难堪,上结黄痂。"本病好发于卫生条件较差的农村、山区,常见于男性儿童,偶可累及成人。其病程缓慢持久。

本病常因于接触患者用过的帽子、枕巾、理发用具等,以致染毒而成;或可由湿热内蕴,上蒸头皮,郁久化虫,虫蚀发根,秃落成疮而致。若不根治,则终生难愈。

初起于头皮毛发根部轻度发红,有小丘疹或小脓疱,状若粟米,破出黄汁。逐渐蔓延,可成棕黄污秽厚痂,如结松脂,或似堆砂。扩大融合后,黄痂变厚,边缘略高而翘起,中心稍凹,固着如碟,中有少许毛发穿过。黄痂落后,露出鲜红底部,湿润糜烂,并有鼠尿臊臭气味,自觉瘙痒不堪。患处毛发弯曲,干枯无泽,斑剥脱落,形成萎缩瘢痕,头发永久不生。但患处周围可留有一圈正常发带。

【辨证论治】本病外治疗法应为首选。先剃去毛发,或将病发拔除,以肥疮洗剂外洗。药用:苦参 15g,蛇床子 30g,苦楝子 15g,百部 12g,白矾 10g,雄黄 6g,硫黄 20g,地肤子 10g,

水煎取汁,外洗头发。待黄痂落后,外涂肥疮药膏(百部 10g,苦参 15g,苦楝子 10g、雄黄 6g,硫黄 20g,苦楝皮 10g,芫花 6g,樟脑 3g,分别研细和匀,香油调成膏)。隔日洗头 1 次,每日涂药膏 1 次,至愈为止。内服药物可配合服用防风通圣丸。

【调养】本病预防工作尤为重要。凡患者用过的毛巾、枕头、帽子、理发工具、头巾等,一定要彻底消毒;加强对理发行业人员的卫生教育,在发病区内一定要求理发工具消毒;患儿治愈后方可入学、入托;避免家庭或集体中互戴帽子、头巾或共用梳子;远离患癣病的猫、狗;患者的衣、被、枕等要洗、烫、煮、晒;定期给儿童讲解卫生知识;经常检查儿童头部;有病早治,防止蔓延。

赤 秃

【概述】赤秃,相当于西医学的脓癣,是一种以头皮生癣,染毒成脓,结疤发落为特征的真菌感染性皮肤病。因本病多是皮赤有脓,毛发秃落,故名。根据其发病特点,中医学文献中亦有称"赤秃疮""肥疮""肥黏疮""黏疮"者。如隋代《诸病源候论·毛发病诸候》记载:"此由头疮,虫食发秃落,无白痂,有汁,皮赤而痒,故谓之赤秃。"又如唐代《备急千金要方·头面风》亦记载:治赤秃方,捣黑椹三升服之,日三。又方,桑灰汁洗头。捣椹封之,日中暴头睡。清代《洞天奥旨·肥黏疮》记载:"肥黏疮多生小儿头上,俗名肥疮。头上乃太阳经也,身感风热不散,而毒乃浮于头上,遂生此疮。初生之时,多黄脓暴出,流黏发根,与秃疮无异。……或油手抓头,或剃头传染。初生一二,久则遍头皆是,盖湿热生虫也。"本病多发于卫生条件较差的山区、农村,可在托儿所、幼儿园或小学内传播。患者多为男性儿童。

因患白秃疮后,毒邪未散,蕴热熏蒸;或接触病者用过的梳、篦等理发工具,沾染毒邪;或接触患病的猫、狗,染着湿热毒邪等,皆可致病。

初起毛孔处隆起粟疹,周边红晕,上覆白色鳞屑,数目可多可少,少则一二处,多则五七处,孤立散在,或集簇攒聚,上生脓点,迅即融合成片,隆起高凸,表面赤肿焮红,触之质软,匡廓鲜明齐整,如刀所切,形似平台,毛孔之上,见有脓点,其色黄白,挤压溢出,头皮上毛发松动,易于拔除。愈后结疤,皮肤萎陷光亮,毛发永不再生。

【辨证论治】

1. 凡患处毛孔隆起,上生脓点,焮赤肿胀,压之脓出,痒痛相兼,伴舌红苔白,脉象滑数者,为湿热蕴毒,上蒸头皮证。治宜利湿清热,解毒祛邪法,方选化毒饮加减。药用:苦楝子 20g,苦参 30g,硫黄 15g,百部 30g,雄黄 10g,水煎取汁,洗净患处。再用:雄黄 10g,冰片 1g,硫黄 6g,枯矾 10g,六一散 15g,研细,香油调敷。

2. 若伴身发寒热,口干作渴,头皮痒痛,黄脓黏多,颈周瘰核肿大,舌红苔黄,脉象洪数者,为热毒壅盛,蕴结肌肤证。治宜清热解毒,消肿散结法,方选驱毒汤加减。药用:生甘草 10g,金银花 20g,连翘 12g,蒲公英 12g,赤芍 10g,防风 10g,牛蒡子 10g,紫花地丁 10g,黄芩 10g,水煎服。外治同前。

【调养】本病预防重要；治愈后方可入托、入学；对患者用过的梳、篦等理发用具，以及毛巾、帽子等物品，应进行严格的消毒，不可互相借用；有本病流行的学校、幼儿园、托儿所，应及时加强宣传教育，做好消毒防病工作。

头 虱

【概述】头虱，西医学同名，是一种因虱子寄生于头部，头皮被叮咬所引起的皮肤病，故名。中医学文献中又有称为"虱巢"者。如隋代《诸病源候论·小儿杂病诸候》记载："小儿头栉沐不时，则虱生。滋长偏多，啮头，遂至生疮，疮处虱聚也，谓之虱巢。然人体性自有偏多虱者。"本病多见于卫生条件较差的妇女及儿童。头虱主要寄生于头皮及耳后发际处，传染性强，如不根治，则经久不愈。

因密切接触有头虱之人，或使用患者的头巾、帽子、理发工具等，皆可染着致病；或素体不洁，懒于洗涤，乃致油渍汗垢，蕴酿成虫，侵袭体肤等，皆可致病。

初起头皮瘙痒，有针尖芒刺大小散在的红斑、粟疹或皮内出血。经不断搔抓后，则皮肤剥蚀，或见血痂，或滋流血水。若抓破不洁，染毒成脓者，则成疖肿、脓疱，附近臖核肿大，压之疼痛，甚者发乱如麻，血痂脓垢，粘连成团，臭秽不堪。日久则发暗无泽。发干上多有针尖大小灰白色小点，俗称"虮子"，此即虱卵，固着发上，难于去除。拨开乱发，可见有芝麻大小头虱，其色黑褐，潜隐窜行于头皮之上。

【辨证论治】

1. 凡初起头皮瘙痒，头皮内有红斑、丘疹，发干上见有虮子，或有头虱潜行者，应将头发完全剃去并烧毁，将理发用具消毒，外涂灭虱酊（百部150g，硫黄10g，苦参15g，地肤子10g，白酒500ml，浸泡3天后备用），每日2~3次。

2. 若病久不愈，抓破不洁，染毒成脓，或成疖肿，或有脓疱者，仍依前法剃去头发，外用灭虱酊，并于脓疱疖肿处，外敷如意金黄膏。伴舌红苔腻，脉象滑数者，为湿热内蕴，外染毒邪证。治宜清热解毒，凉血除湿法，方选解毒除湿汤化裁。药用：金银花10g，连翘12g，牡丹皮10g，赤芍10g，土茯苓15g，生甘草10g，黄连6g，白芷10g，蒲公英10g，水煎服。

【调养】本病应以预防为主，加强个人卫生，勤于洗涤；患者的衣被、生活用具等应彻底消毒；在患病的幼儿园、托儿所、学校内，应集体灭虱；加强卫生宣传教育；不要互用毛巾、帽子、头巾等物品，理发工具要及时消毒。

玉 顶 疽

【概述】玉顶疽，相当于西医学发于头顶部的痈或穿凿性毛囊炎，是一种以头顶部发生有头疽为特征的细菌感染性皮肤病，故名。根据其发病特点，中医学文献中又有"百会疽""透脑疽""佛顶疽""顶门疽""玉顶发""侵脑疽""脑痈"等名称。如《医宗金鉴·外科心法要诀》记载:"百会疽又名玉顶发,生在巅顶正中,属督脉经百会穴。由膏粱太过,火毒凝结而成。初起形如粟米,渐肿根大如钱,甚则形似葡萄,坚硬如铁,高尖红肿,焮热疼痛,疮根收束,憎寒壮热。"本病多见于卫生条件较差的成人,好发于头顶百会穴及囟门附近。阳证者,发病急,进展快,预后好;阴证者,发病缓,病程长。若治疗不当,毒邪内陷,可危及生命。

由于过食辛辣肥甘、醇酒药石,日久脏腑蕴热,气血凝滞,内生火毒;或腠理失密,卫外不固,体肤破损,染着毒邪等,皆可致病。

初起患处疼痛结块,漫肿紫硬,紧绷光亮,逐渐肿大,根束盘清,脓点发起,顶白根赤。日久脓成溃破,腐尽溃敛。

【辨证论治】

1. 凡初起患处结块,初似粟米,渐如葡萄,高肿韧实,焮赤疼痛,根脚收束,伴壮热恶寒,便秘溲赤,舌红苔黄,脉象洪数者,为血热蕴毒,瘀阻脉络证。治宜清热凉血,解毒化瘀法,方选黄连消毒饮化裁。药用:黄连10g,黄芩12g,熟大黄12g(后下),防风10g,连翘15g,苏木10g,牡丹皮10g,蒲公英15g,大青叶15g,当归尾12g,羌活6g,水煎服。外用金黄膏涂敷。

2. 若日久不愈,疮口漫肿,紫暗平塌,肉色不鲜,触之坚硬,状如附骨,皮色暗红,疼痛引脑,伴低热倦怠,舌绛苔黄,脉象沉数者,为毒热入营,结聚不散证。治宜清热解毒,凉营散结法,方选凉营解毒汤加减。药用:生地黄30g,牡丹皮10g,莲子心6g,金银花20g,白芷10g,浙贝母12g,炙甘草12g,生黄芪20g,川芎6g,蒲公英15g,山甲珠15g(可用炒三棱10g或炒莪术10g替代),水煎服。外用:五五丹、生肌散各等量,撒于疮口,再外敷生肌玉红膏。

【调养】除治疗外,宜服清淡饮食,忌食鱼腥发物;保持患处清洁;如有疮毒内陷,则按疗疮走黄治疗;忌食辛辣炙煿、油腻酒酪。

火 珠 疮

【概述】火珠疮,相当于西医学的秃发性毛囊炎或穿凿性毛囊炎,是一种以头皮生疮,形如火珠,日久毛发秃落为特征的皮肤病,故名。根据其发病特点,中医学文献中又有"火珠"之名。如《外科证治全生集·火珠治法》亦记载:"火珠,用生萝卜捣烂,好醋浸敷,迟治妨命。"清代《疡医大全·诸疮部》记载:"火珠疮,其形如珠,始于发中,相染不已,亦有伤命者。其形如烙,四畔红赤,中藏明亮如珠,此心肝二经积热炽盛而成。"本病多见于青壮年,好发于头皮毛发处(彩图1-5),亦可累及生有胡须、腋毛、阴毛的部位。其病程较久,进展缓慢,易于反复。毛发秃落后不再生。

因过食肥甘辛辣、油腻酒酪,湿邪内蕴,郁久化热,湿热毒邪,上犯颠顶;或七情不调,心绪烦扰,肝火内炽,心肝二经积热炽盛,上灼颠顶等,皆可致病。

初起头皮毛发四畔,生有粟疹,小若米粒,大似黄豆,周边焮赤,渐生脓疱,继而破溃,渐渐干涸结痂,痂落成疤,头发脱落,头皮明亮如珠。皮损成堆出现,相染不已,头皮焮红,迭起脓疱,渐形成指甲大小瘢痕,相互融合成片(彩图1-6)。

【辨证论治】

1. 凡初起头皮生有粟疹,如黍如豆,中心毛发穿过,四畔红晕,顶有脓疱,伴痒痛相兼,脘闷纳呆,大便不调,小溲黄赤,舌红苔腻,脉象滑数者,为湿热蕴毒,上犯颠顶证。治宜清热利湿,解毒祛邪法,方选除湿解毒汤化裁。药用:黄连8g,茯苓15g,黄芩10g,牛蒡子10g,连翘10g,六一散10g(包),龙胆10g,白芷10g,泽泻10g,苦参10g,金银花20g,水煎服。外治:先用苍耳子60g,苦参10g,雄黄12g,明矾10g,黄柏15g,煎水取汁,洗浴头皮,再用紫金锭,醋调成糊,敷于患处。

2. 若皮损大如黄豆芡实,周围焮赤,出脓带血,伴心烦口干,渴喜冷饮,便干溲赤,舌质红绛,脉象弦数者,为心肝积热,上灼颠顶证。治宜清心泻肝,凉血解毒法,方选凉血解毒汤化裁。药用:栀子10g,龙胆10g,牡丹皮10g,赤芍10g,蒲公英12g,野菊花12g,板蓝根15g,积雪草12g,生地黄30g,浙贝母12g,连翘12g,水煎服。外治同前。

【调养】除治疗外,应忌食辛辣厚味、油腻肥甘;戒除烟酒;保持头皮清洁,经常洗浴;避免烦恼忧思;饮食以清淡为宜;患处愈后结疤,毛发永不再生;平时宜经常梳理毛发,按摩头皮,加强血液循环,提高抗病能力;保持大便通畅,以防湿热郁结。

蝼蛄疖

【概述】蝼蛄疖,相当于西医学的穿掘性毛囊炎,是一种以头皮生疖,未破时如曲蟮拱头,已溃后似蝼蛄串穴为特征的皮肤病,故名。中医学文献中又有"蟮拱头""貉貓""时毒暑疖""暑疖"等名称。如清代《医宗金鉴·外科心法要诀》记载:"此证多生小儿头上……其疮肿势虽小,而根则坚硬,溃破虽出脓水,而坚硬不退。疮口收敛,越时复发,本毒未罢,他处又生,甚属缠绵难敛。"本病多在夏秋炎热之季发生,好发于婴幼儿的头皮、额、面及颈部,病程缠绵,日久不愈,愈后留疤,发落不生(彩图1-7)。

因暑热郁肤,汗出不畅,湿热蕴积,化火成毒,外发肌肤;或腠理失密,卫外不固,湿热毒邪,乘隙袭入等,皆可致病。

初起患处生有一个或多个疖肿,形似曲蟮拱头,触之略硬,皮肤紧绷光亮,小如黄豆,大若梅李,周边红晕,病处毛发秃落,继而硬结软化,顶有白头,溃后溢脓,留有数孔,形似蝼蛄穿穴,侵蚀溃破,相互沟通。常因脓出不畅,暂时封口,留有蓄脓,日久又肿,此起彼伏,一处留疤,他处又生。

【辨证论治】

1. 凡疖肿初起,周边红晕,顶有脓头,尚未溃破,伴发热恶寒,口渴饮冷,便干溲赤,舌红苔黄,脉象滑数者,为湿热蕴毒,上蒸头皮证。治宜清热凉血,解毒除湿法,方选解毒除湿汤化裁。药用:金银花15g,连翘10g,土茯苓15g,黄连6g,生大黄6g(后下),大青叶10g,牡丹皮 10g,赤芍 10g,绿豆衣 12g,水煎服(幼儿减半)。外用:明矾 10g,苍耳子 30g,雄黄 10g,黄柏 20g,野菊花 15g,水煎外洗。再以米醋与蟾酥锭调涂患处。

2. 若病久反复,头皮空窜,脓汁清稀,出而不尽,伴乏力气短,面色萎黄,舌淡脉细者,为病久体虚,余毒未尽证。治宜补气养血,扶正托毒法,方选四妙汤化裁。药用:生黄芪 30g,当归 12g,茯苓 12g,金银花 15g,白芷 10g,白术 10g,牛蒡子 10g,生甘草 10g,水煎服(幼儿减半)。外用八二丹药捻,插入疮内,提毒拔脓。待脓除腐尽,再以生肌玉红膏外用,意在生肌长肉。

【调养】除治疗外,应注意头皮卫生,勤于洗涤;头皮疖肿,切勿挤压;患病期间,忌食发物;可多饮绿豆汤、金银花露,以清解暑热;保持患处清洁,对患者的毛巾、头巾、帽子、枕巾等用品应清洗消毒;炎热之时,不宜用冷水骤然淋洗,以防毛孔闭阻,汗出不畅。

发 际 疮

【概述】发际疮,近似于西医学项部多发性毛囊炎,是一种好发于枕后发际部位的疮疡,故名。根据其发病特点,中医学文献中亦有"发际疡""鬈毛疮"等名。如明代《疮医证治准绳·发际疮》记载:"发际疮,左右发际,起如粟米,头白肉赤,热痛如锥刺。此疾妇人患多,丈夫患少。始因风湿上攻发际,亦宜出脓无伤。或向发际生疮何如?曰:此名发际疮也。状如芡实,漫肿,寒热或痛或痒者,发际疽也。"又如清代《医宗金鉴·外科心法要诀》记载:"此证生项后发际,形如黍豆,顶白肉赤坚硬,痛如锥刺,痒如火燎,破津脓水,亦有浸淫发内者。此由内郁湿热,外兼受风相搏而成也。"本病多见于肥胖男性,常可伴有糖尿病,好发于枕后发际处,时破时敛,缠绵难愈(彩图 1-8)。

本病因平素恣食肥甘厚味,油腻酒酪,辛辣炙煿,使湿热内蕴,复感风热毒邪,浸淫肌肤,上壅颈项,发而为病;或因患处抓破不洁,风毒乘隙而入,阻遏经络,发于肌肤所致;亦有素体虚弱,气血不足,腠理不密者,则风热毒邪,易于袭入,正虚邪实,经久难瘥。

初起患处骤发红色粟疹,中有毛发穿过,形若粟粒黍豆,散在或攒集,周边红晕,时有痒痛。数日后疮顶可见白色脓头,疼痛加剧,疮周皮色焮红或脂水渗流。

【辨证论治】

1. 凡病起急骤,初起形如粟米,渐大如豆,坚硬高起,顶白根赤,脓疱密集,痒痛交作,大便干结,小便黄赤,心烦口渴,舌红苔腻,脉象滑数者,为湿热内蕴,外受风毒证。治宜清热解毒,祛风除湿法,方选消炎方化裁。药用:金银花 10g,连翘 12g,黄芩 10g,黄连 6g,赤芍 10g,苦参 10g,败酱草 15g,牡丹皮 10g,防风 10g,白鲜皮 12g,三棵针 10g,水煎服。

2. 外用如意金黄散,香油调膏,涂于患处。若病久反复,疮周淡红,少有脓头,溃后溢脓,时破时敛,缠绵难愈,反复发作,伴面色㿠白,食少纳差,舌淡苔白,脉象细弱者,为气血不足,外染毒邪。治宜补益气血,清热解毒法,方选保元汤化裁。药用:生黄芪 15g,党参 10g,炙甘草 10g,当归 15g,生地黄 30g,金银花 10g,连翘 12g,石斛 10g,炒白术 15g,生山药 30g,

熟地黄30g,野菊花10g,水煎服。外用黄柏15g,雄黄10g,苍耳子10g,水煎取汁,洗涤患处,每日1次。

【调养】除内服、外敷治疗外,治疗期间宜忌食辛辣炙煿、油腻腥荤;衣着宜松软合体,避免颈后受衣领摩擦;保持患处洁净,切忌自行挤压;伴有糖尿病者,应同时积极治疗;保持大便通畅;可常吃苦瓜、生菜、芹菜、苋菜、白菜、冬瓜等蔬菜,以及梨、西瓜等水果。

痱 毒

【概述】痱毒,相当于西医学的汗管周围炎及汗腺脓疡,是一种因暑热生痱,染毒成脓为特征的皮肤病。根据其发病特点,中医学文献中又有"暑疖""时毒暑疖""暑令疡毒小疖"等名。如明代《外科启玄·时毒暑疖》记载:"是夏月受暑热而生,大者为毒,小者为疖,令人发热,作脓而痛。"又如清代《洞天奥旨·时毒暑疖》记载:"身生疖毒,乃夏天感暑热之气,而又多饮凉水、冷汤,或好食生果寒物,以致气不流通,血不疏泄,乃生毒疖矣。虽痈疽疮疖多是相同,而感生疮疖则少轻也。小儿多生此疮,然重者身必发寒发热,作脓而痛,尽是阳疮。"本病常在夏秋暑湿热盛之时发生,好发于小儿的头、面、颈等处;新产妇及老年人亦可罹患。

本病常因暑热湿蒸,怫郁体肤,汗泄不畅,蕴久化毒生热而致;或由暑湿郁肤,先生痱疹,复由搔破不洁,染毒成脓而发。

初起患处潮红,次生肿痛,根脚浮浅,或顶白根赤,疼痛渐增,溃出脓水,逐渐结痂而愈;或结块无头,顶钝而圆,红肿疼痛,成脓变软,溃后脓出黄稠,结痂渐愈。

【辨证论治】

1. 凡初起患处肿痛,肿势局限,根脚浮浅,伴身发寒热,脘闷不饥,小溲色赤,舌红苔腻,脉象滑数者,为暑热湿毒,蕴聚体肤证。治宜清暑泄热,除湿解毒法,方选清暑解毒汤化裁。药用:藿香10g,佩兰12g,青蒿10g,荷叶6g,绿豆衣15g,连翘10g,六一散10g(包),金银花15g,玉米须30g,薄荷6g(后下),茵陈20g,车前子10g(包),冬瓜皮10g,水煎服。外用紫金锭或金黄散,醋调涂搽。

2. 若疮形凸起,如梅似枣,集簇多发,肤色紫红,伴周身不适,寒热头痛,心胸烦闷,便干溲赤,舌红苔黄,脉象弦数者,为暑湿热邪,化火蕴毒证。治宜清热泻火,除湿解毒法,方选黄连解毒汤化裁。药用:黄连6g,黄芩10g,黄柏10g,绿豆衣15g,栀子10g,金银花15g,冬瓜皮10g,西瓜翠衣10g,六一散10g(包),白茅根15g,连翘10g,赤芍10g,水煎服。外用六神丸或蟾酥锭,开水或陈酒烊化,敷于患处。

3. 若疮周作痒,搔破津水,浸渍成片者,可用青黛10g,煅石膏20g,滑石20g,黄柏10g,炉甘石10g,分别研细和匀,干撒或香油调敷患处。

【调养】除治疗外,应经常保持皮肤清洁;贴身衣服及时更换,保持干净、柔软、宽松;酷暑时预防痱子发生,适时服用清暑饮料,如绿豆汤、西瓜汁、金银花露等;夏日汗出时,不宜突然冷水淋洗,以防毛窍闭塞,汗出不畅;洗浴之时,可选择弱酸性浴液洁身;忌食肥甘炙煿,多吃新鲜水果、蔬菜。

肉　蛆

【概述】肉蛆,相当于西医学的皮肤蝇蛆病,是一种以皮肉隆起肿块,破后钻出蝇蛆为特征的皮肤病,故名。根据其发病特点,中医学文献中又有称之为"蛆瘕""蛆痘""虫瘤""头出蛆""头皮出蛆"者。本病在西医学中最早于1840年由英国人FM Hope首先报道。中医文献对此记载较早,如明代《古今医统大全·奇病续抄》(1556年)记载:"一人头皮内时有蛆出,以刀破皮,用丝瓜叶捣汁搽之,蛆出尽绝根。"明代《幼科证治准绳·蛆痘》(1604年)记载:"蛆痘……一小儿患痘……忽头项上恶痒难忍,手搔难禁,遂于溃破处将银簪挑之,则见其蛆如丝,细而长有寸……又有一患痘者,时值炎热之际,头项上如前作痒,予视之,见其虫如米粒囊中,或二三盘踞焉。此乃蝇蚋聚啮脓血,形化然也。"明代《外科正宗·瘿瘤论》(1617年)记载:"一义乌兵士,肩膊上连生小瘤五枚三月余,渐发痒异状,以手扪之,内则嗡嗡攻动。予视之,内动果如虾鞠,此必有异虫。以针破其一枚,先出红水一匙,少顷攻出黑嘴粉红虫一条,形如蛆样,长六、七分;又破一枚,依然如是。"清代《几希录良方合璧·怪症门》(1821年)记载:"头出蛆,一人头皮内时有蛆出,以刀切破皮,用丝瓜叶挤汁搽之,蛆出尽,绝根。"又如《外科证治全书·怪虫证治》(1831年)记载:"肉蛆,头皮内时有蛆行。"《奇症汇·头》(1786年)亦记载:"有人头皮作痒,时有蛆出。"本病多见于密切接触牛马的牧民、饲养员,好发于夏秋季节。皮损常出现于头皮、颜面、眼睑、口唇等皮肤松软暴露之处,亦有见于腹、腰、臀等处者。其病程长短不一。

因皮肤不洁,夏日露宿,复受蝇虫叮咬,毒秽自外内袭;或皮肤破伤,或生疮疡痈疽,疮口不洁,蝇虫产卵于疮上,孵化成蛆等,均可致病。

初起患处皮肤发红,肿胀疼痛,继则隆起肿块,少则一个,多者数枚,小如芡实豌豆,大若梅李鸡卵,中有小孔,脓血溢出;或肤起痞瘟,中有水疱,大若黄豆,疱壁菲薄充盈,破之可见绳蛆,细如线头,其色黄红,蝇蛆出后,肿块缩小。

【辨证论治】

1. 凡肤起肿块,内有蝇蛆,伴发热恶寒,痒痛相兼,恶心头痛,舌红苔黄,脉象弦数者,为毒热外袭,化蛆生虫证。治宜清热解毒,杀虫祛邪法,方选化毒汤加减。药用:金银花30g,连翘12g,生甘草10g,紫花地丁10g,赤芍10g,苦楝皮10g,川楝子6g,水煎服。外用丝瓜叶60g,百部60g,鹤虱30g,煎水外洗患处。

2. 若肤起痞瘟,上生水疱,内有蝇蛆,伴瘙痒疼痛,舌红苔腻,脉象滑数者,为湿热蕴毒,化蛆生虫证。治宜清热利湿,祛邪杀虫法,方选龙胆泻肝汤化裁。药用:龙胆10g,木通6g,泽泻10g,栀子15g,苦参10g,车前子10g(包),土茯苓30g,鹤虱10g,胡黄连6g,水煎服。外治同前。亦可挤压肿块,捏死幼虫,后挤出之。

【调养】除治疗外,应注意个人卫生,做好预防工作;积极杀灭蝇蛆;搞好牧民、饲养员的卫生知识普及工作；定期开展体检工作；做好劳保防护工作，避免蝇虫叮咬。

妒 头 疮

【概述】妒头疮，相当于西医的小儿头部湿疹，是一种以小儿头皮生疮，浸淫瘙痒，黄汁流出为特征的皮肤病，故名。根据其发病特点，中医学文献中又有"头疮""小儿头疮"等名。如唐代《备急千金要方·少小婴孺方》记载："小儿头生小疮，浸淫疽痒，黄膏出不生痂，连年不差者，亦名妒头疮。"本病多见于小儿，好发于头皮之处，男女均可罹患。病程长久，经过缓慢，常可反复发作。

因胎孕期间，母食五辛，过餐肥甘，遗热于儿；或小儿禀性不耐，湿邪内蕴，郁久化热，湿热相合，循经上犯；或喂养失当，饮食不节，伤及脾胃，湿热内停，上蒸头皮等，皆可致病。

初起头皮时痒，渐生红斑，上有粟疹，或生水疱，小若针尖，大似粟米，孤立散在，或集簇成片，渐出黄汁，如膏似脂，浸淫四窜，甚则糜烂渗出，痂如松脂，瘙痒不绝，时瘥时发，连年不愈。

【辨证论治】

1. 凡初起较急，头生小疮，集簇成群，上生水疱，汁出黄黏，基底潮红，上结黄痂，如膏似脂，瘙痒不绝，伴腹胀便秘，哭闹不安，或吐奶酸臭，小溲黄赤，舌红苔腻，脉象滑数者，为湿热内蕴，循经上犯证。治宜清热除湿，佐以消导法，方选清热除湿汤化裁。药用：苍术6g，陈皮6g，炒莱菔子10g，炒瓜蒌仁10g，六一散10g（包），车前子10g（包），泽泻6g，薏苡仁15g，茯苓皮10g，水煎服。外用：黄柏40g，生地榆40g，水煎取汁，冷敷患处。

2. 若病久反复，时发时瘥，小疮色淡，少有粟疹，出汁清稀，或有黄痂，瘙痒时作，伴大便溏薄，面色萎黄，舌淡水滑，脉象细滑者，为脾失健运，湿由内生证。治宜健脾助运，除湿止痒法。方选参苓白术散加减。药用：党参10g，茯苓10g，白术12g，白扁豆15g，炙甘草6g，泽泻6g，大枣10枚，生山药20g，玉米须6g，砂仁3g（后下），炒薏苡仁15g，陈皮6g，水煎服。

【调养】除治疗外，应注意饮食有节，不过食鱼腥海味；减少热水洗浴；保持患处清洁，以防染毒成脓；少吃或不吃零食；养成饭前便后洗手的卫生习惯；戒除边吃饭边喝水的不良习惯。

眉 恋 疮

【概述】眉恋疮，相当于西医学眉部的湿疹，是一种以眉部瘙痒流水，上结黄痂为特征的疾病，故名。根据其发病特点，在中医学文献中又有"恋眉疮""瘸眉疮""瘸眉""恋眉""眉瘸""眉恋""眉疮""眉风癣"等名。如明代《外科启玄·胎毒疮恋眉疮》记载："在腹胎之中,其母过食五辛、酒肉厚味,遗毒于胎,则生子故有是疮。"清代《疡医大全·正面头面部》已载:"眉风癣乃肝血枯燥,风湿外袭。初起作痒,搔之累累流脂,延蔓额上眼胞者是也。"《外科证治全书·面部证治》亦记载:"眉疮,眉丛生细疮如疥作脓,破流黄水结痂,小儿多患之。"本病常对称生于眉部,小儿多患之,成人亦有发生。病程较久,易于反复。

本病因儿在胎中,母食五辛,父餐炙煿,遗热于儿;或饮食失节,脾胃不调,湿邪内生,郁久化热,上蒸于面等,均可致病。

初起眉棱部位皮肤发红,迭起粟疹,或生水疱,糜烂渗液,上结黄痂,日久迭起白屑。

【辨证论治】

1. 凡初起患处发红作痒,肤生水疱,揩破津水,糜烂浸渍,或结黄痂,形如松脂,伴瘙痒不绝,便结溲赤,唇干口渴,舌红苔腻,脉象滑数者,为湿热上蒸,蕴结体肤证。治宜清热除湿,祛邪止痒法,方选清热除湿汤化裁。药用:生地黄 30g,牡丹皮 10g,赤芍 10g,黄芩 10g,六一散 15g(包),车前子 12g(包),龙胆 10g,冬瓜皮 30g,泽泻 6g,黄连 5g,芦根 15g,白茅根 15g,水煎服。幼儿酌减。

2. 若患处发红,干燥脱屑,如糠似秕,淫淫作痒,伴舌红苔黄,脉象弦数者,为风热上扰,郁于体肤证。治宜疏风清热,祛邪止痒法,方选银翘散化裁。药用:金银花 15g,连翘 10g,牛蒡子 10g,甘草 6g,蝉蜕 6g,紫草 6g,薄荷 6g(后下),淡竹叶 6g,荆芥 10g,菊花 10g,水煎服。幼儿酌减。

【调养】除治疗外,应忌食辛辣厚味,五腥发物;婴幼儿患者宜少食牛奶、鸡蛋,代以豆浆、豆制品;保持患处清洁,不用热水烫洗;局部湿烂渗液者,宜用冷水湿敷。

黑　眼　圈

【概述】黑眼圈,相当于西医学的眶周色素沉着症,或称眶周黑变病,是一种以眼眶周围皮肤颜色加深,形成黑色环状为特征的皮肤病。本病在西医学中最早于 1918 年由德国人 Peters 报道。根据其发病特点,中医学文献中,亦有称之为"两目黯黑"者。如汉代《金匮要略·血痹虚劳病脉证并治》记载:"五劳虚极羸瘦,腹满不能饮食,食伤、忧伤、饮伤、房室伤、饥伤、劳伤、经络营卫气伤,内有干血,肌肤甲错,两目黯黑。缓中补虚,大黄䗪虫丸主之。"清代《金匮要略心典·血痹虚劳病脉证并治》注释:"虚劳症,有夹外邪者,如上所谓风气百疾是也。有夹瘀者,则此所谓五劳诸伤,内有干血者是也。夫风气不去,则是以贼正气而生长不荣,干血不去,则足以留新血而渗灌不周,故去之不可不早也。"本病多见于成年人,男女均可罹患,常可伴有家族病史而累代不绝。皮损多对称分布于上下眼睑,并可延伸至两眉及颧部。患者常有其他慢性疾病。

本病多因禀赋素弱,肾水不足,虚火上炎,肤失荣润所致;或因五劳虚极,营卫受损,经络阻隔,内有干血,肤腠不得濡养,精气不能上荣于目而致。

初起目眶四周,肤色加深,宽约指许,逐渐呈黑褐色环状,匡廓鲜明,边缘整齐,压之不褪色,甚者可延伸至眉颧之处。

【辨证论治】

1. 凡两目黯黑,晦无光泽,伴面黄肌瘦,少腹痞块,固定不移,按之痛剧,肌肤甲错,妇人月事不调,舌暗瘀斑,脉象涩滞者,为瘀血阻滞,肤失濡养证。治宜缓中补虚,化瘀通络法,方选当归芍药散化裁。药用:当归15g,红花6g,川芎10g,柴胡6g,丹参15g,生山药15g,白术10g,茯苓15g,党参12g,黄芪15g,另:大黄䗪虫丸2丸(送服),水煎服。

2. 若目周青黑,面色无华,伴腰酸腿软,足膝无力,五心烦热,潮热盗汗,舌红少津,脉象细数者,为肾阴不足,虚火上炎证。治宜滋阴补肾,清降虚火法,方选知柏地黄丸化裁。药用:盐知母12g,盐黄柏12g,熟地黄30g,生山药15g,山萸肉12g,牡丹皮10g,茯苓12g,天冬12g,地骨皮12g,玄参10g,女贞子15g,枸杞子15g,黄精15g,水煎服。伴有家族病史者,可配服龟鹿二仙胶或龟灵集。

【调养】除治疗外,应注意劳逸结合;按时睡卧,防止眼目疲劳;调摄七情,畅达五志,戒除烦恼忧虑;有其他慢性疾病者如月经不调、脾胃失和等,亦应结合临床表现,同时治疗。

雀　　斑

【概述】雀斑,西医学同名,是一种以鼻面部发生褐色斑点为特征的皮肤病。因其色如雀卵上之斑点,故名。根据发病特点,中医学文献中又有"面䵟黯""面䵟䵴""面䵟""雀子斑""䵴䵟面"等不同名称。如隋代《诸病源候论·面体病诸候》记载:"人面皮上,或有如乌麻,或如雀卵上之色是也。此由风邪客于皮肤,痰饮渍于腑脏,故生䵟䵴。"明代《外科正宗·杂疮毒门》记载:"雀斑乃肾水不能荣华于上,火滞结而为斑。"清代《医宗金鉴·外科心法要诀》认为:"此证生于面上,其色淡黄,碎点无数,由火郁于孙络之血分,风邪外搏,发为雀斑。"清代《外科证治全书·面部证治》亦记载:"生面部,碎点无数,其色淡黄或淡黑,乃肾水不荣于上,浮火结滞而成。"本病始发于学龄前儿童,少数自青春期发病,女性患者多于男性。常有家族病史,皮肤白皙者尤易罹患。常对称分布于鼻、面部,偶见于肩背、颈及手背部。春夏加重,冬日减轻,病程较久,难于根除。

本病多因禀赋不足,肾水不能荣华于面,火滞郁结而为斑;或腠理不密,卫外失固,风邪外搏,客于皮肤等,皆可致病。

初起患处有针尖大小斑点,其色淡黄或淡黑,圆形或椭圆,数目多少不定,可孤立散在,亦能密集成簇,互不融合。夏季或日晒后颜色加深,数目增多;冬季或少晒,则色淡而少。

【辨证论治】

1. 凡家族中累代不绝,自幼发病,斑点淡黑,形似乌麻,数目众多者,为肾水不足,浮火结滞证。治宜滋养肾阴,清降浮火法,方选知柏地黄丸化裁。药用:知母90g,黄柏60g,生地黄150g,熟地黄150g,山萸肉60g,牡丹皮50g,泽泻50g,茯苓60g,山药90g,玄参60g,白蔹60g,白附子40g,共末蜜丸,每丸重10g,早晚各1丸。

2. 若无家族病史,斑点淡黄,稀疏散在,为火郁孙络,风火外搏证。治宜祛风散火,凉血消斑法,方选犀角升麻丸(《医宗金鉴》)化裁。药用:水牛角60g,升麻50g,羌活60g,防风60g,玄参60g,白附子90g,白芷90g,白蔹60g,生地黄120g,白薇60g,川芎60g,红花60g,黄芩60g,分别研细末混匀,炼蜜为丸,每丸重10g,早晚各服1丸。

外治可用玉容散化裁。药用:甘松15g,白芷12g,茯苓10g,白术12g,白及10g,山奈9g,白蔹15g,防风12g,白附子6g,食用淀粉100g,分别研细混匀。每次用10~15g,牛奶或蛋清调敷患处,半小时洗净,每日1次。

【调养】除治疗外,应避免暴晒;不滥涂外用药;本病多与遗传有关,除上述治法外,亦可采取冷冻、激光、电灼等方法,均有一定疗效。

面　黑　子

【概述】面黑子,相当于西医学的色素痣、黑子或雀斑样痣,是一种以肤生黑痣,多见于面部为特征的疾病,故名。根据其发病特点,在中医学文献中又有"面生黑子""黑黡子""黑子""黑痣""痦子"等名。如隋代《诸病源候论·妇人杂病诸候》记载:"面黑子者,风邪搏血气变化所生。夫人血气充盛,则皮肤润悦。若虚损疵点,变生黑子者,是风邪变其血气所生。若生而有之者,非药可治也。"又如明代《外科正宗·杂疮毒门》说:"黑子,痣名也。此肾中浊气混滞于阳,阳气收束,结成黑子,坚而不散……宜细铜管将痣套入孔内,捻六七转,令痣入管,一拔便去。有痣浮浅不能拔者,用针挑损痣上,搽冰蛳散少许,糊纸盖之,三日自脱,或灰米膏点之亦可。"此处记载了世界上最早的环钻。本病大多发生于儿童期或青春期,可发于任何部位,以面部为多见(彩图1-9)。

本病因于先天禀赋不足,肾中浊气,滞结皮肤,阳气收束,坚敛不散而致;或风邪搏于血气,变化所生等,皆能致病。

初起患处生有扁平隆起,小如粟米,大若黄豆,逐渐增大,高起缓慢,或形似疣赘,或状若乳头,散在分布,或表面生有黑毛。其色黄褐、黑色、黑褐、或呈紫蓝。

交界痣是病理的名称,临床无法判断。凡痣出生或生后不久即有,痣体较小,呈深、浅褐色,平滑无毛,可发于任何部位,无性别差异。

【辨证论治】本病平滑无毛色深者一般不需治疗,但有以下变化时,应引起注意,及时排除恶变可能,必要时切除;原有色痣在30岁以后发生新的色素损害;单个色痣比其他色痣突然增大或变黑,反复感染或易受外伤的色痣;色痣自然出血、溃疡、周围有卫星状损害,或出现伪足、质地松脆;痣上毛发突然脱落;痣附近的臀核肿大等,均当引起重视。

【调养】除治疗外,对原有色痣不应摸、抠、挤、捺、掐;可采用电烧、冷冻、激光、手术等治疗。若手术切除时,必须一次切净。

青 记 脸

【概述】青记脸,相当于西医学的太田痣,是一种发于眼睑、颧、颞部的青痣。因其颜色及好发部位,故名青记脸。本病在西医学中于1938年由日本人太田正雄首次描述。中国人对此记述较早,元末明初的《水浒传》中就有"青面兽杨志"的记载。清代王清任《医林改错·通窍活血汤所治症目》(1830年)记载:"青记脸如墨,血瘀症,长于天庭者多,三十付可愈。白癜、紫癜、紫印、青记,自古无良方者,不知病源也。"本病多见于女性,常在出生后不久发生,少数于学龄前后发生。皮损多发生于单侧的上下眼睑、颧、颞部(彩图1-10)。本病病程较久,好发于有色人种。大多患者出生时先有眼部损害,皮损可于8~10年后出现。

因先天禀赋不足,气血失和,以致经脉循行蹇滞,气血不能濡煦肌肤,瘀阻经脉等,皆能致病。

本病轻者眼睑、颧、颞部生有褐青色、青灰色、紫蓝色或黑色斑片,压之不褪色,境界清晰,边缘较整,小若银元,大似手掌,形如网状,或若地图。除颜面皮肤外,亦可累及同侧眼球,使巩膜变蓝,结膜变褐;重者除上述部位皮损范围加大,颜色变深外,尚可波及眼睑、眼球、巩膜、结膜、颊、额、头皮、鼻翼、耳、上腭、口颊等处。

【辨证论治】

1. 凡出生或生后不久即发病,皮损颜色较浅,呈淡褐或青灰色,发病部位仅限于上下眼睑、颧、颞部,伴舌色暗红,脉象细涩者,为先天禀赋不足,气血失和证。治宜滋肾养阴,调和气血法,方选六味地黄汤化裁。药用:熟地黄15g,山药10g,山萸肉10g,牡丹皮10g,阿胶10g(烊化),桃花10g,女贞子12g,凌霄花10g,茯苓10g,丹参15g,制香附6g,水煎服。

2. 若发病年龄较晚,皮损波及范围较广,其色褐青、紫蓝,甚则灰黑,伴舌质暗红,上有瘀点或瘀斑,脉象涩滞者,为瘀血阻滞,肌肤失养证。治宜活血化瘀,通行经络法,方选通窍活血汤化裁。药用:人工麝香0.1g(包),赤芍10g,血竭6g,玫瑰花10g,丹参15g,川芎10g,桃仁10g,红花10g,苏木10g,白附子10g,老葱3根,生姜10g,黄酒50ml,水煎服。外治可用:茯苓15g,白术10g,白及10g,白芷10g,薄荷6g,丹参12g,紫草3g,生黄芪20g,淀粉60g,分别研极细混匀。每晚用药粉10g,牛奶或蛋清调成糊状,外涂患处。半小时后洗去,可有嫩肤增白之功。

【调养】除治疗外,患处不宜滥用外涂药物;患处皮肤应避免抓碰擦破,以防外伤后使皮肤损害处颜色加深;除用中药治疗外,目前可以采用医疗美容激光,疗效较好。

面 尘

【概述】面尘,近似于西医学的里尔黑变病,是一种以面部发生黑褐斑片,色如尘垢为特征的皮肤病,故名。根据其症状特点,中医学文献中又有"黧黑野黵""面䵟黵""面黯黵""黧黑斑"等名。本病在西医学中于1917年由奥地利人Riehl首先报道。中医学文献对此记载较早,如《灵枢·经脉》记载:"肾足少阴之脉……是动则病饥不欲食,面如漆柴。"《素问·至真要大论》中亦有:"燥淫所胜……民病……面尘。"《难经·二十四难》记载:"手少阴气绝,则脉不通,脉不通则血不流,色不流则色泽去,故面黑如黧,此血先死。"又如清代《外科证治全书·面部证治》记载:"面色如尘垢,日久煤黑,形枯不泽。或起大小黑斑,与面肤相平。由忧思抑郁,血弱不华。"又如《医宗金鉴·外科心法要诀》记载:"初起色如尘垢,日久黑似煤形,枯黵不泽,大小不一,小者如粟粒赤豆,大者似莲子芡实,或长、或斜、或圆,与皮肤相平。由忧思抑郁,血弱不华,火燥结滞而生于面上,妇女多有之。"本病多见于中年以上妇女,好发于面颈部,亦可累及四肢等处,病程较久,进展缓慢(彩图1-11)。

因饮食不节,劳倦过度,脾胃受损,化源竭乏,肌肤失养;或房室过度,肾阴不足,虚火上扰;或命门火衰,肌肤不得温煦等,皆能致病。

初起患处发红作痒,逐渐变成淡褐、灰黑斑片,小如粟粒赤豆,大若指甲钱币,枯黵不泽,与肤相平,长圆不等,状如网纹。嗣后融合成片,匡廓不清,上有细碎鳞屑,如糠似秕,有若扑粉。

【辨证论治】

1. 凡本病初起,肤生黑斑,伴倦怠乏力,脘胀纳呆,失眠多梦,妇女崩中漏下,舌淡脉细者,为脾虚不运,气血违和,肌肤失养证。治宜健脾益气,养血消斑法,方选归脾汤化裁。药用:白术10g,黄芪15g,党参12g,炙甘草10g,当归15g,丹参15g,龙眼肉10g,木香6g,鸡血藤15g,水煎服。

2. 若面生黑斑,伴胸胁胀满,心烦易怒,口苦咽干,食少纳差,妇人月经不调,乳胀结块,舌暗苔白,脉象弦滑者,为肝脾不和,肤失所养证。治宜疏肝理脾,化瘀消斑法。方选逍遥散化裁。药用:醋柴胡12g,白芍15g,炒白术12g,丹参15g,当归15g,玫瑰花20g,茯苓15g,牡丹皮10g,薄荷(后下)6g,生姜10g,橘叶6g,炙甘草10g,水煎服。

3. 若病久失治,伴腰膝酸软,恶寒肢冷,面色㿠白,妇人经来色淡,小便清长,舌淡脉沉细者,为肾阳不足,肤失温煦证。治宜温补肾阳法,可常服八味地黄丸、四神丸。

4. 若伴有失眠盗汗,五心烦热,眩晕耳鸣,舌红少苔,脉象细数者,为肾水不足,虚火上炎证。治宜滋阴补肾,降火消斑法。可常服知柏地黄丸、六味地黄丸。外治可用五白散化裁。药用:白术30g,白芷10g,蒺藜20g,白茯苓12g,甘松10g,白蔹15g,藁本6g,山柰10g,紫草6g,食用淀粉90g,分别研细混匀。每日1次,每次10~15g,蜂蜜调敷。半小时后洗净。

【调养】 除治疗外,应和顺七情,忌除忧思恼怒;避免日光暴晒,不可多食辛辣油腻;可多吃新鲜蔬菜、干果以及银耳、黑芝麻、海参、核桃、芒果、荔枝、龙眼、草莓等,均有助于本病的康复。

面　垢

【概述】面垢，相当于西医学的皮肤垢着病，是一种以面生垢浊，其形污秽为特征的疾病，故名。本病在西医学中于1960年由日本人板本邦树首先报道。中医学文献对此记载较早，如汉代《伤寒论·辨阳明病脉证并治》记载："三阳合病，腹满身重，难以转侧，口不仁，面垢，谵语遗尿，发汗则谵语，下之则额上生汗，手足逆冷。"明代《景岳全书·暑证》亦记载："暑有八证：脉虚、自汗、身热、背寒、面垢、烦渴、手足微冷、体重是也。"清代《医宗金鉴·订正仲景全书伤寒论注》注释曰："阳明主面，热邪蒸越，故面垢也。"本病较为少见，女青年发病多于男性。皮损常对称发生于面颊、前额，亦可累及乳晕部，偶有单侧发生者（彩图1-12）。其病程长久，经过缓慢，愈后可以复发。

因素禀内热或湿热内蕴之体，复受风热或湿热侵扰，内外合邪，怫郁肌肤；或七情不调，五志化火；或惊恐恫吓，气机逆乱，血不养肤等，均能致病。

初起患处发红变褐，其色渐污，如蒙尘垢，日久增厚，洗之不去，或擦洗之后，落之又生，形如乞丐。

【辨证论治】

1. 凡面颊、前额迭起垢浊，形类松脂，触之棘手，甚者增殖肥厚，剥之又生，伴发热汗出，便结溲赤，舌红苔黄，脉象弦数者，为风热之邪，充斥体肤证。治宜清热泻火，疏散风邪法，方选泻黄散化裁。药用：生石膏30g（先煎），知母10g，生甘草10g，防风10g，栀子10g，熟大黄10g（后下），金银花15g，薄荷6g（后下），水煎服。

2. 若患处结痂，污浊垢腻，抚之如苔，伴胃纳不佳，腹胀便溏，舌红苔腻，脉象滑数者，为湿热之邪，上蒸于面证。治宜清热除湿，调理脾胃法，方选芩连平胃散化裁。药用：黄芩10g，黄连10g，苍术15g，厚朴10g，陈皮15g，六一散10g（包），藿香12g，佩兰15g，白芷10g，水煎服。外治可用：皂角20g，王不留行40g，明矾15g，黄柏30g，白芷10g，水煎取汁，洗涤患处。然后外涂紫甘油（紫草20g，甘草30g，当归20g，香油500ml，浸泡1周，每日2次。）

【调养】除治疗外，应和顺七情，条达五志；勿食辛辣酒酪，肥甘厚味；患处污浊厚腻时，可用香油轻轻擦拭，以洁净为度。

蝴　蝶　斑

【概述】蝴蝶斑，相当于西医学的黄褐斑，是一种以面生褐斑，形如蝴蝶为特征的皮肤病，故名。根据其发病特点，中医学文献中又有"皯黯""皯𪒠""面黚疱""面黑皯""鼾黑斑"等名。如隋代《诸病源候论·妇人杂病诸候》记载："面黑皯者，或脏腑有痰饮，或皮肤受风邪，皆令血气不调，致生黑皯。五脏六腑，十二经血，皆上于面。夫血之行，俱荣表里，人或痰饮渍脏,或腠理受风,致血气不和,或涩或浊,不能荣于皮肤,故变生黑䵟。"又如明代《外科正宗·杂疮毒门》亦记载:"黧黑斑者,水亏不能制火,血弱不能华肉,以致火燥结成斑黑,色枯不泽。朝服肾气丸以滋化源,早晚以玉容丸洗面斑上,日久渐退。兼戒忧思、动火、劳伤等件。"本病多见于女性,男子亦偶有罹患者。皮损常对称发生于颧、额、颊、鼻、口周等处,日晒后加剧(彩图1-13)。

凡情志失调、劳倦过度、饮食不节、房事过度等,均能使气血失和、水湿内停、肾阴不足、虚火上炎,以致肤失所养而致病。

初起患处可有褐色斑片,或浅或深,大小不等。小者如钱似币,大者满布颜面,数目多少不定。逐渐蔓延扩大,融合成片,形如蝴蝶、地图,匡廓鲜明,压之不褪色,表面与肤相平,无渗水及脱屑,亦不觉痒痛。

【辨证论治】

1. 凡面部生有褐斑,伴胁肋胀痛,烦躁易怒,腹胀便溏,女子月事不调,舌红脉弦者,为肝脾不和,肌肤失养证。治宜调和肝脾,养血润肤法,方选逍遥散化裁。药用:醋柴胡12g,当归15g,白芍10g,丹参15g,茯苓12g,牡丹皮10g,佛手15g,玫瑰花15g,白术10g,青橘叶6g,制香附10g,薄荷3g(后下),水煎服。

2. 若伴有胸胁支满,头昏目眩,呕吐清水痰涎,形体素盛今瘦,舌淡水滑,脉象弦滑者,为痰饮内停,气化不利证。治宜健脾利湿,助阳化气法,方选苓桂术甘汤化裁。药用:茯苓12g,桂枝10g,白术10g,炙甘草6g,泽泻10g,防己10g,生山药15g,陈皮15g,生姜10g,水煎服。

3. 若伴耳鸣盗汗,男子遗精,女子月经不调,健忘失眠,舌红脉数者,为肾阴不足,虚火上炎证。治宜滋养肾阴,清降虚火法,可常服知柏地黄丸或六味地黄丸。外治可用:茯苓20g,白术15g,薄荷10g,人参10g,紫草6g,丹参15g,红花6g,桃花10g,玫瑰花15g,淡竹叶6g,生黄芪30g,食用淀粉80g,分别研细混匀,备用。每次取10~15g,用蛋清或牛奶调成糊状,涂于面部,半小时后洗去。

【调养】除治疗外,忌食辛辣酒酪,避免日光暴晒;切忌忧思恼怒,不宜滥用化妆品及外涂药物;洗面时宜选用中性或弱酸性的护肤品;切忌应用糖皮质激素药膏涂面;可多吃番茄、红枣、胡萝卜、红薯、黄豆、绿豆、银耳、山药等食品。

面变黑色

【概述】面变黑色,相当于西医学的外源性色素沉着或黑变病,是一种以接触某些药物或化学物质而引起的皮肤颜色变化,又称药物或化学物质诱发的色素沉着。因面部多呈黑色改变,故名。根据其发病特点,中医学文献里又有"面上黑色""满面俱黑"等名。如清代《续名医类案·面》记载:"店家刘三,一日满面皆黑色……孙诊治曰:非病也,乃为臭气所熏,秽气蓄于面部不散,故有此色。"又如《奇症汇·面》记载:"一男子,因登厕被臭气熏触,隐忍良久,明日满面皆黑色,月余不散。相士断云:于出月外必死。至期无恙,孙招治以沉、檀香各一两,锉碎安炉中,烧熏帐内,以被盖定。令病者瞑目端坐,候香尽,方可出帐。明日引鉴照之,面上黑色渐散矣。"又:"全浙夫人,忽一日面上生黑斑数点,数日后,满面俱黑,遍医治不效。忽过一草泽医云:夫人中食毒,治之一月平复。后校其方,止用生姜汁服之。问其故,云:夫人日食斑鸠,盖此物常食半夏苗耳,是以中毒,故用生姜以解之。"本病多见于成年人,好发于面部、手背等暴露部位,日光照射后可加重色素沉着,病程长久,经过缓慢。男女皆可发生。

因腠理不密,玄府失固,外受风热毒邪,滞留肌肤;或由血热内蕴之体,食入或接触辛辣炙煿,五腥发物,乃致内热蕴聚,内外相合,郁久化毒,外发体肤等,皆能致病。复受光毒曝照,更易加重病情。

初起患处生有色斑,小如指甲,大似钱币,境界较清,边缘不整。以后逐渐加深,可呈褐色,黑褐色或黑色,部分融合成片,日久渐浅色淡。日晒后颜色可再度加深。

【辨证论治】

1. 凡初起肤生色斑,常生于暴露部位,匡廓鲜明,边缘不整,色褐或黑,伴舌红苔黄,脉象弦数者,为风热邪毒,滞留肌肤证。治宜祛风清热,解毒祛斑法,方选银翘散化裁。药用:金银花 30g,连翘 10g,牛蒡子 10g,黄芩 10g,青蒿 30g,紫草 10g,荆芥穗 10g,薄荷 6g(后下),蝉蜕 6g,菊花 10g,败酱草 15g,炙甘草 10g,水煎服。外用:沉香 6g,檀香 6g,茯苓 15g,冰片 3g,生山药 30g,薄荷 10g,丹参 15g,分别研细和匀,每次取药粉 15g,以牛奶调成糊状,洗净患处外涂,厚约 2~3mm,待干后洗净,每日睡前 1 次。

2. 若患处初起色红,不久即成褐黑或褐色,匡廓不清,或伴瘙痒,舌红少苔,脉象细数者,为血热蕴毒,外发体肤证。治宜清热凉血,解毒化斑法,方选化斑汤加减。药用:生石膏 30g(先煎),升麻 10g,玄参 10g,知母 10g,大青叶 15g,水牛角粉 4g(冲服),紫草 10g,生地黄 20g,牡丹皮 10g,赤芍 10g,炙甘草 6g,水煎服。外用可同前。

【调养】 除治疗外,应尽早远离致病的药物、化妆品、食品、化学物质;应避免日晒,做好防护工作;对易致光敏的水果、蔬菜、药物,如马齿苋、白芷、补骨脂、灰菜、苋菜等,应尽量避免食用。

鼾 黑 面

【概述】 鼾黑面,相当于西医学其他全身性疾病伴发黑色素沉着的黑皮哮喘病,是一种以哮喘患者在发病前皮肤颜色增黑为特征的特殊疾病(《广韵》:鼾,黑而黄也)。根据其发病特点,中医学文献中亦有称之为"面色鼾黑""木防己汤证"者。如《难经·二十四难》记载:"手少阴气绝,则脉不通,脉不通则血不流,血不流则色泽去,故面黑如鼾,此血先死。"又如汉代《金匮要略·痰饮咳嗽病脉证并治》记载:"膈间支饮,其人喘满,心下痞坚,面色鼾黑,其脉沉紧,得之数十日,医吐下之不愈,木防己汤主之。虚者即愈,实者三日复发,复与不愈者,宜木防己汤去石膏加茯苓芒硝汤主之。"本病可发于任何年龄,但多见于伴有哮喘、久咳的中老年患者,男女均可罹患。其病程长久,易于反复。皮损颜色每随咳喘变化而加重或减轻。

本病因于脾胃转输水湿不利,肺失输布通调之能,膈间有支饮,阻隔气机失畅,故发为喘满、心下痞坚。水停心下,则上迫于肺,寒邪留伏于里,结聚不散。支饮聚于胃,营卫运行不利,气血失于荣润等,皆能致病。

初起患者旧有哮喘咳嗽,每于发作前3~4天,则周身皮肤之色弥漫增黑,面部黑而晦暗无泽,原有色痣增大,数目加多。哮喘过后,诸症状随之减轻。

【辨证论治】

1. 凡面色黧黑,伴膈间支饮,其人喘满,心下痞坚,胸闷气促,咳嗽多痰,舌质淡红,苔白腻者,为寒饮留伏,结聚不散证。治宜辛开苦降,行水散结法,方选木防己汤化裁。药用:木防己10g,生石膏30g(先煎),桂枝6g,人参10g(单煎),法半夏10g,白术15g,陈皮15g,苏子10g,葶苈子10g,杏仁10g,厚朴10g,水煎服。

2. 若病久反复,咳喘时作,心下痞坚益甚,面色黧黑不减,其色加深,晦暗无华,伴舌红苔厚腻,脉象弦滑有力者,为水停气阻,结聚不散证。治宜导水下行,软坚散结法,方选木防己汤去石膏加茯苓芒硝汤化裁。药用:木防己10g,桂枝6g,人参10g(单煎),芒硝6g(后下),茯苓15g,杏仁10g,白术10g,炙甘草10g,陈皮10g,水煎服。

【调养】除治疗外,应慎避风寒;戒除烟酒;忌食辛辣厚味、肥甘炙煿;积极治疗原有咳喘;伴有其他内脏病患者可同时治疗;调摄七情,戒除恼怒;饮食以清淡为宜,适量食用萝卜、杏仁、橘子、藕、荸荠等。

头　面　疮

【概述】头面疮,相当于西医学的小儿头面部湿疹,是一种以小儿头面生疮,皮肤潮红,破流脂水为特征的皮肤病,故名。根据其发病特点,中医学文献中又有"头面湿疮""头面生疮"等名。如明代《保婴撮要·头面疮》记载:"人身诸阳之气,会于首而聚于面。其患疮痍者,因脏腑不和,气血凝滞于诸阳之经。或禀赋肾阴虚肝火,或受母胎毒,或乳母六淫七情,或食膏粱醇酒,或儿食甘肥浓味所致。其因不同,当各辨其经络,审其所因而治之。"又:"一小儿先眉间作痒,搔即成疮,延及头面,敷立效散而愈。后因乳母怒气,复痒作诌不安,此肝胆二经之热也,儿用牛黄解毒丸,母用加味逍遥散而愈。一小儿先患眉烂,延及遍身如癞,久而不愈,手足并热,面色常赤,此禀母胃火所致。"本病多见于小儿,成人偶可罹患。好发于头皮、前额、面颊、眉间。夏秋之际为高发时段。病程长久,经过缓慢,易于复发。

因饮食不节,过食肥甘、辛辣厚味、茶酒五辛,致湿热停滞,日久不化,循经上犯;或脏腑积热,外受风湿,湿热相搏,留而不去;或母食肥甘,父餐炙煿,遗热于儿,禀性不耐等,皆能导致本病发生。

初起患处生有红斑,小如指甲,大似钱币,或可融合成片,隆出皮面,触之灼热,压之褪色,离手复原,或生水疱,脂水淋漓,黄黏腥臭,或结黄痂,状如松脂,日久结痂干燥,迭起迭落,肌肤粗糙,抚之碍手,瘙痒不绝。

【辨证论治】

1. 凡初起肤生红斑,瘙痒起疹,脂水频流,结痂如脂,甚或抓破不洁,染毒成脓,伴舌红苔黄腻,脉象滑数者,为湿热蕴结,循经上犯证。治宜清热燥湿,凉血解毒法,方选甘露消毒饮化裁。药用:茵陈20g,六一散10g(包),车前子10g(包),黄芩6g,连翘6g,牡丹皮6g,赤芍6g,白茅根10g,熟大黄3g,黄连3g,藿香6g,茯苓10g,水煎服。外用:马齿苋50g,黄柏40g,败酱草20g,苦参20g,水煎取汁,冷敷患处,每日3次,每次5分钟。

2. 若皮损淡红,表面干燥粗糙,抚之碍手,脱屑层层,食欲不振,少气懒言,大便不调,伴舌淡少津,脉象细数者,为病程日久,伤阴化燥,肌肤失养证。治宜润燥养阴,滋荣肌肤法,方选滋燥养荣汤加减。药用:生地黄10g,熟地黄10g,白芍10g,麦冬6g,北沙参10g,生山药15g,太子参6g,当归6g,白扁豆15g,玉竹6g,石斛6g,水煎服。外用:当归15g,紫草10g,炙甘草15g,香油500ml,浸泡1周后外用,每日2次。

【调养】 除治疗外,应注意饮食清淡,戒除肥甘厚味;保持疮面清洁,以防抓破,染毒成脓;乳母应七情和顺,不宜恼怒恚嗔;饮食可以山药、莲藕、百合、银耳、赤小豆、薏苡仁、芡实等为主。

头 面 汗

【概述】 头面汗,近似于西医学的饮食性多汗症和局限性多汗症,是一种以每当进食辛辣或热食之际,头面大量汗出为特征的疾病,故名。中医学文献中又有"头汗""蒸笼头"等名。汉代《伤寒论·辨阳明病脉证并治》记载:"阳明病,发热汗出者,此为热越,不能发黄也。但头汗出,身无汗,剂颈而还,小便不利,渴引水浆者,此为瘀热在里,身必发黄。"又如明代《伤寒六书纂要辨疑·头汗》记载:"头汗者,邪搏诸阳之首,则汗见于头,至颈而还也。若遍身自汗出,谓之热越。今热不得越,而阳气上腾,津液上凑,故汗出于头。夫里虚不可下,内涸不可汗,既头有汗,不可再汗也。"本病多自年幼发生,汗出部位多局限于前额、口周、面颊、鼻部、颏下等处。

因素禀湿盛之体,郁久化热,湿热熏蒸,不得四散,循经上越,迫津外泄;或病后体虚,阳气不足,腠理不密,玄府失固,津液外泄等,均能致病。

初起之时,每当进食辛辣厚味,或热食之际,则口周、前额、面颊、鼻部、颏下等处汗出涔涔,甚者伴有掌跖多汗、汗流浃背。每次进食,均可汗出。进食停止后,则汗出减少或停止。

【辨证论治】

1. 凡食即汗出,涓涓不止,甚则汗流浃背,伴手足心热,口渴饮冷,便干溲赤,舌红苔腻,脉数有力者,为湿热内蕴,上蒸头面证。治宜清热除湿,泻火止汗法,方选白芷石膏汤化裁。药用:白芷10g,生石膏30g(先煎),知母10g,藿香12g,佩兰10g,甘草10g,茵陈15g,苍术10g,白茅根30g,黄芩10g,瓜蒌仁12g,水煎服。

2. 若食即汗出涔涔,伴面色㿠白,四末不温,神疲乏力,气短懒言,舌质淡嫩,脉细无力者,为阳气不足,卫外失固证。治宜温阳益气,固表敛汗法,方选参附汤化裁。药用:人参10g(单煎),炮附子10g,生黄芪30g,白术10g,防风10g,生龙骨30g(先煎)、生牡蛎30g(先煎),浮小麦30g,干姜10g,麻黄根10g,水煎服。

3. 若因头面外伤或手术后而致头面多汗者,常伴舌质紫暗,或有瘀斑,脉象涩滞者,为瘀血阻络,开合失司证。治宜活血化瘀,通行经络法。方选通窍活血汤化裁。药用:人工麝香0.1g(包),葱白15g,大枣12g,丹参15g,黄酒100ml,桃仁10g,生姜10g,红花10g,川芎10g,赤芍10g,苏木10g,当归10g,水煎服。

【调养】除治疗外,本病患者忌食辛辣厚味、茶酒炙煿;饮食不宜灼热;多吃西瓜、西红柿等鲜嫩多汁的水果、蔬菜;保持七情和顺,五志畅达;戒除烦恼焦虑;适时参加体育锻炼。

面 游 风

【概述】面游风,相当于西医学的面部脂溢性皮炎,是一种以面目浮肿,瘙痒起皮,或津黄水为特征的皮肤病,故名。本病在西医学中于1887年由德国人Unna首先报道。文献中亦有"面生游风""面游风毒""白屑风"等名称。早在汉代《金匮要略·果实菜谷禁忌并治》就记载:"正月勿食生葱,令人面生游风。"清代《外科大成·面部》记载:"面游风,初发微痒,次如蚁行,面目俱浮,更兼痛楚,由阳明壅热所致。"又如清代《医宗金鉴·外科心法要诀》记载:"此证生于面上,初发面目浮肿,痒若虫行,肌肤干燥,时起白屑。次后极痒,抓破,热湿盛者津黄水,风燥盛者津血,痛楚难堪。由平素血燥,过食辛辣厚味,以致阳明胃经湿热受风而成。"本病多见于成年人及新生儿,好发于面颊、前额、耳后、头皮、眉部等处,常因饮食不节、精神紧张、嗜酒等导致病情加重,病程长久(彩图1-14)。

本病因过食辛辣肥甘,多餐炙煿厚味之品,乃致脾失健运,湿热久羁,上蒸于面而发;或因肌热当风,腠理开泄,乘隙袭入,留于肤腠而致病。

初起患处发红,毛孔周围,迭起粟疹,小如针尖粟粒,颜色淡红。日久融合,扩大增多,颜色黄红,匡廓鲜明,其上油腻厚痂,如膏似脂,或津水黄黏,或迭起白屑,瘙痒不绝。

【辨证论治】

1. 凡患处潮红,迭起白屑,状如糠秕,伴舌红口干,脉象弦数者,为肌热当风,乘隙袭入证。治宜清热散风,祛邪止痒法,方选消风散化裁。药用:荆芥10g,防风10g,生地黄30g,蝉蜕6g,苦参10g,生石膏30g(先煎),炒蒺藜9g,桑叶10g,生甘草10g,牛蒡子10g,薄荷6g(后下),水煎服。

2. 若患处瘙痒,脂溢过多,如膏似脂,或津水黄黏,舌红苔腻,脉象滑数者,为湿热内蕴,循经上犯证。治宜清热除湿,调理脾胃法,方选黄连消毒饮化裁。药用:羌活10g,黄连10g,生甘草6g,连翘15g,生地黄30g,陈皮10g,防风6g,藁本6g,黄芩10g,苍术12g,厚朴10g,泽泻10g,水煎服。外用:苦参30g,苍耳子30g,王不留行20g,明矾6g,芦荟15g,黄柏12g,水煎取汁,洗涤患处,每日早晚各1次,每次5~10分钟。

【调养】除治疗外，勿食辛辣炙煿，肥甘厚味，油腻酒酪，鱼腥发物；保持皮肤清洁；不滥用化妆品；避免搔抓、挤压及洗烫；注意调摄七情，戒除烦恼焦虑；临睡前勿饮浓茶、咖啡，不饱食，不饮酒；室内空气保持清新；多吃鲜嫩多汁的水果、蔬菜。

赤 面 风

【概述】赤面风，相当于西医学的颜面再发性皮炎、过敏性皮炎、糖皮质激素依赖性皮炎、化妆品皮炎等，是一种以面部红斑、瘙痒为特征的皮肤病，故名。根据其发病特点，中医文献中的"面风""面游风""粉花疮"等亦有与本病相近之处。如汉代《金匮要略·果实菜谷禁忌并治》记载："正月勿食生葱，令人面生游风。"《外科活人定本·赤面风》："赤面风，此症生于正面之上，红肿而浮起，初觉宜发散，乃心肝血气壅冲上而然也，用升麻散毒汤，后用败毒清气饮，外用一扫凉散搽之。"本病多见于中青年女性，皮损好发于面颊、前额、眼周、耳前，或可累及面颈部（彩图1-15）。发病季节多为春、夏季，大多患者长期使用化妆品、药品（糖皮质激素）。其病程较久，经过缓慢，易于复发。

因禀性不耐，血热内蕴，热盛生风，风盛则痒；或多食辛辣炙煿，五腥发物，积热外达；或内热之体，外受风热毒邪（包括化妆品、药品），乃致内热炽盛，发于肌腠，肤失所养等，均能致病。

初起面生红斑，限于一处，逐渐扩大，轻度肿胀，延及面颊，触之灼热，压之褪色，离手复原，伴有糠状鳞屑，干燥皲裂，自觉痒痛相兼。

【辨证论治】

1. 凡初起面生红斑，始于眼周，渐至面颊、耳前，或累及颜面颈周，轻度肿胀，伴有细碎鳞屑，如糠似秕，自觉瘙痒，伴舌红苔黄，脉象浮数者，为禀性不耐，风热外束证。治宜清热凉血，祛风止痒法，方选银翘散化裁。药用：金银花30g，连翘10g，牛蒡子10g，芦根15g，荆芥穗10g，薄荷6g（后下），升麻10g，玄参10g，紫草10g，大青叶15g，牡丹皮10g，赤芍10g，水煎服。外用：紫草20g，生甘草15g，炙甘草10g，地骨皮10g，香油500ml，浸泡1周后外用，每日2次。

2. 若有长期外用糖皮质激素史，患处皮色鲜红，表面光滑发亮，皮纹消失，干燥脱屑，甚则皲裂结痂，表面红丝缠绕，自觉灼热痒痛，伴舌红少苔，脉象细数者，为热毒伤阴，灼伤肌肤证。治宜清热凉血，解毒养阴法，方选升麻鳖甲汤化裁。药用：升麻12g，炙鳖甲30g，玄参12g，牡丹皮10g，赤芍10g，生地黄30g，大青叶15g，金银花20g，连翘10g，知母10g，地骨皮10g，炙甘草10g，水煎服。外用：马齿苋60g，黄柏30g，牡丹皮30g，白芍30g，生甘草20g，水煎取汁，冷敷患处，每日3~5次，每次5~10分钟。

【调养】除治疗外，应注意勿食辛辣，戒烟限酒；避免日光暴晒；不滥用化妆品，尤其停用一切糖皮质激素外用药物；进行心理辅导，解除对糖皮质激素的心理依赖；适当应用保湿面膜；可用黄瓜、冬瓜、香蕉、蛋清、蜂蜜等，自制面膜护肤；使用化妆品前应先做皮肤敏感试验检测。

粉花疮

【概述】粉花疮,近似于西医学接触性皮炎、化妆品皮炎、油彩皮炎,是一种因外涂化妆油彩、胭粉或其他化妆品而引起的皮肤病。如明代《外科启玄·粉花疮裙边疮》记载:"妇女面生窠瘘作痒,名曰粉花疮。乃肺受风热,或绞面感风,致生粉刺,盖受湿热也。"又如清代《疡医大全·颧脸部》记载:"粉花疮多生于室女,火浮于上,面生粟累,或痛或痒,旋灭旋起。亦有妇女好搽铅粉,铅毒所致。"本病多见于从事文艺工作的青年女性及经常使用化妆品的妇女。皮损多见于面颊、前额等部位(彩图1-16)。一般停止搽用相关化妆品后,经适当治疗,即可痊愈。若再接触原化妆品,仍可复发。反复接触,则多长久不愈。

本病因禀性不耐,血热内蕴,腠理不密,玄府失固,汗出当风,复由外涂胭脂、油彩或其他化妆品,以致染毒化热,侵袭体肤,正邪相搏,壅于肌肤而致病。

初起时患处嫩红赤肿,灼热剧痒,其边缘整齐,匡廓清晰,并与外涂化妆品范围一致,继则起针尖至粟米大小丘疹或水疱,甚者水疱大如赤豆。疱破后浸渍湿烂,脂水浸淫,自觉痒痛相兼,结成黄痂。日久反复,亦可出现黑头粉刺,状似痤疮;或出现黧黑斑片,形若面尘。

【辨证论治】

1. 凡病起较急,患处嫩红肿胀,肤起白屑,灼热痒痛,伴发热口渴,烦躁不眠,舌红苔黄,脉象弦数者,为血热内蕴,外染风毒证。治宜清热凉血,散风解毒法,方选化斑汤加减。药用:生石膏30g(先煎),生地黄30g,牡丹皮10g,赤芍10g,金银花10g,连翘12g,知母10g,防风6g,升麻12g,玄参15g,蝉蜕6g,生甘草10g,水煎服。外用:蒲公英30g,马齿苋30g,水煎取汁,冷敷患处。

2. 若患处潮红湿烂,脂水浸淫,瘙痒剧烈,舌红苔腻,脉象滑数者,为湿热上蒸,外染毒邪证。治宜清热利湿,凉血解毒法,方选解毒除湿汤化裁。药用:连翘10g,牡丹皮10g,赤芍10g,车前子10g(包),六一散10g(包),大青叶15g,黄芩10g,泽泻10g,马齿苋15g,败酱草20g,龙胆10g,水煎服。外用:生地榆20g,马齿苋30g,黄柏15g,蒲公英10g,水煎取汁,冷敷患处。以上治疗前,均应洗去化妆品。

【调养】除治疗外,应避免再用同类化妆品;忌食肥甘厚味,辛辣酒酪;减少热水洗浴,可用冷水洗面;使用化妆品前,可先在颈部或耳后上涂擦少许,以观察是否过敏;可多吃鲜嫩多汁的蔬菜水果;使用洗面的香皂、浴液等,可选择中性或弱酸性的护肤品。

红花草疮

【概述】红花草疮,近似于西医学的植物日光性皮炎,是一种由于接触某些植物或过食某种蔬菜,复经日光暴晒而发生的急性皮肤病。因其多与服食红花草(紫云英)有关,故名。

根据其发病特点，中医学文献中又有"风毒肿""赤面风""毒肿"等名。如隋代《诸病源候论·肿病诸候》记载："毒肿之候，与风肿不殊，时令人壮热。其邪毒甚者，入腹杀人。""风毒肿者，其先赤痛飚热，肿上生瘭浆，如火灼是也。"明代《外科活人定本·赤面风》记载："此症生于正面之上，红肿而浮起。初觉宜发散……若稍迟变成大毒，眼闭口肿，颧高颐凸，甚可畏也。"本病多见于青壮年女性农民，男性及儿童偶可罹患。发病多在清明前后，病前均接触或过食某些植物、蔬菜，如灰菜、马齿苋、芥菜、苋菜等，复经日光暴晒而发病。皮损好发于眉弓、颧、鼻等颜面突出部位，亦可累及颈、手足背等暴露之处。病程1~2周，个别患者来年可复发。

由于禀性不耐，血热内蕴，食入腥发动风之物；或脾胃运化不健，湿热内生，复因风热日晒，光毒曝照，则风湿热毒，蕴于肌肤等，皆可致病。

初起面部肿胀，坚实光亮，双眼闭合，不能张开，口唇外翻，难于咀嚼。继之则皮肤焮红赤肿，叠起粟疹、水疱、大疱，甚则血疱，疱破糜烂渗出，脂水频流，浸淫四窜。

【辨证论治】

1. 凡起病急骤，患处焮肿，灼热胀痛，并可有瘀斑、水疱，或糜烂溃疡，自觉麻木疼痛，紧绷烧灼，伴壮热头昏，烦躁不安，胸闷气促，口干咽燥，大便干结，小溲短赤，舌红苔黄，脉象洪数者，为热毒壅盛，充斥体肤证。治宜清热解毒，凉血消肿法，方选普济消毒饮化裁。药用：生石膏40g(先煎)，黄连6g，淡竹叶6g，生地黄30g，牡丹皮10g，赤芍10g，紫草10g，升麻10g，玄参12g，青蒿30g，连翘10g，板蓝根15g，牛蒡子10g，生大黄6g，水煎服。

2. 若水疱集簇，糜烂浸渍，灼热痒痛，小便黄赤，舌红苔腻，脉象滑数者，为湿热内蕴，外受毒邪证。治宜清热凉血，解毒利湿法，方选解毒利湿汤化裁。药用：牡丹皮10g，赤芍10g，生石膏40g(先煎)，车前子10g(包)，六一散10g(包)，黄芩10g，泽泻10g，茵陈30g，白茅根15g，连翘10g，生地黄30g，水煎服。外用：马齿苋30g，黄柏20g，水煎取汁，冷敷患处。

【调养】除治疗外，禁忌食用或接触致病的植物、蔬菜；避免日光暴晒；患处不宜用热水洗烫；可多吃鲜嫩多汁的水果，或多饮金银花露、绿豆汤、芦根水、桦树皮汁、薄荷水、麦冬水等，均可因地制宜，择优选用。

吹 花 癣

【概述】吹花癣，相当于西医学的白色糠疹，是一种以肤起白斑，状若吹花为特征的皮肤病，故名。根据其皮损特点，中医学文献中又有"桃花癣""风癣""花癣"等名，俗称"虫斑"。清代《外科大成·吹花癣》记载："吹花癣生于面，初起痞瘰作痒，渐成细疮，女子多有之。由风热积郁，久之恐变风症。"《外科证治全书·癣》记载："吹花癣，生面上如钱，瘙痒抓之如白屑，发于春月，故俗名桃花癣。"本病常见于学龄前后的儿童，青年人偶可罹患。其发病多与季节有关，春天起病，夏秋时可逐渐消退。皮损多发生于面颊、颈周，偶可累及肩臂。

因腠理不密，玄府失固，外受风邪侵扰，怫郁肌肤，阻遏经络，内不得通，外不能泄，气血失于荣润；或饮食不洁，虫积内生，脾不健运，虫毒气滞，郁于头面，气血不荣等，均可酿成本病。

初起为指甲大小白斑,渐渐增长,或圆或斜,如钱似币,略有匡廓,边缘略微隆起,表面干燥,其色灰白,上覆细碎白屑,如糠似秕,偶有微痒。日光暴晒后,每可加剧。

【辨证论治】

1. 仅肤生白斑,不伴其他全身症状者,为风邪外搏,肤失所养。一般不需内治。外用苍耳酒(苍耳子 30g,苦参 15g,百部 9g,黄柏 6g,苦楝子 6g,雄黄 3g,硫黄 3g,樟脑 10g,75% 酒精或白酒 500ml,先将前 7 味药装入大口瓶内,倒入酒精或白酒,浸泡 1 周后去渣,纳入樟脑溶化后,备用。)涂擦,每日 1~2 次。

2. 若患儿伴有面色萎黄,腹痛阵作,食少纳呆,肚腹胀大,青筋浮露,或有明显蛔虫病史者,为虫积伤脾,血弱失华证。治宜健脾驱虫法,方选使君子散化裁。药用:使君子 10g,苦楝子 10g,白芜荑 6g,陈皮 10g,炒白术 10g,胡黄连 6g,炙甘草 10g,山奈 10g,焦神曲 15g,焦麦芽 15g,焦山楂 15g,鸡内金 3g(研冲),炒麦芽 10g,水煎服。中成药可服乌梅丸、化虫丸、肥儿丸等。外涂药物同上。

【调养】 除治疗外,应避免日光暴晒;养成饭前便后要洗手的好习惯;生吃瓜果蔬菜要洗净;有蛔虫病者应及时治疗;避免偏食、零食等不良习惯;饮食多样化;长期外用保湿霜;保持皮肤的清洁卫生;不滥用化妆品及外涂药物。

胎 敛 疮

【概述】 胎敛疮,相当于西医学的婴儿湿疹,是一种以皮肤瘙痒渗出、糜烂结痂为特征的疾病,故名。根据其发病特点,中医学文献中又有"奶癣""胎癣""奶腥疮""乳癣""胎癣"等名。因皮损有干湿之异,故亦有"干敛""湿敛"之别。如明代《外科正宗·杂疮毒门·奶癣》记载:"奶癣,儿在胎中,母食五辛,父餐炙煿,遗热与儿,生后头面遍身发为奶癣,流脂成片,睡卧不安,瘙痒不绝。"清代《外科证治全书·发无定处证》记载:"胎癣,俗名奶癣,生婴儿头面,或生眉端,瘙痒流脂成片,卧则延及遍身。"又如清代《医宗金鉴·外科心法要诀》记载:"此证生婴儿头顶,或生眉端,又名奶癣。痒起白屑,形如癣疥。由胎中血热,落草受风缠绵,此系干敛;有误用烫洗,皮肤起粟,瘙痒无度,黄水浸淫,延及遍身,即成湿敛。"本病多见于 1~6 个月的婴儿。皮损好发于头面,严重者可波及周身(彩图 1-17)。本病病程较久,易于反复。

本病常因母亲胎孕期间,过食鱼腥海味、辛辣炙煿之品,遗热于儿,亦可因胎儿禀性不耐,风湿热邪乘袭,或喂养失当,损伤脾胃,以致湿热内蕴,外发体肤而致。

初起肤生红斑,伴有脱屑,时时作痒,渐生粟疹或水疱,揩破湿烂,浸淫四窜,日久上结黄痂。或少有粟疹,干燥脱屑,瘙痒不绝,日久反复。

【辨证论治】

1. 凡病起较急,婴儿肥胖,初起发于两颊,渐延及眉际、额间、头皮、耳后,潮红湿烂,脂水浸淫,瘙痒剧烈,哭闹不安,吐奶酸臭,腹胀便秘,小便黄赤,舌红苔腻者,此属湿癥。为湿热内蕴,外发体肤证。治宜清热利湿,佐以消导法,方选平胃散化裁。药用:苍术 6g,陈皮 6g,白茅根 12g,玉米须 10g,厚朴 3g,炒麦芽 10g,焦山楂 6g,泽泻 6g,六一散 6g(包),水煎服。外用:马齿苋 15g,黄柏 10g,水煎取汁,冷敷患处。

2. 若婴儿瘦弱,患处淡红,少有粟疹,搔起白屑,大便溏薄,腹胀青筋,喂乳易吐,舌淡苔白者,此属干癥。为脾运不健,湿邪内生证。治宜健脾利湿法,方选参苓白术丸化裁。药用:党参 6g,茯苓 6g,白术 6g,陈皮 6g,泽泻 3g,冬瓜皮 10g,白扁豆 10g,肉豆蔻 3g,莲子肉 9g,炒薏苡仁 6g,炒山药 6g,水煎服。外用蛋黄油涂擦患处。

【调养】患病期间,乳母及患儿应暂忌牛奶、羊肉、鱼腥辛辣之品,患儿可喂以豆浆;患儿衣被以棉织品为好,且不可过暖;避免接触羊毛、羽绒制品及灰尘、花粉等;病愈前禁忌接种牛痘等疫苗;以纱布包扎患儿双手,以防抓破染毒;减少热水及肥皂洗浴;经常观察大便正常与否,以便及时调治。

鬼 脸 疮

【概述】鬼脸疮,相当于西医学的面部盘状红斑狼疮,是一种以面部初起红斑,黏着鳞屑,日久暗红,后期中心萎陷为特征的皮肤病,故名。中医学文献中的"红蝴蝶疮""马缨丹""鸦啗疮"等,亦有与本病相近之处。如《朱仁康临床经验集·红斑狼疮论治》记载:"盘状红斑性狼疮,类似鸦啗疮。由于肝郁气滞,血瘀凝聚成斑。"本病男女均可罹患,皮损好发于面部,如两颊、鼻背、口唇、耳郭、头皮,亦可累及手背、手指、躯干等处(彩图 1-18)。病程长久,易于反复,偶可自愈。日晒或劳累后加剧。

因禀赋不足,气血亏损;或腠理不密,卫外失固,光毒曝晒,热毒入内;或情志不遂,肝失调达,以致经脉瘀阻,外发体肤等,均能致病。

初起患处生有红斑,多少不定,小若赤豆芡实,大似乌梅蚕豆,其色鲜红或暗红,匡廓鲜明,日久不退,略高出皮面,逐渐沿开扩大,形似钱币、地图,中心微凹陷,边缘略隆起,表面红丝缠绕,并有鳞屑黏着。剥除鳞屑,其下毛孔扩张,形状如筛。鳞屑底面,刺状突起,形似钉板。皮损可融合成片,形似蝴蝶。日久皮损中央萎缩下陷,结成瘢痕,周围肤色加深或减退。

【辨证论治】

1. 凡面有皮损,伴胁肋疼痛,郁闷不舒,常喜太息,胸痞纳呆,脘腹胀满,头目眩晕,妇女月事不调,经来腹痛,舌有瘀点,脉象弦涩者,为肝脾不和,气滞血瘀证。治宜疏肝理脾,活血化瘀法,方选逍遥散化裁。药用:当归 15g,赤芍 10g,白芍 10g,丹参 15g,柴胡 12g,生山药 12g,郁金 10g,茯苓 15g,炒白术 12g,青蒿 30g(后下),陈皮 10g,川楝子 10g,茜草 10g,水煎服。

2. 若面生皮损,伴形体消瘦,面色憔悴,头晕目眩,五心烦热,耳中蝉鸣,腰膝酸软,潮热盗汗,舌红少苔,脉象细数者,为肾阴不足,虚火上炎证。治宜滋阴补肾,清降虚火法,方选知柏地黄汤化裁。药用：盐知母 10g，盐黄柏 10g，青蒿 30g（后下），山萸肉 10g，熟地黄 30g，山药 20g，牡丹皮 10g，女贞子 15g，墨旱莲 15g，茯苓 10g，泽泻 10g，地骨皮 10g，水煎服。

【调养】除治疗外，应忌食辛辣；避免日晒及劳累，戒除忧思抑郁，和顺七情；免受风寒外袭及其他感染；忌用有光敏作用的药物，西药如磺胺类、灰黄霉素等，中药如白芷、马齿苋、补骨脂等；戒除烟酒；不滥用外涂药物；少数患者可转成系统性红斑狼疮，故应定期做全面的化验及体检。

羊 胡 疮

【概述】羊胡疮，相当于西医学的须疮、下颏湿疹，是一种以下颏部位生疮为特征的皮肤病。因其好发部位相当于羊生胡须之处，故名。根据其发病特点，中医学文献中又有"羊胡须疮""胡须顽湿""发须疮""发须毒""羊须疮""羊胡子疮"等名。明代《疮疡经验全书·发须发髭图说》记载："此发须者，脾胃虚热，心肺邪风，上攻禾髎之端，多在承浆之侧，形如羊刺，四边肿硬，痛楚难禁，时流黄水。"又如明代《外科启玄·燕窝疮羊胡疮》记载："下唇下吧骨有疮，名曰羊胡疮。是任脉经湿热所生也，在承浆穴地阁边，宜除湿清热药掺之。"又如清代《医宗金鉴·外科心法要诀》记载："此证生于下颏，俗名羊胡子疮。初生小者如粟，大者如豆，色红热痒微痛，破津黄水，浸淫成片，但疙瘩如攒，由脾胃湿热而成。"本病多见于中年男子，好发于长胡须的部位，如下颏、上唇等处。其病程缓慢，常反复发作。

本病因平素过食肥甘厚味、辛辣酒酪，多逸少劳，致使脾胃运化失职，湿热上蒸，浸淫肌肤而发；或由外染毒邪等导致。

初起时患处毛孔周围发红，细小丘疹集簇，如粟如豆，中有须毛穿过，顶有针尖大小脓头，破后脓溢，结痂而消。皮疹可孤立散在，亦可攒集成块，浸淫湿烂，四周红晕。自觉灼热痒痛相兼。

【辨证论治】

1. 凡患处初起发红成片，迭起粟疹，小如芝麻，大似赤豆，其上脓疱集簇，脂水浸渍，舌红苔薄黄，脉象滑数者，为脾胃湿热，循行上犯证。治宜清热燥湿，解毒祛邪法，方选芩连平胃散化裁。药用：黄芩 10g，黄连 6g，苍术 10g，厚朴 10g，陈皮 10g，金银花 20g，连翘 12g，牡丹皮 10g，苦参 10g，生甘草 6g，蒲公英 12g，水煎服。

2. 若病程日久，反复不愈，患处刺痛，舌暗瘀斑，舌苔黄腻，脉象涩滞者，为湿热之邪，瘀阻经络证。治宜清热除湿，活血通络法，方选除湿散瘀汤化裁。药用：川牛膝 10g，桃仁 10g，苍术 10g，六一散 10g（包），牡丹皮 10g，赤芍 10g，泽兰 12g，陈皮 10g，黄柏 12g，茯苓 15g，黄芩 10g，当归 12g，水煎服。中成药可配服大黄䗪虫丸。

3. 外治：可先用黄柏 15g，雄黄 6g，明矾 3g，水煎取汁，洗净患处。再以黄柏粉 10g，枯矾 3g，冰片 1g，研细和匀，香油调敷。

【调养】患病期间，应保持患处清洁，切勿用手挤压；平时应戒除用手拔须毛的不良习惯;病处须毛可用消毒镊子拔除,不可多剃;忌食肥甘厚味、油腻酒酪、辛辣炙煿;加强室外活动,养成爱劳动的好习惯。

独 骨 疮

【概述】独骨疮,近似于西医学的颏部湿疹,其他如口水皮炎等,亦与此有相近之处,是一种以下颏、腮颐部位浸渍湿烂为特征的皮肤病,故名。如明代《外科启玄·独骨疮》记载:"大人、小儿,颐颏生疮,津淫不止,名曰独骨疮。宜用百合散加以百合、黄柏各一两,白及三分,蓖麻子五十粒,轻粉五分。右共为细末,搽之效。如干者,以朴硝水和作饼贴之。"清代《洞天奥旨·独骨疮》记载:"独骨疮,生于颐颏之下,大人小儿皆有之,而小儿居多。乃口津下流,积滞之故也。如是大人,乃任脉亏损,宜用内治。"本病好发于下颏、腮颐之处。小儿多见,成人亦有患之者。病程较久,易于反复。

因形气未充,脾失运化;或劳逸不调,饥饱失节,耗伤脾气,水湿泛滥,淹渐体肤;或过食辛辣,肥甘厚味,湿邪内存,蕴久化热,循经上犯等,皆能致病。

初起患处发红作痒,或迭起水疱,逐渐浸渍蔓延,揩破湿烂,脂水浸淫,或结黄痂,状如松脂。日久浸淫,疮底色红,甚则皲裂,滋流血水。

【辨证论治】

1. 凡初起患处瘙痒,湿烂浸淫,脂水频流,黄黏腥臭,伴舌红苔腻,脉象滑数者,为湿热蕴结,循经上犯证。治宜清热除湿,凉血祛邪法,方选清热除湿汤化裁。药用:生地黄30g,黄芩10g,木通6g,六一散10g(包),茯苓10g,牡丹皮10g,赤芍10g,车前子10g(包),龙胆10g,薏苡仁60g,泽泻10g,水煎服。外用:生地榆30g,马齿苋20g,黄柏15g,水煎取汁,冷敷患处,每日2~3次,每次5~10分钟。

2. 若病久反复,疮底色红,甚则干燥皲裂,滋流血水,伴舌红少津,脉细无力者,为阴伤湿恋,体肤失养证。治宜滋阴除湿,养血润肤法,方选滋阴除湿汤化裁。药用:生地黄30g,当归15g,玄参10g,生山药30g,麦冬15g,丹参15g,茯苓12g,泽泻10g,赤芍10g,北沙参15g,白鲜皮10g,水煎服。外用:青黛10g,黄柏粉20g,煅石膏粉20g,炉甘石粉15g,五倍子粉6g,白及粉6g,香油调膏,外涂患处,每日早晚各1次。

【调养】除治疗外,应注意保持患处清洁,不可随意搔抓,以防染毒成脓;戒除烟酒,免食辛辣;小儿患此病者,应以调理脾为先;忌食生冷瓜果。

黄 肥 疮

【概述】黄肥疮,相当于西医学的口水皮炎,是一种因口水浸渍成疮,黄水滋流为特征的皮肤病,故名。根据其发病特点,中医学文献中又有"口下黄肥疮""舔嘴疮"等名称。如隋代《诸病源候论·小儿杂病诸候》记载:"口下黄肥疮候,小儿有涎唾多者,其汁流溢,浸渍于颐,生疮黄汁出,浸淫肥烂挟热者,疮汁则多也。"本病多见于经常滋流口水的婴幼儿。皮损好发于下颏、颈、颐、颊等处。病程较久。

因小儿脏腑娇嫩,形气未充,脾胃不健,或因乳食无度,过食生冷等致使中土受损,湿自内生,口水滋流,淹渐体肤而致病。

初起口水浸渍淹渐之处,皮肤发红成片,压之褪色,匡廓鲜明,边缘整齐,逐渐扩展,发红肿胀,上生粟疹水疱,如针如麻,水疱破裂,湿烂渗液,脂水浸渍,与口水相合,滋流不止。

【辨证论治】

1. 凡初起患处因口水淹沤,发红肿胀,上生粟疹水疱,浸淫湿烂,基底色红,痒痛相兼,伴腹胀便秘,小溲黄赤,舌红苔腻,脉象滑数者,为湿热蕴结,浸渍体肤证。治宜清热凉血、除湿止痒法,方选凉血除湿汤化裁。药用:生地黄15g,牡丹皮10g,赤芍6g,六一散10g(包),泽泻10g,龙胆3g,白茅根10g,黄芩6g,栀子10g,木通3g,车前子10g(包),水煎服。外治:先用生甘草15g,黄柏20g,金银花6g,煎水取汁,洗净患处,再用六一散15g,枯矾6g,冰片0.1g,煅石膏15g,研细和匀,纱布包扑患处。

2. 若患处湿烂浸渍,疮底色淡,脂水频流,淫淫作痒,伴面色萎黄,腹胀便溏,食少纳呆,小溲清长,舌淡水滑,脉象细滑者,为脾失健运,寒湿内生证。治宜温运中土、渗利水湿法,方选健脾化湿汤加减。药用:炒白术10g,陈皮6g,茯苓10g,泽泻6g,肉豆蔻3g,砂仁3g(后下),干姜5g,炒麦芽15g,六一散10g(包),白扁豆10g,党参10g,炒山药12g,水煎服。外治同上。

【调养】除治疗外,应保持患处清洁;及时擦拭口水,不使浸渍淹沤;饮食应定时定量,防止过饱过饥,不过食生冷;患儿乳母此间应忌食油腻辛辣、炙煿厚味;乳母及患儿均可常吃山药、赤小豆、萝卜、冬瓜、白扁豆等,以利于健脾除湿;患儿戒除偏食、挑食、边吃饭边喝水等不良习惯。

冷 流 肿

【概述】冷流肿,相当于西医学的硬肿病,是一种以皮肤突然发生硬肿,日久可逐渐消失为特征的皮肤病,故名。根据其发病特点中医学文献中又有称"冷肿""流肿"者。本病在西医学中于1753年由意大利人Carlo Curzio首先描述其症状。1876年由美国人Pitford首先报道其临床特征。1902年德国人Buschke首先肯定其为独立疾病。中医学文献对此记载较早,隋代《诸病源候论·肿病诸候》(610年)记载:"流肿凡有两候,有热有冷。冷肿者,其痛隐隐然,沉深著臂髀,在背上则肿起,凭凭然而急痛。若手按及针灸之,即肿起是也。"本病多见于成人,男女均可罹患。发病前常有感染史或糖尿病史。发病多始于头颈、面部,以后蔓延至背、胸、肩、臂等处。病程较久,一般经数月至数年才能完全消退。预后大多较好。

本病多因腠理不密,卫外失固,风寒湿邪,乘隙内袭,或因湿邪内存,运化失调,阻于肌肤经络之间,使气血失于濡煦而致。

初起患处肌肤僵硬,肿胀光亮,纹理消失,压之无凹,形似风水肿状,以后逐渐蔓延扩展。面部肿硬者,表情丧失,张口困难,吞咽受限,形如假面具;发生于躯干、臂、肩者,如绳所缚,僵硬难动,屈伸不能。

【辨证论治】

1. 凡初起头面颈部肌肤僵硬,肿胀光亮,皮纹消失,不能捏起,压之无凹,伴发热恶寒,关节酸痛,倦怠乏力,舌质淡红,苔薄白腻,脉象弦细者,为风寒湿邪,外袭肌肤证。治宜祛风散寒,除湿通络法,方选羌活胜湿汤化裁。药用:羌活10g,独活10g,川芎10g,蔓荆子10g,防风10g,藁本10g,桂枝6g,炙麻黄10g,秦艽10g,苍术15g,茯苓12g,水煎服。

2. 若病久不愈,肿势蔓延,肌肤板实紧张,肢体活动受限,伴乏力气短,食少纳呆,二便不调,舌淡苔白,脉细无力者,为气血不足,邪阻经络证。治宜温阳益气,养血通络法,方选补阳还五汤化裁。药用:生黄芪60g,党参10g,赤芍10g,全当归15g,鸡血藤30g,红花10g,茯苓15g,炒白术12g,川芎10g,地龙10g,海桐皮10g,伸筋草10g,水煎服。

3. 外用活血酒(当归15g,三七6g,姜黄16g,红花10g,川芎12g,白酒500ml,泡1周,备用)。涂搽按摩,每日2~4次。

【调养】除治疗外,应加强饮食调养;注意患处保温,并可结合针灸、按摩治疗,以加强患处气血运行;适当地进行体育锻炼;其他如温泉浴、药浴等疗法,均可酌情配合应用。有糖尿病者,应该同时治疗。

胎　肥

【概述】胎肥,近似于西医学的小儿硬肿病,是一种以皮肤肿硬肥厚为特征的疾病,故名。宋代《小儿药证直诀·胎肥》记载:"胎肥,生下肌肉厚,遍身血色红,满月以后渐渐消瘦,目白睛粉红色,五心热,大便难,时时吐涎,浴体法主之。"明代《幼科证治准绳·胎肥》亦记载:"胎肥者,生下肌肉厚,遍身血色红,盈月以后,渐渐羸瘦,目白睛粉红色,五心烦热,大便难,时时生涎,浴体法主之。"本病较为少见,可发于任何种族。其发病可因风热毒邪,亦可自然发生,起病较急,病程半年至两年左右,预后多良好。

因腠理不密,卫外失固,风热毒邪乘隙袭入,滞留肌肤;或脾虚不运,湿邪滞留,复受风邪侵扰,风湿之邪,郁于腠理等,皆能致病。

初起发病较急,面颈部肌肤肿胀发红,渐及肩背,两相对称,逐渐蔓延可至肩臂、躯干,向下可至双股。皮肤肿硬,压之无凹,捏之不起,表面光滑韧实,如皮似革,僵硬如板,肤色如常。面部受累则皱眉、张口、睁眼受限,表情缺失,呈假面具状。

【辨证论治】

1. 凡初期进展较快,肤生红斑,肌肤肿胀,周身倦怠,关节痛楚,面颈肩部皮肤,发硬变僵,伴发热咽痛,唇红口干,渴喜冷饮,舌赤苔黄,脉象弦数者,为风热毒邪,滞留肌腠证。治宜祛风清热,解毒通络法,方选银翘散化裁。药用:金银花 20g,连翘 10g,牛蒡子 10g,葛根 10g,芦根 15g,荆芥穗 10g,薄荷 6g(后下),淡豆豉 10g,知母 10g,生石膏 20g(先煎),升麻 10g,炙甘草 6g,水煎服(小儿减量)。

2. 若病久不愈,肌肤肿硬,不能捏起,肤色如常,表情缺失,或呈假面具状,伴胃脘痞闷,食少纳呆,口中黏腻,周身困重,面色萎黄,大便溏薄,舌体胖淡,舌苔水滑,脉象濡缓者,为脾虚湿困,外受风邪证。治宜益气健脾,祛风除湿法,方选防己黄芪汤化裁。药用:生黄芪 12g,炒白术 10g,防己 6g,生姜 9g,人枣 12g 枚,炙甘草 6g,桂枝 9g,茯苓 12g,陈皮 10g,猪苓 6g,泽泻 6g,冬瓜皮 15g,水煎服,(小儿减量)。

3. 外用:生麻黄 15g,桂枝 12g,生姜皮 10g,透骨草 10g,苍术 15g,川椒 10g,纱布包,水煎取汁,温洗或热敷患处,每日 2 次。

【调养】除内服、外洗药物外,可配合针灸治疗;加强小儿护养,免受六淫侵袭;本病大多预后较好,应加强饮食营养,科学进食。

鸦啗疮

【概述】鸦啗疮,近似于西医学的寻常狼疮,是一种以皮肤生有紫红硬结,日久溃烂结疤,毁坏面容为特点的皮肤病。根据其发病特点,在中医学文献中又被称之为"流皮漏"。如明代《疮疡经验全书·鸦啗疮图说》记载:"鸦啗者,久中邪热,脏腑虚寒,血气衰少,腠理不密,发于皮肤之上,生如钱窍。后烂似鸦啗,日久将来,损伤难治。"又如清代《外科大成·鸦啗疮》亦记载:"初生如黍,后烂如鸦啗之状,名鸦啗疮。"本病常始于青少年,皮损多见于颜面、颈部等处,病程长久,可数十年不愈(彩图 1-19)。

本病由于素体虚弱,肾阴不足,虚火上炎,炼液为痰,痰火凝聚,阻遏经脉,肌肤失养而发生;或因热病伤阴,外染毒邪,蕴结体肤,气血失于荣润而致。

初起患处生有多个硬结,其色暗红,小如粟粒,大若豌豆,半透明状,微微隆起,触之质软而薄嫩。若以玻片压之,则呈苹果酱色。硬结亦能融合为肿块,大如手掌,表面凸凹不平。日久溃烂,潜行走窜,出脓稀薄,状若败絮,脂水浸渍,久不收敛。疮口边缘,参差不齐,弯曲如蛇,周围紫暗。愈后皮塌肉陷,萎缩结疤,高低不平,以至面容损坏,如鼻孔显露、眼睑外翻、肢体挛缩等,皆可发生。

【辨证论治】

1. 凡初起肤生肿块或结节,初起疮形如钱孔,肿痛突起,其色暗红,尚未破溃,伴午后低热,失眠盗汗,五心烦热,倦怠乏力,舌红少津,脉象细数者,为肾阴不足,虚火上炎证。治宜滋养肾阴,清降虚火法,方选滋阴降火汤化裁。药用:生地黄 30g,熟地黄 30g,天冬 10g,麦冬 10g,北沙参 10g,玉竹 10g,玄参 12g,地骨皮 12g,盐知母 10g,盐黄柏 10g,炒酸枣仁 30g,生山药 30g,生牡蛎 20g(先煎),水煎服。

2. 若病久不愈,溃烂脓水,疮面凹陷,萎缩结疤,伴面色不华,少气懒言,舌淡苔白,脉细无力者,为气血不足,痰湿阻络证。治宜补养气血,化痰通络法,方选益气化痰汤加减。药用:生黄芪15g,党参15g,当归15g,女贞子10g,法半夏10g,浙贝母12g,炒三棱10g,炒白术15g,茯苓20g,昆布10g,赤芍10g,白芍10g,水煎服。

3. 外治:溃烂处可用鸦啖液[炉甘石10g(研细),冰片0.5g,白及粉6g,枯矾6g,甘油10ml,10%狼毒液100ml,摇匀]外涂,每日2次。

【调养】除治疗外,应加强饮食调养;保持患处洁净,每日换药1~2次;保持室内空气清新;忌食辛辣酒酪;可多吃新鲜水果、蔬菜及海参、甲鱼、山药、马铃薯、黑木耳、黑芝麻等养阴益气之品。

蛇 丹

【概述】蛇丹,相当于西医学的眼额部带状疱疹或拉姆齐·亨特综合征(Ramsay Hunt syndrome),是一种以眼额部皮肤发红,疼痛起疱,如毒蛇所噬为特征的疾病,故名。根据其发病特点,在中医学文献中又有"丹火""蛇缠疮"等名。如隋代《诸病源候论·小儿杂病诸候》记载:"丹火之状,发赤,如火之烧,须臾燎浆起是也。"元代《世医得效方·蛇缠疮》亦记载:"蛇缠疮用雄黄为末,醋调涂,仍用酒服。凡为蛇伤及蜂蜇、蜈蚣、毒虫、癫犬所伤,皆可用。"本病好发于春秋季节,多见于老年人,皮损常累及单侧眼、前额、头皮等处(彩图1-20)。其病情急重,进展迅速,可波及角膜形成瘢痕而失明。严重者可发生全眼球炎、脑炎,甚者可危及生命。

由于湿热内蕴,外染毒邪,毒热相合,湿毒蒸腾,上扰清窍;或腠理失密,卫外不固,热毒乘隙,阻滞经络等,皆可致病。

初起患处灼痛,皮肤发红,迅即生有水疱,小如粟米,大若豌豆,集簇成群,疱壁韧实,紧绷光亮,疱液黄黏,甚则血疱,疱破糜烂或形成瘢痕。

【辨证论治】

1. 凡患处剧烈疼痛,焮赤肿胀,迭起水疱,垒垒如珠,伴胞睑红肿,热泪如汤,眵多黄黏,壮热口渴,便结溲赤,舌红苔腻,脉象滑数者,为湿热毒邪,熏蒸清窍证。治宜解毒清热,除湿通窍法,方选普济消毒饮加减。药用:黄芩10g,黄连10g,牛蒡子12g,生大黄12g(后下),玄参12g,柴胡12g,马勃6g,板蓝根15g,升麻10g,金银花30g,连翘15g,薄荷6g(后下),菊花10g,栀子10g,水煎服。外用紫金锭,醋调敷。

2. 若疱已干涸,疮面渐平,疼痛不已,伴咽干口渴,小溲短赤,舌暗少苔,脉象弦细者,为热毒伤阴,余邪未尽证。治宜养阴解毒,通络止痛法,方选解毒养阴汤化裁。药用:金银花30g,生地黄30g,麦冬12g,北沙参15g,石斛12g,牡丹皮10g,赤芍10g,玄参15g,升麻10g,地骨皮12g,野菊花10g,玉竹10g,地龙10g,水煎服。外用生肌玉红膏,每日1次。

【调养】除皮科治疗外,视力下降需请眼科医生会诊;忌食辛辣酒酪;保持眼部清洁;局部痛甚者,可配合针灸治疗;听力下降者请耳鼻喉医生会诊。

抱 头 火 丹

【概述】抱头火丹,相当于西医学的颜面丹毒、头面部蜂窝织炎、颜面带状疱疹,是一种以颜面焮肿,色如涂丹,痛似火燎为特征的皮肤病(彩图1-21),故名。中医学文献中记载的"大头瘟""大头风""鬼火丹""抱头火刀毒"等,亦有与本病相近之处。如清代《疡科心得集·辨大头瘟抱头火丹毒论》记载:"抱头火丹毒者,亦中于天行热毒而发,较大头瘟证为稍轻。初起身发寒热,口渴舌干,脉洪数,头面焮赤有晕……外以如意金黄散,蜜水调涂即愈。此证不传染。"《洞天奥旨·鬼火丹》亦记载:"鬼火丹,先面上赤肿,后渐渐由头而下至身亦赤肿也,是手足阳明经内风热。"本病好发于单侧鼻翼、面颊、耳部等处。病起急骤,进展迅速。病程约1~2周。如不彻底治愈,常可复发。

因血热内蕴,外受风毒,则风热毒邪上蒸头面;或抠挖鼻孔、耳孔,沾染毒邪,内侵肌肤;或体肤破伤,毒邪入内等,均能致病。

初起壮热恶寒,头身疼痛,继则患处出现红斑,大如指甲,或似银元,匡廓鲜明,压之即退,离手复原,迅即蔓延扩大,鲜焮赤肿,皮肤紧绷光亮,或燎浆水疱,痛如火燎。

【辨证论治】

1. 凡初起病急,患处焮肿,色如涂丹,痛似火燎,伴壮热恶寒,渴喜冷饮,便干溲赤,舌红苔黄,脉象洪数者,为风热毒邪,上蒸头面证。治宜清热解毒,凉血消肿法,方选清瘟败毒饮化裁。药用:黄连10g,黄芩10g,牡丹皮10g,生石膏30g(先煎),栀子10g,升麻12g,玄参15g,连翘12g,牛蒡子12g,大青叶15g,生大黄10g(后下),水煎服。外用雄黄50g,生大黄15g,冰片5g,分别研细和匀,视疮面大小,每用少许,香油调敷,或外用紫金锭,水调涂擦。

2. 若肿势蔓延,色赤如丹,其上燎浆水疱或血疱,目肿如桃,伴臖核肿大,壮热神昏,谵妄惊厥,恶心呕吐,舌绛苔黄,脉象细数者,为热毒内陷,上扰神明证。治宜凉血解毒,清心开窍法,方选清宫汤化裁。药用:生地黄30g,莲子心10g,牡丹皮10g,赤芍10g,连翘12g,玄参12g,黄连8g,黄芩10g,金银花30g,水牛角粉6g(冲服),水煎服。另:安宫牛黄丸1粒,送服。外治同前。反复发作,缠绵不愈者,可服用苍术膏。

【调养】除治疗外,应戒除抠鼻、挖耳的不良习惯;患病期间,应忌食辛辣、油腻酒酪,饮食以清淡为宜;保持患处清洁,不宜触摸;平时可常饮金银花露、绿豆汤、芦根水等;保持大便通畅,勿使燥结,否则邪热内炽,蕴毒上攻。

粉 刺

【概述】粉刺,相当于西医学的轻度寻常痤疮,是一种以面生丘疹、粉刺、脓疱、少许结节,破出浓汁为特征的皮肤病,故名。根据其发病特点,中医学文献中又有"痤""肺风酒刺""粉疵""肺风粉刺""肺风疮""肺风"等名。如明代《外科正宗·杂疮毒门》记载："肺风、粉刺、酒齇鼻三名同种。粉刺属肺,齇鼻属脾,总皆血热郁滞不散,所谓有诸内,形诸外。"清代《外科大成·肺风》记载："肺风由肺经血热郁不行而生酒刺也。宜枇杷清肺散或荷叶煮糊为丸。"又如清代《医宗金鉴·外科心法要诀》记载："此证由肺经血热而成。每发于面鼻,起碎疙瘩,形如黍屑,色赤肿痛,破出白粉汁。"本病多见于青年男女,好发于颜面,偶可累及胸背,青春期后可减轻或消退。

因过食肥甘厚味,以致脾胃湿热内蕴上蒸;或肺经蕴热,外受风邪;或冷水渍洗,使血热蕴结等,均能致病。

初起患处有针尖至粟米大小黑头粉刺,挤压后可出线状膏脂,头黑体黄或白。以后顶部生有丘疹、脓疱、少许结节,孤立散在,亦能集簇成片,多无自觉症状。若皮疹肿大,则顶出脓头,破出白粉汁,可伴疼痛,消退后常可结疤。

【辨证论治】

1. 凡本病初起,疙瘩丛生,破出白粉汁,渴喜冷饮,口臭便干,小溲黄赤,舌红苔黄或腻,脉象滑数者,为肺胃湿热,上蒸鼻面证。治宜清利湿热,凉血解毒法,方选枇杷清肺饮及泻黄散化裁。药用:枇杷叶10g,桑白皮10g,生石膏30g(先煎),栀子10g,黄芩10g,防风6g,赤芍10g,丹参15g,牡丹皮10g,黄连3g,蒲公英10g,生甘草10g,水煎服。中成药可服用归参丸、栀子金花丸。外治可用颠倒散加味(硫黄15g,生大黄15g,硼砂6g,炉甘石6g,分别研细和匀),茶水调涂患处,睡前应用,晨起洗去。

2. 若病久失治,或经常挤压,患处结成坚硬疙瘩或小结节,攒集成块,自觉疼痛者,为瘀血阻络,肌肤失养证。治宜活血化瘀,解毒散结法,方选血府逐瘀汤化裁。药用:生地黄30g,桃仁10g,红花10g,生甘草6g,连翘12g,炒三棱10g,赤芍10g,川牛膝10g,丹参15g,莪术8g,生牡蛎30g(先煎),水煎服。中成药可服用大黄䗪虫丸,每日早晚各1丸。外治可用:炒三棱15g,莪术15g,白芷10g,丹参15g,大青叶10g,三七6g,山奈15g,食用淀粉50g,分别研细混匀,每次用10~15g,茶水调敷患处,半小时洗去,每日1次。

【调养】除治疗外,患病期间忌食油腻辛辣;切忌挤压患处;要保持大便通畅;多吃新鲜蔬菜水果;平时可用温水洗面,每日进行面部按摩,保持气血流畅;少用化妆品,尤其勿用油脂类;忌用糖皮质激素类药物外涂。

面 疱

【概述】面疱,相当于西医学的白头粉刺、青春期前痤疮,是一种以面部生有粉刺,挤之粉渣出为特征的皮肤病。根据其发病特点,中医学文献中又有"皶刺""粉皶""面皶""酒刺""面皶疱""面粉皶"等名。如唐代王冰注《素问·生气通天论》曰:"肤腠居寒,脂液遂凝,稽于玄府,依空渗涸,皶刺长于皮中,形如米,或如针,久者上黑,长一分,余色白黄而瘫于玄府中,俗曰粉刺。"本病好发于青春期男女(偶见于婴幼儿)的颜面、胸背,常伴皮脂溢出,粉刺可单独存在。本病病程长久,经过缓慢。青春期后,皮损可减少或消失。

本病常因阳热偏盛,血热外壅,充斥络脉,气血郁滞而致;或因嗜食辛辣、肥甘油腻,湿热内蕴,循经上犯而发;或由肌热当风,冷水洗面,气血郁塞等导致。

初起患处生有皮疹,中有毛孔穿过,小如针尖,大若芝麻,呈圆锥形丘疹,正常肤色,或稍带黄白,日久顶端略黑,破之脂粉出,呈半透明状。

【辨证论治】

1. 凡初起颜面生有粉刺,针尖至粟米大小,其色黄白,挤之如粉渣,半透明状,伴颜面油腻光亮,便干溲赤,舌红苔腻,脉象滑数者,为湿热蕴结,循经上犯证。治宜清热除湿,通络散结法,方选平胃散化裁。药用:苍术12g,厚朴10g,陈皮12g,丝瓜络10g,黄芩10g,藿香12g,浙贝母10g,茵陈20g,佩兰12g,薏苡仁20g,六一散15g(包),夏枯草15g,水煎服。

2. 若病久不愈,粉刺迭起,与毛囊一致,呈圆锥形,顶端黄白或头黑体白。粉刺头黑体白,痒痛相兼,舌暗苔腻,脉象弦涩者,为湿热结聚,瘀阻经络证。治宜清热除湿,化瘀散结法,方选当归苦参丸化裁。药用:当归尾12g,苦参10g,赤芍10g,牡丹皮12g,王不留行12g,黄芩10g,苍术15g,丹参15g,浙贝母12g,炒三棱10g,莪术10g,金银花12g,连翘15g,水煎服。

3. 以上外治均可用:生大黄粉15g,硫黄粉10g,黄连粉6g,研细混匀,茶水调敷患处。

【调养】 除治疗外,忌食肥甘厚味,辛辣炙煿;不可随意挤压,以防染毒;戒除烟酒;不滥用外涂药物;保持大便通畅;注意劳逸结合;按时睡卧,睡前勿饮浓茶、咖啡;常吃鲜嫩多汁的水果、蔬菜;伴有月经不调者,应同时治疗。

面 发 毒

【概述】 面发毒,相当于西医学的中重度痤疮,是一种以面生丘疹、结节、脓疱为特征的皮肤病(彩图1-22),故名。根据其发病特点,中医学文献中亦有"脸发""面疮"等名称。如清代《外科大成·面发毒》记载:"面发毒,面上疖瘰肿痛,由风热客于阳明也。宜凉膈散加羌活、荆芥、升麻,敷清凉消毒散。"又如《医宗金鉴·外科心法要诀》记载:"此证生面上颊车骨间。初生一个,渐发数枚,形如赤豆,色红焮痛,坚硬似疔,时津黄水。由风热客于阳明,上攻而成。"本病多见于青春期男性,女性偶可罹患。皮损好发于面颊、前额,偶可累及肩背处。患者常伴皮脂溢出,病程较久,经过缓慢。

本病常因过食肥甘,多餐辛辣,则阳明热盛,循经上犯,熏蒸于面,郁于腠理而致;或因血热内蕴,充斥络脉,复受风邪,闭塞毛窍,凝聚肌肤而发;或因腠理失密,卫外不固,风热乘袭,经脉闭阻,气血凝滞而致。

初起患处生有丘疹、结节、脓疱,形如黄豆、芡实,逐渐扩大增多,色红且痛,韧实厚壁,触之略硬,日久变软,溃脓结疤。

【辨证论治】

1. 凡初起结节、丘疹、脓疱，数目渐多，形若赤豆，色红且痛，肿胀韧实，或津黄水，伴便结溲赤，舌红苔黄，脉象弦数者，为风热之邪，客于阳明证。治宜宣散风热，清泄阳明法，方选荆防败毒散化裁。药用：荆芥 10g，防风 10g，羌活 10g，薄荷 6g（后下），柴胡 12g，生石膏 30g（先煎），桑叶 12g，野菊花 10g，藿香 9g，栀子 10g，生甘草 6g，水煎服。

2. 若病久反复，结节、丘疹、脓疱成群，色赤肿痛，或津黄水，破流脓血，触之韧实，或红或紫，小如黄豆，大若芡实，半在皮下，伴便秘溲赤，唇焦口渴，舌红少津，苔黄干燥，脉象洪数者，为热盛化毒，上壅颊面证。治宜清热解毒，釜底抽薪法，方选凉膈散加减。药用：生大黄 10g（后下），芒硝 6g（冲服），栀子 10g，连翘 15g，黄芩 10g，生甘草 10g，薄荷 6g（后下），知母 12g，浙贝母 10g，炒三棱 8g，莪术 6g，生石膏 30g（先煎），大青叶 15g，防风 6g，水煎服。外用颠倒散，清茶调匀，外涂患处。

【调养】除治疗外，宜饮食清淡，戒除烟酒、辛辣厚味；切勿挤压患处，以防染毒，加重病情；保持大便通畅；少吃甜食；少饮浓茶、咖啡；可常食苦瓜、苦菜、马齿苋、梨、芦根水、金银花露、绿豆汤等。

面　疮

【概述】面疮，近似于西医学的面部重度痤疮、聚合性痤疮、暴发性痤疮等，是一种以面颈、胸背部生疮，出脓黄绿，愈后结疤为特征的皮肤病，故名。中医学文献中的"面发毒""脸发""面游风毒"亦与本病相近。如明代《疡医证治准绳·面疮》记载："此积热在内，或多食辛辣厚味，或服金石刚剂太过，以致热壅上焦，气血沸腾而作，属阳明经。初觉微痒，如虫蚁行，搔损则成疮，痛楚难禁。"又如清代《医宗金鉴·外科心法要诀》记载："此证生面上颊车骨间，初生一个，渐发数枚，形如赤豆，色红娇痛，坚硬似疔，时津黄水。"《外科证治全书·面部证治》亦记载："面疮，亦名面发毒，生面上颊车骨，初起一个，渐发数个，形如赤豆，色红，娇肿疼痛，坚硬似疔，时浸黄水，系肺胃风邪。"本病多见于青壮年男性，好发于面颈、胸背部，病程较久，愈后留有瘢痕。

因饮食不节，过餐肥甘厚味，脾胃积热化毒，循经上犯；或腠理不密，卫外失固，风热客于阳明，上攻于面；或湿邪内蕴，郁久化热，夹毒上蒸等，均能致病。

初起患处生有大量黑头粉刺、丘疹、结节、脓疱、囊肿，小若芡实，大若莲子，密如撒粟，四畔鲜赤或紫红。皮疹之间，窦道相通，如蝼蛄穿穴，一口多端，内含脓血，压之即出，预后结疤。

【辨证论治】

1. 凡初起患处多有脓疱，脓汁黄绿；粉刺结节，周边红晕，痒痛相兼，伴发热恶寒，口渴饮冷，心烦易怒，大便干结，小溲短赤，舌红苔黄，脉象弦数者，为风热夹毒，上攻于面证。治宜散风清热，解毒凉血法，方选荆防败毒散化裁。药用：荆芥 12g，防风 10g，羌活 10g，桔梗

10g,牡丹皮 10g,熟大黄 8g,栀子 10g,连翘 10g,白芷 10g,生甘草 6g,地榆 10g,水煎服。外用:白矾 10g,雄黄 12g,黄柏 15g,金银花 30g,水煎取汁,洗涤患处,每日 2 次。

2. 若脓疱、囊肿丛生,四畔焮赤,窦道贯通,如蝼蚁穿穴,出脓黄绿,或脓血相兼,伴壮热恶寒,便结溲赤,舌红口干,苔腻脉数者,为湿热夹毒,循经上犯证。治宜清热除湿,解毒排脓法,方选普济消毒饮化裁。药用:金银花 30g,牛蒡子 10g,板蓝根 15g,升麻 10g,柴胡 10g,皂角刺 10g,川芎 10g,浙贝母 10g,牡丹皮 12g,赤芍 12g,野菊花 15g,黄芩 10g,黄连 6g,栀子 10g,白芷 10g,水煎服。外治:先用上法洗净患处,再以九一丹药捻插入疮内,外贴化毒膏,以提毒排脓,祛腐生肌。待脓腐已尽,再用生肌散、生肌玉红膏。

【调养】本病患者忌食膏粱厚味、五辛腥发;保持患处清洁,切勿自行挤压患处;保持大便通畅;面部不宜滥涂药物,尤其忌用糖皮质激素类药物外涂;可多吃新鲜蔬菜、水果。

托　腮　痈

【概述】托腮痈,相当于西医学的颌面部急性蜂窝织炎,是一种以痈生于托腮之处为特征的细菌感染性皮肤病,故名。根据其发病特点,中医学文献中又有"托腮""牙咬痈"等名。如清代《疡科心得集·辨牙咬托腮寒热虚实传变》记载:"初起恶寒发热,面浮腮肿,牙关不能开合,牙龈胀及咽喉,汤水似乎难入,实可下咽……至三四日后,寒热不退,不能消散,其脓结于盘牙尽处者为牙咬,结于腮边外者,为托腮。"本病多见于青壮年男性,好发于单侧颊腮之处。其病程虽短,但进展较迅速,故应及早治疗。一般预后较好。病程为 3 周左右。

本病多由过食肥甘厚味、醇酒炙煿、五辛发物,则湿邪内蕴,郁久化热,湿热之邪,循经上犯,发于肌腠而致;或因口腔秽浊,污垢不洁,湿浊蕴毒,浸渍延蔓,气血壅结,郁滞化毒等导致。

初起颊腮之处,结有肿核,小若橘核豌豆,大似梅李红枣,逐渐增长,蔓延旁窜,肌表宣浮,触之韧实。数日之后,肿块渐软,顶白根赤,软硬兼杂,逐至脓熟出透,肿消痛止。

【辨证论治】

1. 凡初起患处肿核,颊腮隆起,焮赤韧硬,蔓延扩大,疼痛拒按,伴发热恶寒,便秘溲赤,口渴烦躁,舌红苔黄,脉象浮数者,为火热毒邪,充斥肌肤证。治宜清热泻火,凉血解毒法,方选牛蒡解肌汤化裁。药用:牛蒡子 12g,熟大黄 10g(后下),生石膏 30g(先煎),黄芩 10g,夏枯草 15g,大青叶 15g,野菊花 12g,金银花 20g,薄荷 6g(后下),石斛 5g,牡丹皮 10g,连翘 15g,水煎服。外用紫金锭,米醋调敷。

2. 若患处根脚漫肿,触之渐软,或顶白根赤,软硬相兼,或出脓黄黏,伴舌红苔腻,脉象滑数者,为湿热蕴毒,化腐成脓证。治宜清热解毒,化瘀排脓法,方选化瘀排脓汤加减。药用:生黄芪 30g,山甲珠 10g(可用炒三棱 10g 或炒莪术 10g 替代),赤芍 10g,当归尾 12g,金银花 15g,蒲公英 15g,白芷 10g,草河车 15g,川芎 10g,水煎服。外用提毒散、七三丹制成药捻,插于疮内排脓,每日换药1次。

【调养】除治疗外,应注意保持口腔清洁卫生;及时治疗口腔疾患;忌食辛辣厚味、茶酒五辛。

<h1 style="text-align:center">金 腮 疮</h1>

【概述】金腮疮,近似于西医学的面颈部放线菌病,是一种因口内不洁,毒邪入侵,溃腐成脓,导致穿腮破颊的皮肤病,故名。根据其发病特点,中医学文献中又有"颊疡""含腮疮"之称。如明代《疡医证治准绳·颊疡》记载本病的表现为:"初如米粒,渐大如豆。久而不治,溃蚀透颊。"又如清代《洞天奥旨·含腮疮》记载:"含腮疮,生于两颊之上,大人、小儿皆有之。此疮初生时,如水痘大一小疮也,日久渐大,蚀破腮颊,故以含腮名之。皆好食肥甘,以至成毒而生疮也。必须早治之,不可因循时日,日久破透腮颊,反难治疗。先以盐汤时时漱口,次用二金散敷搽,即可愈也。"本病多见于成年农民,皮损好发于下腭,亦可蔓延波及颅骨、眼眶、耳、舌等处。其病程长久,迁延难愈,如不及时治疗,常成危重之证。患者多伴有耳疾、龋齿、牙垢、乳蛾等疾患及口内不洁等。

本病因口内不洁,毒邪内蕴,郁久化热,内侵肌腠而发;或因局部破损,外染邪毒,乘隙袭入,结成肿块等而致。

初起患处肿痛,发生硬结,如豆如米,逐渐增大,形似梅李,发硬如木,其上皮肤紫红或紫中带黄,局部渐软成脓,溃后溢出,形成窦道,状似蝼蛄穿穴,相串成瘘。溢出脓中,多有黄色颗粒,形似硫黄。如不及时治疗,则蔓延扩大,结节此起彼伏,邻近脓肿,相互沟通,窦道反复愈合溃破,或溃烂不敛,破颊穿腮,以致经久不愈。愈后结疤。

【辨证论治】

1. 凡初起患处硬结,肿痛不已,尚未成脓,周边红晕,质硬如木,伴颈周臖核肿大,口渴心烦,便秘溲赤,舌红苔黄,脉象洪数者,为热毒壅盛,结聚不散证。治宜清热解毒,消肿散结法,方选解毒散结汤化裁。药用:黄连6g,黄芩10g,野菊花15g,连翘10g,栀子10g,生大黄10g(后下),山甲珠10g(可用炒三棱10g或炒莪术10g替代),当归尾10g,金银花20g,浙贝母10g,天花粉10g,水煎服。外用如意金黄散或紫金锭,水调成糊,外敷患处。

2. 若脓成已溃,烂蚀穿透,日久不敛,相串成瘘,伴面色少华,神疲乏力,舌质淡红,脉数无力者,为气血两亏,毒滞难化。治宜扶正托毒,补益气血法,方选托里消毒散化裁。药用:党参15g,生黄芪15g,当归15g,白芍10g,白术10g,白芷10g,川芎10g,人参10g(单煎),金银花20g,桔梗10g,炙甘草10g,水煎服。外用二宝丹、生肌散,以祛腐提毒,生肌长肉。

【调养】除治疗外,应注意口腔卫生;经常保持使用淡盐水漱口;忌食辛辣厚味、油腻腥荤;戒除烟酒;保持疮面清洁;养成早晚刷牙、饭后漱口的好习惯;伴有耳、鼻、咽、齿、牙龈、舌部疾病者应同时治疗。

发　颐

【概述】 发颐，相当于西医学的急性化脓性腮腺炎，是一种发于颐颌之间的急性化脓性疾患，故名。中医学文献中又有"汗毒""颐发""大头瘟"之称。如清代《医宗金鉴·外科心法要诀》记载："此证又名汗毒，发于颐颌之间，属足阳明胃经。初起身发寒热，肿如结核，微热微肿，渐肿如桃如李，疼痛倍增。由伤寒发汗未尽，或疹形未透，壅积而成……如消之不应者，肿痛日增，势必溃脓。"清代《洞天奥旨·颐发》记载："颐发者，发于颊车、大迎之穴也。或发于右边，或发于左边……因其胃中之火过盛，而毒不自安于下，乃上腾于面而生疮。及至生痛生疮，而腑内之火少息，则胃气有生发之机。"本病多发于一侧颐颌之间，病势较为严重。

本病因于伤寒、温病后，余毒未尽，或外受风热毒邪，佛郁于肌肤腠理之间，内不得疏泄，外不能透达，毒热之邪，结聚阳明、少阳之经等而致。

初起一侧颌颐肿痛，皮肤紧绷，肿如结块，张口受限，继而肿势蔓延，渐及耳项前后，触之痛甚。颊面腮腺口处，脓汁溢出。逐渐扩展，疼痛倍增，甚则跳痛不止，皮色转红，肿势如桃似馒，延及面颊颈周。若因循失治，则溃破穿烂，脓出臭秽，久不收敛。

【辨证论治】

1. 凡初起患处肿痛，开口受限，皮色发红，肿如桃李，触之痛硬，伴壮热口渴，便干溲赤，舌红苔黄，脉象洪数者，为热毒之邪，充斥体肤证。治宜清热解毒，凉血散结法，方选普济消毒饮化裁。药用：黄连6g，黄芩10g，牛蒡子10g，板蓝根15g，柴胡12g，败酱草15g，连翘12g，生石膏30g（先煎），玄参10g，僵蚕10g，升麻6g，水煎服。外用紫金锭，醋调敷患处。

2. 若患处穿破溃脓，黄稠臭秽，肿势蔓延，皮色焮红，汤水难下，舌红苔腻，脉象滑数者，为脓毒壅盛，结于肤腠证。治宜托毒透脓，清热凉血法，方选托里排脓汤化裁。药用：当归尾12g，连翘12g，金银花30g，浙贝母10g，白芷10g，桔梗10g，赤芍10g，牡丹皮10g，蒲公英15g，紫花地丁10g，积雪草12g，生甘草10g，水煎服。外治先以九一丹药捻引流，再用如意金黄膏敷盖。脓净后外涂生肌玉红膏。

【调养】 除治疗外，应保持患处洁净；切勿自行挤压搔抓；患处可用金银花、连翘、黄柏等量，煎水洗净；患病期间，饮食以清淡为宜，不宜进食辛辣酒酪，鱼腥海味；虽成脓而溃出不畅者，可结合手术疗法扩创引流；伴有鼻、咽、耳、齿、齿龈等部位慢性疾病时，当同时治疗。

嗣　面

【概述】 嗣面，相当于西医学的粟丘疹，是一种以面生粟疹，形如米渣为特征的皮肤病，故名。中医学文献中记载的"面疱"亦与此有相近之处。本病在西医学中于1903年由法国人 Balzer 和 Bouguet 首先报道。中医学文献对此记载较早,如隋代《诸病源候论·面体病诸候》(610 年)曾记载:"嗣面者,云面皮上有滓如米粒者也。此由肤腠受于风邪,搏于津液。津液之气,因虚作之也。亦言因傅胡粉而皮肤虚者,粉气入腠理化生之也。"本病不分男女,均可罹患。新生儿、青壮年、老年人均能发生。某些患者可有家族病史,累代不绝。皮损常见于面部,尤其眼睑周围、颊、额部等处,可对称发生,亦有不对称者。婴儿患病者,仅见于眼睑及颞部。其病程长久,经过缓慢,一般很少自愈。

本病常因腠理失密,卫外不固,风邪乘隙,搏于津液,闭塞毛窍而发;或因素禀湿邪内盛之体,湿邪不去,郁久化热,湿热上蒸,循经达面,阻滞汗孔,闭塞毛窍,壅聚体肤,日久津液不布,凝结阻遏等而致。

初起患处生有粟疹,针尖大小,半透明状。逐渐扩大,形如粟米,其色乳白,或呈黄白。表面光滑,触之初实,半在皮下,形若米滓,埋于皮内。亦可因擦伤揩破皮肉,愈后生于破损之处,一般无自觉症状。

【辨证论治】

1. 凡初起患处生有细小粟疹,半透明状,孤立散在,互不融合,伴舌淡苔白,脉象弦数者,为风热乘袭,闭阻毛窍证。治宜祛风清热,疏通毛窍法,方选御风汤化裁。药用:荆芥10g,防风10g,生黄芪30g,白术10g,薄荷6g(后下),桑叶10g,菊花10g,炙甘草10g,白芍10g,蝉蜕6g,夏枯草6g,水煎服。外治:先可用酒精进行局部消毒,再以干净针头,挑破表皮,剔出粉渣即可。

2. 若粟疹韧实,其色黄白,密如撒粟,伴舌红苔腻,脉象滑数者,为湿热上蒸,闭阻毛窍证。治宜清热除湿,宣通毛窍法,方选平胃散化裁。药用:苍术10g,厚朴10g,陈皮10g,藿香12g,佩兰12g,六一散10g(包),薏苡仁30g,茵陈20g,路路通6g,白芷6g,水煎服。外治同前。

【调养】除治疗外,应保持面部皮肤清洁,毛孔通畅;切忌用手挤压抠捏,以防染毒成脓;少吃肥甘厚味、茶酒五辛;保持大便通畅;不滥用外涂药物;可饮用金银花露,绿豆汤;可采用激光、微波治疗。

发　瘤

【概述】发瘤,相当于西医学的表皮囊肿、皮脂腺囊肿、毳毛囊肿等增生性皮肤病,是一种以肤生肿瘤,软小高突,破之粉发齐出为特征的皮肤病,故名。如隋代《诸病源候论·瘿瘤等病诸候》记载:"瘤者,皮肉中忽肿起,初梅李大,渐长大,不痛不痒,又不结强,言留结不散,谓之瘤。"又如明代《外科正宗·瘿瘤论》亦记载:"又一种发瘤,多生耳后发下寸许,软小高突,按之不痛,亦用针刺之,粉发齐出。"清代《洞天奥旨·粉瘿瘤》记载:"瘿与瘤虽俱生于肌上,而瘿生于颈下,瘤则不止生于颈也;瘿则不破,瘤则久而破者多矣。瘿感沙水之气,皮宽不急,垂垂然也。"本病多在出生后即有,好发于面部,尤其眼眶周围,亦可累及口腔舌下,腹背中线。其病程较久,进展缓慢,预后大多良好,罕有恶变。

本病常因湿浊内蕴,不得疏泄透达,日久凝聚体肤,攒集肌腠而发;或因气血违和,循行悖逆,瘀滞壅塞,脉络闭阻等而致。

初起皮下隆出肿物,肤色如常,多为单发,触之柔软如馒,或圆或长,大小不等,小如豌豆梅李,大似芡实红枣,逐渐长大,甚者形如核桃橘子,皮核不连,推之可移,不觉痒痛。若以空针刺之,可抽出黄色黏液,形如牛油,或状似乳酪粉渣,其色淡黄,内含毳毛。

【辨证论治】

1. 凡初起肿物较小,触之柔软,形如芡实,推之可移,肤色如常,不觉痛痒,伴舌淡苔白,脉象弦滑者,为湿热痰浊,凝聚体肤证。治宜清热除湿,化浊祛痰法,方选化坚二陈汤加减。药用:陈皮 10g,法半夏 10g,茯苓 12g,生牡蛎 15g(先煎),夏枯草 10g,生甘草 10g,全瓜蒌 15g,浙贝母 10g,胆南星 6g,桑白皮 10g,僵蚕 6g,水煎服。外用阳和解凝膏贴敷。

2. 若肿物渐大,形似红枣核桃,触之略硬,皮色较黯,伴舌暗苔腻,脉象弦涩者,为气血瘀滞,经脉闭阻证。治宜行气活血,软坚散结法,方选血府逐瘀汤化裁。药用:生地黄 30g,牡丹皮 10g,赤芍 10g,桃仁 10g,红花 10g,枳实 10g,柴胡 12g,炒三棱 8g,莪术 8g,水煎服。另:小金丹 1 粒送服。外用千捶膏贴敷患处。凡久治不效,或瘤体日渐长大者,可考虑手术切除。

【调养】 除治疗外,应保持患处皮肤洁净,不可搔抓挤压,以防染毒成脓;若肿物与骨面粘连,推之不移,或溃出臭腐者,应尽早手术切除。

脑　　湿

【概述】 脑湿,近似于西医学的皮角,是一种以肤生肿物,其形如牛羊之犄角为特征的皮肤病。因其多为湿气上蒸于脑所生,故名。本病在西医学中于 1670 年由丹麦人 Thomas Bartholin 首先报道。中医学文献对此记载较早,如隋代巢元方《诸病源候论·瘿瘤等病诸候》(610 年)记载:"脑湿,谓头上忽生肉如角,谓之脑湿。言脑湿气蕴蒸冲击所生也。" 又如清代沈源《奇症汇·头》(1786 年)记载:"朱丹溪治一人,左丝竹空穴,壅出一角,如鸡距。此少阳经多血少气。朱戒其断酒肉,须针灸以开发壅滞。他工以大黄、硝、脑等冷药贴之,一夜裂开如蚶肉,血溅出长尺余而死。此冷药外逼,热不得发故也。" 本病多见于年长者,好发于头皮、面部、眼睑,偶可累及手背、外阴等处,皮损多单个发生(彩图 1-23~ 彩图 1-25)。其病程缓慢,但易于恶化。

本病因平素恣意口腹,过餐炙煿膏粱、肥甘厚味,则湿热内蕴,郁久化毒,湿热毒邪,上冲头面或下注外阴而发;或因禀赋素弱,腠理失密,卫外不固,经久劳役,日光曝晒,热毒侵袭,凝滞肌肤,阻遏经络,日久壅结而致。

初起皮面隆出粟米大小肿物,逐渐增长扩大,形如锥状,或似鹿角分支,或如鸡距高突,小如米粒,大若尖椒,甚者如羊角,其色污灰,触之坚硬如犄角,周围绕以红晕。

【辨证论治】

1. 凡肿物初起,隆出皮面,形似鸡距,不觉痒痛,伴脘闷不饥,腹胀时作,大便不调,小溲色黄,脉象滑数者,为湿热蕴毒,上蒸下注证。治宜清热解毒,利湿通络法,方选芩连平胃散化裁。药用:黄芩10g,黄连10g,法半夏10g,陈皮12g,苍术12g,厚朴10g,山慈菇15g,莪术6g,薏苡仁50g,败酱草20g,炒三棱10g,丝瓜络6g,水煎服。

2. 若病久失治,肿物增大,形如鹿茸,触之硬似犄角,舌暗瘀斑,脉象涩滞者,为湿热结毒,瘀阻经络证。治宜化瘀解毒,清利湿热法。方选通窍活血汤化裁。药用:桃仁10g,郁金10g,人工麝香0.1g(包),山豆根6g,川芎10g,赤芍10g,红花10g,炒三棱12g,莪术10g,浙贝母10g,夏枯草12g,六一散10g(包),大青叶15g,水煎服。并配合中成药大黄䗪虫丸、散结灵、小金丹、西黄丸等,皆可选用。

3. 若肿物过大,服药无效者,可考虑激光或手术切除。

【调养】除治疗外,患病期间不可随意挤压搔抓;减少日光曝晒;不滥涂外用药物;如肿物生长迅速,或颜色污浊,分支高突者,应尽快切除,并注意附近有否臀核肿大,以便配合上述内服药物。

<h1 align="center">反 花 疮</h1>

【概述】反花疮,相当于西医学的皮肤鳞状细胞癌,是一种生疮溃后,胬肉如菌,触之出血,状若翻花的恶性肿瘤(彩图1-26),故名。根据其发病特点,中医学文献中又有"岩疮""翻花疮""顽疮""恶疮"等名称。在西医学中,1775年英国人Percivall Pott首先报道了烟囱工人的阴囊鳞癌。1875年Volkmann报道了皮肤鳞癌与焦油有关,将其命名为焦油角化病(tar keratosis)。1889年英国人Jonathan Hutchinson首先报道了角化棘皮瘤(自愈性原发性鳞状细胞癌)。1900年Neve报道了烧伤皮癌。1948年Ackerman报道了口腔、外阴鳞癌。中医对此记载较早,如隋代《诸病源候论·疮病诸候》(610年)记载:"反花疮者,由风毒相搏所为。初生如饭粒,其头破则血出,便生恶肉,渐大有根,脓汁出,肉反散如花状,因名反花疮。凡诸恶疮,久不瘥者,亦恶肉反出,如反花形。"明代《外科正宗·杂疮毒门》(1617年)记载:"翻花者,乃头大而蒂小,小者如豆,大者如菌,无苦无疼,揩损每流鲜血,久亦虚人。"清代《疡医大全·诸疮部》(1760年)亦记载:"初生如饭粒,渐大而有根,头破血流,脓出肉反,如花开之状,故名翻花疮。"本病多见于中、老年男子。皮损好发于口唇、鼻、颞、颊等暴露部位。病情发展较快,预后不良。

本病由于肝郁气滞,七情不调,日久化火,伤阴耗血,阴虚血燥,肌肤失养而发;或因疮疡溃后,气血虚弱,不能托恶外泄,复受风毒乘袭,凝聚体肤,酿成恶疮(彩图1-27)。

初起可于旧有疮疡面上,生有饭粒或豆大结节、硬块,逐渐增大,破溃蚀烂,边缘高突,胬肉翻出,其状如菌;或似乳头菜花,头大蒂小,色泽暗红,触之坚实。误有揩损,则血流不止,不觉痒痛(彩图1-28)。

【辨证论治】

1. 凡起病较急,恶肉增长迅速,伴烦躁易怒,胸闷胁胀,舌红脉弦者,为肝郁化火,阴虚血燥证。治宜清泻肝火,养血润燥法,方选泻青丸化裁。药用:羌活10g,防风10g,熟大黄6g,栀子10g,当归15g,川芎10g,川楝子10g,银柴胡12g,黄芩12g,白芍10g,柴胡10g,制香附10g,水煎服。配用中成药可服西黄丸、散结灵。

2. 若病久失治,恶肉胬出,溃烂出血,伴食少纳呆,神疲乏力,舌淡脉细者,为气血已虚,疮毒内陷证。治宜补气养血,托毒外出法,方选扶里排毒汤化裁。药用:生黄芪30g,党参15g,当归12g,赤芍10g,白芍10g,黄精20g,玉竹15g,太子参15g,茯苓15g,连翘10g,白芷10g,郁金10g,白术10g,熟地黄30g,水煎服。

3. 外用恶疮散(乌梅炭15g,轻粉3g,砒霜0.1g,红粉0.1g,冰片1g,研细和匀),撒于疮面。

【调养】 除治疗外,本病宜静心调养,切忌忧愁恼怒,戒除辛辣及烟酒;保持疮面清洁,不可随意触破;本病若及早发现,尽快采取中西医结合的方法治疗,如手术、放疗、化疗等,均可适时实施,绝不可姑息;即使手术、化疗后,亦应持续坚持服用中西药物,以巩固疗效,并定期复查,以防转移或旧病复发,加强饮食调养,多吃鲜嫩多汁的蔬菜水果,忌食无鳞鱼、螃蟹。

耳　痒

【概述】 耳痒,归属于西医学的痒点范畴,是一种以但有耳部瘙痒,而无原发性皮肤损害为特征的皮肤病,故名。如清代《外科大成·耳痒》记载:"耳痒,搔之,虽至血出而痒不止者,肾风也。宜服《三因》四生散,三二服即瘥。"又如《石室秘录·耳痒》记载:"耳中作痒,以木刺之,尚不足以安其痒,必以铁刀刺其底,铮铮有声,始觉快然,否则痒极欲死。"又有《证治汇补·耳痒》记载:"寻常耳痒,有风有火,易于调治。甚有耳痒不歇,挑剔出血,不能住手。此肾脏风毒,上攻于耳。宜透水丹治之,并戒酒色、膏粱厚味。"本病多发于成年男子的双侧耳郭或外耳道,亦有单侧发生者。轻者每天发作一二次,数秒钟或数分钟即过,重者每天发作数十次,每次可达几十分钟。夜间发作甚者,常可影响睡眠。

本病常因肝胆湿热内蕴,郁久不散,循经上犯而致;或因风热久羁,伤及气血,生风化燥,体肤失养而发;或因肾精亏损,虚火上炎,扰于孔窍等导致。

初起耳部瘙痒,瞬间即逝,逐渐发展,淫淫作痒,或如虫行,持续不断,入夜尤甚。虽搔破皮肤,血水滋流,而仍瘙痒不止。

【辨证论治】

1. 凡耳部瘙痒,如虫蠕行,耳郭周围,皮肤发红,滋流血水,伴耳多耵聍,烦躁易怒,舌红苔腻,脉象弦数者,为风湿热邪,上扰清窍证。治宜清热除湿,祛风止痒法,方选龙胆泻肝汤化裁。药用:龙胆10g,车前子10g(包),木通6g,泽泻10g,黄芩12g,生地黄30g,防风10g,栀子10g,牡丹皮10g,赤芍10g,苍耳子10g,白鲜皮10g,水煎服。

2. 若耳部瘙痒,经久不已,入夜尤甚,局部皮肤增厚,干燥皲裂,粗糙脱屑,伴面黄肌瘦,腰酸乏力,食欲不振,耳鸣眩晕,舌质淡红,脉虚细数者,为精血不足,化燥生风证。治宜益精补血,润燥息风法,方选益精煎化裁。药用:熟地黄 30g,黄精 30g,山萸肉 10g,当归 15g,女贞子 10g,墨旱莲 10g,五味子 10g,北沙参 15g,枸杞子 10g,蝉蜕 6g,地肤子 10g,防风 10g,水煎服。外治可用:炉甘石粉 15g,冰片 5g,煅石膏粉 20g,赤石脂粉 10g,甘油 5ml,蒸馏水 200ml,75% 酒精 100ml,共入瓶中,摇匀备用,每日睡前外涂。

【调养】除治疗外,忌食辛辣;戒除烟酒;避免抓破患处;戒除烦恼焦虑,调摄七情;可配合按摩、针灸、气功治疗;适时参加体育锻炼;伴有其他耳部疾患者,宜同时治疗。

旋耳疮

【概述】旋耳疮,相当于西医学的耳部湿疹,是一种以旋耳生疮,瘙痒湿烂为特征的皮肤病,故名。根据其发病特点,中医学文献中又有"耳镟疮""月蚀疮""月蚀疳疮""月蚀耳疮""耳下疮""月食疮""月蚀疳""月镟疮""小儿耳下疮""鸦啖疮"等名。如隋代《诸病源候论·小儿杂病诸候》记载:"小儿耳鼻口间生疮,世谓之月食疮,随月生死,因以为名也。"清代《洞天奥旨·月蚀疳》记载:"月蚀疳者,多生于耳边,或耳之下也。此疮小儿生居多。然足阳明胃经无湿热,与足少阳胆经无郁气,则不生此疳也。"又清代《外科大成·耳镟疮》记载:"耳镟者,生耳后缝间,延及上下,如刀裂之状,随月之盈虚,故名月蚀疮,宜以粉散搽之。如初生如黍,次烂如鸦啖之状,名鸦啖疮。"又如《医宗金鉴·外科心法要诀》记载:"此证生于耳后缝间,延及耳折上下,如刀裂之状,色红,时津黄水,由胆、脾湿热所致。然此疮月盈则疮盛,月亏则疮衰,随月盈亏,是以又名月蚀疮也。"本病可起于任何年龄,常对称发于两耳皱褶处,亦可延及整个耳壳,反复发作(彩图1-29)。

本病由于过食膏粱厚味、辛辣鱼腥,湿热内蕴,上蒸耳壳而致;或因素有湿热内蕴,外受风邪,浸淫肌肤而发;或因禀赋不耐,接触异物(如金属眼镜架等)而致;或因耳道流脓,延及于耳等导致。

初起患处发红作痒,继而粟疹成片,水疱密集。经摩擦或搔抓后,破裂湿烂,脂水浸渍。日久结痂,状若松脂,痂脱后折缝裂开,露出嫩肉,破流血水。

【辨证论治】

1. 凡起病急剧,耳壳肿胀,水疱云集,湿烂剧痒,黄水频流,伴舌红口干,便秘溲赤,脉象滑数者,为湿热内蕴,循经上犯证。治宜清热凉血,祛湿止痒法,方选龙胆泻肝汤化裁。药用:龙胆 10g,黄芩 10g,车前子 10g(包),泽泻 10g,六一散 10g(包),生地黄 30g,白茅根 15g,赤芍 10g,大青叶 15g,牡丹皮 10g,栀子 10g,水煎服。外用:生地榆 15g,黄柏 10g,蒲公英 10g,水煎取汁,冷敷患处。

2. 若病久反复,耳折缝裂开,痛如刀割,舌红少津,脉象细数者,为渗水日久,伤阴耗血证。治宜滋阴养血,润燥除湿法,方选滋阴除湿汤化裁。药用:生地黄 30g,玄参 15g,当归

15g,丹参 12g,白芍 15g,北沙参 15g,牡丹皮 10g,茯苓 10g,泽泻 10g,白鲜皮 10g,地肤子 10g,蛇床子 10g,水煎服。外用川粉散[炙山甲 15g(可用炒三棱 10g 或炒莪术 10g 替代),铅粉、轻粉各 3g,分别研细和匀]香油调擦患处。

【调养】患病期间,应保持患处洁净,不宜烫洗;忌食油腻鱼腥、辛辣酒酪之品;发病诱因如与戴眼镜有关者,应及时更换眼镜架;有因染发剂过敏致湿烂者,应停止染发,必要时剃去毛发,切忌用热水洗烫,以防加重病情。

酒 糟 鼻

【概述】酒糟鼻,相当于西医学的酒渣鼻(玫瑰痤疮),是一种以鼻部发红,上起粟疹脓疱,状若酒渣为特征的皮肤病,故名。根据其症状特点,中医学文献中又有"酒皶""鼻赤""酒齇鼻""酒皻鼻""肺风""肺风疮""肺风粉刺""齇鼻疮""鼻准红赤""酒渣鼻""红鼻子""鼻齇""赤鼻"等名。本病在西医学中由法国医生 Guy de Chauliac 于 14 世纪首先报道。中医学对该病记载较早,如《素问·刺热》说:"脾热病者,鼻先赤。"秦汉时期《神农本草经·中》:"栀子,味苦寒,主五内邪气,胃中热气,面赤、酒疱、皶鼻、白癞、赤癞、疮疡。"6 世纪北齐魏收的《魏书·王慧龙传》记载了酒渣鼻。隋代《诸病源候论·面体病诸候》(610 年)记载:"酒皶候,此由饮酒,热势冲面,而遇风冷之气相搏所生,故令鼻面生皶,赤疱匝匝然也。"唐代《备急千金要方》(652 年)、《千金翼方》(682 年)都记载了栀子丸治疗酒渣鼻。9 世纪唐代大文学家柳宗元《同刘二十八院长述旧言怀感时书事》曾有"骤歌喉易嗄,饶醉鼻成齇"的诗句。明代《外科启玄·肺风疮皶鼻疮》(1604 年)已载:"鼻乃肺之窍,因肺气不清,受风而生,或冷水洗面,以致热血凝结于面所有,宜清肺消风活血药治之。"又如清代《医宗金鉴·外科心法要诀》(1742 年)记载:"此证生于鼻准头及鼻两边。由胃火熏肺,更因风寒外束,血瘀凝结,故先红后紫,久变为黑,最为缠绵。"本病常见于中年女性;病情严重者,常为男性。好发于鼻尖、鼻翼、下颏、面颊部等处(彩图 1-30)。病程长久。

本病常由饮食不节,过食辛辣炙煿、油腻酒酪,以致湿热内蕴,上蒸鼻面,外为风寒所束,凝滞于肤而发;或因病久失治,气血瘀阻,经脉塞滞,肌肤失养等导致。

初起患处发红、油腻光亮,若进食或惊喜恼怒,情志不调时,则发红更甚,日久不退。逐渐发展,则红丝缠绕,交错成网,毛孔开张。继之又有成批粟疹及脓疱,小若针尖,大似赤豆(彩图 1-31)。久则鼻尖皮肤肥厚,隆起硬结,攒集成块,凸凹不平,形似杨梅,常不觉痒痛。

【辨证论治】

1. 凡初起鼻部发红油亮,粟疹、脓疱集聚,红丝缠绕,伴渴喜冷饮,口臭善饥,小便黄赤,舌红苔腻,脉滑数者,为肺胃湿热,上蒸鼻面证。治宜清热祛湿,凉血通络法,方选枇杷清肺饮化裁。药用:枇杷叶 10g,桑白皮 10g,丹参 15g,熟大黄 10g,生石膏 30g(先煎),黄芩 12g,牡丹皮 10g,白茅根 15g,栀子 10g,丝瓜络 6g,蒲公英 10g,水煎服。外用颠倒散(硫黄、大黄各等分,研细和匀)茶水调外涂。

2. 若病久失治,肿块隆起,鼻如疣赘,舌暗瘀斑,脉象涩滞者,为气血瘀阻,经脉塞滞证。治宜活血化瘀,疏通经络法,方选通窍活血汤化裁。药用:桃仁10g,桑白皮6g,牡丹皮10g,赤芍10g,当归尾15g,丹参15g,苏木10g,白芷6g,生姜6g,人工麝香0.1g(包),黄酒30ml,葱白10g,川芎10g,水煎服。另配服大黄䗪虫丸,早晚各1丸。此时可外用:大青叶15g,硫黄15g,大黄30g,炒三棱10g,莪术12g,丹参15g,黄芩10g,食用淀粉60g,分别研细混匀,每次用10~15g,茶水调成糊状,外敷,半小时后洗去,每日1次。

【调养】患病期间,忌辛辣酒酪、肥甘厚味,饮食以清淡为宜;保持大便通畅;切忌用手挤压;可多食冬瓜、西瓜、梨、苦瓜、芹菜、菠菜、藕、油菜;保持心情舒畅;避免日晒。

鼻 疮

【概述】鼻疮,相当于西医学的鼻部疖肿,是一种以鼻部生疮,痛如火燎为特征的疾病,故名。根据其发病特点,中医学文献中又有"鼻生疮""鼻生疮肿"等名称。如隋代《诸病源候论·鼻生疮候》记载:"鼻是肺之候,肺气通于鼻,其脏有热,气冲于鼻,故生疮也。"又如清代《医宗金鉴·外科心法要诀》记载:"此证生于鼻窍内,初觉干燥疼痛,状如粟粒,甚则鼻外色红微肿,痛似火炙。此肺经壅热,上攻鼻窍,聚而不散,致成此疮。"《外科大成·鼻疮》记载:"鼻疮为鼻孔内干燥发痛而有疮也。宜洗肺散清之。"本病多见于成人,好发于鼻前孔、鼻翼、鼻尖等处,起病较急,一般预后尚好。

本病可因鼻孔外伤如抠鼻孔、拔鼻毛、擤鼻涕等,损伤肌肤脉络,风热毒邪,乘隙袭入而发;或因肺热壅盛,火毒上犯,循经走窜,凝聚鼻窍,津液不行,气血凝滞等导致。

初起鼻部红肿疼痛,触之略硬,逐渐痛甚,局部隆起,状似粟粒,甚则鼻外色赤肿胀,顶有黄白脓点,久则溃破,出脓则愈。

【辨证论治】

1. 凡初起鼻部红肿,时觉疼痛,按之略硬,隆起如豆,其色艳赤,顶如粟粒,伴发热恶寒,头身疼痛,舌红苔白,脉象弦数者,为风热外束,凝聚鼻窍证。治宜疏风清热,消肿散结法,方选疏风清热饮加减。药用:黄芩10g,牛蒡子10g,大青叶15g,荆芥10g,薄荷6g(后下),桑白皮12g,牡丹皮10g,赤芍10g,防风6g,蝉蜕6g,金银花12g,水煎服。外涂紫金锭。

2. 若肿势加剧,红肿痛甚,顶有黄白脓点,伴壮热恶寒,口臭便秘,渴喜冷饮,小溲黄赤,舌红苔黄,脉象洪数者,为热毒上犯,结聚鼻窍证。治宜清热解毒,消肿止痛法,方选五味消毒饮化裁。药用:金银花20g,野菊花15g,蒲公英12g,芦根15g,白茅根15g,防风6g,紫花地丁15g,熟大黄10g(后下),牡丹皮10g,赤芍12g,皂角刺6g,黄芩10g,栀子10g,水煎服。外用金黄膏(如意金黄散加香油调成)涂敷。脓成未溃者,可用洁净针头挑破出脓,涂四黄膏。

【调养】除治疗外,忌食辛辣厚味、油腻酒酪、鱼腥发物;戒除抠鼻孔、拔鼻毛等不良习惯;保持患处清洁,切勿挤压;戒除吸烟;可常吃苦瓜、苦菜、黄瓜、莴苣等。

鼻疽

【概述】鼻疽,相当于西医学的鼻硬结病,是一种以疽生于鼻,坚硬结块,甚者鼻部发生畸形为特征的皮肤病,故名。如明代《疡科证治准绳·鼻疽》记载:"鼻柱上生疽何如? 曰:是名鼻疽,属手太阴肺经风热,及上焦郁火所致。"又如《医宗金鉴·外科心法要诀》亦载:"此证生于鼻柱,属督脉经。鼻为肺窍,故又属肺,由肺经郁火凝结而成。坚硬色紫,时觉木痛,初宜服千金漏芦汤……若肿痛不减,势欲作脓,则宜托里透脓汤主之。"本病多见于成年人,男女均可罹患。皮损始于鼻中隔黏膜,向前蔓延可达鼻翼、上唇,向后扩展,甚者可延及支气管,偶可致窒息而死。患者嗅觉、味觉皆可受累及。病情进展缓慢,不易察觉,往往患病几年后,方开始就医。一般健康不受影响,亦少全身症状。

由于腠理失密,卫外不固,鼻为肺窍,呼吸之门,风热乘袭,鼻当其冲;或因肺经蕴热,郁久化毒,上蒸鼻窍,凝滞气血,阻塞脉络,日久结聚等,酿成本病。

初起发热口干,头疼鼻塞,时流浊涕,呼吸不畅,音声变调。日久鼻生硬结,如黍如豆,融合扩大,弥漫成块,触之硬实,皮色暗红,久则阻塞孔窍,面容毁坏。

【辨证论治】

1. 凡初起鼻流浊涕,干燥微痒,继之结节硬块,灼热时疼,伴发热口渴,舌红苔黄,脉象弦数者,为风热毒邪,上阻清窍证。治宜清热凉血,祛风解毒法,方选银翘解毒散化裁。药用:金银花15g,连翘15g,芦根30g,黄芩10g,桑叶10g,野菊花10g,牡丹皮10g,丹参15g,牛蒡子12g,薄荷6g(先煎),黄连6g,甘草6g,枇杷叶12g,水煎服。

2. 若日久结节肿大,鼻似犀貘,腔道受阻,呼吸失畅,麻木疼痛,其色紫红,伴舌暗苔白,脉象弦涩者,为热毒蕴结,闭阻络脉证。治宜清热解毒,化瘀散结法,方选解毒散结汤加减。药用:当归15g,水红花子10g,夏枯草10g,连翘15g,金银花15g,牡丹皮10g,浙贝母10g,炒三棱10g,莪术8g,赤芍10g,生地黄30g,生牡蛎30g(先煎),水蛭6g,水煎服。此时可加服西黄丸、散结灵。

【调养】除治疗外,忌食辛辣酒酪、五辛发物;发现患病,及早治疗;切勿抠挤患处;病情稳定,不再进展后,可配合整形外科手术,以恢复鼻面部的外形与功能。主要矫正严重的鼻道狭窄、鼻咽部狭窄及喉蹼的形成。

鼻蟨疮

【概述】鼻蟨疮,相当于西医学的鼻唇部湿疹、皮炎,是一种以鼻、唇部生疮,因鼻涕淹渍而致为特征的皮肤病,故名。根据其发病特点,中医学文献中亦有称之为"鼻蟨"者。如清代《外科大成·鼻蟨疮》记载:"鼻蟨疮,生小儿鼻下两旁,由风热客于肺也。流汁浸淫,痒而不痛。宜服泽泻散,搽青蛤散。"《外科真诠·鼻䘌》记载:"鼻䘌多生小儿鼻下两旁,色紫斑烂,脓汁浸淫,痒而不痛。由风热客于肺经所致。"本病多见于小儿,主要见于贫困落后、卫生条件较差的山区、农村。好发于双侧鼻孔下方至上唇边缘的人中穴两侧。病程较久,经过缓慢。如治疗不彻底,常易复发。

本病常因饮食失节,饥饱不调,脾胃运化失职,湿邪内蕴,寒痰渐生,阻于肺胃,填塞孔窍而致;或因湿郁生热,上蒸鼻窍而发;或因触冒风热、风寒之邪,使肺失宣降,鼻塞不利,流汁浸淫,淹渍体肤等导致。

初起鼻涕淹渍之处皮肤发红,匡廓鲜明,边界清晰,日久因不断擦搌,患处潮红,甚则湿烂,脂水浸淫,或结黄痂,形若松脂,或痒或痛,经久难愈。

【辨证论治】

1. 凡鼻唇处鼻涕淹渍,皮色红赤,浸淫延开,上结黄痂,或痒或痛,或脂水频流,伴鼻涕色黄,如脓浊秽,腹胀便结,面色不华,小溲黄赤,舌红苔腻,脉象滑数者,为肺胃积热,上蒸鼻窍证。治宜清泻肺胃,宣通鼻窍法,方选泻白散、泻黄散化裁。药用:黄芩10g,桑白皮10g,地骨皮10g,生甘草6g,生石膏30g(先煎),藿香12g,栀子10g,芦根15g,苍耳子6g,防风10g,牛蒡子10g,熟大黄6g,水煎服。外用:青黛6g,煅石膏30g,冰片1g,研细,纱布包扑。

2. 若涕出清稀,涓涓不止,患处皮色淡红,时作瘙痒,伴面色萎黄,腹胀便溏,舌淡苔白,脉细无力者,为脾肺气虚,湿濡孔窍证。治宜补益脾肺,除湿通窍法,方选四君子汤化裁。药用:茯苓12g,白术10g,炒山药15g,炒薏苡仁30g,白芷10g,砂仁6g(后下),枳壳10g,辛夷10g,陈皮10g,党参12g,炙甘草10g,水煎服。外治同前。

【调养】除治疗外,应适时调节饮食,养成勤洗手、洗脸、洗衣等卫生习惯;保持患处清洁;少吃辛辣、肥甘厚味;不滥涂外用药物;慎避风寒、风热等六淫之邪。

热 疮

【概述】热疮,相当于西医学的单纯疱疹,是一种在热病过程中,皮肤黏膜交界处发生疱疹的皮肤病,故名。根据其发病特点,中医学文献中又有"热气疮""热火嘘""燎疱""火燎疱"等名。在西医学中,最早于1713年由英国人Richard Boulton将古罗马人描述的具有接触传染性的疱疹命名为"单纯疱疹"。中医学文献对此记载较早。晋代《刘涓子鬼遗方·黄连膏方》指出:"治热疮,黄连膏方:黄连、生胡粉各三两,白蔹二两,大黄二两,黄柏二两。上五味为末,用猪脂,以意调和涂之。"隋代《诸病源候论·疮病诸候》记载:"热疮候,诸阳气在表,阳气盛则表热。因运动劳役,腠理则虚而开,为风邪所客。风热相搏,留于皮肤则生疮。初作瘭浆,黄汁出,风多则痒,热多则痛。"宋代《圣济总录·热疮》记载:"热疮本于热盛,风气因而乘之,故谓之热疮。"本病可见于任何年龄,常在热病中或热病后出现,多发生于口角、唇缘、鼻及咽、眼周围,偶可发于外阴、肛门周围,常由性接触感染,西医称之为生殖器疱疹(彩图1-32、彩图1-33、彩图1-34)。病程1~2周,但易于原处复发。

本病因于劳役过度,饥饱不调,脾胃失和,湿热内蕴,郁久化毒,上蒸头面,或热病之中,复受风邪时毒,风热毒邪,上蒸孔窍,发于肌肤,或腠理不密,外染毒邪等而致。

初起患处发红灼热,时有痒痛,继之起针尖至粟米大小水疱,密集攒聚,疱液澄清,渐至混浊,破后糜烂,脂水浸渍。而后干燥结痂,留有褐斑,日久消退。

【辨证论治】

1. 凡疱疹初起,发于孔窍周围,水疱集簇,形如粟米,或若赤豆,疱壁韧实,疱液初清后浊,伴灼热痒痛,周边臖核肿大,口鼻干燥,渴喜冷饮,胃纳不佳,便秘溲赤,舌红苔黄,脉象弦数者,为肺胃积热,外受风毒证。治宜清泻肺胃,散风解毒法,方选黄连解毒汤化裁。药用:桑白皮 10g,生甘草 10g,生大黄 10g,莲子心 6g,防风 10g,生石膏 30g(先煎),栀子 10g,大青叶 15g,黄芩 10g,黄连 6g,金银花 10g,黄柏 10g,连翘 12g,水煎服。

2. 若疱疹糜烂渗出,脂水浸渍,伴乏力倦怠,大便不调,小便黄赤,舌红苔腻,脉象滑数者,为湿热蕴毒,上蒸下注证。治宜清热利湿,解毒祛邪法,方选龙胆泻肝汤化裁。药用:龙胆 12g,车前子 10g(包),泽泻 10g,木通 6g,白茅根 15g,芦根 15g,板蓝根 15g,栀子 10g,生甘草 10g,生薏苡仁 15g,黄芩 10g,水煎服。凡患处焮红,水疱集簇,尚未破溃者,外用如意金黄散,香油调涂。

3. 若疱疹已破,糜烂渍水者,外用黄柏 15g、生地榆 10g,水煎取汁,冷敷患处。

4. 中成药可用紫金锭、四黄膏、金黄膏、六神丸等调敷。

【调养】患病期间,应保持局部清洁,切忌洗烫搔抓;忌食膏粱厚味、辛辣醇酒;可多饮绿豆汤、金银花露;水果蔬菜中以苦瓜、白菜、油菜、冬瓜、西瓜、黄瓜等为好;保持大便通畅,切忌便秘;保持患处清洁,促使干燥结痂,防止继发感染。

唇 风

【概述】唇风,相当于西医学的慢性唇炎、剥脱性唇炎,是一种以口唇肿胀,湿烂脱屑为特征的皮肤病,故名。本病在西医学中于 1870 年由德国人 Volkmann 最先报道。根据其发病特点,中医学文献中又有"舐唇风""唇湿""驴嘴风""唇紧""虫蚀疮""月厥疮""雁来风""口紧""唇颤动""唇疮""紧唇""唇沈""沈唇""唇𥆧"等名。如隋代《诸病源候论·唇口病诸候》记载:"紧唇候,脾胃有热,气发于唇,则唇生疮,而重被风邪,寒湿之气搏于疮,则微肿湿烂,或冷或热,乍瘥乍发,积月累年,谓之紧唇,亦名沈唇。"明代《疮疡经验全书·口紧图说》记载:"口紧,一名月厥疮,一名雁来风,一名虫蚀疮。"又如清代《医宗金鉴·外科心法要诀》亦记载:"此证多生下唇,由阳明胃经风火凝结而成。初起发痒,色红作肿,日久破裂流水,疼如火燎,又似无皮,如风盛则不时瞤动。"本病多见于年轻女性及儿童,好发于下唇中部,严重者可累及整个上、下唇(彩图 1-35)。其病程长久,可数年不愈。

本病因过食膏粱厚味、醇酒炙煿,湿热内蕴,上蒸口唇而致;或因劳逸不调、思虑过度,脾运受遏,湿邪内存,郁久化热,熏蒸于上而发;或因平素咬唇、舐唇,伤及络脉,风热乘袭,郁结不散等导致。

初起患处发红作痒,破裂流水,痛如火燎,继而肿胀结痂,痂落后露出鲜红嫩肉,势若汤烫;或破裂流水,浸渍湿烂,痒痛相兼。日久则干燥皲裂,红肿又作,状如无皮,唇睏不止(彩图1-36)。

【辨证论治】

1. 凡初起肿胀湿烂,脂水浸渍,脘腹胀闷,大便不调,小溲黄赤,舌红苔腻,脉象滑数者,为湿热内蕴,上蒸口唇证。治宜清热利湿,调和脾胃法,方选芩连平胃散化裁。药用:黄芩10g,黄连6g,苍术10g,陈皮10g,牡丹皮10g,藿香12g,佩兰12g,茵陈15g,六一散10g(包),防风10g,升麻10g,水煎服。

2. 若病久反复,唇干皲裂,结痂脱屑,痛如火灼,口干欲饮,小便短赤,大便干结,舌红少津,脉象细数者,为燥热伤阴,虚火上扰证。治宜养阴润燥,清降虚火法,方选益胃汤化裁。药用:生地黄30g,麦冬10g,北沙参12g,玉竹10g,石斛10g,玄参12g,赤芍10g,地骨皮12g,知母10g,生甘草6g,水煎服。

3. 外治可用青黛散(青黛3g,白芷10g,煅石膏30g,冰片1g,分别研细后和匀),湿烂渗水者,干撒患处;干燥皲裂者,紫草油调涂。

【调养】除治疗外,忌食辛辣醇酒、膏粱厚味;戒除吸烟、咬唇、舐唇等不良习惯;平时可外涂护唇膏脂;多吃新鲜蔬菜、水果;保持大便通畅。

舐 唇 疳

【概述】舐唇疳,近似于西医学的舌舐唇炎或着色性口周红斑,是一种以口周部位出现红斑,周边伴有色素沉着为特征的皮肤病。因其发病部位均是舌头舐及口唇周围之处,故名。根据其发病特点,中医学文献中又有称之为"饴唇疳""饴嘴疮""舐嘴疮"者。本病在西医学中于1923年由法国人Louis Brocq首先描述。中医学文献对此记载较早,如邹岳《外科真诠·舐唇疳》(1838年)记载:"饴唇疳,唇口浮烂作痒时,舒舌饴之,乃心脾积热之病。"清代王旭高《外科证治秘要·舐唇疳》(1862年)记载:"舐唇疳,发于小儿唇四旁,红赤无皮,不时燥裂,欲以舌舐之。"本病多见于小儿及伴有脂溢及酒渣鼻倾向的妇女。皮损对称分布于口唇周围,病程长久,经过缓慢,时有反复,难于彻底根除。

本病因多餐炙煿,过食辛辣、茶酒五辛或鱼腥海味,乃致脾胃积热,循经上犯而发;或因中土素弱,饮食不调,运化失职,湿邪内蕴,郁久化热,湿热上蒸而致;或因久用胭脂唇膏,复因禀赋不耐,化毒蕴热,侵袭体肤所致。

初起口唇周围出现红斑,如带状环绕四畔,边缘伴有色素沉着,呈褐色或褐红色。逐渐发展可超出颏部,并沿鼻唇沟扩展。唇红与病变部位之间,有一条正常皮肤,狭长带状,环绕唇周。皮损颜色,或深或浅,或红或粉,变化不定,逐日有别,但匡廓清晰局限。

【辨证论治】

1. 凡初起口唇周围,生有红斑,边缘齐整,匡廓鲜明,中有正常皮肤,呈带状环绕,兼有周边色褐,伴口中黏腻,胃纳不馨,胸脘痞满,舌红苔腻,脉象滑数者,为脾胃湿热,上蒸口唇证。治宜清热燥湿,调理脾胃法,方选芩连平胃散化裁。药用:黄芩10g,黄连10g,苍术15g,厚朴12g,焦神曲15g,焦麦芽15g,焦山楂15g,苦参10g,陈皮10g,炙甘草6g,藿香12g,佩兰12g,防风6g,水煎服。外用碧玉散10g,冰片1g,研细香油调敷。

2. 若病久反复,或因循失治,口唇红赤无皮,不时燥裂,甚则脱屑或痒,伴口干舌燥,五心烦热,小溲短赤,大便干结,舌红少津,脉象细数者,为邪热伤阴,化燥生风证。治宜养阴生津,润泽肌肤法,方选益胃汤化裁。药用:北沙参15g,玉竹12g,生地黄30g,天冬12g,麦冬12g,石斛10g,白芍10g,蝉蜕6g,水煎服。外用:煅石膏30g,海螵蛸15g,青黛5g,冰片1g,分别研细,香油调涂。

【调养】除治疗外,忌食辛辣;慎用唇膏胭脂;不可舔唇;戒除烟酒;患处不宜烫洗,不滥用外涂药物;多吃鲜嫩多汁的水果、蔬菜;勿食鱼腥海味。

唇　疮

【概述】唇疮,相当于西医的肉芽肿性唇炎,是一种以口唇肿胀肥厚,燥裂生疮为特征的皮肤病,故名。其他如接触性唇炎、光线性唇炎、剥脱性唇炎等,亦可以属此范畴。本病在西医学中于1870年由德国人Volkmann首先报道。中医学文献对此亦有相关记载。如隋代巢元方《诸病源候论·唇口病诸候》(610年)记载:"唇疮候,脾与胃合,足阳明之经,胃之脉也。其经起于鼻,环于唇。其支脉入络于脾。脾胃有热气发于唇,则唇生疮。"又如1831年清代许克昌、毕法的《外科证治全书·唇部证治》(1831年)记载:"虫蚀肛,上唇生疮,声必哑;虫蚀脏,下唇生疮,咽必干。皆因腹内生热而食少者,肠胃空虚,三虫求食之故。"本病多见于中青年,男性患者略多于女性。一般始发于一唇,而后累及另一唇,偶可两唇同时起病。病程长久,经过缓慢。

本病因过食辛馨酒酪、肥甘厚味,伤及脾胃,化湿蕴热,上蒸于唇而发;或因饥饱无度,劳逸失调,中土受损,外染风热,化燥伤阴,郁结不散等导致。

初起患处突发弥漫性水肿,可累及颊额,消退后可反复发作,正常肤色或红紫,柔软有弹性,或有肥厚粗糙,湿烂渗液,津水黄黏,自觉痒痛。日久干涸结痂,干燥皲裂,麻木疼痛,或层层蜕皮,苦不堪言。

【辨证论治】

1. 凡初起口唇肥厚,肿胀增大,表面潮湿渗液,津水黄黏,基底潮红,痒痛相兼,伴心烦口渴,大便秘结,小溲黄赤,舌红苔腻,脉象滑数者,为湿热蕴结,循经上犯证。治宜清热除湿,解毒散结法,方选清脾除湿饮化裁。药用:黄连6g,厚朴10g,茵陈15g,黄芩10g,生甘草10g,藿香12g,生大黄10g,牡丹皮10g,栀子10g,清半夏6g,泽泻10g,水煎服。外用:黄柏

12g,马齿苋 15g,金银花 10g,水煎取汁,冷敷患处。

2. 若病久不愈,口唇肿胀肥厚,脱皮结痂,干燥皲裂,或津血水,灼热疼痛,基底艳赤,扪之少津,伴口干欲饮,小溲短赤,大便硬结,舌红少苔,脉象细数者,为邪热久羁,化燥伤阴证。治宜清热凉血,养阴润燥法,方选凉血解毒汤化裁。药用:生地黄 30g,牡丹皮 10g,赤芍 10g,玄参 15g,知母 12g,麦冬 12g,玉竹 10g,石斛 15g,北沙参 12g,生甘草 10g,金银花 10g,连翘 15g,水煎服。外用:青黛 3g,海螵蛸粉 9g,白及粉 6g,煅石膏粉 30g,冰片 2g,研细混匀,香油调涂患处,每日 1~2 次。

【调养】除治疗外,应注意保持口腔卫生;忌食肥甘酒酪、辛辣炙煿;戒除吸烟,保持患处清洁;有舌、齿、龈、颊等慢性疾病应及时治疗;保持大便通畅;可常吃新鲜的水果蔬菜。

木　唇

【概述】木唇,相当于西医学发于口唇部的血管神经性水肿(特殊类型的荨麻疹),是一种以口唇突然肿胀伴麻木或痒为特征的皮肤病,故名。根据发病特点,中医学文献中又有"驴唇风""驴嘴风""赤白游风"等名。在西医学中,1900 年前后德国人 Quincke 及美国人 Bannister 首先提出该病。中医学文献对此记载较早,如明代薛铠《保婴撮要·赤白游风》(1555 年)记载:"赤白游风,属风热血热。盖血得热而游走耳。血属气分,赤属血分;或因腠理不密,风热相搏,怫郁而成;或乳母食膏粱厚味所致。"又如清代王旭高《外科证治秘要·木唇》(1862 年)记载:"木唇,生于上下嘴唇,片刻暴肿,不甚痛,又无疮头。按之虽肿,而不坚硬。木唇不服药而亦自愈,但稍清散之可也。"本病多见于儿童或青年,成年人亦可偶见,男女均可罹患。起病急骤迅猛,皮损常见于皮下组织疏松之处,如:上、下口唇,亦有累及眼睑、包皮、耳郭、舌、喉、手、足等处者。个别人可有家族病史,累代不绝。病程较短,一般 1~3 天可自行痊愈,不留痕迹。常可反复发作。

因禀性不耐,食入鱼虾海味等腥发动风之品;或腠理不密,卫外失固,六淫之邪,乘隙外袭,壅于体肤;或脾胃积热,循经上犯,发于口唇等,皆能致病。

初起发生迅即,口唇肿胀,紧绷光亮,匡廓不明,继则唇色瓷白,或呈淡红,触之柔软,压之无凹陷,语言及进食受累。甚者可伴胸闷气憋,呼吸不畅等。

【辨证论治】

1. 凡初起发病迅速,口唇增厚,焮赤漫肿,触之灼热,自觉麻木,灼热或痒,伴心烦口渴,大便干结,小溲短赤,舌红苔黄,脉象浮数者,为风热之邪,壅聚口唇证。治宜清热散风,解表祛邪法,方选银翘散化裁。药用:金银花 10g,连翘 12g,淡竹叶 6g,牛蒡子 10g,芦根 15g,薄荷 6g(后下),赤芍 10g,黄芩 10g,大青叶 15g,水煎服。

2. 若病久反复,口唇肿胀,起病较快,漫肿瓷白,触之柔软如馒,自觉麻木微痒,每遇风寒,病情反复,伴舌淡苔白,脉象浮缓者,为腠理失密,营卫不和证。治宜固卫御风,调和营卫法,方选桂枝汤、玉屏风散化裁。药用:生黄芪 30g,白芍 10g,桂枝 10g,大枣 12 枚,炒蒺藜

9g,蝉蜕 6g,白术 15g,防风 10g,荆芥 10g,生姜 10g,羌活 6g,川芎 6g,水煎服。局部可用热毛巾湿敷。

3. 若伴胸闷气憋,呼吸短促,音哑喉痛,伴舌红苔黄,脉象浮数者,为风热夹毒,上扰咽喉证。治宜祛风清热,解毒开音法。方选麻杏石甘汤化裁。药用:炙麻黄 9g,炒杏仁 9g,生石膏 30g(先煎),炙甘草 9g,射干 10g,僵蚕 6g,蝉蜕 6g,玉蝴蝶 6g,薄荷 6g(后下),水煎服。

【调养】除治疗外,应注意调节饮食;多吃新鲜蔬菜水果,忌食辛辣酒酪;免受风寒、风热之邪乘袭;吸烟者应戒烟;有明显诱因者,应慎避之;保持大便通畅;保持室内空气清新。

唇　疔

【概述】唇疔,相当于西医的发于唇部的疖、痈、蜂窝织炎,是一种以口唇部位发生疔疮,易于毒邪走散,毒重根深为特征的皮肤病,故名。根据其发生部位、形色等特点,中医学文献中又有"黄疔""脾疔""龙泉疔""虎须疔""髭疔""反唇疔""锁口疔""人中疔""唇疽""承浆疔"等不同名称。如清代《青囊秘诀·唇疔论》记载:"人有生疔于唇上,或在口角之旁,或在上下唇之际,不必论其大小,皆因脾胃之火毒也,最宜速散,否则毒气炎炽,难于饮食,往往有腐烂而死者。然疔愈小,而其毒愈横也。治之法,宜急泻火毒,而又不可损伤脾胃之气,则毒不难散矣。"《外科大成·反唇疔》记载:"反唇疔生于唇里,锁口疔生于唇角。二疔初起如粟,坚硬如铁,肿痛麻痒,寒热交作。"本病好发于唇部及其周围,起病较急,传变迅急,病程大约 1~2 周,预后一般尚可。若毒邪扩散,内攻脏腑,则常可危及生命。

因恣食肥甘、辛辣厚味、醇酒炙煿,则脾胃积热,化火蕴毒,循经上犯;或腠理失密,卫外不固,六淫乘隙,滞留经脉,化毒生热;或体肤破损,外染毒邪等,均能致病。

初起患处黄白脓疱,粟米大小,继而结块,麻痒相兼,形如赤豆,红肿灼痛,硬脚如钉。逐渐顶软盘收,脓毒外泄,溃后结痂。

【辨证论治】

1. 凡初起脓疱,形如粟米,根硬如钉,痒痛麻木,伴发热头疼,唇舌强謇,溲赤便结,舌红苔黄,脉象弦数者,为火毒炽盛,邪热鸱张证。治宜清热解毒,消肿散结法,方选救唇汤加减。药用:金银花 12g,连翘 15g,紫花地丁 15g,桔梗 6g,牡丹皮 10g,赤芍 10g,草河车 15g,败酱草 15g,蒲公英 15g,浙贝母 12g,生大黄 12g(后下),白果 10g,水煎服。外用蟾酥锭,米醋调涂。

2. 若根盘渐收,顶凸根软,出脓黏稠,伴壮热口渴,苔黄脉数者,为血热毒盛,肉腐为脓证。治宜清热凉血,解毒排脓法,方选解毒排脓汤化裁。药用:栀子 10g,连翘 15g,牡丹皮 10g,山甲珠 6g(可用炒三棱 6g 或炒莪术 6g 替代),黄连 10g,野菊花 12g,紫花地丁 15g,积雪草 12g,蒲公英 15g,白芷 10g,皂角刺 6g,赤芍 10g,水煎服。外用九一丹药线提毒。溃后余热未尽者,可加服生脉饮口服液。

【调养】除治疗外,忌用手挖鼻孔、拔胡须,保持皮肤清洁卫生;勿食辛辣厚味,肥甘炙煿;戒除烟酒;保持大便通畅;切勿用手挤压抠按患处,以免毒邪四窜、疔疮走黄,可常饮芦根水、绿豆汤。

唇 生 核

【概述】唇生核,近似于西医学的腺性唇炎,是一种以下唇增厚外翻,内生肿核为特征的皮肤病,故名。根据其发病特点,中医学文献中又有"唇生肿核""唇核"之名。在西医学中,1870年德国人Volkmann首先描述该病。在中医学中,本病的文献记载较早见于隋代巢元方《诸病源候论·唇口病诸候》(610年):"唇生核候,足阳明为胃之经,其支脉环于唇,入络于脾。然脾胃为表里,有风热邪气乘之,而冲服发于唇,与血气相搏,则肿结,外为风冷乘,其结肿不消则成核。"本病多见于成年男性,好发于下唇。病程长久,经过缓慢。经久不愈的中年以上患者,可有少数发生恶变。

因恣食辛辣,积热上攻;或长久吸烟,热毒燔灼;或日光久曝,蕴酿成毒;或口内不洁,秽浊上犯;或脾胃湿热,循经走窜,复受风热邪气乘之,则结聚成核等,从而致病。

初起下唇生有结节,粟米至绿豆大小,色黄中凹,挤压之时,出汁黄黏,口唇肿大肥厚,内生肿核;或久则肿胀疼痛,溃烂结痂,脓汁聚积,黄黏腥臭,基底潮红湿烂,苦不堪言。

【辨证论治】

1. 凡初起下唇肿胀增厚,内生黄色结节,压之脓出,黏膜浸渍湿烂,肥厚结痂,伴脘腹胀闷,口中臭秽,便结溲赤,舌红苔黄,脉象滑数者,为脾胃积热,上蒸口唇证。治宜清热泻火,釜底抽薪法,方选调胃承气汤、泻黄散化裁。药用:芒硝6g(冲服),生大黄10g(后下),生甘草10g,防风10g,生石膏30g(先煎),栀子10g,藿香10g,川牛膝10g,野菊花12g,蒲公英15g,知母10g,水煎服。外用冰硼散或锡类散撒于患处。

2. 若病久反复,肿胀疼痛,溃烂溢脓,潮红湿烂,伴口干欲饮,五心烦热,大便干结,小溲短赤,舌红少津,脉象细数者,为热毒伤阴,虚火上扰证。治宜解毒养阴,清降虚火法,方选养阴解毒汤化裁。药用:生地黄30g,石斛10g,知母10g,麦冬10g,黄柏10g,生甘草10g,连翘12g,金银花10g,玄参12g,升麻10g,地骨皮12g,淡竹叶6g,水煎服。外用青芷散(青黛6g,白芷3g,寒水石10g,冰片3g,研细和匀),香油或茶水调涂。

【调养】除治疗外,应保持口腔卫生;戒除烟酒;忌食辛辣厚味;保持情怀畅达;做到饮食有节,起居有常;及时治疗口、齿、舌、咽等慢性疾病;戒除烦恼焦虑;避免日光暴晒;饮食以清淡为宜。

茧 唇

【概述】茧唇,相当于西医学的唇癌(包括鳞状细胞癌、基底细胞癌),是一种唇部生有硬结如蚕茧,日久翻花如杨梅的皮肤恶疮。因其初发形似蚕茧,故名。中医学文献中亦有"唇茧""反花疮""白唇茧""雁来风""月厥疮""翻花疮"等名。如明代《疮疡经验全书·茧唇图说》记载:"茧唇者,此症生于嘴唇也,其形似蚕茧,故名之。《内经》云:脾气开于口。又云:脾之荣在唇。但燥则干,热则裂,风则瞤,寒则揭。若肿起白皮皱裂如蚕茧,故定名曰茧唇也。始起一小瘤如豆大,或再生之,渐渐肿大,合而为一,约有寸厚或翻花如杨梅,如疙瘩,如灵芝,如菌,形状不一,皆由六气七情,相感而成,或心思太过,忧虑过深,则心火焦炽,传授脾经,或食酽酒厚味,积热伤脾,而肾水枯竭以致之。"又如《外科正宗·杂疮毒门》记载:"茧唇乃阳明胃经症也,因食煎炒,过餐炙煿,又兼思虑暴急,痰随火行,留注于唇。初结似豆,渐大若蚕茧,突肿坚硬,甚则作痛,饮食妨碍,或破血流。"清代《外科证治全书·唇部证治》亦记载:"茧唇,唇上起白皮小疱,渐大如蚕茧,或唇下肿如黑枣,燥裂痒痛,皆七情火动伤血。"《外科大成·茧唇》则认为:"茧唇者,初生如豆,渐大成茧,或如翻花、灵芝等样,肿硬疼痛,破流血水……如日久流血不止,见形羸虚热,面黑颧红,口干渴甚者,不治。"本病常见于男性老年患者,大多有长期吸烟史,或唇部素有旧疾,如唇部白斑、皲裂等。皮损多见于下唇唇红外侧。病情进展较快,预后多不良(彩图1-37)。

本病因于七情不调,日久化火蕴毒;或长久吸烟,毒热燔灼;或恣意口腹,积热上蒸;或素有唇部旧疾,因循失治,复受风毒侵扰,日久酿成恶疮等,皆可致病。

初起患处生有硬结,形如梅李之核,不觉痒痛,逐渐增长,状若蚕茧,颈周瘰核肿大。日久硬结,破溃翻花,形如草莓,凸凹不平,胬肉高出,坚硬且痛,饮食不便。恶疮之上,覆有痂皮,偶有揩破,血流如注,或有恶臭。

【辨证论治】

1. 凡初起病急,恶疮生长迅速,触之坚硬,伴口干心烦,胸胁满闷,大便干结,小溲短赤,舌红苔腻,脉象弦数者,为湿热蕴毒,上蒸口唇证。治宜清热祛湿,解毒泻火法,方选解毒除湿汤化裁。药用:知母10g,生大黄10g(后下),栀子10g,茵陈30g,生地黄30g,麦冬10g,黄芩10g,连翘10g,败酱草15g,生甘草10g,郁金6g,水煎服。另:小金丹1粒,送服。外用芙蓉膏贴敷。

2. 若恶疮已溃,胬肉翻花,出血恶臭,伴食少纳差,乏力倦怠,日渐消瘦,舌红少苔,脉象细数者,为疮毒内陷,伤阴耗液证。治宜托疮提毒,养阴益血法,方选解毒养阴汤化裁。药用:生地黄30g,牡丹皮10g,生黄芪40g,连翘10g,白芍10g,僵蚕10g,当归15g,党参10g,芦根15g,玄参12g,知母10g,石斛10g,麦冬12g,水煎服。另:西黄丸3g,送服。外用蚀疮散(煅石膏30g,白降丹3g,红升丹3g,冰片0.1g)撒于患处。待腐肉尽去后,改用生肌散、生肌玉红膏外敷。

【调养】本病患者应避免烦恼焦虑,保持情怀畅达;忌食辛辣厚味;戒除吸烟、饮酒;伴有口腔、舌、齿、齿龈、鼻、咽等部位慢性疾病时,当同时治疗;可以配合放疗、化疗、手术、激光等方法适时进行;治疗本病的同时,应进行全面体检,以防恶疮转移。

燕 口 疮

【概述】燕口疮，相当于西医学的口角唇炎，是一种以口角生疮，形如燕子之吻为特征的疾病，故名。根据其发病特点，在中医学文献中亦有"燕口生疮""剪口疮""夹口疮""口角疮""燕吻疮"等名。如隋代《诸病源候论·小儿杂病诸候》记载："燕口生疮候，此由脾胃有客热，热气熏发于口，两吻生疮，其疮白色，如燕子之吻，故名为燕口疮也。"又如清代《疡医大全·唇口部》亦记载："剪口疮，又名夹口疮，脾热者多患此。亦有父母遗毒小儿，口角色白生疮，久而不愈。"本病常对称生于口角皮肤及黏膜，病程较久，亦可反复发生。中老年患者可伴有齿疾。小儿患者常有脾胃不和。

因饮食失节，脾胃不调，过餐肥甘，日久积热，循经上犯；或脾胃蕴热，灼伤阴液，肤失润养等，皆可致病。

初起口角部位生有红斑，轻度水肿，逐渐渗液结痂，张口裂痛。久则皮肤粗糙，浸润脱屑，甚则皲裂，招动出血，痛楚难耐。

【辨证论治】

1. 凡口角生疮，发红肿胀，渗液结痂，形如松脂，张口裂痛，伴口干口臭，腹胀便结，小溲黄赤，舌红苔干，脉象弦数者，为脾胃积热，循经上犯证。治宜清泄脾胃，引热下行法，方选清胃散化裁。药用：熟大黄 10g（后下），川牛膝 6g，黄连 6g，防风 6g，生石膏 30g（先煎），栀子 10g，芒硝 4g（冲服），藿香 10g，车前子 10g（包），升麻 10g，甘草 6g，水煎服。外用青白散（青黛 2g，枯矾 6g，煅石膏 30g，海螵蛸 15g，冰片 2g），香油调涂。

2. 若口角皲裂脱屑，干燥粗糙，口角向外下有辐射状条纹，伴口干唇燥，舌红少苔，小溲短赤，脉象细数者，为脾胃阴伤，体肤失养证。治宜滋养胃阴，荣润肌肤法，方选益胃汤加味。药用：生地黄 30g，北沙参 12g，麦冬 12g，玉竹 10g，冰糖 12g，石斛 15g，知母 10g，天花粉 10g，玄参 10g，白芍 15g，炙甘草 10g，葛根 10g，水煎服。外治同前。

【调养】除治疗外，应保持口内清洁；及时修复病齿及义齿；戒除烟酒、辛辣炙煿；多吃鲜嫩的水果、青菜；儿童患者尤当不可偏食；按时刷牙；保持大便通畅。

口 吻 疮

【概述】口吻疮，近似于西医学的口周皮炎，又称光感性皮脂溢出，是一种以口周皮肤迭起红斑、丘疹、丘疱疹及鳞屑为特征的皮肤病。因其好发于口吻部，故名。中医学文献中亦有"肥疮""口角疮""燕口"等名。本病在西医学中于 1957 年由美国人 Frumess 首先报道。中医学文献里对此记载较早。隋代巢元方《诸病源候论·唇口病诸候》（610 年）记载："口吻疮候，足太阴为脾之经，其气通于口。足阳明为胃之经。手阳明为大肠之经。此二经并挟于口。其腑脏虚,为风邪湿热所乘,气发于脉,与津液相搏则生疮,恒湿烂有汁,世谓之肥疮,亦名燕口。"本病好发于青壮年女性,皮损常对称分布于口周、下颏、鼻侧等处。口周常有一圈狭窄的正常皮肤不受累及,上下唇红正常(彩图1-38)。病程长久,反复不已。日晒、寒冷、饮酒、热食等,常可使皮损和症状加重。

本病因恣意口腹,过餐炙煿,或多饮茶酒,饱食肥甘,则湿热内蕴,循经上犯而发;或脾胃积热,复受风邪,搏于口周等,从而致病。

初起口周皮肤发红作痒,患处生有粟疹,米粒大小,或稀疏散在,或集簇成片。日久粟疹之上,可有水疱、脓疱,其色黄白,周边绕以红晕,匡廓鲜明,形如"口罩",自觉灼热。如有暂时痊愈,症状减轻,则迭起细碎鳞屑,形如糠秕,抚之即落。

【辨证论治】

1. 凡初起患处发红作痒,迭生粟疹,针尖大小,互不融合,自觉灼热,伴便结溲赤,舌红苔黄,脉象弦数者,为脾胃积热,外受风邪证。治宜清泄脾胃,祛风散邪法,方选泻黄散化裁。药用:生石膏30g(先煎),生甘草10g,防风6g,栀子10g,藿香10g,知母10g,淡竹叶6g,牡丹皮10g,赤芍10g,升麻10g,玄参10g,连翘15g,牛蒡子10g,水煎服。

2. 若日久反复,迭起粟疹,上生水疱,或有脓疱,黄白相兼,基底潮红,自觉灼热瘙痒,伴腹胀便结,小溲黄赤,舌红苔腻,脉象滑数者,为脾胃湿热,循经上犯证。治宜调理脾胃,清热除湿法,方选芩连平胃散化裁。药用:黄芩10g,黄连6g,厚朴10g,苍术10g,佩兰10g,茵陈30g,车前子10g(包),藿香10g,陈皮10g,六一散12g(包),连翘12g,水煎服。外用:紫草20g,牡丹皮15g,冰片5g,香油500ml,浸泡3日后外用,每日2次。

【调养】除治疗外,应忌食肥甘辛辣;停用氟化牙膏及含氟皮质激素;免受冷热刺激;戒除烟酒;免受日光暴晒;不滥用外涂药物;慎重选用化妆品及洗面清洁剂。

口　糜

【概述】口糜,近似于西医学的水疱大疱型多形性红斑,其他如重症型多形性红斑、各类型天疱疮、类天疱疮及黏膜扁平苔藓等,以口腔糜烂为主要特征的疾病,均可属此范畴。早在《素问·气厥论》就有"膀胱移热于小肠,隔肠不便,上为口糜。"《素问·至真要大论》亦有"火气内发,上为口糜"的记载。又如清代《医宗金鉴·外科心法要诀》记载:"此证由阳旺阴虚,膀胱湿水,泛溢脾经,湿与热瘀,郁久则化为热,热气熏蒸胃口,以致满口糜烂,甚于口疮,色红作痛,其则连及咽喉,不能饮食。"《外科证治全书·口部证治》记载:"口糜,满口糜烂,色红作痛,口干舌燥,甚则腮舌俱肿。初宜服导赤汤加麦冬、五味子、薄荷;如斑烂延及咽喉,不能饮食,日轻夜重,用苏子利喉汤。"本病发起急骤,进展迅速,皮损可累及两颊、上腭、舌、咽喉、唇等黏膜部位,甚则全口同时罹患(彩图1-39)。病程较久,易于反复。

因七情不调,五志化火;或过餐炙煿,辛辣酒酪,湿热内蕴,日久化火蕴毒;或禀性不耐,食入发物;或口内不洁,毒邪乘袭;或外受六淫,侵袭上扰等,均能致病。

初起患处生有红斑,或如榆钱,或类指甲,其上或四畔燎浆水疱,进展迅速,周围红晕肿胀,疱液澄清,或内有血水,旋即溃破糜烂,浸渍蔓延,滋流血水,基底鲜红,上覆白膜。

【辨证论治】

1. 凡初起病急,口舌糜烂,血水滋流,灼痛不已,伴心烦口干,腮舌俱肿,流涎增多,便干溲赤,脉象弦数者,为心脾积热,循经上犯证。治宜清泻心脾,引火下行法,方选导赤散化裁。药用:生地黄30g,木通6g,栀子10g,淡竹叶6g,藿香12g,白茅根15g,生大黄12g(后下),连翘10g,锦灯笼10g,甘草梢10g,玄参10g,生石膏30g(先煎),大青叶15g,青黛6g(包),水煎服。外用冰硼散吹于患处。

2. 若满口糜烂,唇舌作痛,连及咽喉,甚于口疮,或伴腮颊颐肿,口中臭秽,渴喜冷饮,壮热头疼,大便秘结,小溲短赤,舌绛苔腐,或舌起芒刺,脉象洪数者,为湿热蕴毒,燔灼口舌证。治宜清热解毒,釜底抽薪法,方选普济消毒饮化裁。药用:黄芩10g,黄连10g,牛蒡子12g,连翘12g,僵蚕10g,生大黄12g(后下),生石膏30g(先煎),板蓝根15g,升麻12g,薄荷6g(后下),栀子10g,玄参10g,桔梗10g,生甘草10g,芒硝4g(冲服)水煎服。外用锡类散吹于患处。

【调养】 除治疗外,忌食肥甘辛辣;饮食以清淡为宜;保护口腔黏膜,及时清除脓腐;伴有周身皮损者,可同时治疗;平时多用淡盐水漱口;养成早晚刷牙,饭后漱口的好习惯;伴有齿、龈、鼻、咽、舌等部位其他慢性疾病时,可同时治疗;保持大便通畅,可多吃苦菜、生菜、菠菜、芹菜、苦瓜等。

口 灼 痛

【概述】 口灼痛,近似于西医学的口灼痛综合征、唇灼痛综合征,是一种以口腔、唇、舌黏膜发生烧灼疼痛感为主的疾病,故名。根据其发病特点,中医学文献里又有"口热痛"之名。《灵枢·脉度》记载:"脾气通于口,脾和则口能知五谷矣。"唐代《外台秘要·冲阳》记载:"冲阳,一名会原……主皮先寒,热病汗不出,口热痛,胃管痛,时寒热,皆主之。"清代《徐大椿医书全集·口唇》亦记载:"脾胃之华在唇四白,而口唇之为病,乃属脾热居多。"本病多见于绝经期妇女,男子亦偶可罹患。疼痛部位以舌、唇、颊、腭部为主。每于紧张、焦虑、劳累,或每食辛辣热食时加剧;若睡眠、冷饮、放松时症状减轻。病程长久,进展缓慢,易于反复。

本病可因情志不遂,五志化火,循经上犯而发;或由吸烟、嗜食辛辣炙煿,肥甘厚味,茶酒五辛,久则湿热内蕴,上蒸于口所致;或由义齿不洁、吐舌弄舌、咂舌咬唇、吮指等不良习惯,可致口内污秽由生而发;或偏食、挑食、零食等,使脾胃不和,湿热内蕴,上蒸于口而致;日久亦可化燥伤阴,虚火上炎而发。

初起可于舌、唇、颊、腭部处表现为烧灼、疼痛,瞬时可止,旋即又作。久则持续发作,伴有钝痛,麻木酸胀,时可疼痛殊剧而难以忍受。但临床客观所见多无异常。

【辨证论治】

1. 凡唇、舌、口腔、颊、腭灼痛不已,如汤泼火灼,伴心烦易怒,口干口臭,便秘溲赤,舌红苔黄或腻,脉象洪数者,为心脾积热,循经上犯证。治宜清泻心脾,釜底抽薪法,方选凉膈散化裁。药用:生大黄12g(后下),芒硝5g(冲服),栀子10g,连翘10g,黄连8g,生石膏30g(先煎),知母12g,升麻10g,生甘草10g,薄荷6g(后下),白茅根15g,芦根15g,水煎服。

2. 若病久反复,夜间痛甚,疲劳加剧,伴五心烦热,唇赤口干,舌红少苔,脉象细数者,为邪热伤阴,虚火上炎证。治宜滋阴降火,泄热止痛法,方选滋阴降火汤化裁。药用:生地黄30g,玄参12g,盐知母12g,盐黄柏10g,麦冬12g,北沙参15g,白芍15g,玉竹12g,葛根12g,天花粉10g,炙甘草10g,水煎服。

【调养】除治疗外,应注意调改义齿,保持口腔卫生;戒除烟酒;勿食辛辣肥甘;调摄七情;纠正弄舌、吮指、紧咬等不良习惯。

走 马 牙 疳

【概述】走马牙疳,相当于西医学的坏疽性口腔炎,是一种以口腔溃烂,臭秽难闻,进展迅速,势如走马为特征的疾病,故名。中医学文献中又有"走马疳""口疳""含腮疮"之称。本病在西医学中于20世纪初由法国人Henri Vincent首先报道。中医学文献对本病记载较早。金代李杲《东垣十书·走马疳》(1529年)记载本病:"始则口臭,继则龈烂,色如干酱,后则齿黑;有时牙龈出血,或臭脓成虫,侵蚀口齿,甚至腮颊红肿,次时其色变紫,隔日即黑,再过日则腐脱齿落,气喘痰鸣,头额冷汗出而脱矣。"明代申斗垣《外科启玄·走马牙疳》(1604年)记载:"是湿热在于胃口之上,乃脾之窍。宜内除其胃中湿热,若不早治,恐蚀其口唇腮颊等处。"陈实功《外科正宗·杂疮毒门》(1617年)亦记载:"走马疳,言患迅速不可延迟故也。其患多在痧痘余毒所中,又有杂病热甚而成者。其患牙根作烂,随便黑腐作臭,甚者牙根脱落,根柯黑朽。不数日间,以致穿腮破唇,诚为不治。"明代张景岳《景岳全书·杂证谟》(1624年)记载:"走马牙疳,牙床腐烂,齿牙脱落。谓之走马者,言其急也。此盖热毒,蕴蓄而然。"清代陈士铎《洞天奥旨·走马牙疳》(1694年)亦记载:"走马牙疳,小儿之病也。小儿多食肥甘,肠胃难化,积而不散,其火上炎,且小儿又是纯阳,原多火也……走马牙疳者,言其势如走马之急也。火重则急,火轻则缓。若不早治,则火燥津液,牙龈蚀断,齿多脱落而死者有矣。"本病多见于体质羸弱的学龄前儿童,或刚患过麻疹、猩红热等病者。皮损常始于口颊黏膜,进展极快,并可损及皮肤、牙齿、骨骼,预后多不良。

因禀赋不足,或后天失养,卫外不固,复受火热疫毒之邪,或疹痘余毒未尽,上攻头面,充斥肌腠,正不胜邪等,均能致病。

初起口内生有溃疡,伴有恶臭,继则牙根蚀烂,遂变黑腐,色似干酱,龈烂齿黑,脓血臭秽,腮颊红肿,而后紫黑,甚则唇腐颚破,齿落腮穿,溃烂穿空。

【辨证论治】

1. 凡初起口腔溃疡,牙龈蚀烂,黑腐臭秽,伴壮热恶寒,口渴饮冷,大便干结,小溲黄赤,舌绛脉数者,为疫毒热邪,充斥头面证。治宜清热解毒,泻火凉血法,方选清瘟败毒饮化裁。

药用:生地黄 30g,黄连 10g,黄芩 10g,牡丹皮 10g,生石膏 30g(先煎),栀子 10g,桔梗 6g,赤芍 10g,芒硝 4g(冲服),生大黄 12g(后下),玄参 10g,水牛角粉 6g(冲服),水煎服。外用锡类散吹敷。

2. 若病势迅猛,腮颊穿溃,脓血臭秽,伴壮热神昏,甚则肌肤发斑,舌绛苔黑,脉象细数者,为火热毒邪,内入营血证。治宜清营解毒,凉血化斑法,方选消斑青黛饮化裁。药用:青黛 6g(包),生地黄 30g,大青叶 15g,连翘 10g,黄连 8g,生石膏 30g(先煎),知母 12g,玄参 12g,莲子心 3g,牡丹皮 10g,僵蚕 10g,水牛角粉 2g(冲服),水煎服。另:安宫牛黄丸 1 粒,送服。外用:人工麝香 0.01g,青黛 3g,儿茶 3g,枯矾 6g,冰片 1g,芦荟 10g,分别研细和匀,吹撒患处。

【调养】除治疗外,患病期间应精心调护,隔离治疗;戒烟、戒酒;病愈后应忌食油腻腥荤,辛辣炙煿;保持病室内空气新鲜,病者应进食鲜嫩多汁的水果、蔬菜;保持口腔、牙齿洁净,做到早晚刷牙,饭后漱口的好习惯,与患者密切接触者应经常用淡盐水漱口,保持口腔、牙齿、牙龈、咽部的卫生。

鹅 口 疮

【概述】鹅口疮,相当于西医学的口腔念珠菌病,是一种以口内满布白膜,形似鹅口为特征的真菌感染性皮肤病,故名。根据其发病特点,中医学文献中又有"雪口""鹅口疳""鹅口""鹅口白疮""口疮""雪花疮"等名。如隋代《诸病源候论·小儿杂病诸候》记载:"小儿初生,口里白屑起,乃至舌上生疮,如鹅口里,世谓之鹅口。此由在胎时,受谷气盛,心脾热气,熏发于口故也。"明代《外科正宗·杂疮毒门》亦记载:"鹅口疮,皆心、脾二经胎热上攻,致满口皆生白斑雪片;甚则咽间叠叠肿起,致难乳哺,多生啼叫。以青纱一条,裹箸头上,蘸新汲水揩去白胎,以净为度。"本病多发于婴幼儿及久病体弱的成年人。皮损多见于口颊、舌面、咽、齿龈、唇、口角等处。病程较久。

因心火上炎,脾胃积热,熏蒸口舌;或乳母乳头不洁,毒热外袭;或久病伤阴,虚火上炎等,均能致病。

初起患处生有乳白斑片,大小不等,小若粟粒,大似指甲,多少不定,状若糜粥或牛乳之皮,似薄膜而覆于其上,容易剥离。剥除白膜后,其底鲜红湿润,易于出血,但能复生如日,甚者满布口舌,状似堆雪。

【辨证论治】

1. 凡口内初起白膜,继之融合成片,小儿哭闹不安,伴垂涎不止,难于吸吮,腹胀矢气,小溲短赤,大便不调,舌红苔腻,脉象滑数者,为心脾积热,循经上犯证。治宜清热泻火,解毒凉血法,方选导赤散、泻黄散化裁。药用:生地黄 15g,栀子 6g,黄连 3g,木通 1g,淡竹叶 1g,黄芩 6g,藿香 6g,佩兰 5g,生甘草 3g,防风 3g,连翘 6g,生石膏 20g(先煎),水煎服(成人剂量加倍)。

2. 若病久体弱,白膜此起彼伏,伴五心烦热,少气懒言,食少纳呆,口干咽燥,舌绛少苔,小便短赤,脉细无力者,多见于久病体弱或热病伤阴之成人,证属阴虚火旺,上蒸口舌。治宜滋阴清热,引火归原法,方选益胃汤化裁。药用:生地黄30g,北沙参12g,麦冬10g,玉竹10g,太子参10g,盐知母12g,盐黄柏10g,葛根10g,玄参12g,石斛10g,黄精10g,水煎服(小儿酌减)。外治可用冰硼散、珍珠散吹于患处。

【调养】除治疗外,应保持口内清洁,常用淡盐水擦拭或漱口;乳儿哺乳前,乳母应揩净乳头;乳母应忌食辛辣酒酪之品;可多吃鲜嫩的蔬菜、水果,如梨、西瓜、草莓、莴苣、生菜、苦菜、冬瓜、黄瓜等;及时治疗龋齿、牙龈炎、鼻炎、扁桃体炎等旧有疾患;不滥用抗生素;患病期间宜糜粥自养,饮食以清淡为好;建议查 HIV 病毒。

上 腭 痈

【概述】上腭痈,相当于西医学的上腭脓肿,是一种以上腭部发生红肿热痛,溃烂出脓为特征的疾病,故名。根据其发病特点,中医学文献中又有"悬痈"之名。如明代《疮疡经验全书·悬痈图说》道:"悬痈,此毒生于上腭,形如紫李,坠下抵舌,其人口不能言,舌不能伸,头不能低,仰面而立,鼻中时出红涕。若不速治,毒入于脑即死。"本病可发于任何年龄,男女均可罹患。皮损多见于上腭正中之处,发展较为迅速,一般脓出肿消,痛止即愈。若因循失治,肿痛日久反复,溃口经旬不敛,则亦可有损筋伤骨之虑。

因口齿不洁,秽浊郁滞,或龋齿旁串,循经走窜;或过食肥甘,多饮茶酒,辛辣厚味,积热于内,蒸熏于上,毒热蕴结;或鸡骨鱼刺,划破上腭,外染毒邪等,均能致病。

初起上腭胀痛,内生硬块,逐渐生长,肿胀高凸。悬坠下垂,小若葡萄,大若鸽卵,疼痛逐剧,内渐酿脓。一周左右,波动应指,溃后出脓,敛口则愈。

【辨证论治】

1. 凡初起上腭肿痛,内生肿块,小若豌豆葡萄,大似梅李雀卵,焮赤疼痛,伴壮热恶寒,头身疼痛,饮食难下,言语不利,溲赤便秘,舌红苔黄,脉象洪数者,为火毒热邪,循经上犯证。治宜清热泻火,解毒消肿法,方选解毒清热饮化裁。药用:生石膏30g(先煎),生大黄10g(后下),牡丹皮10g,赤芍10g,栀子12g,连翘15g,金银花20g,黄芩10g,牛蒡子6g,生甘草10g,生地黄20g,木通6g,水煎服。外用冰硼散涂搽。

2. 若肿块渐软,波动应指,顶白根赤,伴跳痛时作,发热汗出,便干溲赤,舌红苔腻,脉象滑数者,为热盛肉腐,化毒成脓证。治宜清热解毒,消肿排脓法,方选解毒排脓汤化裁。药用:当归尾12g,山甲珠12g(可用炒三棱10g或炒莪术10g替代),皂角刺10g,生甘草10g,桔梗10g,车前草15g,防风6g,熟大黄6g,蒲公英15g,白芷10g,紫花地丁15g,水煎服。

3. 外治可用切开排脓法,再以珍珠散掺入纱条引流,待脓出腐尽,伤口则愈。

【调养】除治疗外,应保持口齿清洁,每日淡盐水漱口;有龋齿、齿龈疾患者,应及早治疗;忌食辛辣肥甘;戒除烟酒;饮食以清淡为宜;患病期间应以流食为主。

口 舌 疮

【概述】口舌疮,相当于西医学的疱疹性口腔炎、复发性阿弗他口腔溃疡或白塞综合征,是一种以口舌反复生疮,疼痛溃烂为特征的皮肤病,故名。根据其发病特点,中医学文献中又有"口疮""脾瘅""口生疮""口疡""口疳""口破"等名。早在《素问·气交变大论》就记载:"岁金不及,炎火乃行……丹谷不成,民病口疮。"又如隋代《诸病源候论·唇口病诸候》记载:"口舌疮候,手少阴,心之经也,心气通于舌。足太阴,脾之经也,脾气通于口。腑脏热盛,热乘心脾,气冲于口与舌,故令口舌生疮也。"明代《外科启玄·口疳》记载:"口疳,是湿热在于胃口之上,乃脾之窍,宜内除其胃中湿热。"《医贯·口疮》亦记载:"口疮,上焦实热,中焦虚寒,各经传变所致。"本病多见于成年女性。皮损可发于口腔内的颊、舌、腭及唇等任何部位。病程较久,2~3周可愈,亦能此起彼伏,经久不已。

因心绪烦扰、思虑过度,使心脾积热,郁久化火,上冲口舌;或过食肥甘辛辣,湿热内蕴,熏蒸于上;或热病伤阴,虚火上炎等,均能致病。

初起口内刺痛烧灼,渐生红斑,小如粟粒,大若赤豆,继则生有粟疹,其色淡黄,微微隆起。不久灰白,溃烂成疮,表面凹陷,覆有薄膜,其色淡黄,四畔红赤,疮底色灰,触之较硬,周围肿胀,绕以红晕,并能互相融合,逐渐扩大。溃疡少则一个,多者数十,疼痛剧烈,势如火燎。

【辨证论治】

1. 凡初起急骤,溃疡密布,痛若火燎,张口、进食受限,伴腹胀便秘,口干口臭,渴喜冷饮,小溲黄赤,舌红苔黄,脉象弦数者,为心脾积热,上冲口舌证。治宜清热泻火,釜底抽薪法,方选凉膈散化裁。药用:芒硝 10g(冲服),生大黄 10g(后下),栀子 10g,连翘 12g,生石膏 30g(先煎),薄荷 6g(后下),锦灯笼 10g,黄芩 10g,生甘草 10g,木通 6g,莲子心 2g,黄连 3g,防风 6g,水煎服。

2. 若病久反复,伴失眠多梦,五心烦热,舌红少苔,脉象细数者,为邪热伤阴,虚火上炎证。治宜滋阴退热,清降虚火法,方选滋阴降火汤化裁。药用:盐知母 10g,盐黄柏 10g,生地黄 30g,牡丹皮 10g,天冬 10g,麦冬 10g,地骨皮 12g,白薇 10g,玄参 15g,赤芍 10g,白芍 10g,石斛 10g,水煎服。外用口疮散(黄柏 6g,青黛 3g,硼砂 3g,西瓜霜 10g,冰片 1g,分别研细和匀)撒于患处。

【调养】除治疗外,忌食辛辣油腻;注意劳逸结合;戒除烦恼焦虑;保持大便通畅;可常饮金银花露、藕汁、绿豆汤,水果蔬菜中以苦瓜、西瓜、梨、小白菜、苋菜、生菜为好;保持口腔卫生,及时治疗龋齿,定时洗牙;早晚刷牙,饭后漱口。

舌　痛

【概述】舌痛，相当于西医学的舌痛症，是一种以舌体灼热疼痛为特征的疾病。中医学文献中又有"舌本痛""舌根痛""舌尖痛"等名。本病在西医学中于1920年由英国人 Arch Dermat Syph 首先报道。中医学对此记载较早，如《灵枢·经脉》记载："是主脾所生病者，舌本痛。"又如唐代《备急千金要方·小肠腑》(652年)记载："多食甘，则舌根痛而外发落。"清代《医学摘粹·杂证要法》(1897年)认为："舌之疼痛热肿，专责君火之升炎。"清代《黄氏医书八种·四圣心源》(1753年)记载："胃逆而肺金失敛，则火遂其炎上之性而病见于舌，疼痛热肿于是作焉。"本病多见于中年或老年妇女，常伴有其他慢性疾病。病程长久，易于反复。

本病因过食辛辣厚味，油腻炙煿，或情志不遂，忧思恼怒，则脏腑积热，上攻于舌而发；或由劳逸不调，夙兴夜寐，劳伤真阴，阴虚火旺所致；或因久病失养，阴血内耗，虚火上炎，熏蒸于舌而致。

初起舌体疼痛，尖部尤甚，渐至全舌疼痛，或兼灼热，或兼麻辣感不一。每于劳倦过度、酗酒吸烟、进食辛辣、心绪烦躁、恼怒恚嗔之时，则疼痛加剧，其势如针刺火燎，痛不可耐，但检查口腔，多无异常。

【辨证论治】

1. 凡舌体疼痛，势如针刺火燎，伴口臭难闻，心烦易怒，夜难入睡，渴喜冷饮，口苦咽干，便结溲赤，舌质红赤，上覆黄苔，干燥无津，脉象滑数或洪大有力者，为脏腑积热，上攻于舌证。治宜清热解毒，釜底抽薪法，方选抽薪饮化裁。药用：黄连10g，白茅根15g，栀子10g，生石膏30g(先煎)，生大黄10g(后下)，龙胆10g，黄芩10g，生甘草10g，川牛膝10g，黄柏10g，木通3g，厚朴10g，水煎服。

2. 若伴午后潮热，失眠盗汗，口干欲饮，五心烦热，舌体干痛，光绛无苔，干燥少津，甚则裂纹，脉象细数者，为阴虚火旺，上扰于舌证。治宜滋阴降火，养液生津法，方选滋阴降火汤化裁。药用：生地黄30g，熟地黄30g，天冬10g，麦冬10g，白芍10g，石斛10g，天花粉10g，玉竹15g，玄参12g，盐知母10g，盐黄柏10g，北沙参10g，水煎服。

3. 外治可选冰硼散、锡类散、珍珠散、珠黄散等，酌情使用。

【调养】除治疗外，忌食辛辣炙煿，油腻厚味；戒除烟酒；饮食以清淡为宜；多吃鲜嫩多汁的水果、蔬菜；养成早晚刷牙、饭后漱口的好习惯；避免情绪激动，保持心情舒畅。

舌　热

【概述】舌热，相当于西医学的舌灼症，是一种以自觉舌体有局部发热感，或烧灼感为主要表现的皮肤病，故名。根据其发病特点，中医学文献中又有"舌灼""舌灼热"等名。如清代《续名医类案·舌》记载:"一妇人善怒,舌痛烦热,或用降火化痰药,前症益甚,两胁作胀,又服流气饮,肚腹亦胀,经行不止。此肝虚不能藏血,脾虚不能摄血,而前药复伤也。用加味归脾汤加五味子而愈。"本病常见于中老年人,好发在舌尖、舌体之处。有吸烟、嗜酒、喜食辛辣热食及嚼食槟榔等嗜好者,尤为多见。本病经过缓慢,病程长久,可伴有其他慢性疾病。若过度疲劳、遇精神刺激、饮食不适时,病情常可加重。

本病多因过食肥甘、辛辣炙煿、烟酒过度,则湿热内蕴,循经上犯;或久病伤阴,津液内耗,虚火无制,上炎舌本;或五志不遂,七情化火等,皆能致病。

初起舌尖或舌边处自觉发热,时作时止,久则灼热,甚至疼痛,无有休时,且每于吸烟、饮酒、劳逸不调、七情失畅之时,尤为加甚,灼热之处,可由舌边尖波及舌体或舌根。

【辨证论治】

1. 凡舌感灼热,舌赤苔黄,扪之无津,伴腹胀便结,口中臭秽,小溲色赤,脉数有力者,为邪热结聚,循经上犯证。治宜清泻实热,釜底抽薪法,方选白虎承气汤化裁。药用:生石膏30g(先煎),知母10g,生甘草10g,生大黄10g(后下),枳实10g,芒硝6g(冲服),栀子10g,黄连6g,锦灯笼12g,连翘10g,藿香6g,防风6g,水煎服。

2. 若久病不已,或若热病伤阴之后,舌热夜甚,或午后加剧,舌红少津,伴口干唇赤,五心烦热,大便干结,脉象细数者,为邪热久羁,伤阴耗液,虚火上炎证。治宜养阴增液,清降虚火法,方用增液汤化裁。药用:麦冬12g,生地黄30g,玄参12g,北沙参12g,白薇6g,石斛15g,白芍15g,玉竹12g,地骨皮10g,冰糖30g,芦根15g,锦灯笼10g,水煎服。

【调养】除治疗外,应戒除烟酒;忌食辛辣油腻;食勿灼灼;保持情怀畅达;饮食以清淡为宜;有口、舌、龈、齿等疾病者当及时治疗;注意劳逸结合。

黑 舌

【概述】黑舌,相当于西医学的黑毛舌,是一种舌苔变黑,刮之不去,色如黑漆的疾病,故名。根据其发病特点,中医学文献中又有"黑舌苔""舌黑""黑苔""死现苔"等名。如明代《景岳全书·杂证谟》记载:"舌苔舌黑,虽云火证,然实火虚火皆能为之。凡治此者,但当察脉证,以虚实为主,而再以辨色之法参之,庶可无误。盖实热之黑,必兼红紫、干渴或多芒刺。若沉黑少红而带润滑者,非本实热证也。"又如清代《徐大椿医书全集·口唇》记载:"心热则舌裂……脾败则舌黑。"再又如清代《舌鉴辨正·黑舌总论》记载:"凡舌苔见黑色,病必不轻,寒热虚实,各证皆有之,均属里证,无表证也……热甚则芒刺干焦鳞裂,其初必由白苔变黄,由黄变黑,甚至刮之不脱,湿之不润者,热极伤阴也……若虚寒而舌黑者,则必湿滑无苔,无朱点,无芒刺,无鳞裂,刮之明净,如水浸猪腰,有淡淡溔溔之形,是脏腑极寒之舌也。"本病多与其他全身危重性疾病伴发,故中医学文献中多视黑舌为一种症状。

本病多因脏腑内结实热,伤阴耗液,火极似水,上熏于舌而发;或因脏腑虚寒,阳损及阴,阴寒凝结等而致。

初起舌中或舌根之处,变生黑苔,其色灰黑或焦黑,逐渐蔓延,遍及舌体,尖如芒刺,或润或燥,漱之不脱,刮之不净。

【辨证论治】

1. 凡初起舌苔由黄转黑,湿之不润,枯涸干焦,尖起芒刺,伴壮热口渴,唇焦口燥,腹胀便秘,口苦口臭,小溲短赤,脉实有力者,为实热蕴聚,内结阳明证。治宜釜底抽薪,通腑泄热法,方选十全苦寒救补汤化裁。药用:生石膏40g(先煎),知母10g,栀子10g,黄芩10g,黄连6g,淡竹叶6g,生甘草10g,生大黄10g(后卜),枳实10g,厚朴10g,芒硝6g(冲服),水煎服。

2. 若苔黑薄润,刮之明净,底纹嫩滑,如水浸猪肾,无干焦皲裂,伴肢冷恶寒,神情萎顿,大便溏薄,小溲清长,脉细如丝者,为阴寒内盛,阳气将竭证。治宜温阳散寒,扶正救逆法,方选十全辛温救补汤化裁。药用:炮附子10g,炙甘草10g,补骨脂10g,干姜12g,肉桂6g,肉豆蔻10g,蜀椒6g,丁香6g,炒白术10g,人参10g(单煎),茯苓12g,水煎服。

【调养】若黑苔因吸烟、饮茶、喝咖啡及食入有色食物而引起染苔者,一般无需特殊治疗,但需注意口腔卫生;因患其他疾病而伴有黑苔者,应以治疗原发疾病为主;戒除烟酒及辛辣炙煿;养成早晚刷牙、饭后淡盐水漱口的好习惯;黑苔有寒热之分,当须仔细辨证,认真分析,否则分崩离析,危若冰炭。

舌 剥

【概述】舌剥,相当于西医学的地图舌,是一种以舌苔剥落似钱,或形如地图为特征的疾病,故名(彩图1-40)。根据其发病特点,中医学文献中亦有"剥脱苔""花剥""光剥""苔落""苔剥"等名。如清代《舌鉴辨正·黑舌总论》记载:"中黑无苔而舌底湿嫩,光滑无点纹者,乃胃经虚寒……黑中无苔枯瘦舌,伤寒八九日过汗,津亏血燥。"又如《中医临证备要》记载本病:"舌苔中剥去一块如钱,或剥去数块,或满舌花剥如地图。"本病多见于身体虚弱的男性儿童,成人亦偶可罹患。地图舌图形可经常变化,亦可长期不变。损害可周期性加重或好转。病程长久,可至数月、数年,进展缓慢。

素禀胃气不足,或气阴两虚之体,或热病之后,余邪未尽,耗伤胃阴,或久患脾胃失和之病,阴液暗耗,胃失润养,或邪热久羁,伤阴耗气,气阴两亏,或夏令汗出,耗伤气阴,使津液气血,不能上承等,均能致病。

初起舌面生有一处或多处红色斑点,边缘黄白,略微隆起,形如地图,逐渐扩大增多,或融合成片,舌苔剥脱其边缘相互连接,呈白色弧线,常此起彼伏,形状不定。多无自觉症状,偶有痒痛。

【辨证论治】

1. 凡舌苔剥落,形似指甲、钱币,舌质或红或绛,伴口干少津,纳谷不馨,食不甘味,或食后饱胀,干呕作呃,口开眼白,形类噎膈,大便干结,小溲黄赤,脉细无力者,为阴液亏损,胃失濡润证。治宜增液生津,养阴益胃法,方选沙参麦冬汤化裁。药用:北沙参12g,麦冬10g,

炙甘草10g,玉竹12g,黄精12g,天花粉12g,芦根15g,陈皮6g,白芍15g,葛根15g,生地黄30g,水煎服。

2. 若舌苔剥脱,形如地图,游走不定,舌质淡红,伴少气懒言,神疲乏力,自汗盗汗,五心烦热,咽干口燥,大便秘结,脉象细数者,为津气耗伤,气阴两虚证。治宜补气养阴,增液生津法,方选生脉饮化裁。药用:太子参15g,人参6g(单煎),麦冬10g,五味子10g,黄芪15g,生山药30g,炙甘草10g,白芍10g,天冬10g,生牡蛎30g(先煎),葛根6g,水煎服。

【调养】除治疗外,应注意保持口腔卫生,做到早晚刷牙,饭后漱口;忌食辛辣厚味、油腻酒酿;多吃鲜嫩多汁的水果、蔬菜;戒除烟酒;有其他内脏疾患者,当同时治疗;戒除烦恼焦虑,按时作息;可常吃滋养胃阴的食品,如山药、红薯、胡萝卜、银耳、西瓜、梨等。

纹 裂 舌

【概述】纹裂舌,近似于西医学的沟纹舌,是一种以舌体出现裂纹,形似龟背为特征的疾病,故名(彩图1-41)。根据其发病特点,中医学文献中亦有"舌裂""舌破""裂纹舌""断纹舌""皱襞舌""阴囊舌""人裂舌"等名称。如清代《徐大椿医书全集·口唇》:"心热则舌裂而疮"。又如清代《舌鉴辨正·裂纹舌》记载:"裂纹舌,血液灼枯也。内热失治,邪火毒炽者有之……红断纹裂舌,如舌色赤红,苔厚腻而裂纹者,脏腑实热也……如灼红色,无苔无点而裂纹者,阴虚火炎也……人裂舌,红色中有裂纹如人字者,君火燔灼,热毒炎上,故发裂也。"本病因于先天遗传者,常有家族病史,累代不绝,始发于婴儿,如无其他不适,可无需治疗。发于后天者,可按此辨证施治。

因先天不足,禀赋素弱,阴血亏虚;或外感热病,邪热炽盛,内传阳明,搏结肠胃,化燥成实,消烁津液;或邪热久羁,热毒燔盛,伤津耗血,阴液大伤;或素体阴虚,误食温补辛燥,灼伤真阴,则血液灼枯;或七情不调,五志化火,心脾积热等,均能致病。

本病初起舌体略大,舌面多有沟纹,其形纵横不一,或如人字、川字、爻字,或似井字,或如叶脉,或似脑纹,纵横交错,深浅不一,多无自觉症状。

【辨证论治】

1. 凡舌见裂纹,形似龟背,上生黄或黑苔,伴身热汗出,烦渴引饮,大便秘结,腹胀拒按、甚则神昏谵语,脉象沉实者,为阳明热结,化燥成实证。治宜急下存阴,釜底抽薪法,方选大承气汤化裁。药用:生大黄10g(后下),枳实10g,番泻叶6g,厚朴10g,生石膏30g(先煎),知母10g,黄芩10g,大青叶15g,芒硝6g(冲服),水煎服。得快利,止后服。

2. 若舌见裂纹,质绛无苔,伴形体消瘦,五心烦热,口干盗汗,脉象细数者,为津亏液涸,阴血灼枯证。治宜益养阴液,润燥清热法,方选增液汤化裁。药用:生地黄30g,麦冬12g,玉竹10g,北沙参12g,五味子10g,玄参12g,冰糖30g,葛根12g,白芍15g,玉竹15g,石斛10g,水煎服。

3. 若舌裂与生俱来,不胖不瘦,不老不嫩,苔薄荣润,津液如常,其人毫无所苦者,系先天禀赋使然,则无需治疗。

【调养】本病应忌食辛辣厚味、油腻酒酪;饮食以清淡为宜;可常吃鲜嫩多汁的水果、蔬菜;戒除烟酒,少饮浓茶、咖啡;饮食不宜过凉、过热、过甜、过辣、过酸,否则舌体灼痛;注意劳逸结合,调摄七情。

镜 面 舌

【概述】镜面舌,相当于西医学的光面舌,是一种以舌光无苔,平滑如镜为特征的疾病,故名。中医学文献中又有"舌光""光莹舌""光剥舌""光剥""光红柔嫩舌"等名称。如清代《舌鉴辨正·红舌总论》记载:"全舌无苔色浅红者,气血虚也;色深红者,气血热也;色赤红者,脏腑俱热也;色紫红、瘀红者,脏腑热极也。"舌光无苔,多提示病情重笃,不可轻视,并应依据病情变化,及时更方。

因久病失治,或邪热久羁,或过服温燥,或汗下太过,或亡失精血等,均可使阴液涸竭,舌失濡养而致病。

本病表现为舌质红绛或淡红、淡白,舌苔剥落,光如镜面,扪之无津,舌干瘦小。

【辨证论治】

1. 凡舌绛无苔,光剥乏津,伴烦渴不安,知饥不食,干呕作呃,肌肤灼热,大便秘结,小溲短赤,脉象细数者,为胃阴干涸,舌失润养证。治宜滋阴养胃,益液生津法,方选益胃汤化裁。药用:北沙参12g,麦冬10g,生地黄30g,玉竹10g,石斛12g,葛根10g,甘蔗汁50ml,鲜藕汁50ml(冲服),水煎服。

2. 若舌绛无苔,光滑洁净,伴舌瘦咽干,面色憔悴,耳中蝉鸣,五心烦热,腰膝无力,齿摇发落,潮热盗汗,脉象细数者,为肾阴欲竭,水火失济证。治宜滋阴补肾,调济水火,方选十全甘寒救补汤化裁。药用:鲜地黄60g,玄参12g,天冬10g,麦冬10g,北沙参12g,玉竹10g,牡丹皮10g,五味子10g,地骨皮10g,生山药12g,山萸肉12g,水煎服。

3. 若舌淡苔净,全无津液,伴乏力倦怠,神情萎顿,皮肤干瘪,咽干唇焦,语声低微,甚则舌卷卵缩,脉虚无力者,为气阴两虚,舌失濡养证。治宜益气养阴,生津复液法,方选生脉饮化裁。药用:生地黄30g,人参6g(单煎),天冬10g,麦冬10g,生山药30g,五味子10g,太子参10g,水煎服。

4. 若舌淡无苔,伴头昏眼花,唇甲色淡,失眠倦怠,语声低微,食不甘味,脉细无力者,为气血两虚,舌失濡养证。治宜健脾益胃,补气生血法,可选用十全大补丸或人参养荣丸化裁。药用:当归15g,白芍10g,党参10g,熟地黄30g,生山药30g,白术10g,茯苓12g,炙甘草10g,川芎6g,天冬15g,麦冬15g,莲子肉15g,酸枣仁15g,水煎服。

【调养】本病应忌食辛辣厚味、油腻炙煿;常吃鲜嫩多汁的水果、蔬菜;戒除烟、酒;伴有其他内脏疾患者,应同时治疗,可常饮藕汁、梨汁、荸荠汁、芦根水、银耳汤等;保持口腔卫生,经常用淡盐水漱口。

重 舌

【概述】重舌，近似于西医学的舌下腺炎，是一种以舌下肿胀高起，形如小舌的疾病，故名。根据其发病特点，中医学文献中又有"子舌""重舌风""莲花舌""撬舌"等名。早在《灵枢·终始》就有"重舌，刺舌柱以铍针也。"的记载。又如清代《疡科心得集·辨悬痈撬舌论》记载："撬舌者，舌根下生痈，或舌下又生一小舌，谓之重舌；又有舌下生三小舌，其状如莲花之形，又名莲花舌。盖舌为心之苗，肝脾脉皆络舌本，或由思虑太过，心火上炎所致；或由脾经有热，阻其气血而成。或由忧思抑郁，肝邪上亢而结。"《外科证治全书·舌部证治》亦记载："重舌，一名子舌，又名撬舌。舌之下血脉胀起，如小舌状，故名。"本病起于舌下，应及时治疗，否则成脓走散，溃烂难敛，多成危重之证。

因过食辛辣酒酪、油腻厚味，则湿热内蕴；或思虑过度，心脾积热，久而成毒，湿热毒邪，循经上犯，结于舌下等，均能致病。

初起舌下血脉胀起，其色鲜红，颏下浮肿，内有硬核，肿痛不已，逐渐肿势蔓延，形如小舌，或紫或红。连贯而生者，形似莲花，舌体活动受限，汤水难进，言语受限。若因循失治，则成脓走散，溃烂难敛。

【辨证论治】

1. 凡初起病急，舌颏肿胀，疼痛不已，伴颈周臖核肿大，触之痛甚，发热恶寒，头痛项强，渴喜冷饮，唇焦口燥，大便干结，小溲短赤，舌红苔黄，脉数有力者，为湿热蕴毒，循经上结证。治宜清热除湿，解毒散结法，方选解毒泻心汤化裁。药用：黄连10g，栀子10g，黄芩10g，生大黄10g（后下），莲子心6g，连翘12g，木通6g，生甘草10g，白茅根15g，生石膏30g（先煎），芒硝6g（冲服），牛蒡子10g，水煎服。外治用干净铍针，刺破舌下筋头，出尽恶血，搽以冰硼散或锡类散。

2. 若病久不已，舌下肿势略轻，脓溃溢出，其色黄白，舌体转舒不利，伴身发潮热，舌淡苔白，脉细无力者，为脓毒未尽，正不胜邪证。治宜扶正祛邪，排毒托脓法，方选托毒汤化裁。药用：黄芪15g，党参10g，当归15g，连翘10g，黄连10g，白芷6g，皂角刺10g，蒲公英10g，牛蒡子10g，炙甘草10g，水煎服。外治同前。

【调养】除治疗外，本病患者应戒除酒、烟；忌食辛辣炙煿、油腻厚味；保持口腔内清洁，养成早晚刷牙、饭后漱口的好习惯；保持大便通畅，避免实热结聚；保持情怀畅达，五志和顺；有咽、喉、齿、鼻等疾患者，当同时治疗。

舌 肿

【概述】舌肿，近似于西医学的水肿性巨舌，是一种以舌体肿大，甚则妨碍言语、进食为特征的疾病,故名。根据其发病特点,中医学文献中又有"舌胀""舌肿强""紫舌胀""木舌""木舌胀"等名。如隋代《诸病源候论·唇口病候》记载:"舌肿强候,心脾虚,为风热所乘,邪随脉至舌,热气留心,血气壅涩,故舌肿。舌肿脉胀,急则舌肿强。"又如清代《奇症汇·舌》记载:"南邻朱老翁,年六十余岁,身热数日不已,舌根肿起,和舌尖亦肿,肿至满口,比原舌大三倍。"《外科证治全书·舌部证治》记载:"紫舌胀,一名木舌。舌肿,色如猪肝,胀塞满口,坚硬疼痛,不能转动,粥药不入,乃心脾壅热。"本病多见于成年人,起病较急,常伴有心、肾、血管疾病等。

本病因恣食肥甘辛辣,酒酪厚味,湿邪内蕴,郁久化火生热,或五志化火,思虑太过,心火暴炽,或禀性不耐,食入发物,化毒生热,或中土虚弱,寒湿内蕴等而致。

初起舌体肿大,日久渐至满口,或兼木硬疼痛,吐字不清,妨碍饮食言语,甚则气道阻塞,呼吸不利。

【辨证论治】

1. 凡舌体肿大,来势急骤,胀大满口,饮食言语受遏,舌体色赤,上覆腻苔,或白或黄,伴烦扰不宁,肌肤灼热,小溲短赤,大便秘结,脉象滑数者,为湿热上蕴,阻遏清窍证。治宜清热利湿,化浊开窍法,方选化浊除湿汤加减。药用:防风6g,栀子10g,黄芩10g,生石膏30g(先煎),生大黄10g(后下),枳实10g,黄连10g,木通6g,芒硝6g(冲服),生甘草10g,竹沥水20ml(冲服),水煎服。外治:先以三棱针于舌边尖点刺放血,以挫其肿势,通利气道,再用锡类散外敷。

2. 若舌肿渐起,其色暗淡,边有齿痕,苔白或腻,伴食后腹胀,纳谷不馨,大便溏薄,乏力倦怠,肢体浮肿,脉象沉缓者,为寒湿内蕴,中土受遏证。治宜温运中土,祛寒利湿法,方选理中汤化裁。药用:炒白术10g,党参10g,茯苓12g,陈皮10g,炒山药12g,干姜10g,白扁豆12g,炙甘草10g,厚朴10g,炒薏苡仁50g,肉豆蔻6g,泽泻10g,薏苡仁12g,水煎服。

【调养】除治疗外,应戒除忧思恼怒;忌食腥发动风之品;保持口腔卫生;饮食以流质为宜;忌食辛辣炙煿;戒除烟酒;有其他口咽、鼻、齿及内脏疾病者,应同时治疗。

痰　　包

【概述】痰包,相当于西医学的舌下囊肿,是一种以舌下结肿,形似匏瓜,破之出痰涎为特征的疾病,故名。根据其发病特点,中医学文献中又有"匏舌""舌下痰包"等名。如明代《外科正宗·杂疮毒门》记载:"痰包乃痰饮乘火流行,凝注舌下,结而匏肿。绵软不硬,有妨言语,作痛不安,用利剪刀当包剪破,流出黄痰;若蛋清稠黏难断,搽尽以冰硼散搽之,内服二陈汤加黄芩、黄连、薄荷数服。忌煎炒、火酒等件。"又如清代《外科证治全书·舌部证治》记载:"痰包,生舌下,结肿如匏,棉软不硬,塞胀舌下,有妨饮食言语,色黄作痛不安,乃痰饮热气凝注舌络。宜用小剪将包剪破,则出痰涎如鸡子清,稠黏不断,拭净,搽珍珠散。"本病多见于成年人,发于单侧或双侧舌下。如不根治,易于反复。

本病因于过食肥甘厚味、辛辣酒酪，湿热留中，酿成痰火，滞留舌下而发；或因七情不调，忧思抑郁，起居无常，损及脾土，运化失职，酿成痰邪而致。

初起舌下结肿，或单侧，或双侧，小者似豌豆芡实，大者似梅李鸽卵，绵软不硬，或灰或粉红，软如包囊，逐渐肿大，胀满舌下，不觉疼痛，妨碍饮食，语言不利。若刺破包囊，则流出痰涎，透明无色，黏稠不断，形如蛋清，或出如豆渣、粉汁，反复不愈。

【辨证论治】

1. 凡舌下结肿，大若芡实豌豆，不觉痒痛，柔软平滑，外膜甚薄，破出痰涎，伴食不甘味，腹胀纳差，二便不调，舌胖苔腻，脉象滑数者，为痰热互结，聚于舌下证。治宜化痰清热，燥湿通络法，方选二陈汤化裁。药用：清半夏10g，陈皮15g，茯苓15g，炙甘草10g，黄芩10g，黄连6g，远志10g，竹茹6g，全瓜蒌15g，白术10g，水煎服。

2. 若结肿胀大，形如鸽卵，胀满舌下，饮食不利，破流痰涎，黄而黏稠，伴形肥体胖，身热痰盛，大便干结，舌红苔黄而腻，脉象弦数有力者，为热痰化火，凝滞舌下证。治宜清泻痰火，软坚散结法，方选泻火除痰汤化裁。药用：黄芩10g，黄连6g，生大黄10g(后下)，僵蚕10g，浙贝母15g，天竺黄10g，胆南星6g，生甘草10g，陈皮10g，竹沥10ml(冲服)，水煎服。

3. 外治可用利刀破开囊膜，取出痰包，吹入珍珠散。

【调养】 除治疗外，忌食辛辣厚味、油腻炙煿；戒除忧思抑郁、烦恼焦虑，保持心情舒畅；做到饮食有节，起居有常；保持口腔卫生；有齿、鼻、齿龈、咽喉及其他疾患者，应同时治疗；戒除烟酒，做到早晚刷牙，饭后漱口，饮食宜清淡。

牙 菌

【概述】 牙菌，相当于西医的牙龈瘤，是一种以牙龈部生赘物如菌为特征的疾病，故名。如清代《疡科心得集·辨走马牙疳风热牙疳牙菌论》记载："牙菌生于牙龈，其形状紫黑色，高低如菌。此属火盛血热兼气郁而成。"本病多见于青年女性，男性偶有罹患者，孕期妇女易患，且发展迅速。分娩之后，牙菌多缩小，或停止生长。一般预后较好。若有恶变者，可损及颌骨，波及颊、口底，甚则穿腮露齿，乃至张口、进食、言语困难。本病多生于牙龈乳头部，唇、颊侧较舌、腭侧为多。双尖牙、磨牙、前牙区均可发生，但双尖牙区更为多见。病程较久。

本病因于七情不调，五志化火，如恚怒伤肝，思虑伤脾，则火热夹湿，循经上犯而发；或因饮食失节，过餐辛馨炙煿、肥甘厚味，则湿热内蕴，上蒸齿龈而致；或由口齿不洁，牙龈伤损，毒邪乘袭等导致。

【辨证论治】

1. 初起患处生有赘物，其形如菌，或似菜花，或类乳头，或若结节，逐渐增大，其无蒂者，基底较宽；其有蒂者，似息肉悬吊，匡廓鲜明，高凸隆起，形如伏蕈。凡初起牙龈生菌，逐渐增大，色泽鲜红，或色紫赤，表面光亮，触之质软，揩破溃烂，鲜血如注，伴心烦口干，便秘溲赤，舌绛苔黄，脉象滑数者，为血热蕴毒，上蒸牙龈证。治宜清热凉血，泻火解毒法，方选清热地黄汤化裁。药用：水牛角粉6g(冲服)，生地黄30g，牡丹皮10g，赤芍10g，黄连6g，栀子10g，川牛膝10g，生大黄10g(后下)，生甘草10g，淡竹叶6g，知母12g，生石膏30g(先煎)，水煎服。

2. 若牙菌灰白，触之韧实，不易出血，伴舌红苔腻，脉象滑数者，为痰浊凝聚，瘀阻脉络证。治宜清热化痰，软坚散结法，方选化坚二陈汤加减。药用：清半夏10g，青皮12g，陈皮12g，生甘草12g，浙贝母10g，枳实6g，夏枯草15g，生牡蛎30g(先煎)，黄芩10g，牡丹皮10g，全瓜蒌30g，水煎服。

3. 外治可用锡类散、青白散涂于患处。

【调养】除治疗外，应注意保持口齿清洁；每日用淡盐水漱口，忌食辛辣油腻、肥甘酒酪；戒吸烟；保持患处清洁，以防染毒成脓。

瘰　病

【概述】瘰疬，相当于西医学的颈部淋巴结结核，是一种以初起颈部结成肿核，累累如珠，日久溃后难敛为特征的疾病。其大者为瘰，小者为疬，故名。根据其发病特点，中医学文献中又有"疬子颈""鼠疮""痰疬""蟠蛇疬""疬串""马刀""挟瘿""瘰疬疮""重台疬"等名。如清代《疡科心得集·辨瘰疬瘿瘤论》记载："其候多生于耳前后，连及颈项，下至缺盆及胸胁之侧。其初起如豆粒，渐如梅李核……或坚而不溃，或溃而不合。皆由气血不足，故往往变为痨瘵。"《洞天奥旨·瘰疬》记载："瘰疬之病甚多，名状不一。……初生之时，每现于项腋之间，或牵蔓于胸胁之处。其形之大小，宛如梅核，或动或静，或长或圆，或连或断，及至溃烂，或流水、流脓、流血之各异。未破之先，易于医疗，已破之后，难于收功。"本病多见于儿童及青年，好发于颈项、耳前后，亦可延及颌下、腋下等处。病程长久，易于反复。可伴有肺结核等慢性疾病。

本病因于情志不遂，肝气郁结，脾失健运，痰湿内生，结于颈项而发；或由肺肾阴亏，津不能布，痰火凝结，肉腐为脓等导致。

初起患处皮下结核如豆，少则一个，多则数枚，皮色不变，触之坚实，推之可移，逐渐增大窜生，皮核相连，推之不动，皮色暗红微热，溃后流脓清稀，状若败絮。日久潜行攻窜，如鼠穿穴。愈后皮塌肉陷，结成瘢痕。

【辨证论治】

1. 凡初起颈部结核，皮色不变，触之坚实，不痛不热，伴胸胁满胀，食不甘味，烦躁易怒，舌红苔白，脉象弦滑者，为肝脾不和，湿痰阻络证。治宜疏肝理脾，化痰通络法，方选逍遥散化裁。药用：柴胡12g，当归15g，白芍10g，茯苓12g，夏枯草10g，法半夏10g，僵蚕10g，郁金10g，青皮12g，浙贝母10g，白术10g，水煎服。外敷阳和解凝膏。

2. 若成脓溃后，脓汁稀薄，状若败絮，伴潮热盗汗，或面色㿠白，乏力倦怠，舌红少苔，脉象细数者，为肺肾阴亏，痰火凝结证。治宜滋肾益肺，清降痰火法，方选滋阴降火汤化裁。药用：天冬 12g，麦冬 12g，赤芍 10g，白芍 10g，生地黄 20g，熟地黄 20g，知母 10g，太子参 10g，地骨皮 10g，川贝母 10g，生山药 30g，百合 50g，玉竹 15g，生牡蛎 30g（先煎），党参 12g，水煎服。外用八二丹药线纳入窦道，待脓出通畅，脓水转厚，肉色变红，为即将收口，可改用生肌散、生肌玉红膏。无论已溃未溃，均可常服小金丹。

【调养】除治疗外，应注意避免烦恼恚嗔，保持心情舒畅；忌食辛辣刺激性的食物；戒除烟酒、浓茶；伴有肺结核等慢性疾病者，宜同时治疗；加强饮食调养，如鸡蛋、瘦肉、青菜、银耳、发菜、核桃、百合、山药、番茄、大蒜等，均可交替食用。

失 荣

【概述】失荣，相当于西医学的颈部淋巴结原发或继发的多种恶性肿瘤，如淋巴肉瘤、霍奇金病、鼻咽癌、腮腺癌等淋巴结转移。因本病晚期患者多形体消瘦，如树木失去荣华、枝枯皮焦，故名。根据其发病特点，中医学文献中又有"失精""石疽""脱营""失营"等名。如《素问·疏五过论》记载："虽不中邪，病从内生，名曰脱营；尝富后贫，名曰失精。"隋代《诸病源候论·痈疽诸候》记载："石疽候，此由寒气客于经络，与血气相搏，血涩结而成疽也。其寒毒偏多，则气结聚而皮厚，状如痤疖，硬如石，故谓之石疽也。"又如明代《疮疡经验全书·石疽图说》记载："石疽虽与石痈同，而石疽深寒客于经络，血气结聚不散，隐于皮内肿，按之如石，此毒连颈项之间，内先溃烂，方出皮肤，恐髓出颈项者死。"《外科正宗·杂疮毒门》亦记载："其患多生肩之已上，初起微肿，皮色不变，日久渐大，坚硬如石，推之不移，按之不动。半载一年，方生阴痛，气血渐衰，形容瘦削，破烂紫斑，渗流血水。或肿泛如莲，秽气熏蒸，昼夜不歇，平生疙瘩，愈久愈大，越溃越坚，犯此俱为不治。"本病多见于中年以上男性，好发于颈、耳前后处，病程较久，预后较差。

因七情不遂，五志化火，炼液为痰，痰火相凝，结聚体肤；或脾土受损，运化失职，水湿停滞，久聚不散，化生痰邪；或他处生有岩肿，因循失治，蔓延走窜等，均可致病。

初起患处肿核，顶突根深，坚硬如石，肤色不变，逐渐增大，状似桃李，难消难溃，破溃难敛，溃流血水，疮口凸凹，剧痛不已，形体消瘦，失去荣华。

【辨证论治】

1. 凡肿核初起，皮色如常，根脚坚硬，推之不移，形若栗枣，逐渐肿大，状如鹅卵，触之如石，伴面色不华，舌淡苔腻，脉象弦滑者，为肝郁气滞，痰火凝结证。治宜清肝解郁，化痰散结法，方选和荣软坚丸化裁。药用：浙贝母 15g，昆布 15g，蜂房 10g，生牡蛎 30g（先煎），郁金 10g，法半夏 9g，山慈菇 10g，当归 15g，牡丹皮 10g，柴胡 10g，夏枯草 15g，制香附 10g，水煎服。外用阳和解凝膏贴敷。

2. 若肿块溃后，滋流血水，疮口凹凸，臭秽难闻，伴疼痛剧烈，形容枯槁，舌淡脉细者，为正虚邪实，气血皆衰证。治宜补益气血，扶正祛邪法，方选香贝养荣汤化裁。药用：熟地黄 30g，生黄芪 30g，白芍 10g，当归 15g，浙贝母 12g，制香附 10g，茯苓 12g，炒白术 15g，生山药 30g,太子参 15g,人参 12g(单煎),炙甘草 10g,水煎服。外用提毒散、生肌散、生肌玉红膏贴敷。

3. 以上二证,均可配服小金丹、西黄丸或醒消丸。

【调养】除治疗外,应保持情怀畅达,开朗乐观;局部切忌切开、针刺或外用腐蚀药物,对原有癌肿应继续治疗;配合食疗,增强营养,以助正气抗邪;可采用中西医结合疗法,如放疗、化疗、手术疗法等,均可酌情配合。

摄 领 疮

【概述】摄领疮,相当于西医学发于颈后的神经性皮炎,是一种以皮肤瘙痒肥厚,状若牛领之皮为特征的皮肤病。因其发病部位多在衣领摩擦处,故名。根据其特点,中医学文献中又有"牛皮癣""风癣""牛癣""顽癣"等名。本病在西医学中于 1883 年由法国人 Emilie Vidal 首先报道。中医学文献对此记载较早,如隋代《诸病源候论·疮病诸候》(610 年)记载:"摄领疮,如癣之类,生于颈上痒痛,衣领拂着即剧,云是衣领揩所作,故名摄领疮也。""又有牛癣,因饮牛余水得之,其状皮厚,抓之韧强。"又如明代《外科正宗·杂疮毒门》(1617 年)亦记载:"顽癣抓之则全然不痛;牛皮癣如牛项之皮,顽硬且坚,抓之如朽木。"本病多见于青年及成年人,好发于颈后及两侧(彩图 1-42),亦可累及四肢、尾骶。病程缓慢,甚则经久不愈。

本病由于心绪烦扰,七情内伤,五志化火,使血热内蕴,壅于体肤,化燥生风而发;或由衣领摩擦,反复搔抓,气血失于荣润而致;或因过食辛辣炙煿、肥甘酒酪,积热上攻等导致。

初起患处瘙痒,经常摩擦搔抓,则起成片大小不等粟疹,小者如针尖粟粒,大者若芝麻绿豆,其状扁平、圆形或多角形,其色淡红或褐,亦可皮色如常。日久增多,融合成片,纹理粗重,皮肤肥厚,状若牛领之皮。上覆细薄碎屑,如糠似秕,抓之可起,匡廓鲜明。

【辨证论治】

1. 凡初起发病较快,皮色淡红,瘙痒剧烈,入夜尤甚,伴心烦口干,小便色赤,舌红苔黄,脉象弦数者,为血热风燥,肌肤失养证。治宜凉血清热,祛风止痒法,方选皮癣汤化裁。药用:生地黄 30g,牡丹皮 10g,赤芍 10g,蝉蜕 6g,苦参 10g,蒺藜 10g,当归 10g,黄芩 10g,生甘草 10g,苍耳子 6g,丹参 15g,地肤子 10g,水煎服。

2. 若病久不愈,皮肤肥厚,顽硬且坚,状若牛领之皮,舌淡苔净,脉象细滑者,为血虚生风,肤失润养证。治宜养血润燥,消风止痒法,方选养血润肤饮化裁。药用:熟地黄 30g,当归 15g,白芍 10g,荆芥 10g,北沙参 15g,防风 10g,蒺藜 12g,何首乌 15g,丹参 12g,皂角刺 10g,红花 10g,水煎服。

3. 若病程多年,患处顽厚,瘙痒夜甚者,可于前方中加入乌蛇 10g,蝉蜕 6g。外用润肤止痒膏(白鲜皮 15g,苦参 10g,白芷 10g,当归 20g,紫草 12g,分别研细混匀,香油调成软膏即可)外涂,每日 1 次。

【调养】患病期间,避免搔抓及热水洗烫;忌食辛辣酒酪、鱼腥发物;避免衣领摩擦,贴身衣服以棉织品为好;不宜滥用刺激性的外涂药;调摄七情,戒除烦恼焦虑,保持情怀畅达;保持大便通畅,夜睡前尽量不饮浓茶、咖啡等饮料。

颈 痈

【概述】颈痈,相当于西医学的多发性毛囊炎、痈,是一种以颈部生痈,红肿热痛为特征的皮肤病,故名。中医学文献中的"百脉疽""捧喉毒""锁喉毒""结喉痈"等,均与本病相似。如《素问·病能论》记载:"有病颈痈者,或石治之,或针灸治之,而皆已,其真安在?岐伯曰:此同名异等者也。"明代《疡医证治准绳·项部》记载:"是项痈也,属少阳三焦经,郁火、积愤、惊惶所致,初觉即隔蒜灸,服活命饮加玄参、桔梗、升麻及胜金丹、夺命丹汗之。"本病多见于小儿,常在春夏之时易见,皮损好发于单侧或双侧的颈项、耳后、颌下、颏下等处,起病较急,病程约两周左右。

因外受风温时毒,卫外不固,内袭肤腠;或饮食不节,过餐肥甘炙煿、鱼腥海味,湿热内蕴,郁久化毒生火,循经上攻,结聚颈下等,均能致病。

初起患处结成肿核,小如芡实,大若梅核,继则红肿高突,渐大如鸡卵,焮红漫肿,后期中软应指,顶白根赤,成脓外溃,肌生疮敛。

【辨证论治】

1. 凡初起病急,结肿作痛,形如桃核,触之坚硬疼痛,皮色初白后红,伴发热恶寒,头痛项强,咽痛咳嗽,口苦咽干,便结溲赤,舌红苔黄,脉象浮数者,为风热肿毒,壅滞体肤证。治宜清热散风,解毒消肿法,方选牛蒡解肌汤化裁。药用:牛蒡子10g,葛根10g,金银花10g,薄荷6g(后下),栀子10g,牡丹皮10g,夏枯草10g,白芷10g,柴胡12g,青皮15g,防风10g,紫花地丁10g,水煎服。外用蟾酥锭或紫金锭,水调成糊,涂于患处。

2. 若患处结核,大如鸡卵,焮红漫肿,顶白根赤,中软应指,伴壮热口渴,疼痛殊剧,便干溲赤,舌红苔腻,脉象洪数者,为湿热蕴毒,循经上犯证。治宜清热除湿,泻火解毒法,方选普济消毒饮化裁。药用:黄芩10g,黄连6g,牛蒡子10g,升麻6g,僵蚕10g,连翘10g,玄参10g,桔梗10g,山甲片10g(可用炒三棱10g或炒莪术10g替代),板蓝根15g,柴胡12g,连翘10g,皂角刺6g,水煎服。外用玉露散或金黄散,醋调涂敷。

3. 若脓成已溃,排出不畅,伴时有微热,舌红苔白,脉象弦滑者,为脓成虽溃,邪毒尚存证。治宜托里排脓,清解余毒法,方选托毒汤化裁。药用:生黄芪20g,白芷10g,金银花20g,桔梗10g,生甘草10g,升麻10g,丹参15g,牛蒡子10g,炒白术15g,茯苓15g,薏苡仁50g,浙贝母12g,当归尾10g,水煎服。外用提毒散撒于疮内,贴敷独角莲膏。

【调养】除内服、外敷治疗外,治疗期间宜忌食辛辣炙煿、油腻腥荤,多吃青菜、水果;免受风邪侵扰;保持患处洁净,不可自行挤压抠抓;脓成已溃,排出不畅者,可切开排脓引流,防止脓出不畅,邪毒内攻;平时可多饮绿豆汤、金银花露、芦根水等。

脑　疽

【概述】脑疽,相当于西医学发于项部的痈,是一种以颈后生痈,对口而发,溃破如蜂窝为特点的急性感染性皮肤病。根据其发病特点,中医学文献中又有"对口""脑烁""砍头疮""脑灼""发脑疽""对口发""对口疮""对口疽""对口疔""对口痈""脑漯""落头疽""项疽""脑中痈""大疽""顶痈""项生疽""脑后发""项中疽"等名称。如宋代《外科精要·脑疽灸法》记载:"李氏云:脑疽及颈项有疽,不可用隔蒜灸,恐引毒上攻,宜灸足三里穴五壮,气海穴三七壮,仍服凉血化毒之药,或以骑竹马穴法灸之。凡头项咽喉生疽,古法皆为不治,若用此法,多有生者。"又如清代《洞天奥旨·脑后发》记载:"脑后发,脑后乃玉枕、风府之穴道也。玉枕为督脉之关。盖督脉有三关,玉枕其一也。督脉由命门而上至玉枕,乃河车之路也,透过玉枕始达泥丸。若玉枕、风府生痈,如何能达肾气至泥丸而化精乎?"本病多在夏秋之时发生,好发于中、老年人的项部对口之处。患者多有糖尿病、肾炎、营养不良等。

因恣食膏粱厚味,油腻酒酪,湿热内存,化火蕴毒;或房事不节,七情内伤,五志化火,脏腑失调,气血壅滞;或外染湿热毒邪,循经走窜,气血凝阻等,皆能致病。

初起肤生脓头,形如粟米,焮热色红,肿胀高突,根脚漫肿,底大如盘,逐渐脓头增多,高肿痛甚,疮头溃腐,根盘红肿,形如蜂窝,脓液畅泄,腐肉渐脱,日久收口。

【辨证论治】

1. 凡初起肤生脓头,痒痛相兼,根脚坚硬,色赤焮肿,伴发热恶寒,头痛恶心,纳谷不香,苔白或黄,脉象滑数者,为风热毒邪,瘀阻经脉证。治宜清热解毒,散风活血法,方选仙方活命饮化裁。药用:山甲片10g(可用炒三棱10g或炒莪术10g替代),皂角刺10g,当归尾12g,金银花10g,生甘草10g,赤芍10g,白芷10g,蒲公英20g,牡丹皮10g,败酱草15g,野菊花12g,紫花地丁12g,浙贝母10g,水煎服。外用金黄膏贴敷。

2. 若疮头溃烂,形似蜂窝,出脓黄稠,伴壮热恶寒,口渴饮冷,便干溲赤,舌红脉数者,为湿热蕴毒,成脓破溃证。治宜清热除湿,透脓托毒法,方选透脓散化裁。药用:黄芩10g,黄连10g,栀子10g,桔梗10g,生大黄10g(后下),赤芍10g,莲子心6g,苦参10g,山甲片10g(可用炒三棱10g或炒莪术10g替代),皂角刺10g,白芷10g,生黄芪15g,水煎服。外用二宝丹提毒祛腐。

3. 若疮口平塌,根盘散漫,腐肉难化,疮色紫暗,脓水稀少,伴发热神疲,面色少华,舌淡脉细者,为气血两虚,脓出不畅证。治宜补益气血,扶正托毒法,可内服八珍丸、托里消毒散化裁。药用:生黄芪30g,当归15g,熟地黄30g,党参15g,白术15g,金银花30g,白芷10g,川芎10g,茯苓15g,大枣12g,白芍10g,牛蒡子12g,炙甘草10g,水煎服。外用生肌玉红膏贴敷。

【调养】除内服、外敷治疗外,治疗期间应保持疮口清洁;忌食发物、辛辣肥甘;戒除烟酒；避免忧愁恼怒；切勿自行挤压患处；素有糖尿病、肝肾功能障碍者，应同时治疗；多吃鲜嫩多汁的青菜、水果；保持大便通畅。

粉　瘤

【概述】粉瘤，相当于西医学的皮脂腺囊肿。根据其症状特点，中医学文献中亦有称之为"粉瘿瘤""脂瘤"者。如明代《外科启玄·粉瘿瘤》记载："凡粉瘤大而必软，久久渐大，似乎有脓非脓，乃是粉浆于内。若不治之，日久大甚。"又如《外科正宗·瘿瘤论》记载："……又有一种粉瘤，红粉色，多生耳项前后，亦有生于下体者，全是痰气凝结而成。宜铍针破去脂粉，以三品一条枪插入，数次以净内膜自愈。"清代《医宗金鉴·外科心法要诀》亦记载："软而不硬，皮色淡红者，名脂瘤，即粉瘤也……惟粉瘤可破，其色粉红，多生耳项前后，亦有生于下体者，全系痰凝气结而成。"又如清代《外科证治全书·瘿瘤》亦记载："瘤证惟粉瘤最多，其色粉红，多生耳项前后，亦有生于下体者，乃腠理津沫，偶有所滞，聚而不散，则渐成此瘤也。治宜针破，挤出脂粉……然每有愈而复发者，乃内有胳囊，化净膏贴，生肌自愈。"本病多见于成年人，好发于耳项、颜面、颈周、头皮等处。大多单发，生长缓慢，到一定程度则不再长大，很少自愈。

本病因素禀湿盛之体，复由过食肥甘厚味、油腻腥荤，以致痰湿内蕴，瘀阻经络，壅滞体肤，凝聚为瘤而发。

本病初起为豆粒大小肿物。圆形或半球形，隆出皮面，渐可长大，如红枣鸡卵。触之柔软有凹，离手复原，多无痒痛。若揩破后，则挤出粉渣，内有胳囊，偶有发红略痛，溃破后可出脓水，伴有臭味。

【辨证论治】

1. 凡粉瘤初起，微出皮面，舌苔白腻者，为痰湿蕴结，瘀阻经络证。治宜消痰软坚，活血通络法，方选海藻玉壶汤化裁。药用：法半夏10g，陈皮10g，青皮10g，川芎10g，茯苓15g，炒白术12g，浙贝母12g，炒三棱10g，莪术10g，海藻10g，牡丹皮10g，水煎服。

2. 外治法可用干净铍针，刺破皮肤，挤出脂粉，剥出瘤内胳囊，外敷生肌玉红膏。

【调养】除治疗外，平时不宜用手自行挤压，以免染毒成脓；手术剥除时，务必剥净瘤内胳囊，否则易于复发；手术切除为彻底根治的方法，但应保持疮面洁净，及时换药，以防染毒成脓；忌食辛辣炙煿、肥甘厚味和油腻酒酪。

丝　瘊

【概述】丝瘊，相当于西医学的丝状疣、软纤维瘤，是一种以肤生赘疣，细软如丝为特征的皮肤病，故名。中医学文献中，根据其发病特点又有"小疣子"之名。如明代《外科枢要·论瘤赘》记载:"府庠沈妪文……颈侧常生小疣子,屡散屡发。"又如清代《续名医类案·疣》记载:"颈侧常生小疣子,屡散屡发。又臂生一块如绿豆大,若触碎,则如断束缕,扯之则长,纵之则缩。"本病多始于中老年人,青少年较少罹患。皮损常生于眼睑、颈周、下颏,亦有生于腋窝前后的。病程长久,进展缓慢,如不治疗,可多年不愈。本病一般不会危及健康。若生于上、下眼睑边缘处者,偶可影响视力,或略有轻度不适感。

本病因腠理失密,卫外不固,风毒之邪,乘隙袭入,内不能疏泄,外不得透达,凝聚于体肤,伸气血失荣而致。

初起患处生有疣赘,小若针尖粟米,或细软如丝,其色如常,触之柔软,不觉痒痛,如不注意,常被忽视。日久逐渐长大,皮色如常,或呈棕灰色,形若米粒,捏之则扁,离手复原;扯之则长,纵之则缩。顶上可有干枯,底下常留根蒂。皮损孤立散在,或可集簇成群,但互不融合。

【辨证论治】

1. 凡初起患处生有疣赘,形如针尖粟米,不觉痒痛,或聚或散,或多或少,伴舌红苔白,脉象弦数者,为卫外失固,风毒乘隙证。治宜固卫御风,解毒祛邪法,方选固卫御风汤化裁。药用:生黄芪 30g,防风 10g,炒白术 10g,马齿苋 15g,蒲公英 12g,木贼 10g,大青叶 15g,连翘 15g,薏苡仁 60g,夏枯草 15g,蜂房 6g,水煎服,每日 2 次,余渣煎水,外洗患处。

2. 若病久不愈,屡散屡发,其色棕褐,挺拔韧实,孤立散在,或密集成片,抻之即长,离手复原,形如大米,伴舌红苔黄,脉弦带数者,为毒热郁久,阻遏气血证。治宜清热解毒,化瘀散结法,方选解毒化瘀汤加减。药用:薏苡仁 60g,木贼草 10g,香附 10g,郁金 10g,败酱草 30g,马齿苋 30g,炒三棱 10g,莪术 10g,当归尾 12g,大青叶 15g,桃仁 10g,水煎服。余渣煎汤,外洗患处。亦可用剪刀消毒后剪除。

【调养】除治疗外,应保持患处清洁,切忌搔抓触破,以防染毒成脓;已破之处,可外涂聚维酮碘。

肉 瘤 赘

【概述】肉瘤赘,相当于西医学的脂肪瘤、皮赘、软纤维瘤,是一种以面、颈部生有肉质瘤赘为特征的皮肤病,故名。根据其发病特点,中医学文献中又有"肉赘""瘤赘""肉瘤"等病名。如明代《外科启玄·肉瘤赘》记载:"凡肉瘤初生如栗如桃,久则如馒头大,其根皆阔大,不疼不痒,不红不溃,不软不硬,不冷不热,日渐增加,亦无法治,治恐难痊,虽针灸无功,故录之。"《外科正宗·瘿瘤论》记载:"肉瘤者,软若绵,硬似馒,皮色不变,不紧不宽,终年只似复肝然。治当理脾宽中,疏通戊土,开郁行痰,调理饮食,加味归脾丸是也。"本病多见于中老年人,可发于面颈、胸背等处。瘤赘长至一定大小,则停止生长。少数可以自愈。病程长久,进展缓慢,预后多良好。

因饮食失节,嗜食肥甘炙煿、鱼腥海味,久则脾运不健,痰湿内生,凝聚体肤,或思虑伤脾,中土运化失职,痰凝气结,或脾胃素弱,湿邪留存,阻遏气血,结聚而成等,均可致病。

初起患处高凸隆起,触之质软如馒、皮色如常,小者如莲子芡实,大者若梅李鸡卵,逐渐增大,触之仍软,皮宽不紧,捏之可扁,离手复原,不觉疼痛。

【辨证论治】

1. 凡初起瘤赘较小,形若芡实红枣,状若口袋,或有根蒂,皮色如常,触之质软,伴舌胖苔腻,脉象弦滑者,为痰湿之邪,凝聚体肤证。治宜健脾除湿,化痰散结法,方选化痰散结汤加减。药用:陈皮10g,法半夏10g,生牡蛎30g(先煎),夏枯草15g,茯苓12g,浙贝母12g,胆南星6g,青皮12g,炒白术12g,海藻15g,水煎服。外治可用阳和解凝膏贴敷,每日换药1次。

2. 若瘤体渐大,日久不消,小若红枣,大如鸡卵,或数目增多,伴舌暗苔腻,或有瘀斑,脉象弦涩者,为痰湿之邪,阻遏经脉证。治宜化痰除湿,逐瘀散结法,方选散结汤加减。药用:海藻15g,炒三棱10g,当归尾15g,生牡蛎30g(先煎),浙贝母12g,陈皮12g,昆布10g,郁金12g,法半夏8g,莪术6g,青皮12g,枳实12g,水煎服。同时可以配服小金丹或散结灵。瘤体大而久不消者可切除之。

【调养】除治疗外,应保持患处清洁,不可挤压,以防染毒成脓;不过食肥甘炙煿、辛辣厚味,以免化痰生热,凝聚不散。

黑 砂 瘤

【概述】黑砂瘤,近似于西医学的黑头粉刺样痣,是一种以肤生粟疹,内含黑色脂粉如砂为特征的皮肤病,故名。根据其发病特点,中医学文献中亦有"黑粉瘤"之称。在西医学中,1895年德国人Kofmann首先报道该病。中医学文献对此记载较早,如明代陈实功《外科正宗·瘿瘤论》(1617年)记载:"黑砂瘤,多生臀腿,肿突大小不一,以手摄起,内有黑色是也。亦用针刺,内出黑砂有声,软硬不一。……一男子臀瘤五年,形如覆瓢,按之隐隐黑色,此黑粉瘤也。以针破之,按出黑砂兼黑粉共碗许。"又如清代祁坤《外科大成·黑砂瘤》(1665年)记载:"黑砂瘤多生于臀腿,肿突大小不一,以手摄起,内有黑色是也。刺出黑砂有声或黑粉,软硬不一。"本病较为少见,多在出生时或学龄前后发生。皮损多发于单侧面、颈,或于胸、腰、腹、上臂等处(彩图1-43)。皮损常单发,断续排列成线状或带状,偶有双侧或不规则分布。病程长久,经过缓慢,男女均可罹患。儿童成长时,皮疹有增多趋势。

本病因素禀湿热内蕴之体,湿热内存,郁久化浊生热,内不能疏泄,外不得透达,怫郁肌肤之间,壅遏腠理,闭塞毛窍,阻滞经脉而发。初起患处生有粟粒大小粟疹,逐渐扩大增多,如黍如豆,集簇成攒,隆出皮面,顶有毛孔开张,内含粉刺,形若黑砂,针头大小,触之略硬,酷似中药王不留行。剥去黑色角栓,留有凹陷,可呈火山口状。若染毒成脓,常可留疤,皮塌肉陷。

【辨证论治】

1. 凡初起肤生粟疹,集簇成群,断续排列,如线如带,顶有毛孔,内含黑砂,挤之则出,伴舌红苔腻,脉象滑数者,为湿热之郁,壅滞毛窍证。治宜清热除湿,宣通毛窍法,方选清肌渗湿汤化裁。药用:苍术10g,白术10g,藿香12g,佩兰12g,路路通6g,六一散10g(包),茯苓12g,薏苡仁30g,苦参10g,泽泻10g,泽兰12g,王不留行15g,水煎服。外用蟾酥锭,以水研开,外涂患处。如皮损泛发,或范围深大者,可考虑手术、冷冻,或激光治疗。

2. 若局部不洁,染毒成脓而致皮损周边红赤,肿胀疼痛,或生脓头,顶白根赤,或出脓黄黏腥臭,肉腐皮烂,伴舌红苔黄腻,脉象弦数者,为湿热蕴毒,肉腐为脓证。治宜清热除湿,解毒消肿法,方选解毒汤加减。药用:金银花10g,连翘15g,牡丹皮10g,草河车15g,赤芍10g,白芷10g,败酱草15g,黄芩10g,黄连6g,龙葵10g,三棵针12g,水煎服。外涂紫金锭。

【调养】除治疗外,应保持患处皮肤清洁,不可随意搔抓挤压,以防染毒成脓;除上述治法外,小范围皮损可施以冷冻、激光、电灼等方法,大范围者亦可配合手术疗法,少数患者仍有复发的可能性。

赤　疵

【概述】赤疵,近似于西医学的鲜红斑痣或葡萄酒样痣,是一种好发于头面,与肤相平的毛细血管扩张症,故名。根据其发病特点,中医学文献里又有"紫印脸""紫赤疵"等名称。在西医学中,最早于1843年由美国人Nathaniel Hawthorne描述该病。中医学文献对此记载较早,如隋代巢元方《诸病源候论·瘿瘤等病诸候》(610年)记载:"赤疵候,面及身体皮肉变赤,与肉色不同,或如手大,或如钱大,亦不痒痛,谓之赤疵。此亦是风邪搏于皮肤,血气不和所生也"。又《诸病源候论·小儿杂病诸候》记载:"赤疵候,小儿有血气不和,肌肉变生赤色,染渐长大无定,或如钱大,或阔三数寸是也。"唐代《备急千金要方·痔漏》记载:"治皮中紫赤疵痣,去魇秽方:干漆、雌黄、矾石各三两,雄黄五两,巴豆十五枚,炭皮一斤,右六味治下筛,以鸡子白和,涂故帛,贴病上,日二易。"又曰:"治赤疵方:用墨、大蒜、鳝血合涂之。"清代《医林改错·通窍活血汤所治症目》提出:"紫印脸,脸如打伤血印,色紫成片,或满脸皆紫,皆瘀血所致。"本病常在婴儿出生后一周左右开始出现。皮损好发于枕部、前额、鼻部或其他近头颈处,可随人体生长而扩大(彩图1-44)。女性多见于男性,大多数为单侧发生,偶有双侧发生者,或可累及黏膜。若面积较小,发于枕、额、鼻部者,可随年龄增长而逐渐消退;若面积较大,范围较广者,多难彻底根除。

因禀赋不足,气血未充,经脉塞滞,壅于肌肤,或气血不和,风邪外束,阻遏经络,循行不畅等,均能酿成本病。

初起患处即有淡红或暗红斑片。少则一个,多则数个,匡廓鲜明,边缘不整,平摊肤上,抚之不碍手,压之则褪色,离手复原,大小不等。小者如指甲、钱币,大者若手掌、荷叶,严重者可累及半身。若婴儿哭闹或遇热皮肤潮红时,则患处更加鲜明。有些面积较小,色泽淡红者,常被忽略。其形或长,或圆,或斜,或不规则。

【辨证论治】

凡面积较小、颜色不深、分布不广者,多因气血未充,经脉塞滞而成。可随其年龄增长,气血渐充,经脉畅达而逐渐自愈,故无需治疗。若面积较大,颜色鲜红或暗红,分布较广,不能自愈,舌暗脉涩者,为气血瘀阻,经脉塞滞证。治宜活血化瘀,通经活络法,方选通窍活血汤化裁。药用:桃仁10g,红花10g,川芎10g,当归尾12g,白芷6g,赤芍10g,牡丹皮10g,生地黄30g,人工麝香0.1g(包)〔如无人工麝香,可用乳香6g,没药6g,冰片1g(后下)〕,黄酒50ml,水煎服(婴、幼儿酌减)。中成药可服用大黄䗪虫丸。外治可用市售成药五妙水仙膏涂擦。

【调养】除治疗外,因本病生后多数不再扩大,部分可消退,建议早期治疗;若皮损面积较大,不断增长,色泽紫暗,表面凹凸不平者,则宜手术、放疗、硬化剂注射,其他如冷冻、电烧、激光、超声等方法,均可有较好的疗效;保护局部皮肤,不宜抠抓挤压;不宜滥用外涂药物及化妆品。

胎　　瘤

【概述】胎瘤,相当于西医学的草莓状痣或单纯性血管瘤,也可以包括部分海绵状血管瘤,是一种以肤生赘瘤,内含血管为特征的皮肤病,故名。根据其发病特点,中医学文献中又有"血丝瘤""红丝瘤""血瘤"等名。如明代《外科正宗·瘿瘤论》记载:"血瘤者,微紫微红,软硬间杂,皮肤隐隐,缠若红丝,擦破血流,禁之不住。治当养血凉血,抑火滋阴,安敛心神,调和血脉。"又如清代《医宗金鉴·外科心法要诀》记载:"此证一名胎瘤,发无定处,由小渐大。婴儿落草,或一二岁之间患之。瘤皮色红,中含血丝,亦有自破者。"本病常始发于出生一个月左右的婴儿,好发于头面、颈部等处,可单发或多发,直径2~4cm(彩图1-45)。出生后数周内出现,数月内增大。1岁以内长到最大,5~7岁大多消退。

由于禀赋不足,经脉违和,气血瘀滞,凝聚体肤,或血热内蕴,外受寒凉,气血结聚等,均能酿成本病。

初起患处生有粟米大小红色圆点,微隆出皮面,压之不易褪色,触之质软,匡廓鲜明。以后逐渐增大,生长迅速,色泽鲜红,柔软而分叶,状若草莓。至1岁左右,则不再生长。

【辨证论治】

1. 凡瘤体较小,为数不多者,属经脉违和,气血塞涩证,常经数年后可以自愈,故无需治疗。若瘤体较大,数目较多者,难于尽退,为血热内蕴,气血凝滞证。治宜清热凉血,通经活络法,方选凉血四物汤化裁。药用:生地黄30g,牡丹皮10g,赤芍10g,当归尾12g,地骨皮10g,川芎10g,丝瓜络6g,川牛膝10g,桃仁10g,水煎服(婴、幼儿酌减)。

2. 外治可用市售成药五妙水仙膏涂擦。若瘤体较大,经久不退者,可考虑冷冻、激光或手术治疗。

【调养】因本病应早期激光干预治疗,阻止发展,发生颅面需做颅脑的影像学检查。平时应注意不宜揩破瘤体,否则出血或染毒成脓;除上述治法外,冷冻、电烧、激光等疗法,均可收到较好疗效,但应注意疮面,保持清洁,防止感染。

<h1 style="text-align:center">血　痣</h1>

【概述】血痣,近似于西医学的小血管痣、蜘蛛痣、老年性血管瘤和樱桃状血管瘤,是一种以肤上生痣,鲜红如血为特征的皮肤病,故名。如明代《外科正宗·杂疮毒门》记载:"血痣,由于肝经怒火郁结。其形初起色红如痣,渐大如豆,揩之血流。"又如清代《外科大成·血痣》记载:"血痣者,初起色红如痣,渐大如豆,揩之流血不止。由肝经郁火,血热所致。"《疡科捷径·血痣》亦记载:"血痣初生如痣形,渐愀如豆色红凭。外皮揩破流鲜血,怒火肝经瘀血凝。"本病多始发于婴幼儿,常见于头面、颈项等处,病程缓慢。部分皮损日久可自行尽退,或部分消退(彩图1-46)。

本病因素禀血热内蕴之体,血热则经脉循行违和,日久则脉络瘀阻,凝聚体肤而发病。

初起于患处生有红点,如针尖至粟米大小,渐长如豆,表面光滑,色泽鲜红或暗红,其顶漫圆,微隆出皮面,压之褪色,状似图钉。渐可增长如豆,匡廓鲜明,不觉痒痛,揩破出血。

【辨证论治】

1. 本病日久可部分或全部消退,故一般不需治疗。若病久不退,或痣体过大,其色鲜红或暗红,触之质软,舌暗或红,上有瘀斑者,为血热蕴结,瘀阻经脉证。治宜凉血清热,化瘀通络法,方选凉血地黄汤化裁。药用:生地黄30g,牡丹皮10g,赤芍10g,当归尾12g,栀子10g,黄连6g,生地榆15g,丝瓜络6g,白茅根15g,水煎服(婴、幼儿酌减)。

2. 外治可用冰蛳散化裁。药用:大田螺5枚(去壳晒干),硇砂0.6g,白砒2g,轻粉1g,冰片0.3g,枯矾1g,分别研细和匀。临用时取药粉少许,水调成膏,贴敷患处,隔日换药一次。

【调养】本病因日久可有部分自愈,故不宜急于治疗;避免日晒;平时患处不宜揩破,以免出血或染毒成脓;避免抠抓挤压;外治法亦可采用冷冻、激光、电烧等,可以迅速除去,但应于治疗期间保持疮面清洁,勿使染毒成脓。

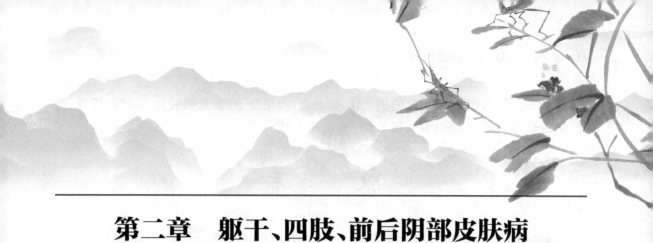

第二章　躯干、四肢、前后阴部皮肤病

担　肩　瘤

【概述】担肩瘤,相当于西医学中经久受压迫部位的软组织增生及纤维化或脂肪垫,迄今尚无相应的确切病名,是一种以长期担肩挑重部位产生肉状肿块为特征的皮肤病,故名。根据其发病特点,中医学文献中,亦有"肩瘤"之名称。如明代《外科启玄·担肩瘤》记载:"担肩瘤,亦有破而出脓血者,非营气不从之所生,乃因负重于肩,又因枕卧冷处,致令隧道不通,蓄而有之。若不早灸,则不能消散矣。宜用千金粉霜点之即散,神效。"本病多见于长久担肩负重的成年男子,好发于右肩、颈后,亦有见于左肩者。病程长久,进展缓慢,一般不能自愈,但不会危及健康。

本病因于患处长久负重,担肩挤压,留于一处,则气血循行瘀涩,肌腠失于濡煦,经脉塞滞,瘀而不散而发;或因负重于肩,又枕卧冷处,经脉隧道不通,气血凝于患处而致。

初起患处受挤压之后,红肿作痛,甚则青紫血印,不可触碰。日久挤压,则肌肤增厚,触之韧实,顽硬如革,不觉痒痛。

【辨证论治】

1. 凡初起受压之处,红肿作痛,甚则皮破肉烂,青紫斑块,触之痛甚,伴舌暗苔白,脉象涩滞者,为气血瘀滞,经脉闭阻证。治宜活血化瘀,疏通经脉法,方选复元活血汤化裁。药用:柴胡 6g,天花粉 12g,当归尾 12g,葛根 15g,丹参 15g,赤芍 10g,桃仁 10g,山甲珠 15g(可用炒三棱 10g 或炒莪术 10g 替代),红花 10g,熟大黄 6g,炙甘草 10g,葛根 10g,黄酒 60ml,水煎服。余渣煎水,温洗患处。

2. 若担肩日久,患处隆起,结聚不散,半在皮下,触之顽硬韧实,小者如栗如卵,大者如拳如馒,皮色如常或暗,不觉痒痛,伴舌淡苔白,脉象弦细者,为气虚血瘀,凝聚体肤证。治宜益气化瘀,通络散结法,方选益气散瘀汤化裁。药用:生黄芪 30g,党参 15g,白术 12g,当归尾 12g,赤芍 10g,王不留行 10g,路路通 10g,牡丹皮 10g,红花 10g,生牡蛎 30g(先煎),桃仁 10g,水煎服。余渣煎水,温洗患处。

【调养】除治疗外,应做好防护工作,如垫肩、海绵垫等;患处初肿时,可辅以按摩、理疗、热浴等,加速消肿止痛;肿块日久者可有缓冲作用。

腋痈

【概述】腋痈,相当于西医学的化脓性大汗腺炎,是一种腋下生有硬结,触之疼痛,日久溃脓为特征的皮肤病,故名。根据其发病特点,中医学文献中又有"米疽""夹痈"等名。明代《外科正宗·杂疮毒门》记载:"腋痈俗称夹痈,此肝、脾二经为患。肝经血滞,脾经气凝,共结为肿。初起皮色不变,漫肿无头,日久方疼,乃生寒热,此患难消,终必成脓。"又如清代《洞天奥旨·腋痈》记载:"腋痈者,发于腋下天池之穴也。天池属手厥阴心包络,是经多血少气。此处发生痈疽,令人寒热大痛,掌热臂急,面赤,俗名夹痈,以手臂夹痈毒而称之也。"《灵枢·痈疽》谓:"发于腋下坚赤者,名曰米疽。"本病多见于青年或中年妇女,腋下多汗者尤易罹患。皮损常在单侧腋下发生,个别在双侧腋下发生,偶可发于肛周、外阴乳晕、鼠蹊部。病程较久,易于反复。

因情志不遂,忧思恚嗔,以致肝脾之气郁结,气血凝滞;或腋下汗出,久不洗浴,汗渍污垢,湿热蕴毒,熏蒸肌肤等,皆可致病。

初起患处生有硬结,小若粟米赤豆,大如莲子芡实,触之顽硬而疼痛,皮核不连,略能移动。逐渐扩大增多,皮核相连,红肿痛甚,微隆出皮面,或融合成块,活动时痛剧。日久溃破出脓,形成瘘管,长久不敛,愈后结疤。

【辨证论治】

1. 凡初起腋下生有硬结,触之痛甚,附近臀核肿大,伴发热恶寒,心烦口渴,便秘溲赤,舌红苔黄,脉象弦数者,为湿热蕴毒,熏蒸体肤证。治宜清热燥湿,解毒凉血法,方选柴胡清肝汤化裁。药用:柴胡12g,黄芩10g,牛蒡子10g,连翘12g,赤芍10g,牡丹皮10g,龙胆10g,白芷10g,积雪草15g,败酱草15g,紫花地丁10g,金银花30g,苍术10g,水煎服。外用紫金锭调敷。

2. 若已溃破出脓,窦道经久不敛,伴乏力气短,舌淡苔白,脉象细弱者,为毒邪未尽,脓出不畅证。治宜扶正祛邪,托里排脓法,方选托里排脓汤化裁。药用:当归15g,茯苓12g,白术10g,连翘10g,金银花30g,浙贝母12g,陈皮10g,人参10g(单煎),生山药30g,生黄芪30g,白芷10g,水煎服。外治先用九一丹药捻,插入瘘管,蚀去脓腐,再以生肌散、生肌玉红膏外敷。

【调养】除治疗外,应保持患处洁净,切勿自行挤压;病愈后,腋下宜常洗浴,贴身衬衣以棉织品为好;忌食辛辣炙煿之品。

腋 疽

【概述】腋疽,相当于西医学的腋下慢性淋巴结炎或腋下淋巴结核,是一种以腋下臀核漫肿坚硬,日久破溃,难于收敛为特征的皮肤病,故名。根据其发病特点,中医学文献中又有"米疽""疚疽""夹肢疽""胁疽"等名称。如明代《外科理例·胁》:"年逾四十,夏月腋下患毒,溃后不敛,脓出清稀,皮寒脉弱,肠鸣切痛,大便溏泄,食下即呕,此寒变而内陷也。宜大辛温之剂,遂以托里温中汤一二帖,诸证悉退。"《疮疡经验全书·左腋疽图说》记载:"此左疽生于左腋下乳侧间,因喜怒不常或饮食之间,忽然被惊或忍气而得之,若不速治,必成流注。"清代《医宗金鉴·外科心法要诀》记载:"此证一名米疽,又名疚疽,发于胳肢窝正中,初起之时,其形如核。由肝脾二经,忧思恚怒,气结血滞而成。漫肿坚硬,皮色如常,日久将溃,色红微热疼痛也。"本病多见于中老年人,常伴有肺痨、瘰疬等病。病程缠绵难愈,易于成漏。中年可愈,衰老难痊。

因中气不足,脾失健运,湿邪内生,郁久化痰,痰浊内阻,瘀滞为患;或七情不遂,五志化火,郁怒伤肝,失其条达,气血瘀滞;或阴津不足,炼液为痰,又兼外染毒邪,气血凝滞等,皆能致病。

初起腋下臀核肿大,累累如珠,皮色不变,逐渐增大,质地韧实。若因循失治,则肿核增大,皮色转红,软硬相兼,日久溃破,脓如败絮,日久不敛。

【辨证论治】

1. 凡腋下肿核,形如堆豆,皮色如常,小若梅李,大似核桃,推之可移,略有疼痛,伴体倦乏力,舌淡苔白,脉细无力者,为痰气交阻,壅遏经络证。治宜通络化痰,软坚散结法,方选化坚二陈汤加减。药用:法半夏10g,陈皮12g,炙甘草10g,茯苓15g,生牡蛎30g(先煎),浙贝母12g,胆南星8g,丹参15g,制香附10g,夏枯草12g,丹参15g,水煎服。外用阳和凝膏贴敷。

2. 若皮色暗红,触之质软,溃后出脓不畅,清稀夹絮,腐肉不脱,或疮色紫暗,触之冰冷,日久不敛,伴乏力气短,面色萎黄,低热盗汗,舌淡脉细者,为气血不足,无力托毒证。治宜补益气血,托毒外出法,方选托毒汤化裁。药用:生黄芪30g,白术12g,当归15g,熟地黄30g,桔梗6g,炙甘草10g,白芷10g,人参10g(单煎),生山药30g,茯苓15g,丹参15g,水煎服。外用玉红膏加五五丹引流。

【调养】除治疗外,应和顺七情;忌食生冷;加强营养;保持患处清洁,换药宜勤;有肺痨、瘰疬者,应同时治疗。

夹 痈

【概述】夹痈,相当于西医学的腋下急性淋巴结炎或脓肿,是一种以腋下生痈,暴肿焮赤为特点的皮肤病,故名。根据其发病特点,中医学文献中亦有"夹支痈""掖痈""腋前痈""腋后痈"等名称。如明代《外科正宗·杂疮毒门》记载:"夹痈,此肝脾二经为患……初起皮色不变,漫肿无头,日久方疼,乃生寒热,此患难消,终必作脓。未破者柴胡清肝汤,已破者十全大补汤去肉桂加香附、陈皮,软肿胀痛者针之,膏贴。"本病可发于任何年龄,但多见于儿童。起病迅速,易于化脓,预后一般多良好。

本病多由手部、前臂、上臂或胸部体肤破损,外染毒邪,或素有疮疖疔痈,热毒之邪,乘隙袭人,或循经走窜,壅滞腋下,或肝脾湿热,结聚不散,外发体肤等,皆能致病。

初起腋下臖核肿大,色赤肿硬,数日后迅即肿起,皮色略赤,韧实且痛。若渐进展,肿势高突,根盘收束,皮色红赤,软硬相兼,跳痛不已,后成脓溃破,脓尽方愈。

【辨证论治】

1. 凡初起腋下臖核结肿,小若梅李,大似红枣,数日后迅即大如核桃鸡卵,焮赤肿痛,触之灼热韧实,伴发热恶寒,头身疼痛,口渴便干,舌红苔腻,脉象滑数者,为湿热蕴毒,循经走窜证。治宜清热解毒,除湿散结法,方选仙方活命饮加减。药用:金银花20g,连翘15g,牡丹皮10g,赤芍10g,防风10g,生甘草12g,黄芩10g,蒲公英15g,紫花地丁15g,黄连8g,白芷10g,水煎服。外用紫金锭,茶水调涂。

2. 若肿势高突,焮赤如馒,跳痛不已,肿块渐软,或顶白根赤,触之脓成,波动应指,伴发热汗出,舌红苔黄,脉象弦数者,为热毒瘀滞,化腐酿脓证。治宜清热化瘀,托里排脓法,方选透脓汤化裁。药用:生黄芪30g,当归15g,山甲珠10g(可用炒三棱10g或炒莪术10g替代),白芷10g,炒白术12g,茯苓15g,炙甘草10g,牛蒡子12g,连翘12g,皂角刺6g,牡丹皮10g,水煎服。外用消肿膏贴敷。若出脓不畅者,可切开引流,用九一丹或七三丹掺入尤佳。

【调养】除治疗外,应保持患处皮肤清洁;脓出之后,注意肢体的功能锻炼;凡肢体皮肤破损之时,应及早消毒包扎,可避免罹患本病。

腋　汗

【概述】腋汗,相当于西医学的局限性多汗症,是一种以两腋下汗出过多,但不伴有狐臊臭味为特征的皮肤病,故名。中医学文献中又有"漏腋""腋漏""胁汗"之称。如隋代《诸病源候论·瘿瘤等病诸候》记载:"漏腋候,腋下常湿,仍臭生疮,谓之漏腋。此亦是气血不和,为风邪所搏,津液蕴瘀,故令湿臭。"又如清代《杂病源流犀烛·诸汗源流》记载:"有两腋汗……久不愈者,此湿热流注也。"再如《类证治裁·汗症》记载:"少阳挟热……或腋汗、胁汗,须知从阴阳交互时,及阴阳交互处发泄者,皆阴阳不和,半表半里症。"本病多见于青壮年人,好发于两腋、胁之下。气候炎热及精神紧张时,病情加剧;气候寒冷及情绪稳定时,病情或轻或暂时痊愈。

因久病体虚,精血亏损;或劳倦过度,惊恐思虑,心气不足,以致正气受损,脉失收束,卫外不固;或情志不遂,肝失调达,疏泄不利等,均可致病。

初起腋下或腋胁部多汗,汗出沾衣,久则涔涔汗出,每于忧思恼怒等情绪波动之时,汗出尤甚,但无狐臊臭气。腋下汗多者,亦常伴手足多汗。

【辨证论治】

1. 凡腋下多汗,且常与情绪失调相关甚密,汗液清稀,并无狐臭,伴气短懒言,心悸怔忡,失眠健忘,舌淡苔白,脉细无力者,为心气不足,汗液外泄证。治宜养心益气,收敛汗液法,方选养心汤化裁。药用:生黄芪15g,炙黄芪15g,茯苓10g,当归12g,柏子仁10g,炒酸枣仁30g,五味子10g,半夏曲10g,远志10g,党参10g,炙甘草12g,浮小麦50g,大枣12枚,百合50g,水煎服。

2. 若腋下多汗,其色略黄或沾衣,伴烦躁易怒,口苦咽干,舌红苔白,脉象弦滑者,为肝失调达,疏泄不利证。治宜疏理气机,条达肝木法,方选逍遥散化裁。药用:当归15g,白芍10g,柴胡12g,茯苓15g,丹参15g,青皮12g,佛手15g,青橘叶10g,香橼皮10g,薄荷6g(后下),白术10g,生牡蛎30g(先煎),百合10g,水煎服。外治可用:干荷叶15g,威灵仙12g,藁本10g,零陵香10g,甘松10g,藿香12g,水煎取汁,洗浴患处。

【调养】 除治疗外,不宜过食辛辣厚味;避免情绪激动;贴身衣服应以棉织品为好,并注意勤于洗换;戒除烟酒;注意劳逸结合;凡葱、蒜、韭菜、辣椒、胡椒之类应少吃或不吃;调摄七情,避免忧思恼怒;适时洗浴,保持皮肤卫生。

狐　臭

【概述】 狐臭,相当于西医学的腋臭,是一种以腋下汗出,带有狐臊臭味为特征的皮肤病,故名。根据其发病特点,中医学文献中又有"胡臭""腋臭""漏腋""体气""腋气""狐臊""狐气""胡气""狐骚""狐骚臭"等名。在西医学中,1848年奥地利人Hebra首先收载该病。中医学文献对此记载较早,如晋代《葛洪肘后备急方·治面疱发秃心惛鄙丑》(3世纪)记载了"身体及腋下狐臭方""股内阴下常湿且臭"方。610年隋代《诸病源候论·瘿瘤等病诸候》记载:"狐臭候,人腋下臭,如葱豉之气者,亦言如狐狸之气者,故谓之狐臭。此皆血气不和,蕴积,故气臭。"又如明代《外科正宗·杂疮毒门》(1617年)记载:"体气,一名狐气。此因父母有所传染者,又有狐胎而受生者,故不脱本来气质。凡此腋下,多有棕纹数孔,出此气味。"至清代《外科大成·腋气》(1665年)则提出:"腋气,俗名狐臭,受秉于未形之初,腋内有窍,浊气由此而出,诸药鲜能除根。"本病多有家族病史,累代不绝。始发于青春期,女性多见,轻重不一,夏季尤甚。年老后逐渐减轻或消失。臭气常出自腋下,严重者在乳晕、脐周、前后阴等处均有臭秽之气。

初起腋下易于汗出,逐渐汗液色黄如柏汁,染着衬衣,带有臭气。若夏季或多汗时,臭气加剧,不可近人。腋下有棕纹缕孔,汗出黏腻,如膏似脂,味若野狐。

【辨证论治】

1. 凡家中皆有此病,累代不绝者,为先天禀赋所致。臭秽自腋下而出,一般不需内服药物,只宜外治。可用芳香化浊,解毒除秽法,方选腋香散化裁。药用:密陀僧 15g,生龙骨 30g,红粉 6g,木香 10g,白芷 10g,甘松 15g,冰片 3g,分别研细和匀,纱布包扑患处,每日 1 次。

2. 若家族中无此病,仅天暑衣厚时,略带臭味,伴腹胀纳呆,大便不调,小溲黄赤,脉象滑数者,为湿热内蕴,秽浊外壅证。除外用腋香散,还应配合内服药物证。治宜清热利湿,芳香化浊法,方选藿香正气散化裁。药用:藿香 10g,佩兰 10g,白芷 10g,薄荷 6g(后下),茵陈 15g,苏叶 6g,半夏曲 10g,厚朴 10g,甘松 10g,六一散 10g(包),茯苓 10g,泽泻 10g,水煎服。

【调养】除治疗外,宜经常洗浴,保持腋下清洁;忌食葱、蒜、韭菜、辣椒、肥甘炙煿、酒酪等辛辣厚味食物;贴身衣服以棉织品为好,并保持清洁、柔软、吸汗。

钮 扣 风

【概述】钮扣风,相当于西医学的上胸部脂溢性皮炎,是一种以上胸部系钮扣处皮肤成片发红作痒为特征的皮肤病,故名。如明代《外科正宗·杂疮毒门》记载:"钮扣风,皆原风湿凝聚生疮,久则瘙痒如癣,不治则沿蔓项背。"清代《医宗金鉴·外科心法要诀》亦记载:"此证生于颈下天突穴之间,因汗出之后,邪风袭于皮里,起如粟米,瘙痒无度,抓破津水。误用水洗,浸淫成片。"本病多见于成年人,常起于上胸部,病程较久,经过缓慢,易于反复(彩图 2-1)。

因七情不遂,五志化火,或过食辛辣、油腻酒酪,久则血热内蕴,生风作痒;或禀赋不耐,食入鱼腥海味;或饮食失节,脾胃受损,运化失职,湿邪内存,郁久化热,湿热相合,熏蒸体肤等,皆能致病。

初起肤生粟疹,小若针尖,大似粟米,其色淡红,逐渐进展,融合成片,形似钱币,或如手掌,匡廓鲜明,边缘齐整,其色黄红,瘙痒时作,脱屑如秕。

【辨证论治】

1. 凡初起肤生粟疹,其色淡红,集簇成片,瘙痒不绝,匡廓清晰,上有细碎鳞屑,如糠似秕,拂之即落,伴心烦易怒,面红耳赤,渴喜冷饮,舌红口干,脉象弦数者,为血热内蕴,生风作痒证。治宜清热凉血,消风止痒法,方选凉血消风饮加减。药用:生地黄 30g,赤芍 10g,当归 12g,蝉蜕 6g,紫草 10g,荆芥 10g,生石膏 30g(先煎),生甘草 10g,炒蒺藜 9g,牡丹皮 10g,苦参 10g,水煎服。

2. 若肤生红斑,手掌大小,或圆或长,表面油腻,或有鳞屑,黏着污浊,伴淫淫作痒,腹胀纳呆,大便不爽,舌红苔腻,脉象滑数者,为湿热蕴结,外蒸体肤证。治宜清热除湿,祛邪止痒法,方选芩连平胃散化裁。药用:黄芩 10g,黄连 10g,苍术 15g,厚朴 10g,藿香 12g,佩兰 12g,茵陈 15g,陈皮 10g,白鲜皮 10g,苦参 10g,苍耳子 6g,牡丹皮 10g,赤芍 10g,水煎服。

3. 以上二证均可外用六一散 30g,枯矾 10g,冰片 2g,分别研细混匀,纱布包扑患处。每日 1~2 次。

【调养】除治疗外,应注意有规律生活,保证睡眠;忌食辛辣酒酪,戒除烟、浓茶、咖啡;

患处少用热水烫洗;保持大便通畅。

汗　斑

【概述】汗斑,相当于西医学的花斑癣,是一种以初起斑点游走成片,久之延蔓遍身为特征的真菌感染性皮肤病。因患处常是紫白相兼,并伴瘙痒,故名花斑癣。中医学文献中又称之为"紫白癜风"。如明代《外科正宗·杂疮毒门》记载:"紫白癜风乃一体二种。紫因血滞,白因气滞,总由热体风湿所侵,凝滞毛孔,气血不行所致,此皆从外来矣。"清代《外科证治全书·发无定处论》记载:"初起斑点游走成片,久之可延蔓遍身。初无痛痒,久则微痒,由汗衣经晒著体,或带汗行日中,暑湿浸滞毛窍所致。"又如《医宗金鉴·外科心法要诀》记载:"此证俗名汗斑,有紫、白二种。紫因血滞,白因气滞。总由热体风邪、湿气,侵入毛孔,与气血凝滞,毛窍闭塞而成。多生面项,斑点游走,延蔓成片,初无痛痒,久之微痒。"本病多见于温热潮湿地区,常在夏季发生或加重,入冬减轻或痊愈。皮损好发于胸、腹、背及四肢近端。

本病由于热体汗泄,外受风湿,留于腠理,郁滞毛窍而发;或因汗出沾衣,淹渍体肤,复受日曝,则暑湿浸渍,肤腠闭塞而致。

初起患处生有斑片,小若榆钱,大似指甲,匡廓鲜明,或圆,或长,或斜。因人肤色不同,可呈灰白、灰褐、暗棕、棕黄等色。斑片可互相融合。其上覆有细碎白屑,如糠似秕。

【辨证论治】

本病一般不需内服药物。治疗前可先用硫黄药皂或硼酸皂洗净全身,然后可选择下述方法中的一种进行治疗:①密陀僧30g,硫黄20g,雄黄10g,白附子6g,分别研细和匀,醋调成糊,用黄瓜蒂或毛笔蘸涂,每日1~2次;②硫黄12g,苦楝子10g,川槿皮15g,百部20g,米醋200ml,白酒300ml。前4味共研粗末,浸泡于醋或酒之中。1周后去渣取液,外擦患处,每日1~2次。

【调养】本病如不彻底根治,则易于复发,故治愈后,应将内衣、内裤、床上用品,加以煮沸消毒,或洗净后日晒1小时以上;对患者原有的手癣、足癣、甲癣等,亦应积极治疗;其他人应避免使用患者的毛巾、衣被等物品;皮损消退后,仍需用药2~5天,以防复发。

乳　疳

【概述】乳疳,相当于西医学的乳房湿疹样癌,是一种以乳头浸渍湿烂,日久溃腐翻花为特征的皮肤癌,故名。根据其发病特点,中医学文献中又有"翻花疮""反花疮""乳岩"等名。在西医学中,1874年英国人James Paget首先报道该病。中医学记载本病较早,首见于明代申斗垣《外科启玄·乳痈》(1604年):"强与吮之,久则成疮,经年不愈,或腐去半截,似破莲蓬样,苦楚难忍。内中败肉不去,好肉不生,乃阳明胃中湿热而成,名曰乳疳。"清代《外科大成·乳岩》(1665年)记载:"乳头属足厥阴肝经,乳房属足阳明胃经,外属足少阳胆经,是症也,女子多发于乳。"本病多见于更年期前后妇女的单侧乳头及乳晕部(彩图2-2),早期呈湿疹样外观,少数可生于外阴、肛周(彩图2-3)、脐、腋等处,亦可按乳疳治疗。男性偶可罹患(彩图2-4、彩图2-5)。病程较久,进展缓慢,预后较差。

因七情不调,肝气横逆,郁久化火,或过食辛辣炙煿,肥甘厚味,湿热内蕴,郁久化毒,怫于肌肤,循经外发等,均能致病。

初起患处发红,指甲大小,逐渐增大至钱币或银元,脂水频流,上结黄痂,逐渐浸渍蔓延,基底鲜红,略有光泽,匡廓鲜明,呈灰蓝或灰白色,伴角化性脱屑,兼见皲裂糜烂,乳头内陷,触之坚硬。久则溃腐蚀烂,周边隆起,胬肉翻出,状似反花,揩破滋流血水,腥秽恶臭,附近臖核肿大。

【辨证论治】

1. 凡患处湿烂渗液,浸渍蔓延,触之坚硬,上结黄痂,自觉痒剧,伴胸胁满闷,口苦心烦,便干溲赤,舌红苔黄,脉象弦数者,为肝脾两伤,湿热蕴毒证。治宜疏肝理脾,清热解毒法,方选龙胆泻肝汤化裁。药用:柴胡12g,龙胆10g,栀子10g,黄芩10g,浙贝母10g,郁金10g,青皮12g,败酱草15g,丹参15g,白术10g,法半夏10g,半枝莲15g,水煎服。可配服小金丹或西黄丸。外用生地榆20g,贯众20g,煎水湿敷患处。

2. 若患处破溃蚀烂,胬肉翻出,血水腥臭,伴乏力气短,神疲纳呆,舌淡脉细者,为气血衰败,正虚邪实证。治宜扶正祛邪,补益气血法,方选香贝养荣汤化裁。药用:当归15g,赤芍10g,白芍10g,浙贝母10g,山慈菇6g,郁金10g,茯苓15g,炒白术15g,制香附10g,生黄芪30g,人参10g(单煎),白花蛇舌草30g,水煎服。另:西黄丸6g送服。外用珍珠散、生肌散撒于患处。

3. 若腐肉不去者,亦可先用九一丹或八二丹蚀去腐肉,待腐去脓尽后,再敷生肌玉红膏。

【调养】除治疗外,应静心调养,切忌忧思恼怒;忌食辛辣酒酪;保持患处洁净,不可随意触碰;凡更年期妇女乳头湿烂者,应及时诊治;已确诊为本病者,可配合手术、化疗、放疗等方法,同时应做全面体检,以尽早发现是否转移;不可随意涂外用药物,尤其是糖皮质激素类药膏,绝不可滥用。

乳 核

【概述】乳核,近似于西医学的乳腺增生、慢性纤维囊性乳腺病及乳腺良性肿瘤,是一种以乳房中生有肿核,皮色不变为特征的疾病,故名。根据其发病特点,中医学文献中又有"奶脾""奶积""乳癖""奶栗""乳栗""乳中结核"等名。如隋代《诸病源候论·妇人杂病诸候》记载:"乳结核候,足阳明之经脉,有从缺盆下于乳者,其经虚,风冷乘之,冷折于血,则结肿。"明代《外科理例·乳痈》记载:"一妇郁久,乳内结核,年余不散,日晡微热,饮食少思。"清代《外科证治秘要·乳癖》记载:"乳头属肝,乳房属胃,乳中结核不痛,无寒热,皮色不变。其核随喜怒消长者,为乳癖。"又如清代《医宗金鉴·外科心法要诀》记载:"此证乳房结核坚硬,小者如梅,大者如李,按之不移,推之不动,时时隐痛,皮色如常。"《疡科心得集·辨乳癖乳痰乳岩论》记载:"乳中结核,形如丸卵,不疼痛,不发寒热,皮色不变,其核随喜怒为消长,此名乳癖。良由肝气不舒,郁积而成。"本病常见于青年女性,好发于双侧乳房的外上方,肿核可随经期及情志变化而消长。病程较久,生长缓慢,预后良好。

由于思虑过度,劳倦伤脾,以致痰湿内停;或因情志不遂,恚嗔恼怒,使肝失疏泄,气机不畅;或痰气交阻,凝聚体肤,阻遏经脉等,皆能致病。

初起乳内可有多个肿核,触之可得,大小不一。小者如梅李,大者似鸡卵,可逐渐增大,结成肿块,外观皮色如常。触之韧实,硬而不坚,匡廓不甚鲜明,但不与周围相连。按之可移,推之能动,日久不会破溃。

【辨证论治】

1. 凡肿核内生,大如梅李,皮核不连,轻度触痛,经期或先或后,行而不畅,乳房及小腹胀痛或串痛,伴胸胁满闷,烦躁易怒,倦怠乏力,食不甘味,大便不调,舌淡苔白,脉象弦滑者,为肝郁脾虚,痰气结聚证。治宜疏肝理脾,化痰散结法,方选逍遥散化裁。药用:醋柴胡 12g,赤芍 10g,白芍 10g,法半夏 9g,丹参 15g,浙贝母 10g,全当归 15g,制香附 10g,郁金 10g,青橘叶 6g,白芥子 10g,茯苓 12g,全瓜蒌 15g,水煎服。

2. 若病久失治,肿核大如鸡卵,触之疼痛,经前肿核增大,经后缩小,伴小腹刺痛,定处不移,经来色暗,带有血块,午后低热,舌暗瘀斑,脉象涩滞者,为瘀血内阻,经脉闭塞证。治宜活血化瘀,通行经络法,方选血府逐瘀汤化裁。药用:生地黄 30g,桃仁 10g,红花 10g,枳壳 10g,赤芍 10g,醋柴胡 12g,炒三棱 8g,莪术 8g,王不留行 12g,川牛膝 12g,丹参 15g,姜黄 10g,水煎服。

【调养】 除治疗外,应注意劳逸结合;避免忧思多虑,烦恼急躁;发现肿核后,可每晚用手轻轻按摩。按摩之时,可自外向内,由轻到重,轻揉 2~3 分钟后,逐渐加力,以皮色发红,自觉局部发热为度,总计 5 分钟左右,手法以稳、准、轻、慢为好。

乳 头 风

【概述】 乳头风,相当于西医学的乳房湿疹,是一种以乳头湿烂,皲裂痒痛为特征的疾病,故名。根据其发病特点,中医学文献中又有"乳头破裂""乳头破碎""奶癣""乳头皲裂"等名。如清代《疡科心得集·辨乳痈乳疽论》记载:"乳头风,乳头干燥而裂,痛如刀割,或揩之出血,或流黏水,或结黄脂。此由暴怒抑郁,肝经火邪不能施泄所致,胎前产后俱有之。"本病好发于哺乳期妇女的乳头、乳颈及乳晕部。病程较久,易于复发。反复发作者,应及时排除乳房湿疹样癌(Paget 病)。

因情志抑郁,暴怒伤肝,肝火郁结,循经上犯;或过食膏粱厚味、辛辣炙煿,湿热内蕴,熏蒸于上；或乳头短小、内陷，乳儿吸吮咬破；或乳汁流溢，浸渍湿烂等，均可致病。

初起患处瘙痒，继则皮色鲜红，湿烂渗出，脂水浸渍，以致乳头碎裂，出现一个或多个纹状裂口。久则结成黄痂，状若松脂，痛似刀割，揩之每可出血。乳儿吸吮时疼痛更甚。若乳妇惧怕吸吮，则乳汁积聚，阻塞孔窍，常致乳痈。

【辨证论治】

1. 本病需先断乳，再议施治。凡初起患处瘙痒，湿烂浸渍，伴口臭便秘，小溲黄赤，舌红苔腻，脉象滑数者，为湿热内蕴，循经上犯证。治宜清热利湿，通行经络法，方选芩连平胃散化裁。药用：黄芩10g，黄连10g，苍术15g，厚朴10g，六一散10g(包)，丝瓜络6g，陈皮15g，焦山楂15g，焦神曲15g，焦麦芽15g，泽泻10g，车前子10g(包)，白茅根15g，水煎服。

2. 若乳头干燥皲裂，剧痛难忍，揩之出血，伴烦躁易怒，舌红脉弦者，为肝火内郁，伤阴化燥证。治宜清泻肝火，养阴润燥法，方选龙胆泻肝汤化裁。药用：柴胡10g，龙胆10g，栀子10g，黄芩10g，白芍10g，麦冬12g，青皮6g，当归15g，玄参15g，北沙参15g，玉竹12g，石斛12g，车前子10g(包)，水煎服。

3. 外治可用：白芷10g，青黛6g，黄柏10g，枯矾6g，冰片1g，研细和匀。糜烂浸渍者，干撒患处。干燥皲裂者，香油调敷。

【调养】除治疗外，应保持患处洁净；乳头短小者，应经常牵拉；哺乳后揩干，避免乳汁浸渍；经常按摩，可使乳头增厚，以免婴儿咬破；如顽固不愈，或单侧发生于乳晕之内者，特别是更年期前后妇女患此病者，应除外乳疳(乳房湿疹样癌)。

汗 淅 疮

【概述】汗淅疮，相当于西医学的间擦疹、擦烂性念珠菌病、浸渍皮炎，是一种身体皱襞处互相摩擦，或汗液浸渍而发生的皮肤病。因其多与汗液浸渍相关，故名。根据其发病特点，中医学文献中又有"汗淅疮""汗渐疮""身有赤处"等名。如隋代《诸病源候论·小儿杂病诸候》记载："身有赤处候，小儿因汗，为风邪毒气所伤，与血气相搏，热气蒸发于外，其肉色赤，面壮热是也。"明代《外科启玄·汗淅疮》记载："肥人多汗，久不洗浴，淹淅皮肤，烂成疮者，痛不可忍。"又如清代《洞天奥旨·汗淅疮》记载："汗淅疮乃肥人多汗，久不洗浴，淹淅肌肤，因而成疮者也。亦有皮破血出而作痛者。古人以真蛤粉、滑石末掺之自愈，实妙法也。"本病好发于夏季，多见于肥胖的婴儿、妇女。皮损常发生在经常摩擦及汗液不易蒸发的皮肤皱褶处，如腋下、脐窝、鼠蹊、乳房下及会阴等部位。

本病因于天暑衣厚，汗出不畅，以致湿热熏蒸，蕴结体肤而发；或因平时久不洗浴，汗垢浸渍、妇人经带淹淅、体肤摩擦，尤其皱褶部位，皮肤隐蔽薄嫩，虽汗出而不易蒸干，汗沤尿淹，擦烂成疮而致。

初起患处潮红肿胀，匡廓鲜明，其范围常与皮肤皱襞一致，边缘整齐。逐渐扩展，可有成片粟疹及水疱。经摩擦后，水疱破裂，湿烂渗出，脂水浸淫，甚者则有浅表溃疡。

【辨证论治】

1. 凡初起时,患处红肿作痒,尚未湿烂者,宜用温水洗去汗液污垢,外用:生甘草30g,金银花60g,煎水取汁,洗涤患处。待其清洁干燥后,以真蛤粉15g,滑石粉30g,冰片1g,研细和匀,纱布包扑。

2. 若患处水疱云集,湿烂渗出,周边鲜红肿胀,灼热刺痛,伴心烦口渴,小溲黄赤,大便干结,舌红苔腻,脉象弦滑带数者,为湿热内蕴,熏蒸体肤证。治宜清热利湿,凉血解毒法,方选退毒散化裁。药用:黄连6g,金银花10g,连翘10g,生甘草10g,牡丹皮10g,熟大黄10g(后下),赤芍10g,栀子10g,绿豆衣12g,滑石15g(先煎),车前子10g(包),水煎服。外用:生地榆15g,马齿苋10g,蒲公英12g,水煎取汁,冷敷患处。

【调养】 本病若预防及时,常可避免罹患;护理得当,亦能早日康复。故于暑热汗出时,宜经常以温水洗净皱襞处,保持干燥通风,并适当外扑爽身粉;贴身衣服,宜经常洗换,保持松软洁净,尤以棉织品为佳;暑热之时,可常饮绿豆汤、金银花露、西瓜汁、冬瓜汤等,皆能清解暑热之邪。

串 腰 龙

【概述】 串腰龙,相当于西医学腰部的带状疱疹,是一种以肤起红斑,水疱攒集,伴有疼痛,每多缠腰而发为特征的急性皮肤病,故名。根据其发病特点,中医学文献中又有"缠腰火丹""缠腰龙""蛇串疮""火丹疮""甑带疮""蛇窠疮""蛇缠疮""蛇丹""蛇缠丹""蛇形丹""蛇缠虎带""火腰带""火带疮""火腰带毒"等名。在西医学中,最早由古罗马时期的Celsus命名该病。隋代《诸病源候论·疮病诸候》(610年)记载:"甑带疮者,绕腰生,此亦风湿搏于血气所生,状如甑带,因以为名。"又云:此疮绕腰匝则杀人。"元代《世医得效方·蛇缠疮》记载:"蛇缠疮用雄黄为末,醋调涂。"明代《疮疡经验全书·火腰带毒图说》记载:"火腰带毒受在心肝二经。热毒伤心,流滞于膀胱不行,壅在皮肤,此是风毒也。当用清肝流气饮、败毒和气散治之。"《疡医证治准绳·火带疮》记载:"绕腰生疮,累累如珠何如?曰:是名火带疮,亦名缠腰火丹。"《外科启玄·蛇窠疮》记载:"蛇窠疮,此疮因衣服被蛇游过,或饮食内受沾蛇毒,入于皮毛,致生疮且痛。"又如清代《外科证治全书·缠腰火丹》记载:"缠腰火丹,生腰肋间,累累如珠形,有干湿不同,红黄之异。干者色红赤,形如云片,上起风粟,作痒发热,属肝胆风热,宜服龙胆泻肝汤。湿者色黄,或起白水泡,大小不等,作热,烂流水,较干者更疼,属肝脾湿热。"本病多在春秋季节发生,好发于成年人。皮损常出现在单侧胁肋、胸腰部(彩图2-6)。偶可累及其他部位。发于眼目、耳周者,疼痛剧烈,甚则导致失明、耳聋。个别人皮损消退后,仍有长时期疼痛,老年、体弱者尤为明显。儿童及青年患者常无疼痛,或疼痛很轻。病程约2~4周,愈后很少复发。

因七情不遂,肝胆郁火,蕴久化毒,发于体肤;或腠理不密,卫外失固,毒邪乘袭;或湿热内蕴,外染毒邪,壅滞肌腠等,均可致病。

初起患处疼痛,如针刺火燎,继之皮肤焮红,粟疹丛生,上有水疱,小若粟米,大如赤豆,迅即变成水疱,甚则大疱、血疱。疱壁韧实,疱液澄清,四畔绕以红晕。水疱集簇成群,断续排列如带,如蛇缠于腰间。数日后疱液混浊,或可成脓,或破裂湿烂,最终干涸结痂,脱落而愈。愈后常留有暂时性褐斑。少数人仅有皮肤发红、粟疹成片,伴有疼痛而无水疱。

【辨证论治】

1. 凡起病急骤,水疱集聚成群,断续排列呈带状,基底焮红,疼痛剧烈,势若火灼,伴心烦口干,渴欲冷饮,小便黄赤,脉象滑数者,为湿热蕴毒,外壅体肤证。治宜清热利湿,解毒止疼法,方选疱疹汤。药用:马齿苋30g,大青叶15g,牡丹皮10g,柴胡12g,龙胆10g,赤芍10g,栀子10g,车前子10g(包),罂粟壳6g,水煎服。外用雄黄15g,冰片1g,研细和匀,香油调涂患处。或外涂金黄膏、四黄膏、紫金锭。

2. 病愈疱消而疼痛不止者,常有定处不移,疼痛拒按,肤色加深,伴舌暗瘀斑,脉象弦涩者,为瘀血阻滞,经脉不畅证。治宜化瘀通络,活血止痛法,方选复元活血汤化裁。药用:柴胡12g,天花粉10g,当归尾12g,桃仁10g,山甲珠6g(可用炒三棱6g或炒莪术6g替代),熟大黄8g,丹参15g,青皮12g,红花10g,瓜蒌30g,生甘草10g,全蝎粉2g(冲服),黄酒100ml,水煎服。外治同前。

【调养】患病期间,宜禁食辛辣酒酪;切忌烦恼焦虑;保持患处洁净,不可随意触摸;保持大便通畅;皮损痊愈后仍有疼痛,时间、程度可因人而异,短者数周,长者可达数年,可配合针灸、理疗及化瘀止痛类中药治疗。

脐 湿 疮

【概述】脐湿疮,相当于西医学的脐部湿疹,是一种以脐部瘙痒,甚则湿烂生疮为特征的皮肤病,故名。中医学文献中亦有"脐疮""脐湿""落脐疮"等名。如隋代《诸病源候论·小儿杂病诸候》记载:"脐疮候,脐疮由初生断脐,洗浴不即拭燥,湿气在脐中,因解脱遇风,风湿相搏,故脐疮久不瘥也。"清代《洞天奥旨·落脐疮》记载:"落脐疮,乃小儿之症也。小儿自落脐带之后,何便生疮?夫脐,人之命根也,此处生疮,多便风症,风症一成,命根将绝,去生便远,可不亟治之乎?不知脐落生疮,亦感染水湿而成之也。必因乳母失于照管,落脐之时,脐汁未干,或加溺以伤之,或洗浴而不加拭揩,遂致湿以加湿,而疮儿遂至于不合也。"又如清代《外科证治全书·腹部证治》记载:"小儿沐浴,不可久在水中洗濯,既包裹毕,宜时常留意,不可令尿湿浸脐。如不知慎,遂致肚脐浸渍不干,名曰脐湿。"本病多见于婴幼儿,成人偶可发生。皮损好发于脐窝部,偶可延及脐周。

因脐窝之处,易于藏污纳垢,复由洗浴汗出,更衣不勤;或尿液秽浊,沾湿浸渍;或由局部瘙痒,抠抓不洁,久则湿热秽浊,侵袭体肤等,均可致病。

初起患处潮湿,淫淫作痒,逐渐皮肤发红,浸渍成片,上生细小粟疹,攒聚成群,甚者上有水疱,如粟如麻,疱破湿烂,脂水频流,淫淫蔓延,腥臭黏浊,四畔肌肤红晕,焮赤成疮。

【辨证论治】

1. 凡初起患处潮湿，淫淫作痒，上生粟疹水疱，伴小溲黄赤，舌红苔白，脉象弦滑者，为湿热秽浊，外袭体肤证。治宜清热利湿，化浊止痒法，方选化浊汤加减。药用：藿香6g，佩兰6g，茯苓6g，白术10g，栀子6g，泽泻6g，车前子6g(包)，陈皮10g，泽兰3g，水煎服。外用收湿散(六一散15g，枯矾3g，海螵蛸10g，黄柏10g，冰片1g，分别研细和匀)，撒于患处。

2. 若患处湿烂，脂水浸渍，痒痛相兼，基底色红，伴舌红苔腻，脉象滑数者，为湿热蕴毒，外袭体肤证。治宜清热利湿，解毒止痒法，方选清热利湿汤化裁。药用：龙胆10g，车前子10g(包)，栀子10g，黄芩10g，生地黄20g，六一散10g(包)，木通6g，牡丹皮10g，赤芍10g，玉米须30g，水煎服(婴幼儿酌减)。外用黄柏15g，贯众10g，水煎取汁，冷敷患处。

【调养】除治疗外，应保持脐部清洁，浴后拭干，忌用手抠；夏日炎热多汗之季，应适时洗浴，保持洁净；脐部若有污垢，应以75%酒精，或3%双氧水涂擦，待泡软后轻轻取出，切勿硬抠生挤，以防染毒成脓；如有腰带金属搭扣过敏者，应及时更换。

风　热　疮

【概述】风热疮，近似于西医学的玫瑰糠疹，是一种以好发于躯干、四肢近端，疹色紫红，略起白屑为特征的皮肤病。因发病多与风热相关，故名。根据其发病特点，中医学文献中又有"血疳疮""血疳""紫疥""风癣""子母癣""母子癣"等名。如隋代《诸病源候论·风病诸候》记载："风热之气，先从皮毛入于肺也。肺为五脏上盖，候身之皮毛。若肤腠虚，则风热之气，先伤皮毛。"在西医学中，1860年法国人Gibert首先报道了该病，中医学文献对此记载较早，明代申斗垣《外科启玄·风热疮》(1604年)记载："风热疮，此疮初则疙瘩痒之难忍，爬之而成疮，似疥非疥，乃肺受风热。"又如1694年《洞天奥旨·风热疮》记载："风热疮，多生于四肢、胸胁。初起如疙瘩，痒而难忍，爬之少快，多爬久瘙，未有不成疮者。甚则鲜血淋漓，似疥非疥，乃肺经风热而外感风寒，寒热相激而皮毛受之。"清代《医宗金鉴·外科心法要诀》(1742年)记载："此证由风热闭塞腠理而成。形如紫疥，痛痒时作，血热多燥。"本病多在春秋季节发生，好发于青壮年人。其发病与季节性变化有关，以温带地区多见，皮损常在躯干(彩图2-7)及四肢近端出现，瘙痒程度因人而异。病程4~6周，可自行消退，不留痕迹，很少复发。预后较好。

因血热内蕴，复受风邪，风热相搏，发于体肤；或腠理不密，玄府不固，风热外袭，灼伤阴津，血燥成疮等，皆可致病。

初起时，常于躯干、股部或臂部出现1~2个淡红或黄褐斑片，大如指甲、钱币。逐渐扩大，周边微微隆出皮面，中央平坦，上覆细碎白屑，如糠似秕，此称为"母斑"。若无瘙痒，常被忽略。约经10天左右，可于其他部位，相继出现成批皮疹，状似"母斑"而略小，此称为"子斑"。其形或圆、或长、或斜，但长轴多与皮纹一致，匡廓清晰，周边整齐。孤立散在，或集聚成群，很少融合。日久色淡，逐渐消退。皮损于背部呈八字样分布，胸部与肋骨平行分布。

四肢皮损多在上臂屈侧、腋窝及股内侧。一周至十天发展至顶峰。口腔黏膜罕有发生,偶有出血、大疱、糜烂、溃疡等。病程约4~8周。

【辨证论治】

1. 凡初起疹色淡红,数目较少,瘙痒不甚,伴舌红脉数者,为血热内蕴,外受风邪证。治宜清热祛风,祛邪止痒法,方选清凉饮化裁。药用:金银花6g,薄荷3g,菊花6g,生甘草3g,紫草3g,代茶饮。

2. 若皮疹较多,鲜艳紫红,伴口渴心烦,小便黄赤,舌红苔白,脉象弦数者,为血热风盛,壅于体肤证。治宜清热凉血,消风止痒法,方选消风清热饮化裁。药用:生地黄30g,牡丹皮10g,赤芍10g,当归15g,紫草15g,生石膏30g(先煎),蝉蜕10g,蒺藜10g,白鲜皮12g,水煎服。

3. 若皮损艳赤,瘙痒剧烈,伴便结溲赤,口舌生疮,或糜烂出血,溃疡疼痛,舌红苔腻,脉象弦数者,为风热夹毒,上灼清窍证。治宜清热解毒,祛风散邪法,方选三黄散加减。药用:生大黄12g(后下),生石膏30g(先煎),防风6g,栀子10g,连翘10g,金银花20g,知母10g,升麻10g,玄参10g,淡竹叶6g,生甘草10g,水煎服。

【调养】 除治疗外,应避免风热侵袭;和顺七情,切忌心绪烦扰;患处不宜用热水洗烫;忌食辛辣腥荤、油腻酒酪、肥甘厚味等助热动风之品;患处避免搔抓;不滥用刺激性的外涂药物。

登 豆 疮

【概述】 登豆疮,近似于西医学的疱疹样脓疱病,是一种肤起脓疱,病情急重的皮肤病。因其疮形如登豆,故名。中医学文献中的"疫疠疱疮""热病疱疮""时气疱疮"等亦与本病相近。如隋代《诸病源候论·时气病诸候》记载:"时气疱疮候,夫表虚里实,热毒内盛,则多发疱疮。重者周布遍身,其状如火疮。若根赤头白者,则毒轻;若色紫黑则毒重。其疮形如登豆,亦名登豆疮。"本病多见于中年孕妇,男子及非孕妇偶可罹患。皮损常始发于鼠蹊、腋下、脐窝、乳下等皱襞处,以后蔓延至躯干、四肢、前后阴。初起急骤,可反复发作。孕妇可发生死胎、流产,预后不良。幸存者下次怀孕时,可再复发。

因表虚里实,外受温热毒邪,毒热蕴蒸,内入营血,外发体肤;或素体虚弱,胎火蕴结,时毒乘袭,内窜营血,熏蒸肤腠,发于遍体;或血热内蕴,外受风热等,皆能致病。

初起患处皮肤发红,色如涂丹,其上生有脓疱,小如粟粒,大若赤豆,周畔绕以红晕,逐渐融合或攒集成片,或排列如环,成批发出。脓疱干涸后,结成褐色痂皮,但周边又有新起脓疱。皱襞处疱破糜烂,脓汁四溢,结痂黄绿,脱落后露出嫩红疮面。口舌及外阴黏膜亦可波及。

【辨证论治】

1. 凡初起病急,脓疱集聚,灼热痒痛,伴壮热寒战,口渴冷饮,舌红苔黄,脉象滑数者,为毒热入营,外窜肌肤证。治宜清气凉营,泻热解毒法,方选清瘟败毒饮化裁。药用:黄连

10g,黄芩 10g,玄参 12g,连翘 12g,生石膏 30g(先煎),栀子 10g,水牛角粉 6g(冲服),赤芍 10g,生大黄 10g(后下),牛蒡子 10g,大青叶 15g,水煎服。

2. 若伴有神昏谵妄,舌绛脉细者,清瘟败毒饮原方加入莲子心 6g,安宫牛黄丸 1 粒。外治可用:黄连 15g,黄柏 15g,冰片 1g,研细和匀,香油调涂患处。

3. 若病久反复,脓疱已收,干燥结痂,伴神疲乏力,舌绛少苔,小便短赤,脉细无力者,为热伤阴津,余毒未尽证。治宜滋阴清热,凉血解毒法,方选滋阴解毒汤化裁。药用:生地黄 30g,麦冬 10g,玄参 12g,石斛 12g,牡丹皮 10g,赤芍 10g,连翘 10g,金银花 30g,天花粉 10g,大青叶 15g,积雪草 15g,败酱草 15g,水煎服。

【调养】除治疗外,应充分休息;保持患处清洁;患病期间应忌食辛辣炙煿,油腻腥荤;多吃新鲜水果、蔬菜;保持室内空气清新。

蜘　蛛　疮

【概述】蜘蛛疮,近似于西医学的疱疹样皮炎、疱疹样天疱疮,是一种以皮肤燎浆起疱,排列成环,宛似蜘蛛为特征的皮肤病,故名。中医学文献中记载的"天泡疮""火赤疮"亦有与本病相近之处。该病在西医学中于 19 世纪由美国人 Duhring 及法国人 Brocq 先后报道。中医文献对此记载较早,明代申斗垣《外科启玄·蜘蛛疮》(1604 年)记载:"蜘蛛疮此疮生于皮肤间,与水窠相似,淡红且痛,五七个成攒,亦能荫开。"清代《洞天奥旨·蜘蛛疮》亦记载:"蜘蛛疮,生于皮肤之上,如水窠仿佛,其色淡红,微痛,三三两两,或群攒聚,宛似蜘蛛,故以蜘蛛名之。此疮虽轻,然生于皮肤,终年不愈,亦可憎之疮也。或谓沾濡蜘蛛之尿而生者,其说非是。大约皆皮肤之血少,而偶沾毒气、湿气,遂生此疮耳。"本病多见于成年人,儿童偶可罹患。皮损常对称发于肩胛、腰背、臀部及四肢伸侧(彩图 2-8)。病程较久,易于反复,预后多良好。

由于饮食失节,过餐鱼腥海味、膏粱炙煿,则湿热内蕴,外发体肤;或心火内炽,脾湿受困,复受风邪侵袭,搏于肌肤;或腠理不密,外受风湿热邪侵扰等,皆能致病。

初起患处瘙痒剧烈,夜间尤甚。继而皮肤发红,出现粟疹、水疱或风疹块,亦可偶见脓疱、血疱。小若粟粒赤豆,大如芡实梅李。疱壁韧实且厚,不易触破。水疱成群集簇,或攒聚成环,形若地图,周边绕以红晕,并可扩大蔓延。皮疹消退后,可留有褐斑或瘢痕。

【辨证论治】

1. 凡起病急骤,瘙痒不绝,或痒痛相兼,患处发红,燎浆水疱,紧绷光亮,鼓起有力,集簇成片,或攒集如环,伴食少纳差,倦怠乏力,大便不调,小溲黄赤,舌红苔腻,脉象滑数者,为湿热内蕴,外受风邪证。治宜清热利湿,祛风散邪法,方选清热除湿汤化裁。药用:黄芩 10g,茯苓 12g,六一散 12g(包),苍耳子 10g,地肤子 10g,苦参 12g,蝉蜕 6g,白鲜皮 15g,黄柏 10g,白茅根 15g,牡丹皮 10g,泽泻 10g,水煎服。外用:黄柏粉 15g,炉甘石 6g,冰片 1g,研细和匀,香油调涂。

2. 若皮损少有水疱，多见粟疹、风疹块，夜间痒剧，难于入睡，小便色黄，舌红苔白，脉象弦数者，为风热郁肤，湿邪内存证。治宜祛风清热，除湿止痒法，方选疏风清热饮化裁。药用：荆芥 10g，蝉蜕 6g，白鲜皮 12g，金银花 15g，菊花 10g，六一散 10g(包)，防风 10g，桑叶 10g，黄芩 10g，牡丹皮 10g，乌蛇 10g，川芎 10g，稀莶草 12g，水煎服。

【调养】患病期间，应保持患处洁净，不宜搔抓或洗烫，以免染毒成脓；忌食膏粱厚味、辛辣酒酪等助热动风之品；保持室内空气清新；贴身衣服以棉织品为好；按时起居，调摄七情，保持身心健康。

粟 疮

【概述】粟疮，近似于西医学的单纯性痒疹，是一种以肤起粟疹，瘙痒无度为特征的皮肤病，故名。因本病瘙痒如疥，故中医学文献中又有"砂疥""干疥"等名。如清代《医宗金鉴·外科心法要诀》记载："凡诸疮作痒，皆属心火。火邪内郁，表虚之人，感受风邪，袭入皮肤，风遇火化作痒，致起疮疹，形如粟粒，其色红，搔之愈痒，久而不瘥。亦能消耗血液，肤如蛇皮。"《疡科捷径·粟疮》亦记载："粟疮症属火邪生，风热乘脾起粟行，火盛化风能作痒，防风通圣散兼消。"本病冬夏均可发生，多见于成年女性。皮损好发于四肢伸侧、腰背、臀、腹部，严重者可延及遍身。易于复发。

因禀性不耐，复受蚊虫叮咬，蕴毒生风；或腠理不密，卫外失固，风邪乘袭，壅于体肤；或湿热内蕴，外受风邪，怫郁于表，不得疏泄等，均能致病。

初起患处生有粟疹，小若芝麻，大如黄豆，圆形或扁，色淡白后转红褐，可稀疏散在，亦能集簇成片，但互不融合。逐渐扩大，瘙痒剧烈。因不断挠抓，常有血痂，或点状瘢痕。日久则肌肤粗糙，状若粗砂。

【辨证论治】

1. 凡初起病急，粟疹色红，瘙痒剧烈，伴心绪烦躁，大便干结，小溲短赤，口干舌红，脉象弦数者，为血热风盛，外壅体肤证。治宜清热凉血，散风祛邪法，方选疏风清热饮化裁。药用：牡丹皮 10g，赤芍 10g，荆芥 10g，蝉蜕 6g，生地黄 30g，白茅根 15g，熟大黄 6g，连翘 12g，黄芩 10g，牛蒡子 10g，皂角刺 10g，水煎服。

2. 若病久反复，皮肤枯燥，伴神疲乏力，面色萎黄，舌淡少苔，脉细无力者，为血虚风燥，肌肤失养证。治宜养血息风，润肤止痒法，方选养血润肤饮化裁。药用：当归身 15g，生地黄 30g，熟地黄 30g，白芍 10g，蒺藜 10g，何首乌 12g，北沙参 15g，黄精 30g，荆芥 10g，防风 10g，鸡血藤 15g，川芎 10g，水煎服。

【调养】除治疗外，应注意改善居住、工作环境的卫生条件，消灭蚊、虱、蚤等有害昆虫；忌食鱼、虾、蟹等腥发动风食品；患处避免热水洗烫及过度搔抓，以免染毒成脓；贴身衣服以棉织品为好。

马疥

【概述】马疥,相当于西医学的结节性痒疹,是一种以肤起硬结,触之坚实,瘙痒如疥为特征的皮肤病,故名。根据其病因、病机特点,中医学文献中又有称之为"顽湿结聚"者。如隋代《诸病源候论·疥候》记载:"马疥者,皮内隐嶙,起作根墌,搔之不知痛。"又如明代《疡医证治准绳·疥》记载:"马疥、水疥、干疥、湿疥种类不一,生于手足,乃至遍体,或痒,或痛,或燋,或肿,或皮肉隐嶙,或抓之凸起,或脓水浸淫。"本病多见于成年女性。皮损常分布于四肢伸侧,尤以胫前多见(彩图2-9),偶可延及躯干(彩图2-10)。病程缓慢,甚则经久不愈。

本病由于饮食失节,脾胃不和,使湿热内蕴,复受风邪侵扰,则风湿热邪相搏,蕴结体肤而发;或因禀性不耐,血热内蕴,复受蚊虫叮咬,毒邪内侵,与血热相搏,结聚肤腠,酿成本病。

初起可于患处生有淡红粟疹,逐渐扩大,乃至豌豆、蚕豆大小的硬结,色泽红褐或灰褐,呈半球状覆于肤上,顶端粗糙角化,触之棘手而坚实,日趋增多,少则数十,多则数百,孤立散在,周边绕以褐色,瘙痒剧烈。

【辨证论治】

1. 凡初起皮疹色红,瘙痒较甚,伴心烦口渴,大便不调,小溲黄赤,舌红苔腻,脉象滑数者,为湿热内蕴,外受虫毒证。治宜搜风清热,除湿解毒法,方选乌蛇驱风汤化裁。药用:乌蛇 10g,羌活 10g,荆芥 10g,防风 10g,黄连 6g,黄芩 10g,连翘 12g,全蝎 6g,蒺藜 12g,蝉蜕 6g,苍术 12g,炙甘草 10g,水煎服。

2. 若病久不愈,皮疹大而坚实,伴瘙痒剧烈,面色晦暗,夜不能寐,精神不振,舌暗瘀斑,脉象涩滞者,为毒热之邪,瘀阻经络证。治宜清热解毒,活血软坚法,方选血府逐瘀汤化裁。药用:王不留行 10g,地龙 10g,炒三棱 10g,当归尾 12g,赤芍 10g,生地黄 30g,桃仁 10g,丹参 15g,川芎 6g,川牛膝 10g,大青叶 15g,水煎服。

3. 外用祛风止痒酒(苦参 15g,蒺藜 12g,明矾 10g,百部 60g,樟脑 6g,白酒 500ml,浸泡1周,去渣备用)涂擦患处,每日 2 次。

【调养】除治疗外,应避免蚊虫叮咬;忌食鱼腥发物,辛辣炙煿;贴身衣服以棉织品为宜;切忌热水洗烫;戒除烟酒;避免过度搔抓;睡卧前不宜饮用浓茶、咖啡,以防瘙痒加剧,结节肿凸顽硬者,可用肤疾宁贴敷。

疮根

【概述】疮根,相当于西医学的急性淋巴结炎,是一种因体生诸疮所致附近瘰核肿痛的皮肤病,故名。根据其发病特点,中医学文献中又有"疮建""瘰核肿痛"等名称。如隋代《诸病源候论·疮病诸候》记载:"疮建候,人身上患诸疮,热气盛者,肿焮痛,附畔别结聚,状如瘰疬者,名为疮建,亦名疮根也。"本病可发于任何年龄,男女均可罹患。常见发病之处为鼠蹊部、腋下,亦有见于下颌者。起病多急骤,进展迅速,如未彻底根治,常可复发,消退缓慢。

本病因血热内蕴,热盛肉腐,生有痈疽疔疮等阳毒之证,热毒走窜,流注经络,与气血相搏,聚而不散而发;或腠理不密,卫外失固,或体肤破损,毒邪乘隙,走窜流注等,皆能致病。

初起在原有疮疡附近,瘰核肿大,触之韧实,小如豌豆红枣,大若芡实梅李,疼痛明显,数日可多可少,孤立散在,或累累如珠,逐渐生长,疼痛明显,皮色略红,触之灼热,肢体活动受限,甚者成脓破溃,日久方愈。

【辨证论治】

1. 凡初起瘰核肿凸,如豆如枣,其势未盛,触之略硬,疼痛不甚,或少有红丝潜行,伴发热恶寒,舌红苔白,脉象浮数者,为热毒走窜,凝于患处证。治宜清热解毒,消肿散结法,方选五味消毒饮化裁。药用:金银花20g,连翘15g,野菊花15g,蒲公英10g,紫花地丁15g,紫背天葵12g,牡丹皮10g,赤芍10g,白芷10g,水煎服。外用紫金锭,茶水调涂。

2. 若瘰核肿大,累累如珠,大若梅李,触之韧实,疼痛不已,皮色红赤,抚之灼手,伴壮热恶寒,咽干口渴,便结溲赤,舌红苔黄,脉象洪数者,为火热毒邪,结聚体肤证。治宜清热泻火,解毒消肿法,方选仙方活命饮化裁。药用:金银花20g,连翘15g,防风6g,白芷10g,赤芍10g,紫花地丁12g,败酱草15g,浙贝母12g,当归尾12g,山甲珠12g(可用炒三棱10g或炒莪术10g替代),炙乳香6g,炙没药6g,陈皮10g,水煎服。外用如意金黄散,麻油调敷。

【调养】除治疗本病外,对原有的痈、疽、疔、疮应积极治疗,以防毒邪走窜;忌食辛辣炙煿、油腻酒酪;适当卧床休息,减少活动。

胎 窬

【概述】胎窬,相当于西医学的脊柱融合缺陷、先天性骶椎裂,是一种以新生儿脊椎管未全闭合为特征的先天畸形性疾病。根据其发病特点,中医学文献中又有"胎窬疮""背窬""背窬疮"等名。如明代《外科启玄·胎窬疮》记载:"胎窬疮,有等小儿初产下来,背上有大孔窬一二个,但内中有膜,完护脏腑者得生。如无膜,露见脏腑者即死无救。如有膜,以补中益气汤与母服,乳儿自能长完,亦有虽活,三五岁而死者有之。"又如清代《洞天奥旨·胎窬疮》亦记载:"胎窬疮,乃初生小儿背上或有一二孔也,此等小儿,明是脏腑不足,少气少血,以长皮肉也。倘虽有孔窬,而肉膜遮护,犹有生机,急用气血峻补汤,大剂与母吞服,儿食其乳,尚有生机。再嚼人参、三七之片数分,填于孔窬之内,则气血壮旺,生皮亦速也。苟孔窬之中无有脂膜,洞见脏腑,数日即死,救之亦无益也。总补母之气血,一时填隙,而儿之先天大缺,仅可延数年之日月,不能享百岁之光阴也。"本病的发病率女孩高于男孩数倍。病变常见于骶部,亦可见于腰部、胸部或颈部。本病若为显性,脊膜膨出者,预后多不良;呈隐性,皮肤完好者,预后尚佳。

本病因先天不足,气血虚弱,肌肤失养,或父母素禀体弱,精血不足,乃致婴儿禀赋羸弱等,皆可致病。

凡初生发病即成显性,骶脊有孔,洞见其内者,常早夭折;若隐性者,体肤完好,患处可有丝状毛发,成束柔软;或其上凹陷,或有血瘤、血痣、肉瘤、咖啡斑片。

【辨证论治】

凡皮损呈隐性者,亦为先天不足,气血失荣证。治宜补益先天,滋养气血法,方选八珍汤化裁。药用:当归 15g,熟地黄 30g,白芍 12g,黄芪 15g,白术 15g,骨碎补 15g,狗脊 15g,杜仲 15g,水煎服。患儿则由乳母代服。

【调养】除治疗外,孕期应按时体检,早期发现,优生优育,优胜劣汰;应保护患处,避免外伤;平时工作不可过累,否则腰部疼痛;腰部可用保护带,以防扭伤;本病服药只能改善症状。

席 疮

【概述】席疮,相当于西医学的压疮,又称褥疮,是指在久病卧床不起者的受压部位发生的慢性溃疡。因病者多是久着席褥而生疮,故名。根据其发病特点,中医学文献中又有"眠疮""蓐疮""褥疮""印疮"等名。如清代《外科真诠·席疮》记载:"席疮乃久病着床之人,挨擦磨破而成,上而背脊,下而尾闾。"《疡医大全·诸疮部》亦记载:"席疮乃久病著床之人,挨擦磨破而成,上而背脊,下而尾闾,当用马屁勃软衬,庶不致损而又损。"本病多见于半身不遂、下肢瘫痪、长期昏迷或卧床不起者。皮损好发于受挤压、摩擦的肉少骨突之处,如背脊、尾闾、外踝、足跟、腰髂、肩胛等处,病程较久(彩图 2-11)。

因久病、重病长期卧床,或不能自行转侧,肌肤腠理,失于气血濡养,复因摩擦挤压,以致皮破肉绽,溃烂成疮等,发为本病。故本病以气血亏虚为本,以挤压摩擦为标。

初起患处可有指甲至钱币大小斑片,其色灰白或暗红,匡廓鲜明,中心色深,边缘渐淡。逐渐扩大,其上生有水疱,继而皮破肉绽。患处腐肉灰白或黑色,周边紫暗,平塌散漫,疼痛不甚,脓汁渗出,稀少臭秽。若肿势局限,腐肉脱尽,新肉渐生,皮色转红,为渐愈佳兆。然终因气血已亏,故愈合甚慢。若肿势扩大,疮底灰白,秽腐不尽,脓汁黑绿,则恶臭难闻,预后多不良。

【辨证论治】

1. 凡初起患处暗红,皮肉破溃,肿势局限,出脓稀少,伴乏力气短,舌淡脉细者,为气血亏虚,体肤失养证。治宜补气养血,化瘀解毒法,方选八珍汤化裁。药用:黄芪 15g,党参 15g,当归 15g,熟地黄 30g,赤芍 10g,桃仁 10g,炒白术 12g,生山药 30g,牡丹皮 10g,金银花 10g,连翘 12g,水煎服。

2. 若肿势扩大,出脓黑绿,恶臭难闻,伴神疲乏力,少气懒言,舌淡脉微者,为气血衰败,正虚欲竭证。治宜扶正培本,补养气血法,方选当归补血汤化裁。药用:人参 10g(单煎),当归 10g,白术 10g,熟地黄 15g,白芍 10g,黄芪 30g,茯苓 15g,太子参 15g,五味子 10g,水煎服。外治:宜先剪去腐肉,以红升丹去腐拔毒。

3. 若腐去脓尽,新肉生长缓慢者,外用生肌散、生肌玉红膏。亦可自配褥疮膏:炙乳香 10g,炙没药 10g,珍珠粉 6g,冰片 3g,人工麝香 0.2g,煅石膏 30g,白及 15g,轻粉 3g,分别研极细和匀,视疮面大小,每用 5~10g,香油调膏,外涂患处,每日 1 次。若配合艾灸,疗效更佳。

【调养】患病期间,应经常变换体位,患处用气垫垫起;易发病之处,应经常拍打、摩擦;加强饮食调养,以补益气血。可常吃山药、大枣、胡萝卜、胡桃、芝麻、花生、芒果、荔枝、龙眼、苹果、葡萄、猕猴桃等;保持疮面清洁,防止继发感染。

【概述】咬甲,相当于西医学的咬甲癣,是以嗜咬指甲为特征的一种不良习惯,故名。根据其发病特点,中医学文献中又有"啮甲"之名。如清代《续名医类案·疣》记载:"沈抠文幼啮指甲,及长不能自禁,此肝火血燥也。"本病多起自幼儿不良习惯,或自婴儿时期开始吸吮手指,及长大后嗜咬指甲,或至成年亦不能自禁,某些虫积、疳积、精神异常及患痛风的青年人,亦可发病。

因脾胃素弱,或饮食失节,过餐鱼腥,多嗜海味,则伤及中土,湿邪内存;或饮食不洁,虫积伤脾;或肝火血燥,甲失荣养,久吮嗜咬等;或初有咬甲、吮指等不良习惯,未予及时纠正,久而成癖等,皆能致病。

初起嗜咬指甲,以拇、食二指居多,片刻即止。逐渐发展,嗜咬吸吮,波及十指。由于嗜咬部位不同,甲板变化亦有所别。若甲前端游离缘处被咬,则甲板短缩,前缘短秃,边周参差不齐,呈锯齿状。若啮咬甲板表面,或甲侧、甲后皱襞,则甲板变化甚多,如甲板粗糙,失去蜡样光泽,可伴横沟状、纵崚状、匙状、萎缩变小,或菲薄软化,甚者周边肌肤红肿疼痛、溃烂出脓。

【辨证论治】

1. 凡嗜咬指甲,伴面黄肌瘦,肚大腹胀,青筋暴露,不思饮食,偏嗜五味,夜睡不宁,咬牙切齿,大便干结,状如羊屎,或腹泻如溏,小溲黄赤或清长,舌淡苔黄或腻,脉象弦滑者,为脾胃不和,虫积食滞证。治宜调理脾胃,消积杀虫法,方选化积丸加减。药用:陈皮 6g,炒麦芽 15g,炒槟榔 10g,炒山楂 10g,使君子 10g,熟大黄 6g,鸡内金 12g,水煎服。外治可用:胡黄连 15g,苦参 10g,黄连 10g,乌梅 10g,煎水取汁,浸泡双手指,每次 15 分钟,每日 2 次。

2. 若啮咬指甲,伴烦躁易怒,白睛色赤,舌红脉弦,便秘溲赤者,为肝火血燥,甲失荣养证。治宜清泄肝火,滋燥养血法,方用龙胆泻肝汤化裁。药用:龙胆 10g,车前子 10g(包),木通 3g,栀子 9g,生地黄 15g,黄芩 10g,青皮 10g,决明子 12g,当归 12g,胡黄连 6g,白芍 6g,水煎服。

【调养】除治疗外,应及早戒除不良习惯,如清凉油、黄连水、胡黄连水、辣椒油、薄荷油等外涂甲板,避免啮咬,均可试用。

倒　甲

【概述】倒甲,相当于西医学的嵌甲,是一种以趾甲嵌入肉内,行走疼痛为特征的皮肤病,故名。根据其发病特点,中医学文献中又有"嵌甲""嵌指""甲疽""潜趾"等名。如明代《外科启玄·嵌指》记载:"嵌指者,非气不和而生,乃因靴短,或因踢蹩,故甲内长于肉内,时时流水,痛不可忍,百治不痊。庸医不识,误认指疳,上药不效。须令修脚人修去肉甲,上生肌散即愈。"又如《外科正宗·杂疮毒门》记载:"甲疽者,或因甲长侵肌,又因修甲损伤良肉,靴鞋窄小,俱易生之。其患胬肉裹上,指甲肿痛异常,难于步履。"清代《洞天奥旨·嵌指》记载:"嵌指者,虽生脚趾甲上,此盖因踢感伤损,或靴鞋短窄,屈其甲而不得伸,以致跐癗不安,致甲长于肉内,内无可容,破而流水,未免步履更坚……须令修脚人轻轻修去肉内之甲,然后以生肌散敷之,未有不愈者矣。"本病好发于大踇趾甲侧缘处。

由于修剪不良,甲长侵肉;或靴鞋紧小短窄,趾甲不得伸长,嵌入肉中,则气血阻遏,不能畅达,以致焮肿破烂,溃腐成疽等,皆能致病。

初起时甲缘向软肉内弯曲,甲旁焮肿疼痛,时津黄水。日久失治,则胬肉高突,疼痛难忍,步履受限。

【辨证论治】

本病应以外治法为主。凡初起甲嵌肉内者,外用黄柏60g煎水取汁,洗净患处,再用干净剪子,剪除病甲弯曲过长部分即可。若患处焮肿疼痛,胬肉高出,时津黄水,浸淫湿烂,伴舌红苔黄腻,脉象滑数者,为湿热下注,外染毒邪证。先依前法,剪去病甲,再用华佗累效散化裁(乳香3g,硇砂3g,轻粉1g,黄丹1g,黄柏6g,枯矾3g,分别研细和匀),香油调膏,外敷患处。内宜清热利湿,解毒凉血法,方选三妙散加味。药用:苍术10g,黄柏10g,川牛膝10g,金银花20g,连翘12g,赤芍10g,板蓝根15g,白茅根15g,生薏苡仁15g,六一散10g(包),水煎服。

【调养】本病预防甚为重要。选择鞋靴时,应大小合适,避免紧小,不宜穿高跟鞋;发现趾甲弯曲向内生长时,应尽早剪除;患病时,应减少行走、站立,睡卧时抬高患肢;奔走远行时,应选择宽松的旅游鞋;甲板反复嵌入时,可请修脚工修去;保持患处清洁,以防染毒成脓。

脱　甲

【概述】脱甲,相当于西医学的甲脱落,是一种以指(趾)甲脱落而不觉痒痛为特征的皮肤病,故名。如清代《奇症汇·手足》记载:"有人患指甲尽行脱下,不痛不痒。此乃肾经虚火,又于行房之后,以凉水洗手,遂成此病。用六味汤加柴胡、白芍、骨碎补治之而愈。"又如清代《石室秘录·奇治法》记载:"有人手指甲进行脱下,不痛不痒,此乃肾精虚火。"本病多见于成年人,常于某些皮肤病过程中发生,如连续性肢端皮炎、银屑病、猩红热、剥脱性皮炎、大疱性表皮松解症等。皮损多发于指甲,亦可见于趾甲。病程较久,可周期性发作。一般甲板脱落后可再生,为时较长,约一百天左右。

本病因七情不调,肝失疏泄,甲失所养;或温热毒邪,燔营灼血;或肝肾阴虚,精血亏乏,甲失荣润等,皆能致病。

初起甲板自根部开始,逐渐向游离缘与甲床分离,以致甲板完全脱落,病者不觉痒痛。

【辨证论治】

1. 凡甲板逐渐脱落,不觉痒痛,伴胸胁满闷,烦躁易怒,头目眩晕,口苦咽干,妇人经血不调,小溲黄赤,大便时干,舌红苔黄,脉象弦数者,为肝郁气滞,甲失所养证。治宜疏肝理气,调和气血法,方选柴胡疏肝散化裁。药用:醋柴胡12g,制香附10g,枳壳10g,当归12g,白芍10g,龙胆10g,黄芩10g,生白术12g,青橘叶10g,川芎10g,青皮10g,薄荷6g(后下),丝瓜络6g,水煎服。

2. 若甲板逐渐脱落,伴身热面赤,口干唇焦,五心烦热,神疲乏力,目昏耳聋,舌绛干缩,脉象虚大者,为肝肾阴伤,精血亏虚,甲失所养证。治宜滋养肝肾,补益精血法,方选加减复脉汤化裁。药用:生地黄30g,白芍10g,麦冬12g,五味子10g,枸杞子15g,阿胶10g(烊化),火麻仁10g,太子参12g,女贞子15g,墨旱莲15g,生牡蛎30g(先煎),玄参12g,炙甘草10g,水煎服。

3. 若甲板脱落,露出甲床者,可用:黄柏15g,生甘草10g,金银花10g,连翘15g,煎水取汁,洗净患处,外敷生肌玉红膏。

【调养】常可自愈;患病期间,宜静心调养,戒除恼怒悉嗔;对同时患有的其他皮肤病,可一并治疗;已剥起而尚未脱下的甲板,切不能过早撕揭,以防出血或染毒成脓;饮食以鲜嫩多汁的水果、青菜为好;忌食油腻辛辣和肥甘厚味。

陷　　甲

【概述】陷甲,相当于西医学的匙状甲,是一种以甲板中部凹陷,周边翘起如汤匙状为特征的甲病,故名。根据其发病特点,中医学文献中又有"反甲"之名。如清代《疡科会粹·甲疽》记载:"嵌甲、陷甲、割甲成疮,久年不瘥者,用黄柏、乌头尖等分为末,洗净贴之……黄芪方治陷甲,生入肉,常有血,疼痛。"本病多见于青壮年,男性患病多于女性,生长在高原地区者较易发生。本病可有家族病史。进展缓慢,病程较久。治愈后仍有复发的可能。

因情志不调,肝气横逆,脉络瘀阻,甲失所养;或先天禀赋素弱,肝肾亏虚,精血不足,爪为筋之余,筋为肝所主,甲失其养;或后天失养,化源竭乏,劳役过度,耗伤气血等,均能致病。

初起甲板萎缩变薄,逐渐中央凹下,边缘翘起,其形如匙,甚则可以盛水数滴,且质脆易裂。少则一二指(趾)甲,多则全甲皆凹陷呈匙状。

【辨证论治】

1. 凡甲板中心陷下,边缘渐渐翘起,形若匙状,质脆易裂,伴烦躁易怒,失眠多梦,口干时苦,舌红或暗,苔黄或白,溲赤便干者,为肝郁气滞,甲失所养证。治宜疏肝解郁,行气活血法,方选四逆散化裁。药用:柴胡12g,龙胆10g,青皮10g,枳实12g,赤芍12g,白芍12g,炙甘草10g,炙香附6g,当归15g,丹参15g,青橘叶6g,郁金10g,薄荷6g(后下),山甲珠15g(可用炒三棱10g或炒莪术10g替代),水煎服。

2. 若甲板凹下,周边上翻,质软易折,其色暗淡,伴面色不华,头昏眼花,少气乏力,失眠多梦,舌淡少苔,脉细无力者,为气血不足,甲失荣润证。治宜补养气血,荣润爪甲,方选八珍汤化裁。药用:熟地黄30g,白芍12g,当归身15g,山甲珠12g(可用炒三棱10g或炒莪术10g替代),黄芪30g,党参20g,黄精15g,炙甘草12g,白术15g,红花12g,茯苓12g,山萸肉12g,水煎服。

【调养】除治疗外,应注意调摄七情,戒除忧思恼怒,使肝气条达,气血畅通;饮食则宜常吃猪肝、羊肝、瘦肉、鱼、菠菜、苋菜、木耳、桃、桑椹等,以增气血化生之源;适当参加体育活动,以促进肢体气血循行;不宜偏食、挑食;不宜过饥过饱。

黑甲

【概述】黑甲,中西医学同名,是一种以指(趾)甲板部分或全甲板变黑为特征的疾病,故名(彩图2-12)。在西医学中,本病包括了西医学的甲营养不良、甲下出血,甲母质、甲黑素瘤、甲真菌等疾病。根据其发病特点,在中医学文献中又有"爪甲枯黑""爪甲变黑"等名。如隋代《诸病源候论·积聚病诸候》记载:"诊得肝积,脉弦而细,两胁下痛,邪走心下,足胫寒,胁下引小腹,男子积疝也。女子病淋也。身无膏泽,喜转筋,爪甲枯黑,春瘥秋剧,色青也。"唐代《备急千金要方·肝脏》记载:"治筋实极,手足爪甲或青或黄或黑乌黯,四肢筋急烦满,地黄煎方。"本病较为少见,发病者常为男性。全部甲板变黑者,极为罕见。首先排除肢端黑素瘤,一般可见黑色呈纵纹或带状。黑甲患者可伴有内分泌障碍或某些内脏疾患,如黑棘皮病、艾迪生病、色素沉着肠息肉综合征。长期接触或使用某些药物,如煤焦油、乙双吗啉、砷剂、银剂、汞剂、抗疟剂等,亦可使甲板变黑。若趾、指发生黑甲、黑褐甲,应首先排除恶性黑素瘤、交界痣、甲下恶性黑子,排除后可按此辨证论治。如系恶变,应尽早手术。

由于肝肾阴虚或命火不足,甲失所养;或腠理失密,外染毒邪;或跌扑碰损,伤及甲板,气血不能濡煦等,均能致病。

初起甲板出现纵线状黑纹,日久呈黑带状,或全甲灰黑、黑褐色,日久变黑。

【辨证论治】

1. 凡甲板色黑,伴腰膝酸软,潮热颧红,五心烦热,两目干涩,舌红少苔,脉象细数者,为肝肾阴虚,甲失所养证。治宜滋养肝肾,荣润爪甲法,方选一贯煎化裁。药用:北沙参15g,熟地黄30g,当归15g,枸杞子10g,麦冬12g,女贞子12g,墨旱莲15g,川楝子10g,山甲珠10g(可用炒三棱10g或炒莪术10g替代),水煎服。

2. 若甲板色黑,伴肢冷畏寒,腰膝无力,面色㿠白,小溲清长,舌淡脉细者,为肾阳不足,甲失温煦证。治宜补肾壮阳,温养爪甲法,方选右归饮化裁。药用:熟地黄30g,山药15g,枸杞子10g,鹿角霜30g,炮附子6g,山萸肉15g,肉桂6g,骨碎补10g,菟丝子10g,丹参15g,水煎服。

3. 若甲板色黑,因外伤所致,为瘀血阻络,经脉不通证。治宜活血化瘀,疏通经脉法,方选活络效灵丹加减。药用:当归15g,桃仁10g,丹参15g,炙乳香6g,炙没药6g,天花粉10g,柴胡12g,路路通10g,王不留行12g,山甲珠10g(可用炒三棱10g或炒莪术10g替代),川芎10g,赤芍10g,水煎服。

【调养】首先注意与肢端黑素瘤鉴别;除治疗黑甲外,应远离煤焦油;不使用含砷、汞、乙双吗啉等药物;有其他内脏疾患者应同时治疗;甲板带状色素痣不必单独治疗;甲板自根部生长到甲前缘,大约需要4个月左右,因此疗程较长。

灰 指 甲

【概述】灰指甲,相当于西医学的甲癣,是一种以指、趾甲枯厚灰白,甚则蛀空为特征的真菌感染性皮肤病,故名(彩图2-13)。根据其发病特点,中医学文献中又有"油灰指甲""鹅爪风""油炸甲"等名。如《外科证治全生集·治法》记载:"即油灰指甲,日取白凤仙花,捣涂指甲,上下包好。日易凤仙,过时灰甲换好。"又如清代《外科证治全书·膊臂手三部证治》记载:"鹅爪风,即油灰指甲。用白凤仙花捣涂指甲上,日日易之,待至凤仙过时,灰甲即好。"本病患者,常先有手癣或足癣。初发时,仅有少数指、趾受累,久则延及全部指、趾甲。病程长久,进展缓慢,难于彻底根除。

因素有手、足癣,因循失治,旷日已久,病势蔓延;或湿热虫毒,侵及甲板,气血失于荣润;或洗浴不勤,触摸不洁,外受虫毒侵袭,以致爪甲蚀蛀等,皆能致病。

初起时在甲板前端或侧缘处,有针尖至粟粒大小混浊点,多少不定,其色黄白。逐渐甲板枯黯不泽,凸凹不平,增厚变脆,边缘残缺不全,如虫蚀蛀,其色变为灰白、灰褐或污秽,状若鸡鹤之爪。甚者边缘翘起,甲板毁坏,状若堆粉。一般无自觉症状,偶有微痒。

【辨证论治】

本病首选疗法应为外治。因其顽固难愈,易于复发,故疗程较长。治疗前,先将病甲放于米醋中浸泡,或以棉球蘸白醋,敷于病甲上;待其表面变软,再用洁净刀片轻轻削刮,使之变薄,至略有痛感,将要出血时,为恰到好处,然后再选下述方法之一治疗:①白凤仙花6g,

鲜羊蹄根 6g,明矾 1g,捣研如泥,外敷患处,纱布包裹,每日 1 换,直至病愈;②土槿皮 30g,百部 15g,大枫子 10g,黄精 10g,苦参 12g,苦楝子 10g,米醋 500ml,浸泡 7 天后,去渣。每晚用药液浸泡病甲,每次 20 分钟,连用两周为一疗程;③土大黄 30g,黄精 15g,明矾 6g,米醋 300ml,制法及用法同前。

【调养】除治疗本病外,对原有的手、足癣亦应同时治疗;病甲应避免接触水湿、肥皂;鞋袜宜经常换洗;不宜滥用外涂药物,特别是糖皮质激素药物,绝不可使用。

脱 甲 疳

【概述】脱甲疳,相当于西医学的甲沟炎,是一种沿爪甲生疮,其指焮肿,久则脱甲的疾病,故名。中医学文献中的"蛇眼疗""代指""代甲"等,亦有与本病相近之处。如清代《医宗金鉴·外科心法要诀》记载:"蛇眼疗生于指甲两旁,形如豆粒色紫,半含半露,硬似铁钉。"本病常始发于指、趾甲周边之处,受累甲板常常破坏脱落。

本病因脏腑内热,火毒结聚,热毒炽盛,气血凝滞,外发体肤而致;或由触摸不洁,或被竹木、鱼骨等刺伤,外染毒邪,留于皮肉经络之内等导致。

初起甲板周围皮肉焮肿,灼热疼痛,继而肿势蔓延,甲边积脓,绕指俱肿,形如半枣,色赤胖肿,出脓黄黏,甲板混浊,弛缓松动,久则脱落。

【辨证论治】

1. 凡初起甲旁焮红赤肿,灼痛不已,肿如半枣,伴发热头痛,大便秘结,小溲短赤,舌红苔白,脉象滑数者,为热毒之邪,壅聚经脉证。治宜清热解毒,活血止痛法,方选清热解毒饮化裁。药用:金银花 10g,连翘 12g,蒲公英 10g,紫花地丁 12g,牡丹皮 10g,赤芍 10g,生甘草 10g,车前草 12g,黄连 6g,生大黄 10g(后下),栀子 10g,路路通 3g,水煎服。外用消疳散(黄连 10g,生大黄 30g,芙蓉叶 20g,栀子 15g,研细和匀),猪胆汁调膏涂敷。

2. 若甲下积脓,其色黄绿,跳痛不已,脓出不畅,伴壮热口渴,痛难入睡,便干溲赤,舌红苔黄,脉象洪数者,为热毒炽盛,不得宣泄证。治宜清热解毒,宣泄毒邪法,方选解毒排脓汤化裁。药用:紫花地丁 12g,蒲公英 10g,白芷 10g,牛蒡子 12g,牡丹皮 10g,赤芍 12g,野菊花 10g,防风 6g,败酱草 15g,积雪草 12g,赤小豆 30g,桔梗 10g,生甘草 10g,水煎服。另:西黄丸 3g 送服。

3. 外治宜先拔去病甲,使脓出畅通;或以干净铍针,烧红之后,将病甲积脓之处,烫烧一孔,使脓汁排出,以畅为度,然后外用拔毒生肌散。待脓尽腐去之际,改用生肌散、生肌玉红膏,直至病愈。

【调养】治疗期间,宜将患肢悬吊至胸前,保持患处洁净;忌食辛辣酒酪、肥甘油腻;抬高患肢,可减少疼痛;平时宜保护皮肤,勿使破伤或触摸不洁,以防染毒成脓;患病初期应尽早医治,以防毒势蔓延。

甲 蛆 疮

【概述】甲蛆疮,相当于西医学的甲胬肉、甲下寻常疣,是一种以甲下胬肉生出,其状如蛆为特征的皮肤病,故名。根据其发病特点,中医学文献中又有"甲疽疮""甲疽"等名称。如宋代《仁斋直指方论·甲疽疮》记载:"毒气攻丁手足指,胬内裹上指甲,疼痛出血,疮中有虫,是为甲疽疮。"又如清代《外科证治全生集·治法》亦记载:"凡指甲边生一赤肉突出,时常举发者,甲疽也。用狼毒一两,黄芪二两,醋浸一宿,入猪脂五两,微火上煎取二两,绞去渣,退火气。以封疽口,日易三度,毒消口敛。"《外科证治全书·足部证治》记载:"趾甲旁起一胬肉突出,溃烂浸黄水,疼痛难忍,常时举发者,名甲疽。"本病可见于任何年龄,但多见于青壮年。手足指、趾甲均可发生,尤常见于2~4甲板侧缘及游离缘处,病程较久,进展缓慢,常可复发。

本病因腠理失密,玄府不固,外染毒邪,乘隙袭入,壅聚体肤而发;或由七情不遂,五志化火,肝气横逆,血燥不荣,体肤失养等导致。

初起甲板前缘或侧缘之处,生出胬肉,大如黍粟,逐渐延伸扩大,内及甲廓,外出甲缘,甚则使甲板掀起,导致甲板生长破坏。

【辨证论治】

1. 凡甲下生出胬肉,大如黍粟,表面粗糙,触之韧实,其色灰黄污褐,逐渐生长,状似乳头,揩破疼痛渗血,形若疣赘,伴舌红苔黄,脉象滑数者,为毒邪乘隙,结聚体肤证。治宜清热解毒,软坚散结法,方选解毒散结汤加减。药用:马齿苋60g,大青叶15g,薏苡仁90g,木贼15g,败酱草30g,连翘15g,黄芩10g,黄连6g,蜂房10g,夏枯草15g,金银花20g,水煎服。余渣煎水,泡洗患处。

2. 若胬肉生出,其色鲜赤,表面光滑,触之柔韧,压之疼痛,状如蜗牛初出,伴心绪烦扰,失眠易怒,舌红少苔,脉象细数者,为阴血不足,肝失条达证。治宜滋阴养血,条达肝气,方选滋燥养荣汤化裁。药用:当归15g,生地黄30g,熟地黄30g,白芍10g,北沙参12g,麦冬12g,青皮10g,女贞子10g,沙苑子15g,柴胡6g,薄荷6g(后下),枸杞子10g,川楝子10g,水煎服。外治可用:王不留行60g,明矾30g,黄柏40g,薏苡仁90g,煎水外洗。待胬肉软时,以刀片削之。

【调养】保持患处清洁,避免抓碰揩破,以防成脓;戒除抠抓、嗜咬指甲的不良习惯;甲下生疣时,不宜撕抓,可用配合使冷冻、激光治疗。

蚂 蚁 窝

【概述】蚂蚁窝,近似于西医学的汗疱疹,是一种在掌部生有密集小水疱,日久干涸脱皮,形似蚂蚁窝为特征的皮肤病,故名。本病在西医学中于 20 世纪初由英国人 Jonathan Hutchinson 首先报道。中医学文献对此记载较早,如清代顾世澄《疡医大全·腋臂秩掌部》(1760 年)记载:"蚂蚁窝……风湿结成,多生手足,形似蚁窝,俨如针眼,奇痒入心,破流脂水。"本病多在夏初发生,仲夏加剧,入冬之后,常可自愈。病程较久,易于反复。皮损常对称发生于手掌、手指侧面、指端,偶见于手背、足底。

因过食肥甘厚味、油腻炙煿,或思虑过度,劳伤心脾,则脾失转输,湿邪内蕴,复受暑湿侵扰,内外合邪,不得透达疏泄,蕴蒸体肤,发于掌跖等,皆能致病。

皮损初起为细小水疱,大者若粟米,小者似针尖,形如半球,隆出皮面,疱液清澈,其壁韧实,表面光亮,偶有混浊,常不破溃,可孤立散在,亦可集簇成群。日久干涸蜕皮,露出薄嫩红肉。

【辨证论治】

1. 凡初起水疱攒聚成群,疱液清澈,自觉灼热瘙痒,伴腹胀纳呆,大便不调,小溲短赤,舌红苔腻,脉象滑数者,为湿热之邪,蕴结于肤证。治宜清热利湿,健脾助运法,方选藿香正气散化裁。药用:藿香 10g,佩兰 10g,薏苡仁 15g,厚朴 10g,六一散 10g(包),茯苓 10g,半夏曲 10g,泽泻 10g,地肤子 10g,炒白术 15g,茵陈 30g,车前子 10g(包),鲜荷叶 6g,水煎服。外用泡洗方化裁:王不留行 30g,明矾 10g,苦参 15g,水煎取汁,泡洗患处。

2. 若病久反复,患处水疱干涸,脱屑层层,露出嫩肉,时觉灼痛,伴乏力倦怠,食少纳呆,舌红少苔,脉象细数者,为脾失健运,伤津化燥证。治宜健脾助运,养阴润燥法,方选益胃汤化裁。药用:生地黄 30g,麦冬 10g,北沙参 12g,玉竹 12g,茯苓 12g,白术 10g,白扁豆 15g,当归 15g,莲子肉 15g,水煎服。外用干葛洗剂化裁:王不留行 30g,五倍子 10g,葛根 10g,五灵脂 6g,当归 15g,水煎取汁,泡洗患处。

【调养】治疗期间,应忌食辛辣酒酪、鱼腥发物;患处的水疱及蜕皮,不宜自行刺破或撕揭;尽量避免用强碱性的肥皂及热水洗烫;可适当饮用芦根水、金银花露、绿豆汤;注意劳逸结合,调摄七情。

鹅 掌 风

【概述】鹅掌风,相当于西医学的手癣,是一种以手部生癣,干裂如鹅掌为特征的皮肤病,故名(彩图 2-14)。因本病浸淫蔓延,伴有瘙痒,故中医学文献多将其归于"癣""疥癣"类。如隋代《诸病源候论·癣候》记载:"癣病之状,皮肉隐胗,如钱文,渐渐增长,或圆或斜,痒痛有匡,郭里生虫,搔之有汁。此由风湿邪气,客于腠理,复值寒湿与血气相搏,则血气否涩,发此疾也。"又如明代《外科正宗·杂疮毒门》记载:"鹅掌风由手阳明、胃经火热血燥,外受寒凉所凝,致皮枯槁;又或时疮余毒未尽,亦能致此。初起红斑白点,久则皮肤枯厚,破裂不已。"清代《外科大成·鹅掌风》记载:"鹅掌风,初起紫斑白点,久则皮枯坚厚,或破裂不已。由胃热血燥,兼受风寒所致。"本病多见于青壮年,常始发于单侧手背近合谷之处或手指背处,继而蔓延及对侧,亦有长久仅在一侧者。患者多伴有足癣、灰指甲。病程较久,缠绵不愈。

因腠理不密,玄府失固,触摸不洁,外受风湿毒邪,浸淫肌肤;或素有脚癣,抠抓染著,湿热虫邪,侵袭体肤等,皆能致病。

初起可于患处生有透明水疱,针尖至粟米大小,疱壁坚实,搔破渗水。稍久即干涸,叠起白屑。患处皮肤肥厚粗糙,呈环状或荷叶状,中心有自愈倾向,干涸脱屑,纹理宽深,形如鹅掌。逐渐浸淫蔓延,日久干燥皲裂,屈伸不利。

【辨证论治】

1. 凡本病初起,水疱丛生,瘙痒不绝,甚则湿烂,脂水浸渍,蔓延成片,夏日加剧,伴舌红苔腻,脉象滑数者,为湿热毒邪,蕴结体肤证。治宜清热解毒,除湿止痒法,方选乌矾散化裁。药用:乌贼骨15g,枯矾6g,硫黄1g,樟脑3g,黄柏6g,分别研细和匀,撒于患处。

2. 若湿烂浸渍,脂水频流者,可先用黄柏30g,生地榆60g,石榴皮40g,煎水取汁,冷敷患处,然后外撒药粉。

3. 若病久失治,皮纹宽深,肥厚粗糙,皲裂痒痛者,为风盛血燥,湿虫外袭证。治宜养血祛风,燥湿杀虫法,方选醋泡方化裁。药用:黄精15g,土槿皮30g,苦楝子15g,大枫子10g,明矾6g,皂角15g,百部15g,米醋500ml,浸泡1周后,去渣取汁,以药液泡手,每日2次,每次10分钟。连用10天为一疗程。

【调养】 治疗期间,不宜用热水、肥皂烫洗;若伴有足癣、甲癣者,宜同时治疗;不滥用外涂药物,特别是糖皮质激素类药物,绝不能使用。

手 心 毒

【概述】 手心毒,相当于西医学的手掌深部间隙感染,是一种以手心染毒,红肿热痛为特征的皮肤病,故名。根据其发病特点,中医学文献中又有"掌心毒""擎珠毒""瘭疽""擎疽""穿掌毒""穿埂毒""鹚痈"等名。如清代《疡科心得集·辨手发背手心毒托盘疔论》记载:"手心毒,一名擎珠毒,又名瘭疽,属手少阴心、手厥阴心包络二经湿火之毒所结也。其疮如泡,色如血赤,外形虽小,内毒有余,疼痛非常,日夜无间,此证往往有不能收功,流血至死者。"本病多见于成年人,以男性从事体力劳动者居多,好发于单侧手掌。起病迅速,进展甚快,必须抓紧治疗,以免延误病情。

因心经或心包络经火热毒炽,循经外发;或腠理不密,卫外失固,体肤破损,毒邪乘隙,搏结肌腠;或过食膏粱厚味,多饮醇酒辛热,火毒渐积,发于患处等,皆可致病。

初起患处红斑如粟,继而肿硬有疱,顶小根深,木痛而痒,重者疮口明亮变黑,肿疼剧烈,甚则蚀烂筋骨,穿掌透皮,危及生命。

【辨证论治】

1. 凡初起掌心红斑如粟,疼痛较著,肿胀渐剧,掌凹消失,皮肤紧绷,肿硬有疱,顶小根深,伴发热恶寒,口渴溲赤,舌红苔白,脉象弦数者,为风热毒邪,凝滞肌肤证。治宜疏风清热,解毒消肿法,方选仙方活命饮化裁。药用:金银花20g,白芷10g,赤芍10g,连翘15g,防风6g,车前草15g,牛蒡子15g,蒲公英12g,积雪草12g,黄连10g,黄芩12g,荆芥6g,紫花地丁15g,水煎服。外用金黄膏涂敷。

2. 若手肿如馒,焮赤灼热,痛如火燎,局部顶白根赤,出脓黄稠,根脚肿硬,伴壮热口渴,四肢痛楚,便结溲赤,舌红苔黄,脉象洪数者,为火热毒邪,壅聚体肤证。治宜清热泄火,解毒排脓法,方选解毒排脓汤加减。药用:当归尾12g,金银花20g,蒲公英15g,白芷10g,皂角刺10g,紫花地丁12g,牡丹皮10g,山甲珠15g(可用炒三棱10g或炒莪术10g替代),生大黄10g(后下),生黄芪15g,生甘草10g,桔梗6g,水煎服。外用玉露膏贴敷。

3. 脓出不畅者,可切开引流,排出脓腐。

【调养】除治疗外,宜抬高患肢;手部有外伤时应及时治疗;勿食辛辣厚味、油腻酒酪;本病发展迅速,故当及时用药,否则毒邪蔓延,易于疔疮走黄。

掌 心 风

【概述】掌心风,相当于西医学掌跖部位的慢性湿疹,是一种以掌心瘙痒滋水,日久枯裂微痛为特征的皮肤病,故名。中医学文献中的"燥疿疮"亦有与本病相近之处。如清代《医宗金鉴·外科心法要诀》记载:"无故掌心燥痒起皮,甚则枯裂微痛者,名掌心风。由脾胃有热,血燥生风,血不能荣养皮肤而成。"本病多见于经常接触水湿、肥皂、洗涤剂的中年人,皮损好对称发生在掌心、大小鱼际处,亦可累及双足跖(彩图2-15、彩图2-16)。病程长久,进展缓慢,缠绵难愈。

因禀性不耐,食入肥甘厚味,内蕴湿热,浸淫四末;或经常接触水湿,湿毒内袭,蕴于肌肤;或日久伤阴耗血,化燥生风,肌肤失养等,均能致病。

初起患处潮红,迭起粟疹水疱,瘙痒剧烈,揩破脂水浸渍,逐渐蔓延成片,小如钱币,大似银元,匡廓不清,肥厚干燥,坚如胼胝,皲裂疼痛,甚则动则出血。

【辨证论治】

1. 凡初起患处发红作痒,迭起粟疹水疱,湿烂浸渍,基底色红,周边皮肤肥厚,伴舌红苔腻,小溲黄赤,脉象滑数者,为风热夹湿,蕴聚肌肤证。治宜祛风清热,除湿止痒法,方选清热除湿汤化裁。药用:苍术15g,苦参10g,泽泻10g,黄芩10g,羌活10g,六一散10g(包),荆芥10g,车前子10g(包),地肤子10g,牡丹皮10g,白茅根15g,茯苓15g,水煎服。

2. 若病久不愈,患处坚如胼胝,匡廓不清,干燥皲裂,肥厚脱屑,伴舌红少苔,脉象细数者,为阴虚血燥,肌肤失养证。治宜养血润燥,祛风止痒法,方选祛风地黄丸化裁。药用:当归15g,生地黄30g,熟地黄30g,北沙参15g,麦冬12g,蒺藜10g,丹参15g,何首乌12g,防风10g,皂角刺10g,白芍10g,怀牛膝10g,菟丝子10g,水煎服。

3. 外治:前者可用贯众20g,黄柏20g,水煎取汁,冷敷患处;后者可用润肤膏(香油

300g,当归 50g,紫草 20g,白芷 10g,黄蜡 20g,先以香油煎当归、紫草、白芷,至焦去渣,后下黄蜡溶化,待冷成膏)外涂患处。

【调养】除治疗外,应避免接触水湿及肥皂刺激;忌食辛辣酒酪,肥甘厚味;饮食以清淡为宜;平时可适当涂擦护肤膏脂;皲裂翘皮之处,不宜用手撕揭。

瘑　爪

【概述】瘑爪,近似于西医学的连续性肢端皮炎,是一种以肢端滋流脓水,湿烂结痂为特征的皮肤病,故名。根据其发病特点,中医学文献中亦有"代甲""代指""糟指""瘉指""沧指""遭指""土灶""甲疽"等名。本病在西医学中于 20 世纪初由法国人 Henri Hallopeau 首先报道。中医学文献对此记载较早,巢元方隋代《诸病源候论·四肢病诸候》(610 年)记载:"代指者,其指先肿,焮焮热痛,其色不黯,然后方缘爪甲边结脓。极者,爪甲脱也。亦名代甲,亦名糟指,亦名土窬。"又如明代王肯堂《疡医证治准绳·代指》(1602 年)记载:"代指者,先肿焮热痛,色不黯,缘爪甲边结脓,剧者爪皆脱落,但得一物,冷药汁渍渍之佳。"清代吴谦《医宗金鉴·外科心法要诀》(1742 年)记载:"此证生于手指甲身内,由经脉血热凝结而成。初起先肿焮热,疼痛应心……或失治,或过敷凉药,以致肌肉寒凝,脓毒浸淫好肉,爪甲溃空,必然脱落。"本病多见于中年人,常于外伤后发病。初起见于指、趾前端,以后逐渐蔓延他侧,并可累及掌跖。其病程长久,伴有沟纹舌者尤其易于反复发作(彩图 2-17)。

因脾运不健,湿邪内存,郁久化热,则湿热蕴毒,浸淫四末;或素有湿热内蕴,复受破伤,外染毒邪,腐肉为脓;或经脉塞滞,气血违和,肤失濡养等,均可致病。

初起患处焮红肿胀,灼热疼痛,继而生有水窠、脓疱,数日后结成黄痂。痂落后,潮红糜烂,浸淫蔓延,不久可再有新起脓疱,此起彼伏,延绵不绝。日久则肉腐筋烂,指、趾变细,甚则缺失,或爪甲污浊,凸凹不平,乃至脱落。

【辨证论治】

1. 凡初起病急,患处灼热疼痛,叠起脓疱,浸渍湿烂,伴发热恶寒,倦怠乏力,小溲黄赤,舌红苔腻,脉象滑数者,为湿热毒邪,外淫四末证。治宜清热解毒,健脾除湿法,方选芩连平胃散化裁。药用:黄芩 10g,黄连 10g,苍术 15g,白术 15g,陈皮 10g,厚朴 10g,六一散 12g(包),连翘 12g,茵陈 30g,土茯苓 20g,败酱草 15g,藿香 12g,佩兰 12g,大青叶 15g,水煎服。外用黄柏 15g,贯众 10g,水煎取汁,冷敷患处。

2. 若病久失治,爪甲脱落,指、趾变细,脓腐未尽,伴面色萎黄,舌红少苔,伴有沟纹,脉象细数者,为气阴两虚,余毒未尽证。治宜益气养阴,清解余毒法,方选解毒养阴汤化裁。药用:生地黄 20g,熟地黄 20g,白芍 15g,麦冬 12g,天冬 15g,玉竹 15g,黄精 20g,太子参 15g,北沙参 15g,石斛 10g,葛根 15g,桔梗 10g,金银花 20g,生甘草 10g,水煎服。外用龟甲散,香油调敷。

【调养】除治疗外,应保持患处洁净,不宜滥涂外用药物;少用肥皂、碱、洗衣粉、洗涤灵类物品；冬日应注意患肢保暖，勿使风寒侵袭；适当活动锻炼，可配合针灸、理疗，加强血液循环，以促进愈合。

陈 肝 疮

【概述】陈肝疮，近似于西医学的孢子丝菌病，是一种以体肤破伤后，外染湿热毒邪，凝聚体肤，结成肿块，形似陈肝为特征的皮肤病，故名（彩图2-18）。根据其发病特点，中医学文献中又有"蚤疽""蝼蛄串"之名。本病在西医学中于1898年由美国人Schenck首先报道。中医学文献对此记载较早，明代申斗垣《外科启玄·陈肝疮》（1604年）记载："陈肝疮，是手少阳三焦经，多气少血，生于左、右臂上三五处，如疖肿痛不可忍不可擦挨。如有头、二七可刺。"清代陈士铎《洞天奥旨·陈肝疮》（1694年）记载："陈肝疮，即蚤疽也。生于左右臂上三五处，如疖毒肿痛，痛不可忍，擦挨难忍。如有头，二七可刺。"本病好发于单侧指、腕、前臂，少数可发生于下肢。病程长久，进展缓慢，数月或数年不愈。

因劳作不慎，体肤破伤，湿热毒邪，乘隙袭入，凝聚肤腠，结成肿块；或腠理不密，卫外失固，复由接触土壤、腐朽树木、柴草等不洁之物，毒邪内侵，凝滞结块，阻遏经脉，瘀塞气血等，均可致病。

初起于破损后一至数周，伤处附近出现肿块，结于皮下，小若芡实，大似红枣，触之略硬，其色紫红，不觉痒痛。继而软化破溃，逐渐扩大，肤色暗红，溢出脓水。日久循经蔓延，出现数个同样结节，断续排列成串，形似条索。可由指经腕，达于臂腋，经久不愈。后起结节，很少破溃。

【辨证论治】

1. 凡初起患处结块，其色紫红，破溃脓水滋流，伴舌红苔腻，脉象滑数者，为湿热毒邪，凝于体肤证。治宜清热除湿，解毒散结法，方选五神汤化裁。药用：紫花地丁15g，苦参12g，苍术12g，金银花10g，连翘15g，车前子10g（包），泽泻10g，夏枯草15g，茯苓12g，赤芍10g，生牡蛎30g（先煎），水煎服。外用九一丹药线插入，使脓出毒散。

2. 若日久蔓延，结节排列成串，循经而发，伴舌暗苔腻，脉象涩滞者，为瘀阻经脉，气滞血聚证。治宜活血化瘀，解毒散结法，方选化瘀解毒汤加减。药用：牡丹皮10g，赤芍10g，当归尾12g，丹参15g，桃仁10g，红花10g，浙贝母15g，苏木10g，僵蚕12g，制香附6g，连翘15g，青皮10g，水煎服。可配服小金丹、醒消丸、散结灵等。外治同前。

【调养】除治疗外，应注意保持疮口清洁；劳作时避免外伤；皮肤破损后，应及时清创，做好消毒工作，以防染毒；患病期间，应忌食辛辣酒酪。

砂疥

【概述】砂疥,相当于西医学的摩擦苔藓样疹,又称沙土皮炎或青少年丘疹性皮炎,是一种以肤起粟疹,状若细砂,伴有瘙痒为特征的皮肤病,故名。根据其发病特点,中医学文献中又有称之为"沙疥""土疥"者。如明代《医学入门·砂疥》记载:"砂疥,如砂子细个,或痛或痒,抓之有水,焮赤。"清代《外科真诠·砂疥》记载:"心血凝滞则生砂疥,形如细砂,焮赤痒痛,抓之有水。"本病常于夏秋季节发生,多见于学龄前期儿童,发病男多于女。热天在户外游玩,或玩水、玩土者尤易发生,有时可在儿童群体中小有流行。发病年龄以 2~9 岁之间为多,乳儿有时亦可罹患。一般预后较好,无自觉症状,偶有微痒。皮损多对称生于手背、手腕或前臂处,其他如肘、膝、上臂、大腿、躯干处偶可发生。

因禀性不耐,湿邪内存,复受风邪侵扰,内外合邪;或腠理不密,玄府失固,风湿乘隙,结于体肤;或饮食不节,中土失运,湿从内生,运化不健,结聚体肤等,皆能致病。

初起肤生疹疥,小如针尖,大似粟米,正常肤色,或略有灰白、淡红色,或圆或扁,或若丘状隆起,孤立散在,或集聚成群,状如苔藓,日久干燥,逐渐平复,仍可再发。

【辨证论治】

1. 凡皮损针尖至粟米大小,其色灰白或正常肤色,伴面色不华,腹胀便溏,舌淡水滑,脉象细滑者,为脾湿内蕴,外受风邪证。治宜健脾除湿,祛风散邪法,方选健脾除湿汤化裁。药用:苍术 6g,陈皮 6g,茯苓 10g,泽泻 4g,炒白术 10g,六一散 10g(包),炒麦芽 15g,羌活 6g,防风 6g,水煎服。

2. 若皮损色赤,或集簇成群,时作瘙痒,伴便结溲赤,舌红苔腻,脉象滑数者,为风湿之邪,郁久化热证。治宜祛风除湿,清热止痒法,方选祛风除湿汤化裁。药用:茯苓皮 10g,白术 10g,泽泻 6g,冬瓜皮 15g,薏苡仁 30g,六一散 10g(包),车前子 10g(包),羌活 6g,蝉蜕 6g,荆芥 6g,水煎服。

3. 外治可用六一散 30g,枯矾 15g,冰片 2g,分别研细混匀,纱布包扑患处,每日 2~3 次。

【调养】除治疗外,应避免接触异物,如玩水、玩土等,避免玩爬地毯;饮食有节,不过餐鱼腥海味;应多食新鲜蔬菜、水果;养成不挑食、不偏食、定时吃饭的好习惯;饮食应多样化,注意营养搭配。

手足逆胪

【概述】手足逆胪,相当于西医学的逆剥,是一种以手足指(趾)甲根际处皮肤倒卷撕裂为特征的皮肤病,故名。根据其发病特点,中医学文献中又称"肉刺""逆胪""倒刺"。本病在西医学中最早于 16 世纪由英国人 Hang Nails 提出。中医学文献对此记载较早,如隋代

《诸病源候论·四肢病诸候》(610 年)记载:"手足逆胪候,手足爪甲际皮剥起,谓之逆胪。风邪入于腠理,血气不和故也。"唐代《备急千金药方·癭疽第六》(652 年)记载:"治手足皴裂逆胪代指方:酒搦猪胰洗之,慎风冷。"又如清代《几希录良方合璧·肉刺》(1821 年)记载:"一人手足甲忽然长倒生肉刺如锥,食葵菜自愈。"本病好发于学龄期儿童及妇女指、趾(特别是食指、中指、无名指)的根际处。以春秋干燥季节更为常见。病程较久,进展缓慢,易于复发。

本病常因素体阴亏血燥,或热病伤阴,或吐泻亡津,乃致津亏血燥,肌肤失于荣润,或气候炎热干燥,或触摸污浊油垢,或过用肥皂碱剂等,均能使气血失和,肌肤不润,风邪乘隙,内入腠理而致。

初起于甲襞上缘处皮肤纵向撕裂,呈三角形剥离,少则一处,多则数个,小若针尖,大如芝麻,前端上翘倒卷,触碰时则感疼痛,若牵拉倒刺,则可撕脱出血,痛楚尤甚。

【辨证论治】

1. 凡初起病急,甲襞处多有皮肤撕裂,上翘倒卷,触之痛甚,伴胸闷不舒,烦躁易怒,舌红苔黄,脉象弦数者,为肝郁血热,肤失所养证。治宜清泻肝火,凉血润肤法,方选泻青丸化裁。药用:柴胡 12g,龙胆 10g,栀子 6g,桑叶 6g,菊花 10g,生地黄 30g,青皮 10g,当归 15g,车前子 10g(包),牡丹皮 10g,黄芩 10g,水煎服。外用润肤汤(白鲜皮 15g,王不留行 30g,明矾 6g,决明子 10g,水煎取汁)泡洗患处。

2. 若病久反复,倒刺上翘,伴肌肤干燥,毛发不荣,舌红苔净,脉象细数者,为阴津不足,血燥失荣证。治宜益阴生津,养血润燥法。方选养血润肤饮化裁。药用:当归身 15g,白芍 10g,熟地黄 30g,天花粉 10g,鸡血藤 15g,桃仁 10g,何首乌 10g,女贞子 12g,墨旱莲 12g,枸杞子 15g,火麻仁 10g,葛根 10g,水煎服。外治法同前。

【调养】患病期间不宜用手撕剥倒刺,否则易出血或染毒成脓;保持患处清洁,勤于洗涤,并擦护肤油脂;已生出的倒刺,可用干净的剪刀剪去;平时可多吃鲜嫩多汁的蔬菜、水果;尽量少接触肥皂、碱、洗衣粉等,免受异物刺激。

手足多汗

【概述】手足多汗,相当于西医学的局限性多汗症,是一种以掌、跖部皮肤出汗过多为特征的皮肤病,故名。中医学文献中亦有"手足汗""手足漐然汗出"等称。如汉代《伤寒论·辨阳明病脉证并治》记载:"阳明病,脉迟,虽汗出不恶寒者,其身必重,短气,腹满而喘,有潮热者,此外欲解,可攻里也。手足漐然汗出者,此大便已鞭也,大承气汤主之。若汗多,微发热恶寒者,外未解也,其热不潮,未可与承气汤。若腹大满不通者,可与小承气汤,微和胃气,勿令致大泄下。"清代《医述·杂症汇参》记载:"脾胃湿蒸,旁达四肢,则手足多汗。热者,二陈汤加川连、白芍;冷者,理中汤加乌梅;弱者,十全大补汤去川芎加五味子。"本病多见于青年人,多汗仅见于掌跖,且与精神因素有关,病程长久。患者可伴有腋下多汗。

因过食肥甘厚味、辛辣炙煿,则湿热蕴蒸脾胃,旁溢四肢;或寒凝气滞,脉络瘀阻,荣卫失和,卫外不固;或情志失调,心气内虚,收摄失司等,均可致病。

初起掌跖部位溅然汗出,涓涓不止,久则皮肤浸渍变白,甚则肤生水疱,糜烂臭秽,皮肤肥厚如胕肿状。每遇神情紧张之时,则汗出溃溃,不能自止。

【辨证论治】

1. 凡掌跖多汗,涓流不止,伴四末不温,冷汗外溢,肤色青紫,遇寒则甚,舌色青紫,脉象细涩者,为寒凝气滞,脉络瘀阻证。治宜温经散寒,活血通脉法,方选当归四逆汤化裁。药用:当归15g,桂枝10g,细辛3g,木通3g,赤芍10g,鹿角胶30g(烊化),炮姜10g,肉桂6g,炙甘草10g,大枣10枚,山甲珠10g(可用炒三棱10g或炒莪术10g替代),丹参15g,水煎服。

2. 若手足蒸蒸汗出,皮肤浸渍变白,伴有口臭及口渴饮冷,大便秘结,舌红苔黄,脉数有力者,为脾胃湿热,旁溢四肢证。治宜调理脾胃,清除湿热法,方选芩连平胃散化裁。药用:黄芩10g,黄连6g,苍术10g,佩兰15g,茵陈20g,厚朴10g,栀子10g,连翘12g,熟大黄10g(后下)、生石膏30g(先煎),知母10g,炙甘草10g,枳实10g,水煎服。

3. 若手足汗出,涓涓不止,每随神情紧张而加剧,伴心悸易惊,失眠多梦,少气懒言,舌淡无华,脉象细弱者,为心气不足,脉失收束证。治宜养心益气,收敛汗液法,方选柏子养心丸、生脉散化裁。药用:人参10g(单煎),柏子仁10g,麦冬10g,五味子10g,酸枣仁10g,生龙骨30g(先煎),生牡蛎30g(先煎),远志10g,当归12g,浮小麦50g,大枣20g,炙甘草10g,石菖蒲10g,茯神10g,水煎服。

4. 外治可用:王不留行30g,明矾10g,煎水泡洗。

【调养】本病患者忌食辛辣炙煿、膏粱厚味;保持心情和顺,戒除烦恼焦虑;冬日应注意肢体保暖,免受寒凉;戒除烟酒;平时可多吃百合、山药、莲子、芡实、薏苡仁、赤小豆、白小豆等,有助于健脾安神。

指 掌 脱 皮

【概述】指掌脱皮,相当于西医学的剥脱性角质松解症,是一种以手掌、足跖部表浅脱皮为特征的皮肤病,故名。根据其发病特点,中医学文献中又有"手足皮剥"之名。如隋代《诸病源候论·虚劳病诸候》记载:"虚劳手足皮剥候,此由五脏之气虚少故也。血行通荣五脏,五脏之气润养肌肤,虚劳内伤,血气衰弱,不能外荣于皮,故皮剥也。"本病以青少年患者居多。春末夏初始发,秋冬之后常可自行缓解。可伴有手足多汗。皮损对称生于掌跖部位。病程长久,进展缓慢,易于复发。

因饮食失节,脾胃不调,则湿邪内蕴,郁久化热,复受风寒外袭,湿热闭阻于内,肤腠失养;或热体涉水,肌热当风,冷气郁闭,湿邪阻遏等,皆能致病。

初起掌跖之处,生有白点,形若针尖蚊喙。少则数个,孤立散在;多者数十,成群集簇,逐渐向四畔扩大,如干涸水疱,中央破裂,浅表脱屑,或撕下鳞屑,状如薄纸,其间亦可融合,大片剥落,如揭纸片。皮损逐渐扩大,再加撕剥,可累及大片掌跖。

【辨证论治】

1. 凡初起手指末节屈侧,或掌跖处有白色小疱,针尖大小,逐渐扩大,伴手足多汗,揩之皮落,其底略红,微有痒感,二便不调,舌红苔腻,脉象弦滑者,为脾胃湿热,风寒闭塞证。治宜清热除湿,外散风寒法,方选平胃散化裁。药用:苍术15g,厚朴10g,陈皮10g,生薏苡仁50g,防风10g,黄芩10g,白茅根15g,泽泻10g,六一散10g(包),藿香12g,栀子10g,水煎服。外用:王不留行60g,明矾30g,黄柏40g,水煎取汁,泡洗患处,每日2次。

2. 若皮损成片剥落,如撕纸片,基底干涸,伴舌红少津,脉象细数者,乃脾不布津,肤失所养证。治宜养阴健脾,输布津液法,方选益脾汤化裁。药用:生山药30g,白术10g,玉竹12g,北沙参15g,黄精30g,太子参15g,生地黄30g,麦冬10g,茯苓12g,白扁豆12g,冰糖30g,水煎服。外治用前泡洗方再加白及30g,泡洗患处。

【调养】除治疗外,应减少肥皂、碱性物洗浴;切勿用手撕皮;涂擦护肤油脂;少食辛辣炙煿;伴有汗疱疹者,宜同时治疗。

十 指 节 断

【概述】十指节断,近似于西医学的自发性指(趾)断病,又称阿洪病与假阿洪病,是一种以指(趾)节出现环状深沟,渐致坏死截断为特征的皮肤病,故名。根据其发病特点,在中医学文献中又有"四肢节脱""筋解""血余""手足脱下""指节断落"等名。本病在西医学中于1860年由英国人Robert Clarke首先描述,但未作为独立疾病。1867年巴西人Silva Lima详细记述了本病;1872年巴西医生Wucherer对本病进行了详尽的研究。中医学对本病记述相近者为清代沈源《奇症汇·手足》(1786年)记载:"有人患手足脱下,而人仍不死……四肢受病,气血不行,久而手足先烂,手指与脚趾堕落。"清代孙震元《疡科会粹·血余》(1802年)记载:"一人,十指节断坏,惟有筋连无节……名曰血余。"又说:"一人,四肢节脱,但有皮连,不能举动,名曰筋解。"本病多见于热带有赤足习惯的居民,发病年龄以30~50岁最多,儿童亦有发病者。同一家族中可有多人患此病。本病常见于单侧足趾、手指,亦有双侧发病者。病程进展缓慢,约5~10年后关节自截。

因长久跣足,腠理失密,卫外不固,体肤破损,皲裂皴揭,毒邪乘隙;或禀赋不足,气血蹇滞,经脉违和,肌肤失荣等,皆能致病。

初起患指(趾)末节屈面生有横沟,逐渐变深,硬化延绕,经久不已,两端连接成环,如绳勒紧,远端肿胀,可伴破溃溢脓。

【辨证论治】

1. 凡初起患处生有横沟,伸绕延蔓,紧缠不已,伴疼痛时作,肢端肿胀,其色紫暗,触之冷冰,舌淡脉细者,为毒邪阻络,经脉寒滞证。治宜解毒祛邪,化瘀通络法,方选当归通络饮化裁。药用:当归15g,连翘15g,生黄芪30g,桂枝10g,丹参15g,怀牛膝12g,路路通12g,

桑枝 15g,干姜 10g,山甲珠 15g(可用炒三棱 10g 或炒莪术 10g 替代),红花 10g,水煎服。

2. 若肢端溃烂,疼痛不已,溢脓恶臭,其色污黄,四畔暗赤,伴舌红苔黄,脉象弦数者,为毒邪化火,侵蚀体肤证。治宜解毒泻火,通络散结法,方选四妙勇安汤加减。药用:当归 15g,玄参 15g,王不留行 15g,丹参 15g,金银花 20g,生甘草 15g,白芷 10g,黄柏 12g,连翘 15g,石斛 12g,赤芍 10g,防风 10g,水煎服。外用生肌散、提毒散,香油调敷。

【调养】 残指(趾)尽早截去;避免肢端外伤揩破;积极治疗皲裂,以防毒邪乘隙;加强手足防护,避免跣足亦手工作。

手生丫枝

【概述】 手生丫枝,相当于西医学的残留性多指症、外伤性神经瘤,是一种以手生附加指,有如树生丫枝的疾病,故名。根据其发病特点,中医学文献里又有"多指""手生丫指""六指"等名。如清代《奇症汇·手足》记载:"有人脚板上忽生一指,痛不可忍者,乃湿热之气结成。用消指散,以刀轻刺出血,刺在生出指上,实时出水,敷在血流之处,随出随掺,以血尽力度。"又:"一人忽手生丫枝,痛不可忍。一医用通草为末,以鸡蛋清涂调,即消。"本病在出生时即可有,男性患病多于女性,常伴有家族病史而累代不绝,一般多生于单侧手掌指尺侧缘(彩图 2-19),少数为双侧性,极个别生于足部。

本病多因先天不足而致发育畸形;或胎孕母腹之中或生后不久肢体受损,气血失于濡养等皆可致病。

【治疗】

本病属于先天畸形,单纯手术切除即可,预后良好。但应注意术后护理,保持创口清洁卫生,以防染毒成脓。

四肢逆冷

【概述】 四肢逆冷,近似于西医学的雷诺病、雷诺现象、肢端青紫症、红绀病等一类以肢端皮肤逆冷,触之如冰,肤色苍白或发绀为特征的皮肤脉管性疾病,故名。根据其发病特点,中医学文献中又有"四肢厥冷""肢厥""肢冷""手足逆冷""四厥""寒厥""厥逆""阴厥"等名。本病在西医学中于 1862 年由法国人 Raynaud 提出苍白、发绀、发红三联征,指肢端小动脉因情绪、寒冷等因素所致痉挛、缺血反应,相继出现的三联征。表现为寒冷、缺血、麻木。温暖后可复原的血管功能障碍。1926 年由美国人 Allen 及 Brown 制定了雷诺病(特发性原因不明者)及雷诺现象(可找到基础病或明确因素)的临床标准。中医学文献对此记载较早,东汉张仲景《伤寒论·辨厥阴病脉证并治》记载:"凡厥者,阴阳气不相顺接,便为厥。厥者,手足逆冷者是也……手足厥寒,脉细欲绝者,当归四逆汤主之……若其人内有久寒者,宜当归四逆加吴茱萸生姜汤。"又如隋代巢元方《诸病源候论·虚劳病诸候》(610年)记载："虚劳四肢逆冷候,经脉所行,皆起于手足,虚劳则血气衰损,不能温其四肢,故四肢逆冷也。"《素问·厥论》："寒厥……阳气衰,不能渗营其经络,阳气日损,阴气独在,故手足为之寒也。"尽管古人未述三联征变化,但"手足厥寒,脉细欲绝"与肢端小动脉痉挛更加接近。本病多见于青年女性,好发于腕踝或肘膝以下,寒冷季节加重。

因禀赋不足,脾肾阳虚,不能温煦四肢;或外受寒凉,内侵肌肤,痹阻经络;或气血衰少,脉道不利,肌肤不得濡煦等,均能致病。

初起患处皮肤苍白或发绀,触之冰冷,逐渐蔓延扩展,自觉肢端麻木疼痛。轻者时转潮红肿胀,重则持续苍白或发绀,触之如冰,肿胀不消,知觉减退。

【辨证论治】

1. 凡肢冷苍白,触之如冰,久不转红,遇寒则甚,逢暖则减,伴肢冷疼痛,唇甲色青,腰膝无力,面色㿠白,食少纳差,大便溏薄,舌淡脉细者,为脾肾阳虚,寒凝血脉证。治宜温补脾肾,祛寒通络法,方选附子理中汤化裁。药用:炮附子10g,干姜10g,炒白术15g,炙甘草10g,人参10g(单煎),肉桂10g,补骨脂12g,当归12g,肉苁蓉15g,狗脊12g,丹参15g,川芎10g,王不留行10g,山甲珠10g(可用炒三棱10g或炒莪术10g替代),水煎服。余渣煎汤,温洗患处。

2. 若肤色青紫发绀,触之冰冷,麻木不仁,伴手足冷汗,指(趾)尖僵硬变细,少气懒言,乏力倦怠,失眠心悸,唇甲无华,形寒身痛,舌淡脉细者,为血衰气少,寒闭经络证。治宜温养气血,驱寒通络法,方选当归四逆汤化裁。药用:生黄芪15g,炙黄芪15g,当归15g,桂枝10g,鹿角胶30g(烊化),细辛6g,鸡血藤15g,桑枝12g,路路通6g,丹参15g,红花10g,骨碎补12g,熟地黄30g,水煎服。外用药渣,加黄酒半斤,煎水取汁,熏洗患处。

【调养】除治疗外,应避免外受寒凉,注意肢体保暖;免受精神刺激,保持心情舒畅;戒除烟酒及生冷食物;加强体育锻炼,促进血脉流通;加强饮食调养,可常进温补之品,如山药、韭菜、茴香、羊肉(可搭配萝卜)、牛肉、葱、姜等;保护肢体皮肤,勿使破伤。

皲 裂 疮

【概述】皲裂疮,相当于西医学的手足皲裂,是一种以手足皮肤出现裂隙为特征的疾病,故名。根据其发病特点,中医学文献中又有"肉裂""手足坼裂""皴揭""皴裂疮""痹裂疮""皴痛""尸脚"等名。如隋代《诸病源候论·四肢病诸候》记载:"皲裂者,肌肉破也。言冬时触冒风寒,手足破故谓之皲裂。"又说:"尸脚者,脚跟坼破之名也,亦是冬时触犯寒气所以然。"唐代《备急千金要方·丁肿痈疽》亦载:"人脚无冬夏常坼裂,名曰尸脚。"明代《外科启玄·皴裂疮》记载:"行船推车辛苦之辈,及打鱼、染匠、辗玉之人,手足皴裂成疮,招动出血,痛不可忍。"又如《外科正宗·杂疮毒门》记载:"皴痛皆起于手足,乃风寒气郁于皮毛,致血不荣于肌表,谓皮槁则多痛,似无皮之状,是皴苦生焉。"清代《洞天奥旨·皴裂疮》亦记载:"皲裂疮,皆营工手艺之辈,赤手空拳,犯风弄水而成者也。不止行船、推车、打鱼、染匠始生此疮。皮破者痛犹轻,纹裂者疼必甚,论理亦可内治,然而辛苦动劳之人,气血未有不旺者,亦无藉于内治。或带疾病而勉强行工者,即宜内治,又恐无力买药,不若外治之便矣。"本病多见于体力劳动者,好发于手、足经常摩擦的部位,如:指尖、手掌、足跟、手足侧缘等处。病程缠绵,秋冬加剧。

因肌热当风,触冒风寒,或环境干燥,复受挤压摩擦,或接触酸碱异物,使气血瘀涩,肌肤失养等,皆能致病。

初起患处干燥龟裂,逐渐灼热刺痛,触之尤甚。裂隙为线状,呈笔直、弯曲、分支或不规则形,大多与皮肤纹理一致。浅者仅在皮表,深者可达肌腠,招动出血,剧痛难忍。其周围皮肤厚硬,状如胼胝。

【辨证论治】

1. 凡初起裂隙尚浅,时有疼痛,冬季加重,伴舌淡脉细者,为触冒风寒,肌肤失养证。治宜祛风散寒,养血润肤法,方选当归桂枝汤化裁。药用:当归15g,何首乌15g,桂枝10g,白芍10g,大枣10枚,炙甘草10g,熟地黄15g,水煎服。外用:地骨皮30g,白鲜皮20g,王不留行15g,明矾10g,水煎取汁,泡洗患处,每日2次,每次10~15分钟。

2. 若病久失治,裂隙较深,血水滋渗,伴疼痛剧烈,舌淡脉细者,为血虚风燥,肌肤不荣证。治宜养血息风,润燥滋阴法,方选养血润肤饮化裁。药用:当归身15g,熟地黄30g,何首乌15g,白芍10g,天冬10g,麦冬10g,红花10g,桃仁10g,蝉蜕6g,水煎服。余渣煎水泡洗患处,然后外用白及15g,白蔹15g,冰片1g,分别研细和匀,香油调敷患处。

【调养】本病预防甚为重要。劳动时应注意保温、防寒;避免油垢浸渍;不用碱性过强的肥皂;冬季外涂护肤油脂;加强劳动保护,遵守操作规程;洗手后应及时外涂护肤品,如白及膏、润肌膏、愈裂膏、生肌玉红膏等。

尸 脚

【概述】尸脚,相当于西医学的足跟皲裂,是一种以足跟皲裂坼破为特征的皮肤病,故名。根据其发病特点,中医学文献中亦有"痵裂疮""坼裂""坼破""脚坼破"等名。如隋代《诸病源候论·四肢病诸候》记载:"尸脚者,脚跟坼破之名也。亦是冬时触犯寒气所以然。又言脚蹋死尸所卧地,亦令脚坼破。"本病多见于体力劳动者,好发于足跟部赤白肉际及摩擦着力之处,如跟踵、足侧缘等处,亦可伴发手部皲裂。多在秋冬加剧,夏季减轻,病程缠绵。老年人及皮肤干燥者,尤易发生。

本病总由血燥阴伤,气血不能濡煦,肌肤失养而致。冬令触冒风寒之气,折于腠理,或天气干燥,复受挤压摩擦,或素禀阴虚血燥之体等,均可使得气血瘀涩,阴伤化燥,肌肤失养,干燥坼裂,致成本病。

初起足跟赤白肉际,或足跟及侧缘之处,皮肤干燥,纹理粗重,逐渐纹理宽深,出现裂隙,与皮肤纹理一致,或呈线状,或若树枝,或弯曲,或笔直,或不规则之形。浅者仅在表皮,深者可达肌腠,招动出血,痛楚难忍。

【辨证论治】

1. 凡初起裂隙尚浅,纹理粗重,冬重夏轻,伴舌淡少苔,脉细肢冷者,为风寒束表,肌肤失养证。治宜祛风散寒,荣润肌肤法,方选桂枝黄芪五物汤化裁。药用:生黄芪 30g,桂枝 10g,白芍 10g,大枣 10 枚,炙甘草 12g,当归 15g,玉竹 15g,北沙参 12g,白术 15g,防风 10g,丹参 15g,水煎服。外用白及 60g,王不留行 90g,明矾 30g,红花 20g,煎水取汁,温洗患处。外涂白及膏或生肌玉红膏。

2. 若病久反复,冬令加剧,纹理宽深,招动出血,坼破皲裂,干燥蜕皮,痛楚不堪,伴舌淡少津,脉细无力者,为血燥阴伤,肌肤失养证。治宜养血润燥,滋荣肌肤法,方选滋燥养荣汤化裁。药用:当归 15g,熟地黄 30g,白芍 12g,黄精 15g,天冬 15g,麦冬 15g,鸡血藤 15g,怀牛膝 10g,核桃仁 15g,黑芝麻 30g,蝉蜕 10g,白鲜皮 10g,水煎服。外治同前。

【调养】 本病预防甚为重要。劳动作业时,注意保温防寒;每晚夜睡之前热水烫洗,并擦护肤油脂;不宜用强碱性肥皂洗浴;伴有足癣、湿疹者,可同时治疗。

痹 疮

【概述】 痹疮,近似于西医学的掌跖脓疱病,是一种以掌跖部位对称发生成簇小脓疱为特征的疾病,故名。根据其发病特点,中医学文献中又有"湿痹疮""燥痹疮""久痹疮"等名称。本病在西医学中于 1888 年由英国人 Henry Radcliff Crocker 首先报道。中医学文献对此记载较早,如晋代《葛洪肘后备急方·治病癣疥漆疮诸恶疮》(3 世纪)记载:"疗病疮,但是腰脚以下名为病,此皆有虫食之,虫死即差。"《刘涓子鬼遗方·冶葛膏方》(5 世纪)亦载有冶葛膏方(冶葛皮、黄连、细辛、芍药、白芷、杏仁等二十六味,以猪脂成膏)外用治"久病疽诸疮。"隋代巢元方《诸病源候论·疮病诸候》(610 年)将本病分为湿病、燥病、久病三候:"病疮者,由肤腠虚,风湿之气,折于血气,结聚所生。多著手足间,递相对,如新生茱萸子。痛痒抓搔成疮,黄汁出,浸淫生长坼裂,时瘥时剧,变化生虫,故名病疮。"唐代《备急千金要方·丁肿痈疽》(652 年)记载:"病疮者,初作亦如肥疮,喜著于足,常相对生,随月生死,痛痒坼裂,春夏秋冬随瘥剧者是也。"宋代《太平圣惠方·病疮》(992 年)载有内服、外用方剂治疗本病。明代王肯堂《疡医证治准绳·病疮》(1602 年)记载:"病疮者,由腠理虚,风湿之气入于血气,结聚所生也。多著手足,递相对,如新生茱萸子,痛痒,爬抓成疮,黄汁出,浸淫生长,坼裂,时瘥时发,变化生虫,故名病疮也。"又如清代吴谦《医宗金鉴·外科心法要诀》(1742 年)记载:"此证生于指掌之中,形如茱萸,两手相对而生,亦有成攒者,起黄白脓疱,痒痛无时,破津黄汁水,时好时发,极其疲顽。由风湿客于肤腠而成。以润肌膏擦之。若日久不愈,其痒倍增。"本病好发于中年人,女性患者多于男性。皮损多见于掌部的大小鱼际及手掌中央(彩图 2-20),跖部多以足弓处常见(彩图 2-21)。轻者仅限掌跖一侧,重者双侧掌跖全部受累。

伴有沟纹舌者,病程更加长久,可反复发作达数月至数年,乃至数十年不愈。

因禀性不耐,湿邪内蕴,复由食入鱼腥海味、腥发动热之品,湿热相合,循经走窜,发于四肢;或血热内蕴,外受风湿之邪,郁久不散,壅聚体肤等,皆能致病。

初起患处发红成片,上生鳞屑,逐渐生有粟米大小水疱,又黄白成脓。日久干涸,鳞屑增厚,皲裂疼痛,糜烂渗液,反复不已。

【辨证论治】

1. 凡初起患处成片发红,其上生有黄白脓疱,针尖大小,集簇成群,孤立窖集,形似菜萸子,互不融合,伴瘙痒时作,便秘溲赤,舌红苔腻,脉象滑数者,为湿热蕴毒,外发体肤证。治宜清热凉血,除湿解毒法,方选芩连平胃散化裁。药用:黄芩10g,黄连10g,苍术15g,厚朴10g,生甘草10g,生地黄30g,牡丹皮10g,赤芍10g,金银花15g,连翘15g,漏芦10g,败酱草15g,水煎服。

2. 若脓疱干涸,鳞屑翘起,中心固着,皲裂疼痛,招动出血,疱底糜烂,鲜红渗液,伴低热口渴,乏力气短,舌赤少苔,或裂如龟纹,脉象细数者,为湿热毒邪,灼伤阴液证。治宜滋阴清热,解毒除湿法,方选解毒养阴汤加减。药用:生地黄30g,牡丹皮10g,赤芍10g,麦冬12g,北沙参15g,石斛12g,金银花15g,玉竹15g,草薢10g,玄参15g,当归12g,炙甘草10g,水煎服。

3. 外治可用:黄柏15g,白及30g,黄连15g,煎水洗净,外涂玉露膏。

【调养】 忌食辛辣发物;除去金属牙料;根治鼻炎、龋齿、咽炎、扁桃体炎等其他疾患;减少肥皂及水湿洗涤;本病经过缓慢,病程长久,故当坚持用药;保持患处清洁;外用药膏后,最好采取包封法,使药力专一,透达患处。

石 榴 疽

【概述】 石榴疽,相当于西医学肘部疖肿,是一种以肘部生疮,状如石榴子为特征的疾病,故名。根据其发病特点,中医学文献中亦有"石榴疮"之名。如明代《外科正宗·杂疮毒门》记载:"石榴疽者,乃少阳相火与外湿煎搏而成,其患生在肘去上一寸是也。初起一点黄粟小疱,根便开大,色红坚硬,肿如覆碗,皮破泛出,叠如榴子,令人寒战,犹如重疟。"本病多见于成年男子,好发于单侧肘部,起病急骤。病程较短,一般在两周左右,预后较好。个别因循失治者,则疮毒内陷,侵蚀骨肉。

本病因过食肥甘厚味、油腻酒酪,则湿热内蕴,郁久化毒,外发体肤而致;或因少阳相火内蕴,外受湿邪煎搏,湿热相合,外不能透达,内不得疏泄,循经走窜,发于肌肤而成;或由腠理不密,卫外失固,体肤破损,毒邪污秽,乘隙袭入,与气血相搏等导致。

初起患处一点黄粟小疱,四畔红晕,触之韧实。逐渐沿开,根脚肿硬,状若覆碗,皮破泛出,叠如榴子。日久作脓稠黄,溃出而愈。

【辨证论治】

1. 凡初起患处黄粟小疱,根脚开大,肿胀作痛,触之坚硬,伴焮痛不已,烦躁热甚,舌红苔黄,脉象弦数者,为湿热内蕴,外染毒邪证。治宜清热解毒,除湿散结法,方选菊花清燥汤加减。药用:野菊花15g,黄芩10g,浙贝母12g,金银花20g,积雪草12g,蒲公英15g,败酱草15g,连翘15g,生甘草10g,牛蒡子12g,牡丹皮10g,赤芍10g,白芷10g,水煎服。外用四黄膏、金黄膏涂于患处。

2. 若患处肿胀,状若覆杯,顶白根软,四畔红赤,溃后作脓,稠黄腥黏,伴壮热口渴,便结溲赤,舌红苔黄或腻,脉象洪数者,为湿热毒邪,壅聚体肤证。治宜清热解毒,除湿排脓法,方选排脓汤加减。药用:生黄芪15g,连翘15g,皂角刺10g,青皮10g,白芷10g,牡丹皮10g,黄芩10g,黄连6g,当归尾12g,生甘草10g,浙贝母12g,牛蒡子12g,熟大黄10g(后下),水煎服。

3. 疮肿未溃时,外用如意金黄散,香油调涂;已溃出脓不畅者,外用九一丹药捻插入,外涂四黄膏、拔毒膏;脓出腐尽者,用生肌散、玉红膏。

【调养】 除治疗外,应保持患处清洁;勿食辛辣炙煿、油腻酒酪;切勿挤压,以防毒邪四窜;保护皮肤,勿使破损,破损后及时消毒治疗。

四 弯 风

【概述】 四弯风,近似于西医学的特应性皮炎,是一种好发于四肢弯曲处,以瘙痒为特征的皮肤病,故名。特应性(atopy)一词在西医学中于1925年由美国人Coca及Cooke所倡议,其含义是:①有易于罹患哮喘、过敏性鼻炎、湿疹的家族史;②对异种蛋白过敏;③血清中IgE升高;④血中嗜酸性粒细胞增多。典型的特应性皮炎除湿疹特定临床表现外,还应具有上述四点。中医的四弯风首载于清代吴谦《医宗金鉴·外科心法要诀》(1742年):"此证生在两腿弯、脚弯,每月一发,形如风癣,属风邪袭入腠理而成。其痒无度,搔破津水,形如湿癣。"时世瑞《疡科捷径·四弯风》(1831年)记载:"四弯风岁腿弯生,淫痒滋延似癣形。外受风邪兼湿热,消风之妙最为灵。"本病多始于1个月至2岁左右的婴幼儿,好发于肘窝、腘窝(彩图2-22)、踝部,两相对称。在临床实践中,患者(尤其儿童)常伴一个或多个以下特征:毛发成绺,色黄易折;面色萎黄不华;口周苍白;眼周发青;多有煽风耳;眉间山根处常有青筋暴露;掌纹细碎深重,或有断掌;前额划痕呈苍白反应阳性(彩图2-23);大便不调,或溏或干;睡卧不宁,打滚蹬被;性格内向或易急易怒;常有挑食、偏食、零食等不良习惯。伴有特征越多者,疗程愈久,可延至学龄前或青春时痊愈,个别患者至50岁后方瘥(彩图2-24)。

本病因母食五辛发物,遗热于儿,或禀性不耐,过餐鱼腥海味,肥甘辛辣,使湿热内蕴,复受风邪侵袭,郁于肌腠,或病久不已,耗血伤阴,化燥生风,肌肤失养而致。

初起时,患处发红,生有针尖大小粟疹,继而变成水疱。搔破后湿烂,浸淫四窜,结成黄痂,状若松脂。痂落后,露出鲜红嫩肉,亦可有抓破不洁,染毒成脓者。

【辨证论治】

1. 凡病起较急,瘙痒剧烈,水疱攒集,浸淫湿烂,患儿哭闹不安,难于入睡,腹胀纳呆,大便不调,小溲黄赤,舌红苔腻,脉象滑数者,为湿热内蕴,外蒸肌肤证。治宜清热凉血,利湿止痒法,方选清热利湿汤化裁。药用:车前子6g(包),木通6g,莱菔子6g,六一散10g(包),龙胆6g,生地黄15g,黄芩6g,泽泻6g,茯苓10g,水煎分3~4次服。外用:生地榆60g,马齿苋50g,黄柏30g,甘草20g,水煎取汁500ml,冷冻至0℃,以干净小毛巾蘸药液冷敷,每次5~10分钟,每日3~5次。

2. 若患儿瘦弱,腹胀便溏,面色萎黄,患处淡红,少有水疱,舌淡脉细者,为脾虚湿蕴,肌肤失养证。治宜健脾和胃,除湿止痒法,方选化湿汤。药用:苍术6g,陈皮6g,炒谷芽15g,炒稻芽15g,炒白术10g,白扁豆10g,薏苡仁15g,炒山药20g,茯苓6g,泽泻6g,炒麦芽15g,六一散6g(包),水煎服。

3. 若病久不愈,患处肥厚,抓痕累累,干燥脱屑,舌淡脉弦者,为血虚风燥,肌肤失养证。治宜养血润燥,息风止痒法,方选养血润肤饮化裁。药用:当归10g,生地黄15g,熟地黄15g,丹参10g,白芍10g,麦冬10g,北沙参15g,生山药20g,太子参12g,皂角刺6g,川芎6g,水煎分3~4次服。外用:当归20g,炙甘草20g,紫草15g,香油500ml,浸泡1周后外敷患处,每日2~3次。

【调养】患病期间,乳母及患儿应忌食鱼腥海味;患处不宜热水洗烫,避免过度搔抓;贴身衣被宜棉织品;可多食新鲜蔬菜水果;对牛奶过敏者可代以豆浆;饮食不可过饱,尤其患儿不宜吃零食;不可边吃饭,边喝水;不可偏食、挑食。可常食小米、玉米、高粱等粗粮;可配捏脊、针灸、按摩治疗。

肤 坚 如 石

【概述】肤坚如石,近似于西医学的皮肤僵硬综合征,是一种以四肢皮肤坚硬如石为特征的皮肤病,故名。根据其发病特点,中医学文献里亦有称为"四肢坚如石""肢癖"者。明代《疮疡经验全书·怪症》记载:"一人寒热不止,四肢如石,击之如钟磬声,日渐消瘦。"又如清代《奇症汇·手足》记载:"有人忽发寒热,数日不止,四肢坚如石,击之有钟磬声,日渐瘦恶……此症由阴胜而不能外复于阳,至邪横逆于脾,脾失健运之职,故四肢悉坚如石,即经所谓寒以坚之是也。夫击之声如钟磬,乃土音也……盖脾土为寒所郁,击之则筋脉自相应而作也,至四体日渐瘦恶,因脾病不为肌肤故耳。然治病当求其本。"又如清代《外科证治全书·奇疾证治》记载:"肢癖,寒热数日,四肢坚硬如石,击之如钟磬声,日渐瘦损。"究其病因当责诸脾胃。《素问·阳明脉解》:"四肢者,诸阳之本也。"《素问·太阴阳明论》:"脾病而四肢不用何也?岐伯曰:四肢皆禀气于胃,而不得至经,必因于脾,乃得禀也。"本病较为少见,出生时即可发生,常累及四肢,可有家族病史,病程长久,经过缓慢。

本病因先天不足,禀赋素弱,或后天失养,饮食失节,饥饱劳碌,脾虚失运,气血不能荣于四末,或素禀脾肾阳虚之体,四肢不得温煦,复受寒湿痹阻,肌肤失养而致。

初起皮肤坚硬如石,累及四肢,尤以臀部及股上为甚,亦可波及躯干、颈后、上臂及小腿、髋、肘、膝关节以及颈腰活动受限,手足皮肤正常。患处可有褐红色斑片,匡廓鲜明,其上毛发增多。

【辨证论治】

1. 凡初起皮肤坚硬如石,击之有声,伴面色不华,腹胀纳呆,少气懒言,倦怠嗜睡,舌淡齿痕,脉弱无力者,为脾虚气弱,肌肤失养证。治宜健脾益气,荣润四肢法,方选补中益气汤化裁。药用:人参 6g(单煎),炒白术 10g,茯苓 12g,生黄芪 12g,炙黄芪 12g,陈皮 15g,升麻 6g,柴胡 6g,生山药 20g,当归 10g,大枣 12g,炙甘草 6g,水煎服。外用:丹参 20g,当归 15g,透骨草 10g,人参 15g,桂枝 10g,白酒 500ml,泡 1 周。每天两次,每次用药酒 3~5ml,搓洗患处,至温为止。

2. 若皮肤坚硬如石,伴形寒肢冷,面色㿠白,消瘦神疲,腰膝酸软,活动受限,舌淡脉细者,为脾肾阳虚,寒湿痹阻证。治宜温补脾肾,散寒除湿法,方选右归丸化裁。药用:炮附子 6g,肉桂 10g,山萸肉 15g,杜仲 15g,怀牛膝 10g,鸡血藤 15g,熟地黄 30g,枸杞子 15g,独活 6g,桑寄生 15g,秦艽 10g,炙甘草 10g,水煎服。外用:透骨草 20g,桃仁 15g,红花 10g,怀牛膝 15g,川芎 10g,桑枝 20g,黄酒 200ml,煎水外洗,每日 2 次。

【调养】 除药物治疗外,可配合针灸、按摩、理疗等治疗方法;注意防寒保暖,适当参加体育活动;忌食生冷。

【概述】 厚皮,近似于西医学的掌跖角化病,是一种以掌跖皮肤粗糙肥厚,形似胼胝为特征的皮肤病,故名。中医学文献中记载的"手足发胝"亦与本病有相似之处。如隋代《诸病源候论·四肢病诸候》记载:"人手足忽然皮厚涩而圆短如茧者,谓之胼胝。此由血气沉行,不荣其表,故皮涩厚而成胝。" 又如清代《几希录良方合璧·厚皮》记载:"一人大指忽麻木皮厚,如裹锅巴,遇一道人,教以苦参用酒煎吃,外敷苦参末而愈。" 清代《验方新编·手部》亦记载:"手指、手掌皮厚如铁,苦参酒煎服,外用苦参末酒敷。" 本病多自幼发生,常有家族病史,少数自青春期发病。病程长久,进展缓慢,较难彻底治愈。

本病因先天禀赋不足,营血亏虚,或脾胃虚弱,化源不足,四肢不得禀受水谷之气,肌肤失于濡养而致。

初起掌跖皮肤生有近圆形丘疹,小若芝麻绿豆,大似钱币银元,数目多少不一,粗糙色黄,触之韧实,形类胼胝,半透明状,匡廓鲜明,质硬均匀;或于赤白肉际之处,皮肤增厚,触之如茧,表面平滑,其色黄白,状如松皮,活动受限。

【辨证论治】

凡掌跖皮肤纹理粗重,肥厚如茧,其色黄白,触之韧实,形如胼胝,伴手足多汗,夏日浸渍变白,冬日皲裂疼痛,活动受限,舌淡苔白,脉细无力者,为营血不足,肤失润养证。治宜养血和营,润燥护肤法,方选养血润肤饮化裁。药用:当归15g,白芍12g,熟地黄30g,麦冬10g,苍术12g,阿胶10g(烊化),白鲜皮10g,炙黄芪15g,黑芝麻15g,水煎服。外用:王不留行30g,当归20g,白及15g,桑枝15g,水煎取汁,趁热泡洗患处,每日1~2次,每次10~15分钟,然后涂以润肤愈裂膏(香油300g,紫草30g,猪脂200g,白蜡30g,轻粉5g,冰片1g。先将香油烧开,入紫草炸透,去渣,再入猪脂熬化,去渣,后入白蜡溶化。离火后兑入轻粉、冰片,待凉后即成)。

【调养】除治疗外,应多吃鲜嫩多汁的水果、蔬菜,忌食辛辣酒酪;避免接触汽油、乙醚等化学物质;不宜用强碱性的肥皂洗浴;保持皮肤洁净,患处不宜撕抠剪削,以免染毒成脓;冬日患处干燥或皲裂时,可适当外涂护肤油脂;可常吃胡萝卜、番茄、南瓜、红薯等红色食品。

胶　瘤

【概述】胶瘤,相当于西医学的腱鞘囊肿,是一种以关节处筋膜生瘤,内容如胶为特征的疾病,故名。根据其发病特点,中医学文献中又有"结筋""筋结"等名称。如金代《儒门事亲·胶瘤》记载:"两手背皆有瘤,一类鸡距,一类角丸,腕不能训,向明望之,如桃胶然……此胶瘤也。以针十字刺破,按出黄胶脓三两匙,立平,瘤核更不再作。"本病多见于青壮年,女子尤多见,好发于手足背面及腕膝关节附近,亦可累及指、趾背侧,起病缓慢,病程较久,难于自愈。预后一般较好,但有复发者。

本病因劳累过度,筋脉受损,瘀浊内生,气血循行不畅,则化为瘤;或由关节长期劳伤,勤于洗涤,外受寒邪所搏,津液失于濡养,化生痰浊,凝聚于肤等导致。

初起患处生有肿物,隐于皮下,小若豆粒,大似芡实,表面光滑,触之柔软,软和而不硬,可随关节活动而移。日久瘤体渐大,其形或圆或长,或如球状,大似梅李红枣,隆出皮面,触之如囊,或韧若软骨。近灯照之,如桃胶然。若刺破瘤体,可流出胶样黏液,其色淡黄,半透明状。

【辨证论治】

1. 凡患处生有胶瘤,触之如囊,形似芡实梅李,瘤体尚软者,可用双手拇、食指将瘤体固定,轻轻按摩数分钟,然后突然用手挤压,使之破裂,随即平复后,再轻揉数分钟即可。若瘤体韧实如软骨,大若红枣,难以固定挤压者,可将局部消毒,以干净铍针自瘤体顶端刺入,再向四方穿刺,破坏瘤体。出针后用力挤压,针孔有淡黄黏液流出为度。

2. 若患处皮肤燃红赤肿,疼痛明显,伴舌红苔黄,脉象滑数者,为湿热内蕴,外染毒邪证。治宜清热凉血,解毒散结法,方选消炎方化裁。药用:黄连6g,黄芩10g,赤芍10g,牡丹皮10g,败酱草15g,苦参10g,金银花20g,连翘12g,蒲公英10g,紫花地丁10g,三棵针10g,水煎服。外用如意金黄散,香油调搽患处。

【调养】除治疗外,应保持患处清洁;避免染毒成脓;注意劳逸结合,勿使关节劳损;挤破或刺破囊肿后,因内有胳囊,故仍可能复发。复发后可再用前法施治;若反复多次发作,妨碍工作劳动者,可考虑手术治疗,手术时务将胳囊壁摘除。

伤 水 疮

【概述】伤水疮,近似于西医学的类丹毒,是一种因鱼刺诸骨,破伤皮肤,因而生疮的皮肤病。如隋代《诸病源候论·杂毒病诸候》记载:"鱼类甚多,其鲋鮘、鳀鲐之徒,鳍骨芒刺有毒,伤人则肿痛。"又如明代《外科启玄·伤水疮》记载:"误被竹木签破皮肤,又因生水洗之,溃而疼痛,或鱼刺诸骨破伤,久而不愈。用黄丹、蛤粉、文蛤等分,同炒变色,掺疮口上,渐次而愈。"本病多见于从事鱼、肉类、家禽经营或屠宰的人员,以及菜场中从事鱼、肉、虾类的售货员,亦可发生于家庭主妇。皮损常在手指、手背或足部等易于破伤之处发生。病程约2~4周,偶可复发,预后大多良好,少数病情重笃者,偶可危及生命。

因操作不慎,被鱼刺、猪骨、鸡骨等刺伤皮肤;或破伤之处,接触猪、鱼、鸡、鸭等畜禽,湿热毒邪,乘隙袭入等,皆能致病。

初起患处生有红色斑点,迅即扩展成紫红斑片,匡廓清晰,边缘整齐,逐渐肿胀,周边隆起,中心略凹,偶有水疱,形似猫眼,小如指甲钱币,大若银元手掌,甚者肤起紫癜,色若葡萄,压之不褪色。少数病甚重笃者,可致死亡。

【辨证论治】

1. 凡初起患处肿胀,其色暗红,中有水疱,周边隆起,伴有灼热痒痛,关节屈伸不利,附近臖核肿大,舌红苔黄,脉象滑数者,为湿热毒邪,外袭体肤证。治宜清热利湿,凉血解毒法,方选七星剑化裁。药用:金银花20g,野菊花12g,半枝莲15g,紫花地丁10g,草河车30g,蒲公英15g,积雪草12g,连翘12g,生甘草10g,牡丹皮10g,水煎服。外用黄柏煎水洗净,紫金锭外涂。

2. 若患处焮肿,伴壮热不退,口渴饮冷,神昏谵语,肤起紫癜,大便秘结,腹胀如鼓,舌绛苔黄,脉象沉实者,为湿热夹毒,内窜营血证。治宜清气凉营,泄热解毒法,方选清瘟败毒饮化裁。药用:连翘12g,栀子10g,黄连10g,大青叶15g,莲子心6g,生地黄30g,生石膏30g(先煎),生大黄10g(后下),水牛角粉4g(冲服),水煎服。另:安宫牛黄丸1丸送服。外治同前。

【调养】本病应以预防为主,从事禽、鱼、肉类工作者,应注意防护,免受破伤;加强对禽、鱼、肉类的检疫工作;皮肤破伤后,立即治疗。

竹 草 刺 疮

【概述】竹草刺疮,相当于西医学的异物刺伤,是一种因竹、木、杂草刺入皮肤而生疮的皮肤病,故名。根据其发病特点,中医学文献中又有"竹木刺""狐刺疮""竹木刺入肉""镞木刺入肉"等名。如明代《外科启玄·雌雄狐刺疮》:"凡狐刺疮多因竹木签伤破手足而成,痛不可忍。"又如清代《外科大成·竹木刺入肉》记载:"诸刺入肉,外伤之症也。软而浅者,以针头拨出则愈;硬而深者,捣蝼蛄涂之,少时即出。如刺已出而仍痛者,亦以蝼蛄涂之愈。"《疡科会粹·竹草刺疮》亦记载:"竹草刺疮,发肿作疼,伤时不曾出血,尽被恶毒,气注痛不止,夜卧不安。初破时其疮紫赤黑色,较时起三五重皮是也。"本病多见于劳作的农民及玩耍的小儿。四肢远端易被伤及。

本病因体肤破损,腠理失密,竹木杂草携毒入内,染著于里,污秽垢浊,与正气相搏,结聚患处而致。轻者隐约可见,少有疼痛;甚者肿起如馒,染毒成脓,剧痛不已。

【辨证论治】

1. 凡竹木杂草,刺入肤内,细小难辨,入口之处,仅有黑点,小若针粟,或隐约可见,略感微痛者,为邪浅毒轻证。可用碘酒、酒精消毒后,用洁净针头,沿刺入之处,挑开表皮,取出异物,再次消毒后,包扎即可。

2. 若刺入之物,污浊秽垢,伤口深阔,或疮周红晕,疼痛较甚者,为邪深毒重证。仍依上法,取出异物。外用:黄连15g,黄柏12g,金银花20g,连翘15g,生甘草30g,煎水取汁,洗涤患处。

3. 若取出异物之后,疮口周围,红肿延蔓,甚则肿胀如馒,触之灼热疼痛,伴发热恶寒,头身疼痛,疮周红丝走窜,附近臖核肿大,舌红苔黄,脉象弦数者,为火热毒邪,走窜肌肤证。治宜清热泻火,解毒祛邪法,方选仙方活命饮加减。药用:金银花20g,连翘15g,白芷10g,赤芍10g,栀子10g,蒲公英15g,大青叶15g,生甘草12g,防风10g,陈皮6g,浙贝母12g,皂角刺10g,水煎服。外用紫金锭,米醋调涂。

【调养】除治疗外,应注意防止异物刺伤;仔细检查伤口内异物是否取净;伤口必须清洗干净。

红　丝　疔

【概述】红丝疔,相当于西医学的急性淋巴管炎,是一种以肤起红线,如丝缕缕,伴有触痛为特征的急性皮肤病,故名。根据其发病特点,中医学文献中又有"血箭疔""红线疔""金丝疮""血丝疮""血丝疔""红丝疮""红丝血箭疔""红演儿""紫疥斑""赤疔""红演疔"等名。如明代《疮疡经验全书·红丝疮图说》记载:"夫红丝者,心肠积毒,气血相凝,灌于经络之间,发于肌肤之上,红丝贯穿,或如一红线,或痛或痒,皆由风热相乘而生,如箭之速,若行至心间即死。"又明代《外科正宗·疔疮论》记载:"红丝疔,起于手掌节间。初起形似小疮,渐发红丝,上攻手膊,令人多作寒热,其则恶心呕吐。迟者红丝至心,常能坏人。"本病可发于任何年龄,皮损多始发于四肢远端原有破伤处或生疮、疖、癣的部位。

因皮肤破损,外染毒邪,走窜经络,发于肌肤;或原有疮疖,挤压碰触,毒邪走窜,外发肤腠等,皆能致病。

初起可于患处出现鲜红线条,如丝若带,色似涂丹,触之灼热,压之褪色。继而可循肢体,向心走窜,进展迅速。发于上肢者,可达腋下;发于下肢者,可达鼠蹊。附近臖核肿胀,压之痛甚。

【辨证论治】

1. 凡初起红丝缕缕,增长迅速,患肢肿胀,压痛明显,伴行动不便,恶寒发热,口干饮冷,大便秘结,小溲黄赤,舌红苔黄,脉象弦数者,为火毒流窜,外发体肤证。治宜清热解毒,凉血通络法,方选化疔内消散加减。药用:野菊花15g,生大黄10g(后下),黄连8g,蒲公英12g,金银花10g,连翘12g,牡丹皮10g,赤芍10g,草河车15g,紫花地丁15g,浙贝母10g,丝瓜络6g,水煎服。凡红丝初起,未过肘、膝者,外用:紫金锭或蟾酥锭,磨醋调汁,涂于患处。

2. 若红丝已过肘、膝,伴有臖核肿痛者,可先用酒精棉球,沿红线走行,揩拭干净,然后再以消毒三棱针,自红丝起源,顺其走行,每隔一寸,点刺出血,直至尽头。内服药同上。

【调养】本病治疗,贵乎及时。对原有的皮肤破伤、疮、疖、脚癣等疾病,亦应尽早治疗;保持患处洁净,切不可挤压、碰触、搔抓,以免染毒成脓;睡卧时,宜将肢体抬高;不宜过餐辛辣醇酒、膏粱厚味。

血　痹

【概述】西医学的股外侧皮神经炎、感觉减退,近似于中医的"血痹",是一种以股外侧皮肤感觉异常为特征的皮肤病,以其病因多为血行不畅所致,故名。本病在西医学中于1895年由德国人 Bernhardt 首先描述,其后 Roth 将其命名为感觉异常性股痛。本病可属于中医学"血痹"范畴。如汉代《金匮要略·血痹虚劳病脉证并治》记载:"夫尊荣人骨弱肌肤盛,重因疲劳汗出,卧不时动摇,加被微风遂得之……血痹阴阳俱微,寸口关上微,尺中小紧,外证身体不仁,如风痹状。"故《素问·血气形志》记载:"形乐志苦,病生于脉,治之以灸刺。"又如隋代《诸病源候论·风病诸候》记载:"血痹者,由体虚邪入于阴经故也,血为阴,邪入于血而痹。其状形体如被微风所吹,此由忧乐之人,骨弱肌肤盛,因疲劳汗出,卧不时动摇,肤腠开,为风邪所侵也。"清代《金匮要略心典·血痹虚劳病脉证并治第六》指出:"阳气者,卫外而为固也,乃因疲劳汗出。而阳气一伤,卧不时动摇,而阳气再伤,于是风气虽微,得以直入血中而为痹。经云:邪入于阴则痹也。"本病多见于肥胖的成年男子,皮损常发生在单侧股前外侧,尤以股外侧下 2/3 处为多见。病程经过缓慢,时轻时重,常数月或多年不愈。少数患者可双侧发病。

本病因过食肥甘厚味,多逸少劳,体丰于外,气瘠于内,腠理不密,玄府失固,外受风寒湿邪,则气血痹阻,循行不畅而致。

初起患处自觉麻木,掐之或针刺均无知觉;或觉肤上如蚁行走,抚之不止;或觉肤上刺痛如锥;或感患处如电击火灼;或觉肤冷如冰,久则局部汗出减少,肢体沉重。多疾走劳累后,病情加剧,休息之后,常可缓解。患处皮色如常,或有轻度色素减退或加深。少数患者皮肤可轻度菲薄,略显干燥,毳毛减少,但肌肉正常,运动不会受限。

【辨证论治】

1. 凡初起患处麻木,掐之不觉,肤如蚁行,伴舌淡脉细者,为血行不畅,外受风寒证。治宜温阳行痹,祛风散寒法,方选黄芪桂枝五物汤化裁。药用:生黄芪 30g,赤芍 10g,白芍 10g,生姜 10g,大枣 10 枚,怀牛膝 10g,炮附子 6g,桂枝 12g,川芎 10g,防风 10g,丹参 15g,党参 10g,黄酒 100ml,水煎服。

2. 若病久反复,患处麻木疼痛相兼,或如锥刺火灼,或肤如覆冰,伴舌暗脉涩者,为阳气不足,经脉闭阻证。治宜温阳通络,活血化瘀法,方选活络效灵丹化裁。药用:生黄芪 30g,桂枝 10g,桃仁 10g,当归 12g,丹参 15g,赤芍 10g,制乳香 6g,制没药 6g,鸡血藤 15g,苏木 10g,姜黄 12g,木瓜 10g,水煎服。

3. 以上二者均可配合针刺、艾灸、按摩、理疗等方法协同治疗。

【调养】除治疗外,应注意少食肥甘厚味;改变劳逸不调的生活习惯;适当参加体育锻炼,经常按摩或热敷患处;睡卧时将患肢垫高;可适度饮酒,以促气血流畅;保护皮肤,勿使受风寒侵袭;可常食藕、枣、葱、姜、茴香、芥蓝、芹菜、胡萝卜、荔枝、龙眼、草莓等。

血 疳

【概述】血疳,近似于西医学的进行性色素性紫癜性皮病、色素性紫癜性苔藓样皮炎,是一种以肤起紫癜,伴有瘙痒及色素沉着为特征的皮肤病,故名。本病在西医学中于 20 世纪初由美国人 Schamberg 和法国人 Gougerot 先后提出,中医学文献见于唐容川《血证论·血外渗证治》(1884 年)所载:"癣疥血点、血疙瘩,一切皮肉赤痒,名色不一,今统称之曰血疳,皆由血为风火所扰。火甚则起点、起疙瘩;风甚则生虫生痒。火甚赤痛者,凉血地黄汤加荆芥、蝉蜕、红花、杏仁治之。风甚作痒者,和血消风散治之。"本病多见于中年以上男子,皮损常对称发生在小腿、踝部,亦可累及大腿、躯干下部(彩图 2-25)。病程长久,可多年反复不愈。

本病因素禀血热内蕴之体,外受风热所袭,郁久化火,内不能疏泄,外不得透达,怫郁肌肤腠理之间而发;或由湿邪内存,郁久化热,湿热下注,瘀阻经脉,肌肤失养等导致。

初起于踝部或小腿之处,生有红色瘀点,压之不褪色,小若针尖芒刺,成群集簇,密如撒粟,逐渐蔓延向近心端扩展,其色棕黄或暗褐,亦可融合成片,乃至手掌大小;或患处生有瘀点,逐渐隆出皮面,成群攒聚,形如帽针头,压之不褪色,抚之碍手,色如铁锈,状似苔藓,匡廓不清。

【辨证论治】

1. 凡初起肌肤多有瘀点,集簇成群,针尖大小,其色鲜红,如撒辣椒粉状,压之不褪色,起病较急,进展迅速,时有微痒,小溲色赤,舌红口干,脉象弦数者,为火热内蕴,外受风邪证。治宜清热凉血,泻火祛风法,方选凉血祛风汤化裁。药用:生地黄 30g,牡丹皮 10g,赤芍 10g,蝉蜕 6g,紫草 10g,荆芥炭 10g,地榆 12g,苦参 10g,大青叶 15g,丹参 15g,水煎服。

2. 若瘀点攒集成群,色若铁锈,隆出皮面,抚之碍手,形似苔藓,伴二便不调,腹胀纳呆,舌红苔腻,脉象滑数者,为湿热蕴结,瘀阻经脉证。治宜清热利湿,活血化瘀法,方选四妙散化裁。药用:苍术 10g,黄柏 10g,川牛膝 12g,薏苡仁 12g,泽兰 12g,六一散 10g(包),牡丹皮 10g,王不留行 15g,白茅根 15g,赤芍 10g,当归尾 10g,苏木 10g,水煎服。

【调养】除治疗外,睡卧时应抬高下肢;避免久行、久立;适度参加体育锻炼;睡前可以热水浴足;戒除烟酒及辛辣炙煿;可常食藕、胡萝卜、大蓟、小蓟、番茄、甘薯等。

血 胤 疮

【概述】血胤疮,相当于西医学的单纯性紫癜、特发性血小板减少性紫癜、继发性或症状性血小板减少性紫癜,是一种以肤生紫癜,压之不褪色,以血瘀皮下为特征的皮肤病,故名(彩图 2-26)。根据其发病特点,中医学文献里的"血疳疮"与此有相近之处。如明代《外科启玄·血胤疮》记载:"血胤疮,是足少阳胆经,多气少血,生于渊腋胁肋旁,赤色有头,无头如肥皂子大,在肉中,如针刺痛,忽长大至胸,兼足厥阴肝经,多血少气,发于期门。"又如《疮疡经验全书·血疳疮图说》记载:"夫血疳者,脏中虚弱,邪气相侵,真气衰少,风毒闭塞腠理,发于肌肤。初如紫疥,破时出血,疮生遍身,行处成疮,损伤皮肉,痒痛难存。"本病男女均可罹患,女子略多见。儿童、成年人均有发病可能。一般儿童患者预后较好。病程长短不一,轻者数月可愈,少数易于反复,持续数年。

因腠理不密,卫外失固,风热毒邪,乘隙外袭,与正气相搏;或血热内蕴,外受风邪,滞于肌肤;或禀赋不足,后天失养,脾气虚弱,失于统摄等,均可致血溢脉外,酿成紫癜。

初起皮肤生有瘀点或瘀斑,小如粟粒,大如指甲,孤立散在或密集成簇,多见于下肢。起病急骤者,可伴恶寒发热,瘀斑较大,或如钱币,或似手掌,触碰后加甚。反复发作者,口腔、舌、鼻亦可出现血疱或血肿,甚则血尿、黑便、妇人月经过多。

【辨证论治】

1. 凡初起病急,皮肤、黏膜生有瘀点或瘀斑,孤立散在或密如撒粟,集簇成攒,其色紫红,压之不褪色,色似葡萄,伴发热恶寒,心烦不寐,身热夜甚,渴不欲饮,舌绛苔黄,脉象弦数者,为血热内蕴,外染毒邪证。治宜清热凉血,解毒化斑法,方选清营汤化裁。药用:生地黄 15g,生地炭 15g,金银花 15g,连翘 10g,水牛角粉 4g(冲服),牡丹皮 10g,赤芍 10g,玄参 10g,白茅根 15g,黄连 6g,侧柏叶炭 10g,大青叶 15g,水煎服。

2. 若病久反复,肌肤瘀斑,大若手掌,轻触即可加重,或有黏膜、口鼻出血、便血、尿血,伴腹胀便溏,倦怠乏力,食少纳呆,日渐消瘦,唇舌色淡,脉细无力者,为脾气虚弱,失于统摄证。治宜健脾益气,引血归经法,方选归脾汤化裁。药用:人参 6g(单煎),炒白术 12g,当归 12g,炙黄芪 15g,大枣 15g,炙甘草 6g,阿胶 10g(烊化),阿胶珠 10g,茯苓 15g,炒山药 30g,龙眼肉 20g,生姜 10g,水煎服。

【调养】除治疗外,应注意休息;慎避六淫,调摄七情;戒除烟酒;多食鲜嫩多汁的水果、蔬菜,如番茄、橘子、橙子、苹果、山楂、石榴、葡萄等;积极寻找致病因素;不滥用药物及保健品。

葡　萄　疫

【概述】葡萄疫,近似于西医学的过敏性紫癜、单纯性紫癜,是一种以肤起紫癜、色若葡萄为特征的皮肤病,故名。根据其发病特点,中医学文献中又有"紫斑""紫癜""阳斑"等名。本病在西医学中于 19 世纪中叶由德国人 Henoch 及 Schönlein 首先报道。中医学文献对此记载较早,明代陈实功《外科正宗·杂疮毒门》(1617 年)记载:"葡萄疫,其患多生小儿,感受四时不正之气,郁于皮肤不散,结成大小青紫斑点,色若葡萄。"明代秦景明《幼科金针·葡萄疫》(1641 年)记载:"小儿稍有寒热,忽生青紫斑点,大小不一,但有点而无头,色紫若葡萄。发于头面者点小,身上者点大。此表症相干,直中胃腑,邪毒传攻,必致牙宣。"清代《医宗金鉴·外科心法要诀》(1742 年)则认为:"此证多因婴儿感受疠疫之气,郁于皮肤,凝结而成。大小青紫斑点,色状若葡萄,发于遍身,惟腿胫居多。"本病多见于男性儿童,成人亦可偶见。皮损常对称发生在腿胫,偶可累及股、前臂及躯干。病程 2~3 周,但常易反复发作(彩图 2-27)。

因禀性不耐,食入鱼腥海味等腥发动风之品,则血热内蕴,壅于肌肤,迫血妄行,溢于脉外;或素有血热内蕴,感受四时不正之气,蕴热化毒,毒热相合,迫于脉络,则血不循经;或禀赋素弱,饮食不调,伤及脾胃,则气虚不摄,血不归经等,均能酿成紫癜。

初起发病较急,患处出现瘀点,小若针尖榆钱,大若指甲钱币,逐渐扩大增多,甚者可融合成片,成为紫斑,压之不褪色。其色紫红或紫暗,微隆出皮面,常成批陆续出现。可伴发关节疼痛、胃肠道症状及肾损害。

【辨证论治】

1. 凡初起病急,紫点丛生,压之不褪色,伴发热恶寒,头身疼痛,疲乏无力,咽痛口渴,舌红苔黄,脉象细数者,为血热壅盛,外溢成斑证。治宜清热凉血,通络化斑法,方选犀角地黄汤(《备急千金要方》)化裁。药用:水牛角粉 3g(冲服),生地黄 30g,赤芍 10g,牡丹皮 10g,生地炭 15g,大黄炭 12g,白茅根 15g,紫草 10g,川牛膝 10g,连翘 12g,茜草炭 6g,丝瓜络 6g,槐花 6g,水煎服。

2. 若病久反复,皮损紫暗平塌,压之不褪色,伴面色萎黄,短气倦怠,食少纳呆,大便不调,舌淡少苔,脉象细弱者,为脾失统摄,气虚血溢证。治宜补气摄血,健脾和中法,方选归脾汤化裁。药用:黄芪 15g,阿胶珠 10g,党参 15g,炒白术 10g,当归 12g,龙眼肉 10g,炙甘草 10g,茯苓 10g,陈皮 10g,木香 6g,水煎服。

3. 若肤生紫癜,伴腹痛拒按,恶心呕吐,舌红苔黄腻,脉象滑数者,为湿热结聚,阻遏脾胃证。治宜清热除湿,调理脾胃法,方选二陈汤化裁。药用:法半夏 8g,生姜 12g,茯苓 10g,陈皮 12g,竹茹 6g,枳壳 10g,藿香 10g,佩兰 10g,炙甘草 6g,厚朴 10g,水煎服。

4. 若肤生紫癜,伴关节肿痛,行走不便,屈伸受限,舌红苔根黄腻,脉象弦数者,为湿热下注,阻遏经络证。治宜清热除湿,通络止痛法,方选四妙散加减。药用:苍术 12g,黄柏 10g,牛膝 10g,薏苡仁 50g,木瓜 10g,萆薢 10g,白茅根 15g,丹参 15g,王不留行 10g,炙甘草

10g,水煎服。

【调养】患病期间,应卧床休息,抬高患肢;饮食以清淡为宜,多吃水果,忌食鱼腥海味、牛乳、蛋类等腥发动风之品;注意衣着保暖,免受外邪侵袭;积极寻找过敏原因,以便预防;对可疑的食物、药物应予避免;积极防治上感、扁桃体炎、龋齿、鼻炎、蛔虫等;其他继发性紫癜者,应积极治疗原发病。

瓜 藤 缠

【概述】瓜藤缠,近似于西医学的变应性皮肤血管炎、结节性血管炎、结节性多动脉炎,也可能包括结节性红斑、硬红斑等,是一种因湿热毒邪,流注走窜,如瓜藤所缠为特征的皮肤病,故名。根据其发病特点,中医学文献中又有"热毒流注"之名。在西医学中,最早于1866 年由德国人 Kussmaul 和 Mauer 提出了系统性血管炎性疾病的概念。中医学文献对此记载较早。如明代《疡医证治准绳·瓜藤缠》(1602 年)记载:"足股生核数枚,肿痛久之,溃烂不已。何如?曰:此名瓜藤缠,属足太阳经。由脏腑湿热流注下部所致。"又如清代《外科证治全书·胫部证治》(1831 年)记载本病:"生两腿胫,流行不定,或发一二处,色赤肿痛溃脓,乃湿热下注……如患色微红,或初起粟米,渐大痒痛相兼,破流黄水,浸淫成片,甚至腿肉浮肿。"本病多见于成年女性,皮损常对称分布于小腿、足踝,亦可累及背、臀等处(彩图 2-28)。一般预后较好,单个皮损可在数周内痊愈,但常因反复发作,使病程延续至数月或数年之久。

因湿邪内存,郁久化热,湿热蕴毒,流注走窜,外发体肤;或湿热毒邪,循经流注,瘀阻经脉等,均能致病。

皮疹为多形性,如红斑、粟疹、瘰疬、紫斑、血疱、结节、溃疡等,均可出现。初起肤生紫斑,其色鲜红或暗红,压之不褪色,匡廓鲜明,指甲至钱币大小,上生粟疹,小如赤豆粟粒,大似芡实梅核,上生血疱,形似猫眼,或肤生红斑,周边紫暗,或皮疹溃烂坏死,萎缩结疤,留有褐斑。

【辨证论治】

1. 凡初起肤生红斑,压之不褪色,上有粟疹、瘰疬,溃后血水滋流,伴腿胫浮肿,患处或痒或痛,大便不调,小溲黄赤,舌红苔腻,脉象滑数者,为湿热蕴毒,外发体肤证。治宜清热除湿,解毒散结法,方选四妙散化裁。药用:苍术 15g,黄柏 10g,川牛膝 10g,薏苡仁 50g,木瓜 10g,萆薢 10g,六一散 10g(包),车前子 10g(包),茯苓 20g,泽泻 10g,泽兰 12g,水煎服。

2. 若肤生紫癜,上有粟疹或血疱,溃烂坏死,伴灼热刺痛,舌暗苔腻,或有瘀斑,脉象涩滞者,为湿热毒邪,瘀阻经脉证。治宜化瘀解毒,清热除湿法,方选化瘀除湿汤化裁。药用:丹参 15g,泽兰 12g,川牛膝 10g,牡丹皮 10g,赤芍 10g,王不留行 10g,鸡血藤 30g,当归尾 12g,生地黄 20g,生地炭 15g,白茅根 20g,黄柏 10g,冬瓜皮 12g,路路通 6g,水煎服。

【调养】除治疗外,应注意和顺七情;忌食辛辣酒酪,油腻腥荤;多吃鲜嫩多汁的水果、蔬菜;注意劳逸结合;睡卧时抬高下肢;注意保护皮肤,常宜清洁,避免染毒成脓;不滥涂外用药物;戒除吸烟;鞋靴以宽松为宜,使气血流畅。

梅 核 火 丹

【概述】梅核火丹,相当于西医学的结节性红斑,是一种以结节绕胫而发,色红漫肿,形如梅核为特征的皮肤病,故名。根据其发病特点,中医学文献中又有"梅核疖""湿毒流注""瓜藤缠""室火丹"等名。本病在西医学中于1798年由英国医生Robert Willan首先报道。中医学文献对此记载较早,隋代巢元方《诸病源候论·丹毒病诸候》(610年)记载:"室火丹,初发时必在腓肠,如指大,长二三寸瘦,色赤而热是也。"清代《医宗金鉴·外科心法要诀》(1742年)记载:"此证生于腿胫,流行不定,或发一二处,疮顶形似牛眼,根脚漫肿,轻则色紫,重则色黑……若绕胫而发,即名瓜藤缠,结核数枚,日久肿痛。"《外科证治全书·胫部证治》(1831年)记载:"瓜藤缠,绕胫结核数枚,不红微痛或不痛,初起以子龙丸,每服三分,淡姜汤每日服三次,至消乃止。"本病多在春秋季节发生,好发于青年女性。皮损常生于小腿胫前(彩图2-29)。病程较久,易于反复。

因血热内蕴,外受湿邪侵扰,则湿热搏结,壅聚体肤;或素有湿邪内存,郁久化热,湿热下注,阻遏经脉,气血瘀滞;或经脉违和,气血痞涩,复受寒湿等,皆可致病。

初起患处骤生结节,小若梅李,大似红枣,少则数个,多达数十,对称生出,绕胫而发,尤以胫前居多,如瓜藤所缠。结节微隆出皮面。逐渐增多扩大,皮肤紧张,周围肿胀,其色鲜红转为紫红。最后自行消退,皮色变黄。一般不会破溃,但常可反复。

【辨证论治】

1. 凡初起病急,硬结丛生,触之灼痛,伴发热恶寒,周身酸楚,足踝肿痛,舌红苔腻,脉象滑数者,为湿热下注,瘀阻经脉证。治宜清热利湿,活血通络法,方选三妙散加味。药用:苍术10g,黄柏12g,川牛膝12g,泽兰12g,王不留行10g,牡丹皮10g,赤芍10g,木瓜10g,白茅根15g,萆薢10g,当归尾12g,水煎服。

2. 若病久反复,结节紫暗,伴关节疼痛,腿胫浮肿,遇寒则甚,四末不温,舌淡脉细者,为寒湿阻络,经脉闭塞证。治宜温经散寒,通络活血法,方选当归四逆汤化裁。药用:当归15g,桂枝10g,细辛3g,怀牛膝15g,鸡血藤15g,路路通10g,鹿角霜30g,川芎10g,丹参15g,独活10g,苍术10g,白术10g,木瓜10g,水煎服。

【调养】患病期间,应注意下肢保暖,免受寒湿侵袭;减少站立行走,睡卧时抬高下肢;忌食生冷、辛辣炙煿;注意劳逸结合;素有风寒湿痹者,应及时治疗;可配合针灸、理疗、温泉浴、药浴等方法治疗。

瘕 病

【概述】瘕病,近似于西医学的游走性血栓性静脉炎,是一种以赤脉隆起,形如编绳,易于游走为特征的疾病,故名。根据其发病特点,在中医学文献中又有"腨病"之名。本病在西医学中于 1816 年由法国人 Jean Cruveilhier 首先描述。中医学文献对此记载较早,如晋代《葛洪肘后备急方·治痈疽妒乳诸毒肿方》(3 世纪)记载:"皮肉卒肿起,狭长赤痛名腨。"隋代《诸病源候论·痈疽杂病诸候》记载:"腨病者,由劳役肢体,热盛自取风冷,而为凉湿所折,入于肌肉筋脉,结聚所成也。其状赤脉起如编绳,急痛壮热。"唐代《备急千金要方·丁肿痈疽》亦记载:"瘑病,其发于脚,喜从腨起至踝,亦如编绳,故云瘑病也。发于肾,喜著腋下。"本病较为少见,男性多见。皮损好发于下肢、腋下、腹壁等处。单个皮损可持续 2~4 周。可反复发作数年。波及内脏者,预后多不良。

因禀赋素弱,经脉循行塞滞,气血失于条达;或五劳七伤,气血馁于内,外受六淫侵扰,脉络不畅,瘀血阻滞等,皆能致病。

初起患处生有结节,小如粟米,大若赤豆,皮色转红,逐渐增多,成批出现,排列成串,形如编绳,色赤而痛,甚则如条索状,呈单条或多条。数周后消失,留有棕色痕迹。结节游走不定,损害此起彼伏。

【辨证论治】

1. 凡初起结节隆出,皮色红赤,触之灼痛,形如绳索,伴舌红苔黄,便结溲赤,脉象弦数者,为风热毒邪,瘀阻经脉证。治宜清热解毒,祛风通络法,方选四妙勇安汤化裁。药用:金银花 30g,当归 15g,玄参 12g,甘草 15g,王不留行 10g,败酱草 15g,丹参 15g,防风 10g,赤芍 10g,生地黄 30g,路路通 6g,紫花地丁 15g,水煎服。

2. 若病久反复,结节韧实,排列成串,状若编绳,此起彼伏,游走不定,伴舌暗瘀斑,脉象涩滞者,为经脉塞滞,瘀血阻络证。治宜活血化瘀,通经活络法,方选活络效灵丹加减。药用:当归 15g,丹参 15g,炙乳香 10g,炙没药 10g,桃仁 10g,桑枝 15g,川牛膝 12g,地龙 15g,赤芍 10g,牡丹皮 10g,水蛭 6g,川芎 10g,水煎服。

【调养】 除治疗外,应少食肥甘厚味;戒除烟酒;睡卧时抬高患肢;适当参加运动;局部可采取热敷,加速气血循环;患处可酌情使用弹力绷带、弹力长筒袜。

赤　　　脉

【概述】 赤脉,相当于西医学的血栓性静脉炎,是一种以肢体赤脉隆起,形如死蚯蚓为特征的疾病,故名。根据其发病特点,中医学文献中又有"黄鳅痈""恶脉""脉痹"等名称。如晋代《葛洪肘后备急方·治痈疽妒乳诸毒肿方》记载:"恶脉病,身中忽有赤络脉起如蚓状。此由春冬恶风入络脉之中,其血瘀所作。"又如唐代《备急千金要方·丁肿痈疽》记载:"赤脉病,身上忽有赤脉络起陇耸,如死蚯蚓之状,看之如有水在脉中,长短皆逐脉所处。此由春冬受恶风入络脉中,其血肉瘀所作也。"本病多见于成年人,皮损好发于下肢、胸胁等处,亦有发于上肢者。病程较久。

因久行站立,劳倦过度,气血循行受遏,不能畅达;或跌扑损伤,筋断骨折,脉络受损,恶血留内;或湿邪内存,郁久化热,湿热蕴毒,下注经脉等,均能致病。

初起患处疼痛,皮肤红晕,触之灼热,逐渐皮下隆起,形似蚯蚓,或如泥鳅,质地韧实,长有数寸,皮色微红,扪之痛甚。

【辨证论治】

1. 凡初起病急,肢体肿胀,燉红灼痛,触如泥鳅,伴身重乏力,身发寒热,脘痞呕恶,纳谷不馨,大便不调,小溲黄赤,舌红苔腻,脉象滑数者,为湿热蕴毒,瘀阻经脉证。治宜清热利湿,解毒化瘀法,方选四妙散化裁。药用:苍术 10g,黄柏 10g,川牛膝 15g,薏苡仁 20g,泽兰 10g,白茅根 15g,丹参 15g,地龙 10g,木瓜 10g,忍冬藤 15g,络石藤 15g,萆薢 10g,水煎服。

2. 若病久不愈,或跌扑闪挫之后,皮下隆出条索,形如死蚯蚓,其色紫红,触之韧实,肿胀疼痛,势如针刺,伴舌暗瘀斑,脉象涩滞者,为瘀血阻滞,经脉不通证。治宜活血化瘀,通行经脉法,方选复元活血汤化裁。药用:柴胡 10g,天花粉 10g,当归尾 12g,桃仁 10g,山甲珠 10g(可用炒三棱 10g 或炒莪术 10g 替代),红花 10g,熟大黄 6g,川牛膝 10g,苏木 10g,制香附 10g,水蛭 6g,丹参 10g,水煎服。外用:桑枝 30g,秦艽 15g,当归 15g,川芎 15g,白芷 15g,松节 30g,生大黄 15g,煎水取汁,熏洗患处,每日 1~2 次。

【调养】除治疗外,应卧床休息,减少站立行走;睡卧时抬高患肢,以使血脉循行畅达;忌食辛辣酒酪,肥甘厚味;戒除烟酒;适当参加体育活动,促使气血流通;配合针灸、按摩、理疗、温泉浴等,均有助于本病的尽早康复。

<h1 style="text-align:center">恶 核 肿</h1>

【概述】恶核肿,近似于西医学的结节性发热性非化脓性脂膜炎(Weber-Christian 综合征),是一种以皮下反复出现疼痛性结节,伴壮热,日久皮塌肉陷为特征的皮肤病,故名。根据其发病特点,中医学文献中又有"恶核""痰核""结核""结核丹"等名。本病在西医学中于 1892 年由德国人 Pfeiffer 首先报道,1925 年英国人 Weber、1928 年 Christian 对其特征进行了描述。中医学文献对此记载较早,如晋代《葛洪肘后备急方·治痈疽妒乳诸毒肿方》(3 世纪)记载:"恶核病者,肉中忽有核如梅李,小者如豆粒,皮中慘痛,左右走,身中壮热。瘭恶寒是也。此病卒然如起,有毒入腹杀人。"又如隋代《诸病源候论·瘿瘤等病诸候》(610 年)记载:"恶核肿候,恶核者,肉里忽有核,累累如梅李,小如豆粒,皮肉燥痛,左右走身中,卒然而起。此风邪夹毒所成。其亦似射工毒,初得无常处,多侧侧痛,不即治,毒入腹,烦闷恶寒即杀人。久不差,则变作瘘。"清代《医宗金鉴·外科心法要诀》记载:"此证生于皮里膜外,结如果核,坚而不痛,由风火气郁,结聚而生。"《外科证治全书·发无定处证》则认为:"大者称恶核,小者称痰核。初起坚硬不痛,与石疽之起相同。"本病多见于青壮年女性。硬结好发于大腿、上臂、臀部、躯干等处。病程可达数月之久,亦能反复发作。邪入内脏者,预后多不良。

本病因饮食失节,起居不调,湿邪内蕴,郁久化毒,阻滞经络,凝聚体肤,酿成硬结;或脾运不健,痰湿内生,外受风毒侵扰,则气血阻遏,痰浊壅滞,结聚肌腠等,皆能致病。

初起患处可有成批肿核,大小不等。小如豆粒果核,大若梅李核桃,三五成攒,触之较硬而痛甚。逐渐扩大增多,居于皮里膜外,皮核相连。微隆出皮面者,潮红肿胀;少数结节,自行破溃,溢出如油,色黄黏稠;隐匿于皮内者,按之可得。病程日久,则结节渐消,患处皮塌肉陷,触之菲薄。伴有内脏损害者,预后多凶险。

【辨证论治】

1. 凡起病急骤,肿核簇集,皮色潮红,触之痛甚,伴壮热恶寒,倦怠乏力,食少纳差,大便不调,小溲黄赤,舌红苔腻,脉象滑数者,为热痰蕴毒,阻遏经络证。治宜清热解毒,化痰通络法,方选化坚二陈汤化裁。药用:泽兰12g,连翘10g,金银花20g,板蓝根15g,黄芩10g,败酱草12g,牛蒡子10g,生石膏30g(先煎),生大黄10g(后下),知母15g,虎杖10g,清半夏10g,陈皮10g,茯苓12g,当归尾12g,姜黄10g,水煎服。

2. 若病程日久,肿核渐退,皮肉萎陷,伴短气乏力,舌淡脉细者,为气血已亏,肌肤失养证。治宜补气养血,疏通经络法,方选八珍汤化裁。药用:熟地黄30g,丹参15g,赤芍10g,白芍10g,人参10g(单煎),川芎10g,山甲珠10g(可用炒三棱10g或炒莪术10g替代),当归15g,生山药30g,太子参12g,白术10g,茯苓12g,丝瓜络6g,鸡血藤30g,水煎服。

【调养】除治疗外,凡初起病急者,应充分卧床休息;病久皮肉塌陷者,宜经常按摩患处;可配合针灸、按摩治疗;适当洗浴温泉、桑拿浴则有助于气血循行畅达;多吃新鲜水果、蔬菜,少食肥甘厚味、油腻酒酪。

腓腨发

【概述】腓腨发,近似于西医学的硬红斑,又称Bazin病或硬结性皮肤结核,是一种以小腿部发生硬结,破溃后不易愈合为特征的皮肤病。因其好发于腓腨部位,故名。根据其症状特点,中医学文献中又有"驴眼疮""腓腨发疽""腓腨疽""夹棍疮""湿毒流注"等名。本病在西医学中于1868年由法国人Bazin首先报道。中医学文献对此记载较早,王肯堂《疡医证治准绳·腓腨发》(1602年)记载:"足小肚生疽寒热烦躁何如? 曰:此名腓腨发疽,属足少阴肾经,由肾水不足,积热所致。"清代《医宗金鉴·外科心法要诀》(1742年)记载:"此证发于腓腨,即小腿肚也。由肾水不足,膀胱积热凝结而成,古方云不治。若嫩赤高肿疼痛,溃出正脓而兼血者吉,为顺;或漫肿平塌,紫暗疼痛,溃出清水者凶,为逆。"又如清代邹岳《外科真诠·驴眼疮》(1838年)记载:"驴眼疮生于足胫骨,烂如臁疮,四边紫黑,时流毒水,或淌臭脓。俗名夹棍疮。"本病多在冬春寒冷之时发生,好发于女青年的小腿腓腨处,病程较久,易于反复,破溃后难以愈合(彩图2-30)。

本病由于脾失健运,湿邪内停,肾阴不足,虚火妄动,日久炼液为痰,壅遏气血,阻塞经络,聚成硬结。若溃腐成脓,则流窜穿空,皮塌肉陷,久不愈合。

初起患处生有硬核,梅李大小,三五成群,攒集皮下,或可融合,形似驴眼。皮核粘连,匡廓不清,触之坚实,根脚肿硬,轻者紫红,重者紫黑,少数自行消退,留有褐斑,继之又起。或迁延日久,穿破溃烂,疮口紫暗,边缘参差不齐,脂水浸渍,或脓汁稀薄,状若败絮,久不收敛。愈后则皮塌肉陷,留有瘢痕。

【辨证论治】

1. 凡本病初起,硬结集聚,皮色暗红,尚未破溃,触之灼热疼痛,伴足踝肿胀,身倦乏力,舌红苔腻,脉象细滑者,为湿痰结聚,瘀阻经脉证。治宜利湿化痰,活血软坚法,方选通络活血汤化裁。药用:当归尾12g,赤芍10g,桃仁10g,红花10g,泽兰10g,川牛膝10g,王不留行12g,法半夏9g,陈皮15g,夏枯草10g,浙贝母12g,水煎服。

2. 若日久破溃,脓汁稀薄,疮口不敛,伴短气乏力,舌淡脉细者,为气血两亏,余毒尚存证。治宜补养气血,托里排脓法,方选托里排脓汤化裁。药用:生黄芪30g,人参6g(单煎),当归12g,白术10g,白芷10g,赤芍10g,白芍10g,茯苓12g,熟地黄30g,鹿角霜15g,水煎服。

3. 外治:凡硬结未溃时,可外贴人工麝香回阳膏;已溃不敛者,用煅石膏8g,红升丹2g,研细和匀,撒于疮口。待腐去新生后,改用生肌玉红膏。

【调养】患病期间,应加强饮食营养,补益脾胃;睡卧时应抬高患肢,并免受寒凉;保持患处清洁,及时换药;可常吃山药、红枣、薏苡仁、赤小豆、黑木耳、银耳、莲子等。

腿 游 风

【概述】腿游风,相当于西医学的下肢丹毒,是一种以小腿突然红肿,色如涂丹,游走不定为特征的皮肤病,故名。根据其发病特点,中医学文献中又有"流火""大脚风""冬瓜腿"等名。如明代《疡医证治准绳·腿游风》记载:"腿股忽然赤肿热痛,按之如泥,不多起者,此名腿游风。"《外科证治全生集》记载:"流火,患生小腿,红肿热痛,不溃不烂。"清代《医宗金鉴·外科心法要诀》记载:"此证两腿里外忽生赤肿,形如堆云,掀热疼痛,由营卫风热相搏,结滞而成。"又如《外科证治全书·胫部证治》记载:"流火,生小腿,红肿放亮,热痛如烧,不溃不烂,多在小腿肚之下。"本病常在夏秋湿热之时发生,好发于成年人的单侧小腿。病程较短,进展迅速。如不彻底根治,则易于反复发作。

因湿热内蕴,郁久化毒,湿热毒邪下注,阻遏经脉,外发肌肤;或赤足跣行,皮肤破伤,外染毒邪;或素有足癣之疾,抓搔不洁,湿毒内侵,乘隙袭入等,皆能致病。

初起身发寒热,腿生赤肿,形如堆云,红肿放亮,匡廓鲜明,迅即蔓延扩展,边起红线,循经走行,上达鼠蹊,小腿肿胀掀痛(彩图2-31),甚者燎浆水疱或血疱(彩图2-32)。

【辨证论治】

1. 凡初起病急,腿生赤肿,掀热疼痛,色如涂丹,境界鲜明,边起红线,直达股间,鼠蹊臀核肿大,患肢疼痛,不能履地,伴壮热恶寒,周身酸痛,口渴恶心,便结溲赤,舌红苔腻,脉数有力者,为湿热蕴毒,外发体肤证。治宜清热解毒,除湿凉血法,方选三妙解毒汤化裁。药用:苍术10g,黄柏10g,川牛膝10g,连翘12g,牡丹皮10g,赤芍10g,板蓝根15g,忍冬藤15g,蒲公英 12g,紫花地丁 12g,牛蒡子 12g,水煎服。外用紫金锭或如意金黄散水调外敷。

2. 若反复发作,腿胫肿大,肤色加深,纹理粗重,形如象腿,足膝无力,不任久行,伴舌红苔腻,脉象滑数者,为湿热阻络,余邪未尽证。治宜化湿清热,解毒祛邪法,方选四妙汤化裁。药用:苍术 15g,防己 10g,木瓜 10g,薏苡仁 12g,黄柏 10g,川牛膝 10g,白茅根 15g,芦根 15g,萆薢 10g,冬瓜皮 30g,六一散 10g(包),水煎服。外用独角莲膏贴敷。

【调养】本病应尽早根治,以防缠绵难愈;抬高患肢,卧床休息;戒除抠抓脚缝的不良习惯;伴有足癣、灰趾甲、湿疹等足部疾病者,应尽快治疗;患病期间不宜食用辛辣酒酪、油腻荤腥;保持患处清洁,穿鞋宜宽松。

脓 窠 疮

【概述】脓窠疮,相当于西医学的深脓疱疮,又称臁疮,是一种以肤起脓窠,溃后成疮,愈后结疤为特征的皮肤病,故名。中医学文献中亦有“脓窝疮”之称。如明代《外科正宗·杂疮毒门》记载:“脓窠疮,乃肺经有热,脾经有湿,二气交感。其患先从小疱作痒,后变脓疱作痛,所成脓窠疮也。”又如清代《疡科心得集·辨脓窠疮黄水疮论》记载:“脓窠疮者,大如黄豆,黄脓起疱,痛甚。起时先从水疱作痒,后变脓疱。”本病多见于儿童的小腿、股部、臀部等处,预后多有不良。

因禀赋素弱,肌肤不洁,或常继发于疥疮、水痘、糖尿病之后,加之卫外失固,复由搔抓、虫咬、磕碰等,破伤皮肤,外染毒邪,内侵肌腠等,皆可致病。

初起患处发红,上生水疱或脓疱,疱壁坚实,小若粟米豌豆,大似莲子芡实,数目多少不一,周边绕以红晕,继之向深扩大,焮红肿胀,溃烂成疮,上结污垢硬痂,状似蛎壳,不易剥除。除去痂皮,疮底灰绿,周边陡峭,形如山口,日久结疤。

【辨证论治】

1. 凡初起肤生水疱、脓疱,自觉灼热痒痛,伴附近臖核肿大,发热口渴,便干溲赤,舌红苔黄,脉象滑数者,为湿热毒邪,外染体肤证。治宜解毒凉血,清热利湿法,方选黄连解毒汤化裁。药用:黄连 10g,黄芩 10g,黄柏 10g,忍冬藤 12g,熟大黄 6g,栀子 6g,牡丹皮 10g,赤芍 10g,蒲公英 10g,苦参 6g,连翘 12g,水煎服。外用紫金锭,米醋研开,外涂患处。

2. 若病久体弱,疮溃不敛,结痂黑褐,出脓灰绿,伴形体羸弱,少气懒言,神疲纳呆,舌淡脉细者,为气血虚弱,正不胜邪证。治宜补益气血,扶正祛邪法,方选扶正托毒饮化裁。药用:生黄芪 60g,炒白术 10g,丹参 10g,白芷 10g,薏苡仁 15g,当归 12g,党参 12g,连翘 12g,川芎 10g,水煎服。外治先用黄柏水洗净患处,再以九一丹药捻放入疮内,外敷如意金黄膏。待脓腐尽去后,改用生肌玉红膏外贴。

【调养】除治疗外,应加强饮食营养;患者的衣被应勤洗勤晒;经常洗浴,保持个人卫生;少食辛辣厚味,肥甘油腻;保护皮肤,勿使破损,以防染毒成脓;皮肤如有破损,应及时消毒处理。

上 水 鱼

【概述】上水鱼,相当于西医学的腘窝急性化脓性淋巴结炎,是一种以腘窝折纹两梢处生有肿疡,其形如上水之鱼为特征的皮肤病,故名。根据其发病特点,中医学文献中又有"委中毒""腘中毒""曲鳅"等名。如明代《疡医证治准绳·委中毒》记载:"膝后腘内约纹中,坚硬如石,微红微肿何如? 曰:此名委中毒,此穴在膝后折纹中,属太阳、胆经,由脏腑积热,流入膀胱而发。"又如清代《外科证治全书·膝部证治》亦记载:"上水鱼,生委中折纹两梢,肿如高埂,更似鱼形,色紫作痛,由血热猝遇外寒,稽留滞结而成。"本病多见于成年肥胖之人,好发于单侧腘窝之处,起病较急,进展迅速,预后大多良好。

因血热内蕴,外为风寒所束,壅聚体肤;或湿热内存,积久不去,下注膀胱之经;或腠理失密,卫外不固,体肤破损,湿热毒邪,乘隙袭入等,皆能致病。

初起患处肿如高埂,长若鱼形,坚硬如石,逐渐肿大,焮痛色赤,顶白根红,脓成外溃。

【辨证论治】

1. 凡初起患处结块如石,木硬略痛,皮色微红,伴身发寒热,膝脚屈曲,为之艰难,舌红苔黄,脉象滑数者,为湿热下注,阻遏脉络证。治宜清热除湿,化瘀散结法,方选化瘀苍术散加减。药用:苍术12g,黄柏15g,川牛膝12g,牡丹皮10g,赤芍12g,萆薢10g,薏苡仁60g,浙贝母10g,丹参15g,王不留行10g,紫花地丁15g,熟大黄6g,水煎服。外用金黄膏涂敷。

2. 若顶白根赤,周边红艳,肿痛日剧,伴壮热不退,伸屈困难,舌绛苔腻,脉象洪数者,为湿热之邪,化火蕴毒证。治宜清热除湿,泻火解毒法,方选五神汤化裁。药用:金银花20g,连翘15g,紫花地丁15g,车前子10g(包),川牛膝12g,牡丹皮10g,牛蒡子10g,蒲公英15g,赤芍10g,白芷12g,皂角刺10g,生大黄6g(后下),生甘草12g,水煎服。

3. 外用芙蓉叶100g,晒干研细末,加香油调膏,外敷患处。若疮已成脓,排出不畅者,可切开排脓。刀口应在腘中央折纹偏下处。脓出将尽,如蛋清时,停止引流,改用生肌散收口。

【调养】疮口愈后,可少许屈伸活动,以便康复;患病期间,应适当抬高患肢,减少活动,防止毒邪蔓延;忌食辛辣酒酪,五腥发物。

臁 疮

【概述】臁疮,相当于西医学的小腿静脉性溃疡、下肢慢性溃疡,是一种以小腿臁骨处生疮溃烂为特征的皮肤病,故名。根据其发病特点,中医学文献中又有"裤口疮""烂腿""裙风""裙边疮""裤口毒""老烂脚"等名。明代《疮疡经验全书·里外臁疮图说》记载:"里外臁疮,三里之傍,阴交之侧生之者,因肾经寒气攻于下焦,内因风邪之所攻,外有冷气之所搏,或因撞损而致,生此疮,渐然溃烂,脓水不干。盖因湿热风毒相搏而致然也。"《外科正宗·杂疮毒门》记载:"臁疮者,风热湿毒相聚而成,有新久之别,内外之殊。新者只有三香膏、乳香法纸贴之自愈;稍久紫黑者,以解毒紫金膏搽扎渐可。又年久顽臁,皮肉乌黑下陷,臭秽不堪者,用蜈蚣钱法去风毒、化瘀腐,方可得愈。"又如清代《疡科心得集·辨臁疮血风疮论》记载:"臁疮者,生于两臁,初起发肿,久而腐溃,或浸淫瘙痒,破而脓水淋漓,乃风热湿毒相聚而成;或因饮食起居,亏损肝肾,阴火下流,外邪相搏而致。外臁属三阳经湿热,易治;内臁属三阴经湿,兼血分虚热,难治。"本病多见于中老年人,好发于胫骨下1/3处,常单侧罹患。病程长久,进展缓慢。

因久行、久立、负重之人,气血运行不畅,瘀阻经脉,肌肤失养;或湿热内蕴下注,阻滞经络,复受跌仆抓磕、蚊虫叮咬,破烂成疮等,皆可致病。

初起患处痒痛,焮红赤肿,继则破烂流水,浸淫腐溃,疮口凹陷,边缘隆起,四周皮色紫黑或暗红,触之僵硬。疮面晦暗或灰白,渗水灰绿污浊,臭秽难闻。溃疡少则一个,多者绕胫而发,甚则腐肉尽脱,直达骨面。若小腿青筋团聚显露,状如蚯蚓,则疮周皮面紫黑粗糙,状若苔藓。(彩图2-33)

【辨证论治】

1. 凡初起患处红肿湿烂,溃疡尚浅,伴灼热痒痛,小便黄赤,舌红苔腻,脉象滑数者,为湿热下注,瘀阻经络证。治宜清热利湿,化瘀通络法,方选三妙散加味。药用:苍术15g,黄柏10g,川牛膝10g,木瓜10g,萆薢12g,王不留行12g,泽兰10g,当归尾12g,薏苡仁50g,赤芍10g,丝瓜络6g,水煎服。外用:黄柏30g,蒲公英12g,水煎取汁,冷敷患处。

2. 若病久疮口不敛,肉色晦暗,脓腐不尽,舌淡脉细者,为寒湿阻络,气血不足证。治宜补养气血,温化寒湿法,方选防己黄芪汤化裁。药用:生黄芪30g,防己10g,白术10g,当归15g,鸡血藤15g,茯苓12g,怀牛膝10g,木瓜10g,丹参15g,人参10g(单煎),鹿角霜30g,生姜10g,水煎服。外治可用生肌玉红膏,配生肌散、珍珠散,或外用七层丹(银朱6g,铅丹12g,铜绿3g,松香25g,分别研细和匀),香油调敷。

【调养】患病期间,应在睡卧时抬高患肢;疮口愈后,应以弹性绷带自踝至膝包扎;避免久行、久立或负重行走;有下肢静脉曲张者,应尽早切除;保持疮面洁净,防止继发感染;可配合艾灸、理疗,以促进疮面尽快愈合。

下 注 疮

【概述】下注疮,相当于西医学的小腿湿疹,是一种以小腿皮肤瘙痒不绝,湿烂浸渍,久则肥厚皲裂,状似苔藓为特征的皮肤病。因其多由湿邪下注而成,故名。根据其发病多在腿部胫骨处,中医学文献中又有称为"湿臁疮""湿𧏾疮""湿毒疮"者。如金代《儒门事亲·湿形》记载:"自髀至足,生湿𧏾疮,大者如钱,小者如豆,痒则搔破,水到则浸淫,状类虫行裤袜,愈而复生,瘢痕成凹,一余年不瘥。戴人哂之曰:此湿𧏾疮也。由水湿而得,故多在足下。"又如明代《疡医证治准绳·下注疮》记载:"或问脚膝间脓水不绝,连年不愈何如?

曰：此名下注疮，亦名湿毒疮。由脾胃湿热下注，以致肌肉不仁而成疮也。在外属足太阳，少阳经，在内属足厥阴、足太阴经。"本病多见于久站、久立或久行的中老年人，男女均可罹患。皮损常对称发生在胫前、胫侧部（彩图 2-34）。病程较久，缠绵难愈。

因禀性不耐，过食肥甘炙煿，湿热内蕴，下注两腿；或地居卑湿，坐卧湿地，水湿浸渍，则湿邪从外入内；或情思不遂，伤及脾土，运转失职，湿从内生等，均能致病。

初起患处潮红或暗红，小如指甲钱币，大似银元手掌，匡廓鲜明，逐渐增大，上生粟疹，或有水疱，瘙痒剧烈，揩破脂水频流，浸渍湿烂。日久渗水不多，皮肤肥厚，其色暗褐。

【辨证论治】

1. 凡初起患处瘙痒，迭起粟疹、水疱，揩破脂水频流，湿烂浸渍，基底鲜红，伴二便不调，舌红苔腻，脉象滑数者，为湿邪蕴结，化热下注证。治宜清热凉血，除湿止痒法，方选清热除湿汤化裁。药用：萆薢 10g、六一散 10g（包）、车前子 10g（包）、薏苡仁 15g、冬瓜皮 12g、泽泻 10g、苍术 12g、黄柏 10g、龙胆 10g、黄芩 10g、牡丹皮 10g，水煎服。外用：贯众 20g，黄柏 15g，水煎取汁，冷敷患处。

2. 若日久不愈，渗水不多，皮肤肥厚干燥，状如牛领之皮，伴瘙痒不绝，抓之起屑，舌暗脉细者，为伤阴化燥，肤失润养证。治宜养阴润燥，濡肤祛风法，方选养血润肤饮化裁。药用：当归 15g、熟地黄 15g、白芍 10g、麦冬 10g、北沙参 10g、白鲜皮 10g、鸡血藤 15g、怀牛膝 10g、地肤子 10g，水煎服。外用：煅石膏 30g、五倍子 12g、蛤粉 6g、青黛 3g，分别研细和匀，猪油调膏，涂于患处。

【调养】 除治疗外，应避免接触水湿；忌食油腻酒酪；保持患处洁净，干燥通风，切忌热水烫洗；皮肤干燥肥厚者，可适当外涂护肤油脂，饮食以清淡为宜，可常吃冬瓜、山药、西瓜、萝卜、苋菜、甘薯、枣等。

筋　　瘤

【概述】 筋瘤，相当于西医学的小腿静脉曲张，是一种以小腿青筋盘曲，垒垒如瘤为特征的疾病，故名。根据其发病特点，中医学文献中亦有称之为"炸筋腿"者。如《灵枢·刺节真邪》记载："有所疾前筋，筋屈不得伸，邪气居其间而不反，发为筋瘤。"又如明代《外科正宗·瘿瘤论》亦记载："筋瘤者，坚而色紫，垒垒青筋，盘曲甚者，结若蚯蚓，治当清肝解郁，养血舒筋。"《外科枢要·论瘤赘》记载："肝统筋而藏血，心理血而主脉，脾主肉而统血，肺主气而司腠理，肾统骨而主水。若怒动肝火，血涸而筋挛者，其自筋肿起。按之如筋，久而或有赤缕，名曰筋瘤。"本病多见于成年男子，从事久站、久行、久负重职业者发病率较高。皮损多于两小腿腓腨处，亦有发于单侧者。少数孕妇亦可罹患。其病程较久，进展缓慢。

因久行、久立、久负重物，气血循行受遏，瘀阻经脉；或内有湿邪，郁久化热，湿热下注，瘀滞脉络，气血不行等，均能致病。

初起腓腨处青筋隆起,状似条索,或垒垒盘曲,形如蚯蚓,负重站立时,尤为明显,睡卧或抬高下肢时,可暂消失。日久筋脉粗大,隆起肿块,色青或紫,盘踞如瘤。

【辨证论治】

1. 凡小腿青筋粗大隆起,如蚯蚓盘曲,其色青紫,伴肢体疼痛,行走不便,舌暗瘀斑,脉象涩滞者,为气血瘀滞,阻遏经脉证。治宜行气活血,化瘀通络法,方选复元活血汤化裁。药用:制乳香10g,制没药10g,当归尾12g,桃仁10g,山甲珠6g(可用炒三棱6g或炒莪术6g替代),红花10g,川芎10g,炒三棱10g,川牛膝10g,丹参15g,牡丹皮10g,赤芍10g,制香附10g,水煎服,余渣煎汤,外洗患处。

2. 若病久不愈,青筋攒聚,垒垒如瘤,周边皮色紫褐,瘙痒或痛,脂水频流,甚则浸渍湿烂,伴腿脚浮肿,沉重难行,舌红苔腻,脉象滑数者,为湿热下注,瘀阻经脉证。治宜清热除湿,活血通脉法,方选除湿通脉饮化裁。药用:薏苡仁15g,白茅根30g,茯苓皮12g,六一散10g(包),泽兰12g,防己12g,苍术12g,黄柏10g,木瓜12g,萆薢12g,丹参15g,王不留行10g,水煎服。外用龟甲散干撒或香油调敷患处。

3. 如有溃烂成疮者,可按臁疮治疗。孕妇患病多在分娩后渐愈,故暂不必治疗。

【调养】除治疗外,应注意劳逸结合,睡卧时抬高下肢;站立或行走时,可使用弹力绷带;睡卧前养成用热水浴足的良好习惯;如果踝胫下1/3处有皮肤变黑,流淌渗液,或溃烂不敛者,则有可能转为臁疮。此时可考虑手术疗法尽早实施;避免久立、久行、负重;保护患处皮肤,避免破伤。

风　疽

【概述】风疽,相当于西医学的淤积性皮炎,是一种以腿胫部青筋挛曲,搔之黄汁出为特征的皮肤病,因其由风湿之气客于经络,病久不愈,故名风疽。根据其发病特点,中医学文献中亦有称之为"湿臁疮"者。如隋代《诸病源候论·痈疽病诸候》记载:"肿起流之血脉,而挛曲疾痛,所以发疮历年,谓之风疽。此由风湿之气,客于经络,与气相搏所成也。"又如明代《疡医证治准绳·胫部》亦记载:"凡脚腨及曲腘中痒,搔则黄汁出,名风疽。"本病多见于中老年人,发病多始于单侧腿胫下1/3处,伴有静脉曲张。本病病程长久,难于根治。男女均可罹患。

因腠理失密,玄府不固,风湿之气乘隙,搏于血脉,郁滞阻塞;或久站久立,负重远行,筋脉沮弛,气血塞滞,循行不畅,复受风湿热邪侵扰,搏结血脉等,均能致病。

初起患处发红成片,日久粟疹密集成群,水疱攒聚,疱破湿烂,搔出黄汁;或皮损蔓延成片,浸渍不止,或皮肤逐渐顽厚,触之如革,或伴色素沉着,其色黑褐。

【辨证论治】

1. 凡初起患处瘙痒,其色棕红,小似指甲,大若银元,其上粟疹密集,水疱集簇,搔破汁出,伴瘙痒剧烈,青筋盘曲,状若蚯蚓,舌红苔腻,脉象滑数者,为湿热下注,瘀阻经脉证。治宜清热除湿,化瘀通脉法,方选化瘀苍术散加减。药用:苍术 15g,黄柏 12g,川牛膝 10g,泽兰 15g,木瓜 10g,防己 10g,薏苡仁 60g,六一散 12g(包),丹参 15g,赤芍 10g,萆薢 10g,水煎服。

2. 若皮损湿烂,基底艳赤,出水黄黏,浸渍成片,伴瘙痒不绝,舌红苔黄垢腻,脉象滑数者,为湿热之邪,浸淫肌肤证。治宜清热除湿,止痒化瘀法,方选龙胆泻肝汤加减。药用:龙胆 10g,车前子 12g(包),黄柏 12g,木通 6g,生地黄 30g,泽泻 10g,萆薢 12g,泽兰 10g,益母草 15g,六一散 15g(包),牡丹皮 10g,水煎服。

3. 外用:生地榆 60g,黄柏 40g,水煎取汁,冷敷患处。

【调养】除治疗外,应保持患处清洁,睡卧时抬高下肢;皮损愈后,尽快手术治疗静脉曲张;使用弹力绷带,有助于本病的康复;忌用热水烫洗患处;忌食辛辣炙煿、油腻酒酪;切忌负重行走及长途跋涉。

足 疭

【概述】足疭,近似于西医学的胫部单纯性淋巴管瘤、胫前黏液性水肿等,是一种以肤起水疱,深浅不一,破流脂水为特征的皮肤病,故名。根据其发病特点,在中医学文献中又有"疭""疭病"等名。如隋代《诸病源候论·四肢病诸侯》记载:"疭病者,自膝已下至踝及趾俱肿直是也。皆由血气虚弱,风邪伤之,经络否涩而成也。"本病多在出生时或一岁以内发生,除胫前外,亦可累及口腔、胸、颈、腋等处。病程长久缓慢,一般不会自愈。

本病多因先天禀赋不足,荣卫失和,经脉塞滞而致;或因脾胃失调,湿邪内蕴,外溢肌肤而成。

初起患处可有群集水窠,深在皮下,小如粟米,大似芡实,状若鱼卵,色泽淡黄,表面光滑。亦有淡红或紫红者,色似葡萄。逐渐增大,可如黄豆大小。揩破后渗流脂水,涓涓不止。

【辨证论治】

1. 凡水疱透明色淡,揩破涓流不止,伴舌淡水滑,脉象细滑者,为脾虚湿盛,水邪外溢证。治宜健脾和中,渗利水湿法,方选参苓白术散化裁。药用:党参 10g,茯苓 12g,冬瓜皮 20g,玉米须 30g,白术 10g,苍术 10g,白扁豆 12g,泽泻 10g,炒薏苡仁 50g,水煎服。

2. 若疱液色红,揩破血水滋流,伴舌淡瘀斑者,为湿邪内蕴,瘀阻经络证。治宜健脾除湿,通经活络法,方选理中活血汤。药用:白术 10g,茯苓 12g,泽泻 10g,党参 12g,牡丹皮 10g,赤芍 10g,当归 12g,泽兰 12g,王不留行 15g,益母草 12g,川芎 10g,桂枝 6g,水煎服。

【调养】除治疗外,应保持患处洁净,不可触破,以防染毒成脓;对于单纯性淋巴管瘤患者,除内服药物外,尚可采用冷冻、电灼、激光等方法治疗;囊性及海绵状者,可进行手术治疗;对原有的其他疾病如内分泌失调、血液循环障碍等,应同时治疗。

风腲腿

【概述】风腲腿,相当于西医学的继发性淋巴水肿,是一种因风邪侵于分肉,致使腿脚肿硬为特征的皮肤病,故名。根据其发病特点,中医学文献中又有"风腲退""冬瓜腿""𤺄""足𤺄""象皮腿"等名。如隋代《诸病源候论·风病诸候》记载:"风腲腿者,四肢不收,身体疼痛,肌肉虚满,骨节懈怠,腰脚缓弱,不自觉知是也。由皮肉虚弱,不胜四时之虚风,故令风邪侵于分肉之间,流于血脉之内使之然也。经久不瘥,即变成水病。"本病多见于成年女性,好发于单侧下肢,亦有累及双下肢或臀、生殖器者。其病程长久,经过缓慢,难于根治(彩图2-35)。

因禀性不耐,复受蚊虫叮咬,毒邪入内,与湿热相搏,阻于经脉,气血循行痞涩,壅滞肌肤;或腹内原有癥瘕积聚,渐长至大,则阻碍经络,脉道不畅,气血凝滞;或体肤破损,外染毒邪,营卫失调,经络受阻,郁于体肤等,皆能致病。

初起肢体肿胀,压之有凹陷,离手复原,日久肿甚,皮肤顽厚,触之如革,形似冬瓜。

【辨证论治】

1. 凡初起肢体肿胀,肌肉虚满,压之有凹,离手复原,或抬高患肢,肿胀消失,放低之后,肿胀如故,伴骨节懈怠,腰脚缓弱,舌红苔腻,脉象滑数者,为湿热之邪,瘀阻经脉证。治宜清热除湿,化瘀通络法,方选化瘀苍术散加减。药用:苍术15g,黄柏12g,川牛膝10g,丹参15g,泽兰12g,茵陈30g,防己10g,赤芍10g,薏苡仁60g,泽泻10g,萆薢12g,冬瓜皮60g,水煎服。

2. 若因循失治,肢体肿甚,触之韧实,顽厚如革,其色晦暗,肌肤粗糙,状似象皮,伴肢体巨大,活动受限,舌暗苔腻,脉象涩滞者,为经脉瘀阻,气血壅滞证。治宜活血逐瘀,软坚散结法,方选复元活血汤化裁。药用:柴胡12g,当归15g,桃仁10g,熟大黄10g,山甲珠15g(可用炒三棱10g或炒莪术10g替代),泽兰12g,丹参15g,苏木10g,王不留行12g,红花10g,川牛膝10g,浙贝母12g,水煎服。

3. 外用红花油、活血酒涂擦按摩。

【调养】除治疗本病外,对原发病给予相应治疗;早期治疗可防止进一步加剧;经常抬高患肢,或辅以弹力绷带;加强肌肉锻炼及向心按摩;保护皮肤,勿使蚊虫叮咬。

蛇皮癣

【概述】蛇皮癣,相当于西医学的寻常型鱼鳞病,是一种以皮肤干燥粗糙,状如鱼鳞、蛇皮为特征的疾病。根据其发病特点,中医学文献中又有"蛇皮""蛇体""小儿鳞体""胎垢""蛇鳞""蛇身""蛇胎"等名。本病在西医学中于1808年由英国人Robert Willan首先报道。中医学文献对此记载较早,如隋代《诸病源候论·面体病诸候》记载:"蛇身候,蛇身者,谓人皮肤上如蛇身而有鳞甲。世谓之蛇身也。此由血气否涩,不通润于皮肤故也。"《诸病源候论·妇人杂病诸候》记载:"蛇皮者,由风邪客于腠理也。人腠理受于风,则闭密,使血气涩浊,不能荣润,皮肤斑剥,其状如蛇鳞,世呼蛇体也,亦谓之蛇皮也。"本病多始发于婴幼儿(彩图 2-36),常有家族病史,累代不绝。皮损好发于背部、四肢伸侧,尤以胫前为甚(彩图 2-37);严重者,可波及躯干、四肢屈侧。冬重夏轻。病程长久,难于根除。

因先天禀赋不足,精血虚少,肌肤失养;或胎孕期间,母由热病伤阴,精血化源受遏,胎儿体肤,失于润养,化燥生风,则肌肤甲错,或久病失养,经脉蹇滞,瘀血不去,新血难生等,皆能致病。

初起患处干燥粗糙,上有鳞屑,大小不等,颜色污褐,呈菱形或多角形,厚薄不匀,排列紧密,镶嵌肤上,不易剥除。鳞屑边缘翘起,抚之棘手,形似鱼鳞或蛇皮,其间白色沟纹交织,组成网状。春夏减轻,秋冬为甚。常伴家族病史,累代不绝。

【辨证论治】

1. 凡病程较短,肌肤粗糙,状似蛇鳞,掌跖皮肤,厚如胼胝,爪甲混浊,冬甚夏轻,舌淡脉细者,为血虚风燥,肌肤失养证。治宜滋阴养血,润燥息风法,方选养血润肤饮化裁。药用:生地黄 30g,熟地黄 30g,当归 15g,黄芪 12g,天冬 10g,麦冬 10g,赤芍 10g,白芍 10g,丹参 15g,阿胶 10g(烊化),鸡血藤 15g,玉竹 15g,何首乌 12g,水煎服。外用:当归 20g,紫草 15g,白及 15g,白蔹 10g,香油 300ml。前四味浸泡一日,微火炸黄,去渣,加白蜡 50g 成膏,外用每日 2 次。

2. 若病久不愈,肌肤甲错,伴两目暗黑,舌暗瘀斑,脉象涩滞者,为瘀血阻络,血燥不荣证。治宜养血润燥,化瘀通络法,方选血府逐瘀汤化裁。药用:当归 15g,何首乌 12g,赤芍 10g,桃仁 10g,杏仁 10g,火麻仁 12g,丹参 15g,生地黄 30g,黄精 15g,天冬 10g,怀牛膝 12g,红花 10g,炒三棱 10g,水煎服。另:大黄䗪虫丸,日服 2 丸。外用同前。

【调养】除治疗外,可经常用矿泉水洗浴,适当外涂护肤油脂,使皮肤保持潮润;寒冷季节,应注意衣着保暖,免受风寒;忌食辛辣醇酒,多吃鲜嫩多汁的水果、蔬菜,如木瓜、芒果、西瓜、哈密瓜、葡萄、草莓、桃等,其他如黑芝麻、黑木耳、桑椹、胡桃、海参等均可经常食用。

脱　疽

【概述】脱疽,相当于西医学的血栓闭塞性脉管炎,其他如糖尿病足、肢端黑素瘤、类脂质渐进性坏死等,也有与本病相似之处,是一种以趾节疼痛,其色紫黑,溃久脱落为特征的疾病,故名。中医学文献中又有"脱痈""脱骨疽""脱骨疔"等名。本病在西医学中于 1908 年由美国人 Leo Buerger 首先提出。中医学文献对此记载较早,如《灵枢·痈疽》记载:"发于足趾,名曰脱痈,其状赤黑,死不治。不赤黑,不死。不衰,急斩之,不则死矣。"晋代《刘涓子鬼遗方·痈疽论》(5 世纪)记载:"发于足指,名曰脱疽,其状赤黑不死,治之不衰,急渐去之,治不去,必死矣。"明代《外科枢要·论脱疽》(1571 年)记载:"脱疽谓疔患于足或足趾,重者溃脱,故名之。亦有患于手,患于指者。因醇酒炙煿,膏粱伤脾,或房劳损肾,故有先渴而后患者;有先患而后渴者。"又如明代《外科正宗·脱疽论》(1617年)记载:"夫脱疽者,外腐而内坏也。此因平昔厚味膏粱,熏蒸脏腑……终成燥热火症,其毒积于骨髓者,终为疽毒阴疮。"清代《验方新编·脱骨疽》(1846年):"脱骨疽,此症生手、足各指或云只生手足第四指者,或生指头,或生指节、指缝。初生或白色痛极,或如粟米起一黄泡。其皮或如煮熟红枣,黑色不退,久则溃烂,节节脱落,延至手足背腐烂黑陷,痛不可忍。古方有截去指头一法,断不可用。宜用顶大甘草,研极细末,用香麻油调敷。要敷极厚,一日一换,不可间断,忌食发物。不出十日必愈,真神方也。再用金银花、元参各三两,当归二两,甘草一两,水煎服,一连十剂,永无后患。药味不可减少,减则不效,并忌抓擦为要。"本病多见于青壮年男性,好发于四肢末端,左足趾尤多见。患者常有吸烟史,或有糖尿病及外受寒湿病史。病程较久,进展缓慢。

　　因外受寒湿,血脉凝滞,或蕴久化毒生热;或过食辛辣、膏粱厚味、丹石药酒;或房劳过度,劫烁阴液,乃至血涩不行;或过久吸烟,毒聚肢端,筋骨皮肉,失其所养等,均能致病。

　　初起患处发冷变白,步履不便,麻木疼痛,逐渐皮色紫暗,如煮红枣,转暗变黑,痛如火灼,筋骨腐烂,趾节零落,但流血水,侵蚀蔓延,顽固难愈。

【辨证论治】

　　1. 凡初起发凉疼痛,肌肤冰冷,趺阳脉细,皮色苍白或紫黑,伴舌淡脉细者,为寒凝血脉,毒邪内伏证。治宜温通脉络,散寒解毒法,方选当归四逆汤化裁。药用:当归15g,桂枝10g,炮附子10g,炮姜10g,细辛3g,鸡血藤30g,怀牛膝10g,杜仲12g,川断12g,路路通10g,独活10g,炙甘草10g,水煎服,余渣煎水外洗。

　　2. 若足趾紫黑,疼痛剧烈,抱足抵胸,势如火燎,红肿疼热,臭腐不堪,伴渗水溃烂,进展迅速,舌红苔黄,脉象弦数者,为湿热蕴毒,瘀阻经脉证。治宜清热利湿,解毒化瘀法,方选四妙勇安汤化裁。药用:玄参30g,金银花50g,生甘草15g,当归30g,蒲公英30g,石斛10g,紫花地丁10g,炙甘草15g,败酱草30g,薏苡仁60g,丹参20g,川牛膝12g,牡丹皮10g,赤芍10g,水煎服。外用甘草研末,香油调敷。

　　3. 若久溃不敛,腐烂紫黑,或苍白枯瘦,肌肤干瘪,肉色晦暗,伴神疲乏力,面色㿠白,舌淡脉细者,为气血两虚,疮口不敛证。治宜补养气血,生肌敛疮法,方选人参养荣汤化裁。药用:黄芪30g,白术10g,人参10g(单煎),茯苓10g,当归15g,熟地黄30g,川芎10g,白芍15g,太子参15g,鸡血藤30g,炙甘草10g,鹿角霜10g,水煎服。外用生肌散、生肌玉红膏。

【调养】 除治疗外,应防寒、保洁,避免外伤,保护疮面;戒烟对本病至关重要,患者多为长久大量吸烟,烟瘾甚大,必须晓之以理,讲明利害;肢体腐黑,不断蔓延向上,疼痛不止者,可考虑手术截除;有糖尿病者应同时治疗并控制饮食。

痛　风

【概述】 痛风,中西医学同名,两者有近似之处。中医学痛风包括了西医学的痛风、风湿性关节炎、类风湿关节炎、坐骨神经痛等。西医学痛风属于代谢性风湿病范畴,是一种因机体嘌呤代谢障碍,引起血尿酸升高,导致尿酸盐结晶沉积于关节所致的疾病。古希腊医师 Hippocrates(希波克拉底,前 460—前 377 年)首先指出痛风由于体液过多,侵袭关节而成。古罗马医师 Galen(129—199 年)指出痛风石为尿酸盐。17 世纪显微镜发明者荷兰人 Leeuwenhoek 证实了痛风石的实质为尿酸盐结晶。中国医学文献对此记载较早,公元 8 世纪藏医《四部医典·甘露精要八支秘诀续》已有"痛风疗养"专述。梁代陶弘景《名医别录·上品》已记载独活治疗"百节痛风无久新者"。元代朱丹溪《格致余论·痛风论》(1347年)首将"痛风"列为专病,并立"痛风论":"彼痛风者,大率因血受热已自沸腾,其后或涉冷水,或立湿地,或扇取凉,或卧当风,寒凉外抟,热血得寒,污浊凝涩,所以作痛,夜则痛甚,行于阴也。治法以辛热之剂,流散寒湿,开发腠理,其血得行,与气相和,其病自安。"根据其发病特点,中医学文献中又有"痹病""痹证""历节""白虎历节""痛痹"等名。本病多见于40~50 岁以上男性及绝经期妇女,患病男女比约为 20∶1。本病易反复发作,以急性痛风性关节炎表现为主,可造成跖趾关节破坏及肾损伤,严重影响患病人群的生活质量,且发病率有日渐上升的趋势。

因先天不足,正气亏虚,经脉失养;或脾运失司,湿痰内生,滞留关节;或瘀血阻滞,凝于经脉;或外受风、寒、湿、热,邪闭经络,气血运行不畅等,皆能致病。

初起病急,夜间发作,关节疼痛,尤以单侧跖趾关节为甚,红肿热痛,活动受限,渐及足踝(彩图 2-38)、手腕(彩图 2-39)、肘,势如刀割,天明缓解。间歇数月或数年,形成痛风结石,皮下硬结,如豆如枣,表皮菲薄,其色黄红或白,溃后排出白垩样物,或成漏管,久则关节畸形僵硬,活动受限。

【辨证论治】

1. 凡初起关节红肿热痛,波及足跖或兼足踝,步履艰难,入夜尤剧,伴舌红苔黄腻,脉象滑数者,为湿热下注,瘀滞经脉证。治宜除湿清热,通络止痛法。方选四妙丸化裁。药用:苍术 12g,黄柏 12g,牛膝 10g,薏苡仁 50g,土茯苓 15g,地龙 15g,车前子 10g(包),萆薢 10g,木瓜 10g,白茅根 15g,丹参 15g,六一散 10g(包),水煎服。

2. 若关节疼痛,反复不已,或痛有定处,关节肿大,甚或畸形,屈伸不利,伴腰膝酸软,纳差乏力,舌淡苔白,脉细无力者,为脾肾两虚,痰瘀阻络证。治宜补益脾肾,化痰通络法。方选双合汤化裁。药用:陈皮 15g,茯苓 20g,法半夏 9g,生黄芪 15g,杜仲 12g,威灵仙 15g,当归 12g,炒白术 15g,炙乳香 9g,炙没药 9g,地龙 15g,金狗脊 12g,水煎服。

3. 若关节冷痛,遇寒则甚,痛有定处,屈伸不利,或有皮下结节或痛风石,伴肌肤不仁,舌淡苔白,脉象弦紧者,为风寒湿邪,闭阻经络证。治宜祛风散寒,除湿通络法。方选三痹汤化裁。药用:川断 15g,杜仲 15g,独活 10g,桑寄生 15g,海风藤 12g,当归 12g,秦艽 10g,桂枝 10g,防风 10g,细辛 3g,炙麻黄 10g,炮附子 6g,怀牛膝 10g,炙甘草 10g,水煎服。

【调养】除药物治疗外,应节制饮食,避免高嘌呤食物,如动物内脏、豆类、浓肉汤、海鲜等,严格戒酒;急性发作期,应卧床休息;关节红肿疼痛者需禁食羊肉等发物;忌食辛辣刺激;每日饮水量应在 2 000ml 以上,以保证足够尿量,预防尿酸钠盐结晶在关节、肾脏或其他部位沉积引起的合并症；防止关节损伤；慎用影响尿酸排泄的药物。

脚上起疱

【概述】脚上起疱，相当于西医学的摩擦水疱，是一种以肌肤受剧烈摩擦或压迫后形成水疱或大疱为特征的皮肤病，故名。根据其发病特点，中医学文献中又有"手足发疱""远行奔走脚上起泡"等名。如清代《疡医大全·足踝部》记载："远行奔走，皆由包脚布纵而不平，或钉鞋钉，或袜底得汗纵起，或鞋大小挤脚，皆能起疱，亦有伤及良肉，溃脓焮痛者。又曰：行远路者走十余里，将包脚布重新包扎，则不起疱。"本病多见于田径、举重、划桨等运动员，手工操作工人，长途步行者，行军战士等。皮损常发生在受剧烈摩擦或挤压的部位，如手掌、足跖、足跟、足侧缘等处。病情发生急骤，进展迅速。轻者可以自愈，若再次剧烈摩擦或压迫时，仍可反复。一般预后良好。

由于长途跋涉，奔走急骤，复由鞋靴紧小，体肤久受挤压，气血循行蹇滞；或手持攥握刀柄斧把、工具器械等，长久剧烈摩擦或压迫体肤，则皮肉受损，气血失于濡煦等，皆可致病。

初起患处发红疼痛，渐起水疱，小者如粟粒赤豆，大则若红枣核桃。水疱壁厚紧张，不易破裂，触之韧实，推之不移，疱液清澈。若甚者可有血疱发生，周边可绕以红晕。若染毒成脓时，则疱液浑浊，疼痛剧烈，触之尤甚。

【辨证论治】

凡初起水疱较小，疼痛不甚者，日后可自行吸收，一般无需治疗。若水疱大于豌豆，触之痛甚者，为肌肤受损，气血痞涩证。治宜清热除湿，化瘀通络法，方选化瘀苍术散加减。药用：苍术60g，黄柏40g，川牛膝30g，红花20g，丹参40g，鸡血藤50g，金银花60g，水煎取汁，趁热烫浴（切勿烫伤）患处。再以洁净针尖，刺破消毒后的水疱，放出水液，但不应剪除疱壁，俾作保护创面之用。已感染成脓者，可在清洁创面后，外涂金黄膏。

【调养】预防对于本病尤为重要。长途行走跋涉时，注意鞋靴合脚，休息时热水洗浴；手工操作者，注意劳保防护，如戴手套、护掌等。

脚疽

【概述】脚疽，相当于西医学的肢端黑素瘤，是一种以好发于足跖为特征的高度恶性肿瘤，故名。根据其发病特点，中医学文献中亦有称之为"无名肿毒""脱疽"者。本病属于西医学恶性黑素瘤范畴。1975年德国病理学家Lever将恶性黑素瘤分为三型，其中第三型为肢端原位黑素瘤，一般习惯称肢端黑素瘤。中医学对本病记载较早，清代王大德抄录《青囊秘诀·脚疽论》（1706年）记载："人有脚趾上，忽然发痒，而后作痛，指甲现黑色，第二日连脚趾俱黑,第三日连脚面俱黑。黑至腿上,过膝即死,亦无名肿毒之一种也。"清代《外科证治全书·足部证治》(1831 年)亦记载:"有指头忽先发痒,已而作痛,指甲现黑色,第二日脚趾俱黑,三日连足面俱黑至脚上胫骨,此为无名肿毒。"本病多见于黑种人及黄种人,其中尤以 30 岁以上的成年人及老年人多见,青年发病者少,儿童罕见。其特点是发病于掌、跖、甲床、甲床周围无毛部位,特别好发于足跖(彩图 2-40)。此瘤在原位生长时间略短,其后迅速侵袭蔓延。本病进展甚快,恶性程度较高,多发生转移,预后较差。

因禀赋素弱,气血违和,不能濡煦四末,日久气滞血凝;或由外伤,体肤破损,瘀血内停,日久化毒,侵蚀肌肤;或腠理失密,玄府不固,毒邪乘隙,结聚凝滞等,皆可成病。

初起于患处肤上,出现色素沉着斑,或小若榆钱,或大如指甲,或深或浅,或长或圆,匡廓模糊,边缘不整,颜色不均,呈茶褐色、暗褐色或黑色,混杂不匀,或生于甲床或爪甲,则表现为纵行色素带。逐渐扩大加深,损害隆起,或成斑块,或如结节,或似菜花,或若蕈菇,松脆易破,揩之出血。以后迅速扩展,常可危及生命。

【辨证论治】

本病恶性程度较高,出现之时,多已发生转移,故预后较严重。故早期诊断,及时合理治疗十分重要。尽早采用局部手术切除根治,仍是最好的首选方法,并可辅以中药治疗。若患处黑斑扩大,浸淫蔓延,甚则隆起,成斑块或结节,揩之即破,血水滋流,伴面色萎黄,舌淡脉细者,为气血不足,毒邪鸱张证。治宜补益气血,佐以泄毒法,方选顾步汤化裁。药用:人参 10g(单煎),黄芪 15g,当归身 15g,石斛 10g,怀牛膝 10g,金银花 10g,丹参 15g,熟地黄 30g,白芍 10g,连翘 15g,水煎服。可配服西黄丸、片仔癀。外用九一丹、四黄膏涂敷。

【调养】除治疗外,应戒除烟酒,加强饮食调养;尽早发现病变,及时手术切除;保持患处清洁;患肢原有的黑痣突然增大、出血、松脆、出现伪足及卫星疹,其上毳脱落等,均有可能是恶变的先兆,应及早诊治;对原有的黑痣不宜抠抓挤压。

湿　毒　疮

【概述】湿毒疮,相当于西医学的足踝部湿疹,是一种以患处瘙痒,抓之出水,日久不愈为特征的皮肤病。根据其发病特点,中医学文献中又有"湿气疮""下注疮"等名。如明代《外科启玄·湿毒疮》记载:"凡湿毒所生之疮,皆在于二足胫、足踝、足背、足跟。初起而微痒,爬则水出,久而不愈。内服除湿等药,外用蜜调制柏散上之,一二次即安。"本病好发于足胫、足踝、足背、足跟部,皮损多对称。病程较久,易于反复。多见于久行、久立的中老年人,男女均可罹患。

因禀性不耐,食入鱼腥海味、醇酒辛辣,变生湿邪,日久生热,湿热相合,循经下注;或居处卑湿,坐卧湿地,日久湿邪浸渍肌肤;或脾运失职,湿邪内停,下注足胫等,皆能致病。

初起患处发红成片,小若指甲,大似钱币,逐渐扩展,匡廓鲜明,上生粟疹,或有水疱,瘙痒不绝,揩破湿烂,脂水浸渍。日久皮肤肥厚,触之韧实。

【辨证论治】

1. 凡初起患处片状发红,匡廓明晰,上生水疱,揩破湿烂,脂水频流,瘙痒剧烈,伴舌红苔腻,脉象滑数者,为湿热下注,走窜肌肤证。治宜清热除湿,通络止痒法,方选化瘀苍术散加减。药用:苍术15g,黄柏10g,川牛膝10g,生地黄30g,牡丹皮10g,赤芍10g,芦根15g,白茅根15g,薏苡仁60g,丹参15g,六一散12g(包),萆薢10g,水煎服。外用生地榆60g,马齿苋40g,黄柏40g,水煎取汁,冷敷患处。

2. 若病久不愈,患处肥厚,甚则皲裂,招动出血,淫淫作痒,伴舌红苔净,脉象弦细者,为病久伤阴,肌肤失养证。治宜滋阴除湿,润肤止痒法,方选滋阴除湿汤化裁。药用:生地黄30g,当归15g,茯苓12g,泽泻10g,丹参15g,北沙参12g,赤芍10g,地肤子10g,白鲜皮12g,水煎服。

3. 外用白及粉15g,青黛粉6g,五倍子粉12g,黄柏粉10g,煅石膏粉20g,研细和匀,香油调敷。

【调养】 除治疗外,应保持患处清洁;睡卧时抬高下肢;避免接触水湿;少食鱼腥海味;不滥用外涂药物;患处不宜洗烫、搔抓,以防染毒成脓;饮食以清淡为宜;可常吃冬瓜、藕、萝卜、西瓜、山药、甘薯等。

牛 程 蹇

【概述】 牛程蹇,相当于西医学的跖疣,是一种好发于足底部的赘生物,以其多由长途奔走而发病,故名。根据其发病特点,中医学文献中又有"牛乘蹇""牛稼脸""牛程寋"等名。如明代《外科正宗·杂疮毒门》记载:"牛程寋,程途奔急,热脚下水见风,以致气滞血枯,结成顽硬,皮肉荣卫不滋,渐生肿痛,肿高突起,支脚难行。"清代《外科证治全书·足部证治》亦记载:"牛程蹇,一作牛乘蹇,生于脚掌,皮硬高肿,色黄疼痛,不能步履,由脚热著冷水,寒热搏滞而成。"本病好发于多汗者的足跖、足跟部,亦可发于原有胼胝之上,可单发,亦能多发(彩图2-41)。病程较长,偶有自愈者。

因奔走急剧,长途跋涉,气血枯滞,卫外不固,腠理不密,外染毒邪,结聚体肤;或鞋靴紧小,使足底摩擦损伤,气血瘀滞,肌肤失养;或热足涉水,寒凝血脉,肌肤失荣等,皆能致病。

初起患处可生有细小光亮粟疹,逐渐增大,触之坚硬,质如牛角,外观形似胼胝,表面粗糙,近于圆形,匡廓清晰,其色黄褐或灰白,边缘隆起如环,中央凹下。若以刀削去,则露出集簇丝状物,针尖大小,其色黑红或白。拔除后,可见有细小血点。部分皮损可融合成片。行走时,常有压痛。

【辨证论治】

本病一般不需内服药物,外治可先用洗疣汤(马齿苋60g,蜂房10g,木贼10g,白芷10g,蛇床子10g,板蓝根20g,贯众15g,细辛6g,水煎取汁)趁热外洗。待患处浸软后,以胶布剪孔,与患处等大,套贴其上。再以生半夏粉少许,水调成糊,涂于患处,盖以胶布。隔日一换,至愈为止。或以艾条灸烤患处,每日2次。每次灸至发红,轻度灼痛为止,连用1周。

【调养】除治疗外,应注意鞋靴合脚;易于触磨之处,可加海绵垫保护;行走劳累后,可用热水泡洗双足,睡卧时将下肢抬高;不宜穿高跟鞋、紧小鞋,以免鞋靴紧小,加重足跖部压力负担;长途跋涉时以宽松合脚的旅游鞋为好;不易自行抠挤修剪,以防染毒成脓。

胼胝

【概述】胼胝,西医学同名,是一种因皮肤长期受挤压摩擦而引起的局限性角质增厚。因手足劳而谓之胼,皮肤厚谓之胝,故名为胼胝。本病俗称为"膙子";厚而顽硬者,称"老茧";生于足跖者,如脚置垫,故又称"脚垫"。根据其发病特点,中医学文献中又有"手足发胝""琉璃疽""牛茧蚕""根疽""土栗""琉璃发"等名。《外科证治全书·足部证治》记载:"土栗,一名琉璃发,生足跟旁,形如枣栗,色黄而亮,肿若琉璃,由行崎岖之路,劳伤筋脉而成。"清代《外科真诠·脚垫》记载:"脚垫因走路紧急,被石块脚底垫肿,不能行步,痛不可忍。"本病多见于中年以上的男子,与职业有关,如木工、船工、搬运工、运动员等多见。皮损以掌、跖部骨突起处及经常摩擦、挤压处为多见。

因禀性不耐,血气沉行,不荣其表,或复由经久挤压、摩擦,则气血循行不畅,肌肤失荣等,皆能致病。

初起患处皮肤逐渐增厚,小如指甲钱币,大若蚕豆银元,匡廓不清,其色灰白、淡黄或蜡黄,略有透明,呈丘状扁平隆起,中央硬凸较厚,边缘逐渐减薄,触之坚初,状若皮革牛角。本病多无自觉症状,个别偶有触痛。

【辨证论治】

由于胼胝对人体有一定的保护作用,故一般不需治疗。个别出现触痛,影响工作、行走者,当以外治法为首选。外用:木贼草60g,王不留行30g,乌梅10g,水煎取汁,趁热浸泡患处。待胼胝发白变软后,以干净、锋利的刀片,修削表面硬皮,至略有痛感,将要渗血为恰到好处。

【调养】本病的预防很重要。首先应减少外界的摩擦、挤压,如不宜穿高跟鞋,鞋靴宜松软合适,或足底加海绵垫;手工操作者,戴以手套;已患病者,防止暴力擦摩,否则易将胼胝撕脱;患处不宜用手揭撕,以防不洁,染毒成脓。

土栗

【概述】土栗,相当于西医学中发于足跟部的胼胝,是一种以足跟部受压而增厚,其形如栗,色黄而亮为特征的皮肤病,故名。根据其发病特点,中医学文献中又有"琉璃发""琉璃疽""牛茧蚕""跟疽"等名。如清代《外科大成·土栗》记载:"土栗,生足跟之旁,黄肿如琉璃,无脓。由行路崎岖,胸伤筋骨所致。"又如《外科证治全书·足部证治》亦记载:"土栗,一名琉璃发,生足跟旁,形如枣栗,色黄而亮,肿若琉璃,由行崎岖之路,劳伤筋脉而成。"本病好发于足跟、足跖,亦可在手掌部发生,尤其在骨突起部受压迫或摩擦之处易于发生,常与足骨畸形或身体素质、职业等因素相关。中年以上男子从事负重远行者,如搬运工、船工、士兵、运动员等,尤易罹患。

因患处长期反复受挤压、摩擦,则气血阻滞,肌肤失于荣润;或足骨畸形,长期行走,气血蹇滞;或禀性不耐,血气沉行,不荣其表,故皮肤厚涩,渐成胼胝等,皆可致病。

初起患处皮肤增厚,小若指甲钱币,大似银元手掌,匡廓不清,其色淡黄如蜡,渐肿高突,如枣似栗,色黄而亮,形如琉璃。

【辨证论治】

1. 凡初起患处皮肤增厚如茧,扁平隆起,状如山丘,其色黄白,中央略厚,边缘渐薄,触之韧实,稍有透明,不觉疼痛者,为气血蹇滞,肌肤失荣证。此时形成胼胝,对人体有一定保护作用,一般可不必治疗,或以晚间温水泡洗,以洁净剪刀适当修剪即可。

2. 若胼胝肿硬高突,起若琉璃,如枣如栗,触之顽硬且痛,碍于行走时,则可选用外治疗法:王不留行90g,明矾50g,乌梅60g,黄柏40g,夏枯草30g,水煎取汁,趁热泡洗,待土栗柔软时,以干净剪刀,削去其上部位。如此反复多次,至平为止,此时略有痛感,将要渗血,恰到好处,停止修剪。

【调养】本病预防甚为重要。首选方法应使鞋靴松软合适,减少足跟或足跖挤压摩擦;减少崎岖山路行走;脚骨畸形者尽早手术,否则易于复发;修剪胼胝时,保持清洁,以防染毒成脓。

鸡 眼

【概述】鸡眼,西医学同名,是一种以足部长出圆锥状角质增生物,形似鸡眼为特征的皮肤病,故名。根据其发病特点,中医学文献中又有"肉刺"之称。如隋代《诸病源候论·四肢病诸候》记载:"脚趾间生肉有刺,谓之肉刺。肉刺者,由著靴急,小趾相措而生也。"又如清代《医宗金鉴·外科心法要诀》记载:"此证生在脚指,形如鸡眼,故俗名鸡眼。根陷肉里,顶起硬凸,疼痛步履不得。或因缠脚,或着窄鞋远行,皆可生之。"本病好发于长久站立或行走的男性青年。皮损常见于足跖前中部、蹈趾内缘、趾背、足跟等处,少数可发于手部。可单发,亦可多发(彩图2-42)。

本病因于鞋靴紧小、足骨畸形、长久站立、行走,或异物入肉,局部挤压等,使气血凝滞,结聚不散,肌肤失养而致。

初起患处皮肤肥厚,黄豆至绿豆大小,其色淡黄,略呈圆形,半透明状,与肤相平,或微隆出皮面,顶起硬凸,触之韧实,状如胼胝,中央凹陷,形似鸡眼,每于行走或纵向挤压时,则疼痛剧烈。

【辨证论治】

本病治疗应以外治法为首选。治疗前可先用王不留行 90g,乌梅 60g,黄柏 40g,连翘 30g,水煎,趁热浸泡。待其变软后,以洁净刀片将其上硬皮削薄,至有痛感或要渗血为恰到好处。然后用胶布一小块,中剪圆孔,与鸡眼等大,套贴其上,露出患处。取鸦胆子仁 3 枚,捣烂如泥,敷于患处,盖以胶布。隔日一换,至愈为止。亦可用干净毫针,自顶部中心,刺入根底,强刺激后,留针 10~15 分钟,每隔 3 日一次。

【调养】 除治疗外,应注意减少局部挤压摩擦;鞋靴应松紧合适,患处应垫以棉花或海绵;脚骨畸形者,应尽早矫治;不滥用腐蚀性药物;忌用不干净的刀剪修削,以防染毒成脓;养成每晚用热水浴足的良好习惯;长途跋涉行走时,应以宽松的旅游鞋为好;尽量少穿或不穿高跟鞋及紧小鞋靴,以防加重脚趾受压。

脚　湿　气

【概述】 脚湿气,相当于西医学的足癣,是一种以趾缝湿烂瘙痒,浸淫蔓延为特征的皮肤病,故名。根据其发病特点,中医学文献中又有"田螺疱""臭田螺""脚蚓疮""烂脚丫""脚气疮""脚蚓"等名。如明代《外科正宗·杂疮毒门》记载:"臭田螺,乃足阳明胃经湿火攻注而成。此患多生足指脚丫,随起白斑作烂,先痒后痛,破流臭水,形似螺厣。"又如清代《医宗金鉴·外科心法要诀》记载:"此证由胃经湿热下注而生,脚丫破烂,其患甚小。其痒搓之不能解,必搓至皮烂,津腥臭水觉疼时,其痒方止。次日仍痒,终年不愈,极其缠绵。"本病多见于南方湿热之地,夏季发病尤多。皮损常累及趾缝、足跖、足缘等处。病程较久,缠绵不愈。病者可伴有手癣、甲癣、股癣等。

因水湿浸渍、坐卧湿地,或地居卑湿,外染湿毒,浸淫肌肤,或接触病者鞋、袜等用品,致使毒邪染著等,皆能致病。

本病以水疱为主者,称为田螺疱。患处起有成群水疱,针尖至粟粒大小,三五成攒,疱壁厚而不易破,并可融合成大疱,瘙痒剧烈,揩破渗水,露出红色糜烂面,干涸后片状脱屑;以湿烂为主者,称为臭田螺。患处浸渍变白,湿烂渗液,脂水频流,搔破后疱面红润,伴有腥臭,常因搔破不洁,染毒成脓,甚则导致丹毒;以脱屑为主者,常无水疱,患处皮肤肥厚,干燥粗糙,冬日皲裂疼痛。以上三者,可单独或同时存在,亦能互相转化。

【辨证论治】

1. 凡以水疱或脱屑为主者,为湿热毒邪,浸淫下注证。治宜燥湿杀虫,清热止痒法,方选醋泡方化裁。药用:防风 10g,地骨皮 15g,明矾 10g,苦楝皮 15g,土槿皮 10g,红花 6g,大枫子 10g,黄柏 10g,苦参 12g,米醋 500ml,浸泡 1 周后,去渣取汁,浸泡患处,每日 1~2 次,每次 10~20 分钟,连用 10 天。

2. 若患处湿烂渗水,黄黏腥臭,瘙痒剧烈,伴舌红苔腻,脉象滑数者,为湿热内蕴,外染毒邪证。治宜清热除湿,解毒止痒法,方选三妙方化裁。药用:苍术 15g,黄柏 10g,川牛膝 10g,六一散 10g(包),薏苡仁 30g,白鲜皮 15g,苦参 10g,白茅根 15g,萆薢 10g,地肤子 10g,水煎服。外用六一散 15g,枯矾 10g,黄柏 10g,冰片 1g,白芷 10g,分别研细和匀,外撒患处。

【调养】本病应积极治疗,以防蔓延传染;患处避免水湿浸渍及肥皂搓洗;患者的鞋、袜、洗脚盆等用品,应加强消毒,不与健康人同用;不宜抠抓及滥涂药物,以防染毒成脓;少穿胶鞋,并保持足部干燥、通风;对原有的手癣、甲癣、股癣等,应一同治疗;严禁使用糖皮质激素类外涂药物,以免加重及延误病情。

麻根疮

【概述】麻根疮,近似于西医学发于足跟部的播散性盘状红斑狼疮、红斑狼疮 / 扁平苔藓重叠综合征(LE/LP 重叠综合征)、足部溃疡性扁平苔藓等,是一种以足跟溃烂生疮,内有肉丝,形如麻根为特征的疾病,故名。1970 年,英国人 Monckton Copeman 首先报道了 LE/LP 重叠综合征。根据其发病特点,中医学文献中又有"水流麻根疮"之名。如明代《外科启玄·水流麻根疮》记载:"此疮多生于足后跟下,赤烂内有肉丝,缕缕如麻根相似,故名之。"又如清代《洞天奥旨·水流麻根疮》亦记载:"麻根疮生于足后跟之下,色赤皮烂,内有肉丝缕缕,状似麻根,故以麻根名之。足跟本属足太阳之经,多血少气。而人又好色者多,节欲者少,必至气亦伤矣,不止血之不足也。"本病较为少见,好发于中年以上男子的单侧足跟部,病程长久,经过缓慢。

本病因禀赋素弱,先天不足,或五劳七伤,后天失养,乃致气血不足,或精血亏损,肌肤失于温煦,则日久溃烂成疮而发。

初起患处发红或紫,轻度浸润,逐渐萎缩溃破,或有丘疹硬结,其状扁平,色呈紫红,溃后色赤皮烂,内有肉丝缕缕,久不收敛。

【辨证论治】

1. 凡足跟溃烂,色赤皮剥,内有肉丝,形如麻根,疮口日久不敛,伴面色不华,头晕心悸,气短乏力,舌淡脉细者,为气血不足,疮口失敛证。治宜补养气血,生肌敛疮法,方选十全大补汤化裁。药用:黄芪 30g,党参 15g,当归 15g,熟地黄 30g,白芍 10g,川芎 10g,白术 15g,茯苓 12g,生山药 30g,太子参 15g,炙甘草 10g,白芷 10g,何首乌 12g,水煎服。外用生肌散、生肌玉红膏涂敷。

2. 若疮口不敛,肉色不华,伴腰膝酸软,眩晕耳鸣,心悸健忘,舌淡脉细者,为精血亏虚,肤失所养证。治宜补益精血,生肌长肉法,方选一贯煎化裁。药用:熟地黄 30g,枸杞子 15g,女贞子 12g,墨旱莲 10g,北沙参 15g,太子参 15g,炙黄芪 15g,天冬 10g,麦冬 10g,山萸肉 15g,生山药 30g,黄精 15g,当归 15g,骨碎补 12g,水煎服。外治同前。

【调养】除治疗外,应保持疮面清洁,以防染毒成脓;睡卧时抬高患肢;鞋袜宜宽松、保暖;疮口久不敛时,可配合艾灸疗法;腐肉不脱者,可施以清创治疗。

脚板红痛

【概述】脚板红痛,相当于西医学的红斑性肢痛病,是一种以双脚遇热或运动时,皮肤潮红肿胀,伴灼热疼痛为特征的少见皮肤病,故名。在西医学中,1878 年美国神经病学家 Mitchell 首先提出 crythromelalgia 这一名称。中医学文献记载较早,清代医家陈士铎《石室秘录·奇治法》(1687 年)记载:"人脚板中色红如火,不可落地,又非痰毒,终岁经年不愈。此病亦因人用热药,立而行房,火聚于脚心而不散,故经岁经年不愈也。"清代沈源《奇症汇·手足》(1786 年)亦记载:"有人患脚板中色红如火,不可落地,又非痰毒,终岁经年不愈。"根据其发病特点,中医学文献里又有称之为"脚板红"者。本病常始发于幼年,多有家族病史,累代不绝,男性多见。亦有继发性者,常继发于骨髓增生性疾病及周围神经炎、脊髓炎、多发性硬化、系统性红斑狼疮(SLE)、高血压、糖尿病、痛风、血管炎等,始于中年以后。病变多见于两足,亦有少数累及上肢、面、耳等处,少数仅见单侧肢体,病程长久,经过缓慢。

因素禀阴虚火旺之体,火热结聚,日久化毒,阻遏经脉;或饮食不节,嗜食肥甘,脾不健运,乃致湿热蕴久,下注脉络,瘀阻不畅,肌肤失养等,皆能致病。

初起患处皮肤潮红肿胀,灼热汗出,若逢暖遇热、经久站立、肢体下垂、运动发热时则突发剧痛,少则数分钟,多达数小时,甚或数日不解。患者常将患肢浸入冰水或踩于地砖之上,或抬高患肢,或以电扇冷吹,方可缓解暂时。

【辨证论治】

1. 凡幼年发病,肢体潮红肿胀,灼热跳痛,痛如鸡啄,入夜尤甚,烦躁不安,皮温升高,肿胀汗出,伴舌红少苔,脉象弦数者,为阴虚火旺,结毒瘀滞证。治宜滋阴降火,解毒化瘀法,方选四妙勇安汤化裁。药用:玄参 30g,金银花 40g,当归 20g,生甘草 12g,炙甘草 12g,地龙 15g,水蛭粉 4g(冲服),石斛 12g,麦冬 10g,川牛膝 10g,丹参 15g,白茅根 15g,水煎服。外用:丹参 30g,紫草 20g,透骨草 15g,马齿苋 60g,乳香 15g,没药 15g,生甘草 30g,水煎取汁,待冷后浸泡患肢,每日 1~2 次,每次 10~15 分钟。

2. 若成年后始发病者,肢体潮红肿胀,痛如汤泼火灼。因经常冷水浸泡,可致肢体浸渍发白,或糜烂溃疡,甚则坏死变黑,伴舌质暗红,苔黄黏腻,脉象滑数者,为湿热下注,瘀阻经络证。治宜清热除湿,化瘀通络法,方选四妙丸化裁。药用:苍术 15g,黄柏 12g,川牛膝 12g,生薏苡 60g,六一散 10g(包),白茅根 15g,萆薢 10g,丹参 15g,牡丹皮 10g,泽泻 10g,泽兰 10g,水煎服。外用:生地榆 12g,马齿苋 60g,黄柏 30g,石榴皮 30g,生甘草 20g。水煎取汁,冷敷患处,每日 3 次,每次 5~10 分钟。

3. 有破溃糜烂者,当以黄柏 50g,黄连 20g,野菊花 15g 煎水洗净患处,外用生肌玉红膏。

【调养】除治疗外,应注意保护患肢皮肤,勿使破损招致染毒成脓;因患者肢体对温度过度敏感,故宜保持在 30℃以下为宜;忌食辛辣油腻,戒烟戒酒;保持情绪稳定;适度、适时抬高患肢;可配以针灸治疗;适时进行体检,尤其成年发病者,应排除神经炎、糖尿病、痛风、血管炎等可能；有原发疾病者，应同时治疗。

漏 蹄 风

【概述】漏蹄风，相当于西医学的足穿通性溃疡，是一种以足底部发生慢性溃疡，难于收敛为特征的皮肤病，故名。根据其发病特点，中医学文献中又有"脚底风""穿心脚底风""漏蹄疯"等名。明代《解围元薮·漏蹄风》记载："生小水窠淫痒，搔破则流黄水，久渐成疮，内生蠹虫，烂秽不敛口。"又如清代《疡科心得集·辨漏蹄风驴眼疽论》记载："夫漏蹄风之发也，其源有二：一由醇酒炙煿，肝肾阴亏，络道空虚，湿热下注而生；一由于贫苦乡人，劳力伤营，气血失和而发。其疡起于足底皮厚处，初则皮坚肿突，隐隐作痛，时痛时止，或一月或二月后渐渐穿破，但有淬水而无脓血，久则皮烂，其口如钱大，其肉凹进，色如鸡肝，艰于任地。"本病多见于中年男子，好发于一、五跖趾关节处，偶可累及足跟。患者常合并有神经系统疾病、糖尿病、麻风、动脉硬化等其他疾病。病程长久，经过缓慢，预后较差。溃疡愈后，仍可以复发。

因禀赋不足，肝肾亏损，脉络空虚，精血不足，寒湿乘隙；或劳役过度，后天失养，化源竭乏，气血亏损，肌肤失养等，皆能致病。

初起患处皮肤增厚，形若胼胝或鸡眼，逐渐红肿，溃烂溢脓，污秽清稀，恶臭难闻，破溃难敛，少有疼痛。

【辨证论治】

1. 凡患处皮坚漫肿，隐隐作痛，中心暗红，溃破出脓，清稀臭秽，伴头目眩晕，耳鸣腰酸，舌红苔净，脉细无力者，为肝肾不足，精血亏损证。治宜补养肝肾，益血生精法，方选右归丸化裁。药用：熟地黄30g，山萸肉12g，牡丹皮10g，生山药15g，茯苓12g，泽泻10g，杜仲15g，鹿角胶12g(烊化)，龟甲胶12g(烊化)，水煎服。外用玉红膏、提毒散涂敷。

2. 若久溃不敛，肉色灰白，出脓清稀，边起缸口，伴少气懒言，面色㿠白，食少纳呆，舌淡脉细者，为气血亏损，肌肤失养证。治宜补益气血，生肌长肉法，方选十全大补汤化裁。药用：人参10g(单煎)，白术15g，茯苓12g，炙甘草10g，当归身15g，白芍12g，熟地黄30g，川芎10g，黄芪30g，黄精30g，水煎服。外用阳和解凝膏、生肌膏，掺九一丹外敷。亦可自配敛疮膏：炙乳香15g，炙没药15g，珍珠粉6g，人工麝香0.2g，冰片1g，白芷5g，白蔹10g，血竭3g，分别研细和匀，视疮面大小，每用5~10g，蛋清调糊，外敷患处，每日1次。

【调养】除治疗外，应保持患处清洁，以防染成脓毒；加强饮食调养，多进血肉有情之品；伴有其他慢性疾病者宜同时治疗；疮口难愈者，可配合艾灸、理疗、清创手术等方法。

水 渍 疮

【概述】水渍疮，相当于西医学的浸渍糜烂型皮炎，是一种因水湿浸渍而生疮的皮肤病，故名。中医学文献中又有"水毒""烂手""烂脚""水渍手丫烂疮""水渍脚丫烂疮"等名。如明代《外科启玄·水渍手丫烂疮、水渍脚丫烂疮》记载:"辛苦之人,久弄水浆,不得停息,致令手丫湿烂……久雨水湿,劳苦之人跣行,致令足丫湿烂成疮,疼痛难行。"清代《洞天奥旨·水渍手足丫烂疮》记载:"手足乃四末也,属脾而最恶湿。以脾为湿土,以湿投湿,安得不助湿乎? 湿以加湿,此湿疮之所以生也。况劳苦之人,以其手足日浸渍于水浆之中,乌能保皮肤之坚硬乎? 手足十指,未免开裂而腐烂矣。"本病常在农忙时节发生,好发于从事稻田劳动的南方农民。男女均可罹患,但以女性为多。皮损多见于二四趾(指)侧面、腕、踝等处。停止下水后可渐自愈。

本病因于劳苦之人,操作不息,皮肤之间,相互摩擦,复由久浸水浆,湿毒外袭,留恋肌肤,发而成疮。

初起患处浸渍肿胀,皮肤起皱变白,继之湿烂,脂水浸淫,或起水疱,皮肤剥离,露出鲜红嫩肉,甚者可发生丹毒、红丝疔。

【辨证论治】

1. 凡初起患处皮肤起皱变白,浸渍肿胀,伴痒痛相兼,舌红苔白,脉象滑数者,为湿热毒邪,外袭体肤证。治宜清热利湿,解毒止痒法,方选换肌消毒散化裁。药用:土茯苓 30g,金银花 20g,薏苡仁 30g,六一散 10g(包),白茅根 15g,芦根 15g,板蓝根 15g,白芷 10g,木瓜 12g,泽泻 10g,萆薢 10g,木通 6g,水煎服。外用:六一散 30g,枯矾 6g,黄柏 10g,冰片 1g,分别研细和匀,撒于患处。

2. 若患处湿烂浸渍,脂水频流,基底鲜红,伴灼热痒痛,小溲黄赤,舌红苔腻,脉象弦滑者,为湿热毒盛,浸渍体肤证。治宜清热利湿,解毒凉血法,方选清热除湿汤化裁。药用:龙胆 12g,栀子 10g,连翘 12g,车前子 10g(包),生地黄 30g,黄芩 10g,白茅根 15g,牡丹皮 10g,茜草 10g,六一散 10g(包),萆薢 10g,冬瓜皮 12g,水煎服。外用:生地榆 20g,贯众 15g,黄柏 30g,水煎取汁,冷敷患处。待皮损干涸后,再用上述药粉外撒。

3. 若因循失治,继发丹毒、红丝疔、沿爪疔者,可分别参照有关章节论治。

【调养】除积极治疗外,应改善劳动条件;采取干湿轮作法,避免过久浸渍;下水前用盐水或明矾水浸泡两足;减少高温水田工作时间;加强劳动保护,做好病前预防,病后及时治疗;劳作之后,及时晾晒,保持患处干燥、通风、清洁;患处不宜抠抓搔挤,以防染毒成脓。

鸭　怪

【概述】鸭怪,相当于西医学的尾蚴皮炎,是一种好发于从事秧田劳动者的常见皮肤病。根据其发病特点,中医文献中亦有"鸭屎风""沙虱疮""痒水病""痕螺病""秧癞子""痕水病""水疥"等名与之相近。本病多在夏秋之季发生于从事秧田劳动的农民,不分年龄、性别,均可成批发病。成损好发于接触水湿的小腿伸侧、前臂等处,而陷于淤泥的足部很少发病。气温及水温高时,发病亦多,停止下水一周后,皮损可自行消退。

夏秋之季,暑湿热盛,酿成虫毒之邪,跣足下水,外受湿热虫毒之邪,侵袭体肤等,皆可酿成本病。

初起涉水数分钟后,患处皮肤瘙痒,并生有红斑、粟疹,状似虫叮,继而扩展,皮疹肿大,小若黄豆,大似芡实,触之韧实;或顶有水疱,状如葡萄,周边绕以红晕,顶有虫叮痕迹,皮损孤立散在,或密集成片,甚至自踝至膝,全部红肿。

【辨证论治】

1. 凡初起患处瘙痒,迭起粟疹,或顶有水疱,上留虫咬痕迹,伴舌红苔白,脉象弦滑者,为湿热虫毒,外袭肤腠证。治宜清热解毒,祛湿杀虫法,方选三妙散加味。药用:苍术 10g,黄柏 10g,川牛膝 12g,苦参 12g,土茯苓 30g,白鲜皮 12g,薏苡仁 60g,木瓜 10g,连翘 10g,苍耳子 6g,金银花 10g,水煎服。外用收湿散(炒黄柏 10g,苦参 12g,枯矾 6g,六一散 30g,青黛 6g,冰片 1g,分别研细和匀)涂擦。

2. 若粟疹密集,顶有水疱,四周红晕,伴灼热痒痛,附近臖核肿大,舌红苔黄,脉象滑数者,为湿热虫毒,浸淫蔓延证。治宜清热解毒,凉血除湿法,方选五味消毒饮化裁。药用:金银花 10g,连翘 12g,蒲公英 10g,紫花地丁 12g,牡丹皮 10g,赤芍 10g,生地黄 30g,萆薢 10g,白茅根 15g,薏苡仁 50g,生甘草 10g,水煎服。外用:黄柏 20g,黄连 10g,明矾 12g,大青叶 15g,煎水洗净患处,收湿散外搽。

【调养】 除治疗外,应做好个人防护工作;消灭水中椎实螺、尾蚴;以绷带或塑料布包裹小腿,防止水中尾蚴叮咬;下水前可用明矾液泡足;加强劳动保护,做好防护工作;劳作之后,及时洗浴;患处不宜搔抓,以防染毒成脓。

毛 际 疡

【概述】 毛际疡,相当于西医学的发于少腹及毛际部位的湿疹,是一种以少腹至毛际部位瘙痒,伴有水疱渗出为特征的皮肤病,故名。根据其发病特点,中医学文献中又有"毛际疮"之名。如明代《疡医证治准绳·毛际疡》记载:"毛际疡,少腹至阴之下,玉茎之根痒极,沸汤沃之稍止而复作,有三四窍,黄水淋漓。"本病多见于成年男子,好发于脐下少腹至毛际之处,女子偶可罹患。病程较久,进展缓慢,常易于夏日潮湿闷热之时复发。

本病因过食辛辣酒酪、油腻炙煿,湿邪内存,郁久化热,湿热相合,循经下注,外发体肤而致;或由七情不调,五志化火,肝气郁结,复由地居卑湿,坐卧湿地,久汗湿蒸,则肝经湿热偏盛,下注少腹及阴阜毛际之处等导致。

初起患处皮肤发红作痒,渐生粟粒大小丘疹,兼有细小水疱。搔破水疱,脂水淋漓,浸渍四窜,其底潮红,日久结痂,形若松脂,或遇潮湿闷热,仍可复作。

【辨证论治】

1. 凡初起患处瘙痒,迭起粟疹,形如针尖粟米,伴有细小水疱,四畔绕以红晕,伴灼热瘙痒,舌红苔黄,溲赤便结,脉象弦数者,为湿热相合,热甚于湿证。治宜清热凉血,除湿止痒法,方选清热除湿汤加减。药用:生地黄 30g,牡丹皮 10g,赤芍 10g,大青叶 15g,栀子 10g,茯苓 12g,黄芩 10g,白茅根 15g,泽泻 10g,六一散 15g(包),车前子 10g(包),水煎服。外用:生地榆 60g,马齿苋 40g,黄柏 50g,水煎取汁,冷敷患处。

2. 若患处瘙痒不绝,迭起水疱,如黍如豆,搔破水疱,脂水淋漓,黄黏腥臭,基底潮红,结痂如松脂,伴瘙痒不绝,舌红苔腻,脉象滑数者,为湿热相合,湿甚于热证。治宜除湿利尿,清热止痒法,方选龙胆泻肝汤化裁。药用:泽泻 10g,生地黄 30g,黄芩 10g,木通 6g,茯苓皮 15g,六一散 12g(包),车前子 10g(包),龙胆 10g,萆薢 12g,薏苡仁 30g,玉米须 30g,冬瓜皮 30g,水煎服。外治可用:六一散 30g,煅石膏 30g,海螵蛸 20g,黄连 10g,冰片 2g,研细混匀,纱布包扑患处。

【调养】除治疗外,应戒除烟酒;勿食辛辣酒酪、鱼腥海味;贴身衣裤以棉织品为宜;保持患处洁净,勿滥用外涂药物。

胞漏疮

【概述】胞漏疮,近似于西医学的阴囊湿疹,是一种以阴囊作痒,破流脂水为特征的皮肤病,故名。根据其发病特点,中医学文献中又有"湿阴疮""阴湿疮""绣球风"等名。如明代《外科启玄·胞漏疮》记载:"此疮乃肝经湿热所致,外胞囊上起窠子作痒,甚则滴水,湿其中衣,久治不痊者,宜服黄芩、滑石、牵牛、大黄、甘草、木通等剂。"清代《外科真诠·胞漏疮》指出:"此疮乃肝经湿热所致。外胞囊上起窠子作痒,甚则滴水,湿其中衣,久治不痊者,宜服黄芩滑石牵牛大黄甘草木通等剂,以逐其湿,外以鲫鱼散搽之效。"又如清代《医宗金鉴·外科心法要诀》记载:"此证一名绣球风,系肾囊作痒,由肝经湿热,风邪外袭皮里而成。初起干燥痒极,喜浴热汤,甚起疙瘩,形如赤粟,麻痒,搔破浸淫脂水,皮热痛如火燎者,此属里热。"本病好发于阴囊,亦可累及肛周、阴茎。病程较久,易于反复。

因禀性不耐,过餐鱼腥发物、茶酒五辛、肥甘炙煿,则湿热内生,下注前阴;或雨后湿蒸,坐卧湿地,湿邪外袭,郁久化热;或脾失运化,湿邪内存,郁久化热,湿热下注等,皆能致病。

初起患处发红作痒,继则起粟疹、水疱,搔破湿烂,脂水频流,浸淫四窜,糜烂蜕皮。逐渐蔓延扩大,患处肿胀。日久结痂,皮肤肥厚皲裂,皱纹深阔,其色黑褐。

【辨证论治】

1. 凡初起发红作痒,湿烂浸淫,伴心烦口干,大便不调,舌红苔腻,脉象滑数者,为湿热内蕴,下注前阴证。治宜清热利湿,凉血止痒法,方选龙胆泻肝汤化裁。药用:龙胆 12g,栀子 10g,黄芩 10g,六一散 10g(包),木通 6g,泽泻 10g,白茅根 15g,车前子 10g(包),生地黄 15g,萆薢 10g,柴胡 6g,水煎服。外用:生地榆 15g,紫花地丁 10g,水煎取汁,冷敷患处。

2. 若病久不愈,阴囊肥厚,皱纹深阔,伴皲裂疼痛,舌红少苔,脉象细数者,为日久化燥,伤阴耗血证。治宜滋阴养血,润燥除湿法,方选滋阴除湿汤化裁。药用:生地黄 30g,玄参

12g,当归15g,泽泻10g,丹参15g,赤芍10g,茯苓12g,蛇床子9g,石斛10g,地肤子10g,何首乌12g,蒺藜10g,水煎服。外用:蛇床子15g,当归15g,威灵仙10g,王不留行10g,苦参12g,蝉蜕10g,水煎取汁,温洗患处;再用润肌膏涂擦。

【调养】患病期间,应忌食辛辣酒酪、鱼腥发物;患处不宜多用热水烫洗;切忌搔抓及滥用外涂药物;贴身内裤应柔软洁净,经常换洗;可经常食用西瓜、橘子、梨、冬瓜、芹菜、菠菜、胡萝卜等水果蔬菜。

阴 湿 疮

【概述】阴湿疮,相当于西医学的外阴湿疹、阴部毛囊炎、阴囊湿疹、女阴湿疹,是一种以阴部瘙痒,或伴湿烂渗水为特征的皮肤病,故名。根据其发病特点,中医学文献中又有"湿阴疮""阴湿""阴下湿"等名。如金代《兰室秘藏·湿阴疮》记载:"湿阴疮,由肾经虚弱,风湿相搏,邪气乘之,瘙痒成疮,浸淫汗出,状如癣疥是也。"又如清代《外科大成·阴湿疮》记载:"阴湿疮,生阴毛之际,如疥如癣,瘙痒难忍,由肾虚风热所致。"本病多见于成年人,男女均可罹患。男子多发生于毛际、阴囊、鼠蹊部。女子多累及大小阴唇及周围皮肤。病程较久,经过缓慢。夏季或潮湿季节常可加重。

本病多因过食肥甘、辛辣炙煿、油腻酒酪,故脾胃运化失职,湿邪内存,郁久化热,湿热循经下注而发;或衣裤不洁,过少洗浴,或素禀多汗之体,阴下常湿等,皆能致病。

初起患处瘙痒,时发时止,逐渐扩大,入夜尤甚,常因搔抓或烫洗,患处发红肿胀,迭起水疱,揩之即破,脂水频流,瘙痒不绝。日久患处皮肤肥厚,纹理粗重,或结痂皮,状如松脂,或干燥顽韧,迭起细碎白屑。

【辨证论治】

1. 凡初起患处发红作痒,迭起水疱,揩破湿烂,脂水频流,基底艳红,奇痒不绝,伴便干溲赤,舌红苔腻,脉象滑数者,为湿热之邪,循经下注证。治宜清热除湿,祛邪止痒,方选龙胆泻肝汤化裁。药用:泽泻10g,龙胆10g,六一散10g(包),车前子10g(包),生地黄30g,黄芩10g,白茅根10g,玉米须30g,木通6g,茯苓皮12g,栀子10g,水煎服。外用:生地榆40g,马齿苋30g,黄柏20g,石榴皮15g,水煎取汁,冷敷患处即可。

2. 若病久反复,或因循失治,则患处浸润肥厚,皮肤纹理深阔,干燥脱屑,如糠似秕,皮色加深,痒如虫行,入夜尤甚,伴失眠多梦,烦躁口渴,舌红少苔,脉象细数者,为阴伤湿恋,肌肤失养证。治宜滋阴除湿,祛邪止痒法,方选滋阴除湿汤化裁。药用:生地黄30g,玄参10g,当归15g,丹参15g,茯苓30g,北沙参15g,地肤子10g,赤芍10g,泽泻10g,蛇床子10g,水煎服。外用六一散30g,枯矾15g,冰片2g,研细混匀,纱布包扑。

3. 皮损干燥脱屑,肥厚皲裂者可用:紫草20g,白蔹15g,当归12g,甘松10g,香油500ml,浸泡3日后外用,每日2次。

【调养】除治疗外,应忌食辛辣酒酪;保持阴部清洁干燥;避免搔抓,以防染毒成脓;减少热水烫洗;不滥用外涂药物。

脱 囊 疮

【概述】脱囊疮,相当于西医学的小儿阴囊湿疹,是一种以小儿阴囊生疮,溃烂皮脱为特征的皮肤病,故名。中医学文献中记载的"胞漏疮""肾囊风""绣球风""肾脏风疮"等,与此皆有相近之处。如清代《疡科会粹·脱囊疮》记载·"《集验》:小儿脱囊疮,阴囊生疮,溃烂皮脱,子欲坠,名为脱囊疮,此湿热所致。紫苏叶碾细末,湿则掺上,干则清油调敷。"本病仅见于男婴,好发于阴囊之处。病程较久,易于反复,预后较好。

因胎孕之时,孕妇过食五辛发物,多餐肥甘厚味,遗热于儿;或由小儿湿热内蕴,禀性不耐,湿热之邪,循经下注;或因喂养不当,伤及脾胃,酿成湿热,发于体肤;或由洗浴不勤,尿汗污秽,浸渍皮肤等,皆可致病。

初起阴囊皮肤发红作痒,患儿哭闹不安,继则迭起粟疹、水疱,揩破湿烂,脂水浸渍,延蔓四窜。久则波及两股内侧、臀部,湿烂脱皮,日久结痂,皮肤肥厚,时生皲裂,纹理粗重,其色黑褐。

【辨证论治】

1. 凡初起患处发红作痒,迭生粟疹、水疱,揩破湿烂,脂水浸淫,基底潮红,甚则糜烂蜕皮,痒痛相兼,伴舌红苔腻,脉象滑数,便结溲赤者,为湿热之邪,循经下注证。治宜清热除湿,凉血止痒法,方选萆薢渗湿汤化裁。药用:萆薢6g,龙胆6g,六一散6g(包),生地黄10g,牡丹皮3g,赤芍3g,车前子6g(包),泽泻6g,木通2g,薏苡仁10g,栀子6g,水煎服。外用生地榆15g,黄柏20g,水煎取汁,冷敷患处。

2. 若日久不愈,阴囊肥厚,纹理粗重,皲裂时疼,或脱屑作痒,伴溲赤便结,唇红口干,舌赤少苔,脉象细数者,为病久化燥,伤阴耗血,肤失濡养证。治宜滋阴除湿,养血润肤法,方选滋阴除湿汤加减。药用:当归10g,生地黄10g,茯苓6g,北沙参6g,泽泻6g,丹参4g,白芍3g,地肤子6g,玄参6g,麦冬3g,蛇床子5g,水煎服。余渣可再加入白及15g,黄柏10g,煎水外洗。

【调养】除治疗外,乳母及患儿应忌食肥甘厚味、茶酒五辛;保持阴囊处清洁干燥,勤换衣物;贴身衣服以棉织品为好;尿布应勤洗勤换,保持干净、柔软,有条件者使用一次性尿布;潮湿、闷热季节,宜勤洗浴。

绣 球 风

【概述】绣球风,近似于西医学阴囊部位的干性湿疹、瘙痒病、神经性皮炎、维生素B$_2$缺乏症等,是一种以阴囊干燥作痒为主要特征的皮肤病,故名。根据其发病特点,中医学文献中又有"肾囊风""肾脏风"等名称。如明代《外科正宗·杂疮毒门》记载:"肾囊风乃肝经风湿而成。其患作痒,喜浴热汤;甚则疙瘩顽麻,破流脂水,宜蛇床子汤熏洗二次即愈。"清代《外科真诠·肾囊风》记载:"肾囊风,一名绣球风,系肾囊作痒。由肝经湿热,风邪外袭所致。初起干燥痒极,喜浴热汤,甚起疙瘩,形如赤粟,麻痒抓破,浸淫脂水。皮热痛如火燎者,此属实热。"本病多见于成年男子,皮损对称发生于阴囊,亦可波及阴茎、包皮、会阴部。病程较久,经过缓慢,难于自愈,易于反复。

因多饮茶酒,过食五辛、辛辣炙煿、油腻酒酪,伤及脾胃,运转失职,湿热下注;或心绪烦扰,七情不遂,五志化火,肝气失疏,则气机违和,气血悖逆,肤失所养;或津液不布,腠理失密,风邪乘隙等,皆能致病。

初起阴囊干燥作痒,迭起白屑,喜浴热汤,日久肥厚韧实,纹理粗重,疙瘩顽麻,甚则搔破湿烂,滋流渗液,黄黏腥臭,瘙痒不绝。

【辨证论治】

1. 凡初起阴囊干燥,发红作痒,继则疙瘩顽麻,痒若虫行,搔起白屑,触之燥韧,纹理深阔,浸润肥厚,伴心烦易怒,舌红口渴,大便时干,小溲短赤,脉象弦细者,为津液不布,肤失所养证。治宜养阴生津,润肤止痒法,方选养阴润肤饮加减。药用:生地黄30g,麦冬12g,北沙参12g,玉竹10g,白鲜皮10g,蝉蜕6g,苦参10g,当归15g,蒺藜10g,熟地黄15g,女贞子10g,墨旱莲10g,水煎服。余渣再煎,取汁外洗。患处干燥脱屑者可用:紫草20g,当归15g,冰片5g,香油500ml,浸泡3日后,外涂患处,每日2次。

2. 若瘙痒剧烈,皮肤顽厚,触之韧实,搔破血水滋流,黄黏腥浊,或结黄痂,形如松脂,或湿烂渗液,基底潮红,伴舌红苔腻,脉象滑数者,为湿热下注,浸淫肌肤证。治宜清热除湿,祛邪止痒法,方选龙胆泻肝汤化裁。药用:龙胆12g,车前子10g(包),六一散10g(包),泽泻10g,生地黄30g,木通6g,黄芩10g,萆薢10g,柴胡10g,水煎服。外用:生地榆60g,黄柏40g,马齿苋30g,水煎取汁,冷敷患处。

【调养】除治疗外,应注意勿用热水烫洗;不滥用外涂药物;保持内裤清洁,以棉织品为好;不食辛辣刺激食物;戒除烟酒;患处燥痒起皮者,可适当外涂护肤油脂,以助润燥止痒。

阴　疮

【概述】阴疮,相当于西医学的巴氏腺脓肿、外阴疖肿,是一种以任脉会阴穴部位生长疮痈为特征的疾病,故名。根据其发病特点,中医学文献中又有"悬痈""海底痈""骑马痈""跨马痈"等名。如明代《外科理例·悬痈》记载:"一人谷道前患毒,焮痛寒热,此肝经湿热所致,名曰悬痈。"又如清代《外科真诠·骑马痈》记载:"骑马痈,生于肾囊之旁,大腿根里侧,股缝夹空中。由肝肾湿火结滞而成。初如豆粒,渐肿如鹅卵,陨坠壅重,色红焮痛,暴起高肿,速溃稠脓者顺。"《外科证治全书·前阴证治》记载:"悬痈,生肛门前阴根近后阴,两相交界之处。初起细粒,渐如莲子,数日大如桃李,其色红焮痛。"本病多见于前后二阴之间的任脉会阴穴之处,男女均可罹患,以成年人为多。

因过食肥甘厚味、辛辣炙煿、鱼腥海味及醇酒,则脾胃受损,运化失职,湿邪内存,郁久化热,湿热相合,循经下注;或体肤不洁,腠理失密,湿热秽浊,侵袭乘袭;或素禀湿热之体,下注会阴,凝聚体肤等,皆能致病。

初起患处生有细粒,渐如赤豆莲子,皮色如常,触之柔韧,若再肿大,可似乌梅红枣,质地略硬,压之疼痛,四畔红赤,久则溃破,出脓结疤。

【辨证论治】

1. 凡初起患处细粒,渐如豌豆,触之略痛,周边色红,尚未成脓,伴舌红苔腻,脉象滑数者,为湿热下注,凝聚体肤证。治宜清热除湿,软坚散结法,方选龙胆泻肝汤化裁。药用:龙胆12g,栀子10g,黄芩10g,车前子10g(包),柴胡12g,生甘草12g,熟大黄6g,夏枯草15g,浙贝母10g,白茅根15g,生牡蛎30g(先煎),水煎服。外治可用:苦参30g,连翘20g,黄柏40g,当归90g,煎水外洗后,外涂四黄膏。

2. 若患处肿痛,大若梅李,四畔色红,触之略软,顶白根赤,伴发热口渴,便结溲赤,舌红苔腻,脉象洪数者,为湿热蕴毒,结聚体肤证。治宜清热解毒,排脓散结法。方选散结排脓汤化裁。药用:当归12g,白芷10g,赤小豆30g,皂角刺10g,山甲片12g(可用炒三棱10g或炒莪术10g替代),炙乳香6g,炙没药6g,防风6g,生甘草6g,金银花12g,败酱草15g,积雪草12g,车前草10g,板蓝根15g,黄芩10g,三颗针12g,水煎服。外用:黄柏60g,黄连30g,丹参15g,赤芍20g,水煎外洗后,外涂金黄膏。

【调养】除治疗外,应保持外阴、会阴部清洁;便后、经期勤于洗涤;忌食辛辣油腻、肥甘炙煿;戒除烟酒;不可抠抓挤压患处。

阴　癣

【概述】阴癣,近似于西医学的股癣,是一种以阴股部位生癣,瘙痒蔓延为特征的皮肤病,故名。根据其发病特点,中医学文献中又有"瘙癣""股间湿癣""腿丫癣"等名。如隋代《诸病源候论·疮病诸候》记载:"癣病之状,皮肉隐胗,如钱文,渐渐增长,或圆或斜,痒痛有匡,廓里生虫。"清代《疡医大全·癣门主论》记载:"阴癣生在下半身,治之最难,多属寒湿,总之血分受病,以致皮肤不和也。"《续名医类案·癣》记载:"张子和治一女子,年十五,两股间湿癣,长三四寸,下至膝,发痒时爬搔,汤火俱不解,痒定黄赤水出,又痛不可耐,灸炳熏渫、硫黄、藺茹、僵蚕、羊蹄跟之药皆不效。"本病常于潮湿闷热之时发生,好发于多汗的男子。皮损常发生在阴股部近鼠蹊处,单侧或双侧均能累及。夏季加重,冬日减轻或自愈。患者多伴有足癣或手癣。

因夏季湿热,股内多汗,难以蒸干,湿热蕴久,酿成虫毒;或内裤污浊,洗浴不勤,湿毒侵袭;或素有鹅掌风、脚湿气,因搔抓不洁,染着阴股等,均能酿成本病。

【辨证论治】

初起阴股皱襞处，发生指甲大小红斑，圆形或椭圆，其上覆有细碎白屑，如糠似秕，逐渐扩大，或长，或斜，或圆，匡廓清晰，四畔微微隆起，其色潮红，周边针尖大小粟疹、水疱。皮疹可融合成环，或形似地图，边缘蔓延，中心渐愈而平坦，留有褐色斑片。常因奇痒搔抓，日久则皮肤肥厚粗糙。严重者，可蔓延波及会阴、肛周、阴茎根部、臀沟等处。本病无论新久，均为湿热虫邪为患证。治宜清热燥湿，杀虫祛邪法，外用杀癣酒（苦楝子10g，土槿皮15g，苦参10g，羊蹄根15g，千金子12g，百部12g，大枫子6g，樟脑3g，白醋200ml，白酒400ml。先将醋、酒混合，加入前7味浸泡。10天后去渣取汁，再入樟脑，溶化后即可）涂擦患处，每日2次。

【调养】 除治疗本病外，应对原有的鹅掌风（手癣）、脚湿气（足癣）同时治疗；患者的内衣内裤应经常洗烫或蒸煮；局部切忌外涂糖皮质激素类药物；患处不宜用碱性强的肥皂搓洗；老年人患本病久不愈者，可能有糖尿病，宜引起注意；在治疗期间，尽可能使用一次性内裤，即每日换一条，1周内多可获愈；不与患者共用拖鞋、毛巾、浴巾、浴等。

阴　　汗

【概述】 阴汗，相当于西医学的局限性多汗症，是一种以外阴部多汗潮湿为特征的皮肤病，故名。根据其发病特点，中医学文献中又有"阴湿""阴囊汗""阴下湿"等名。如汉代《金匮要略·水气病脉证并治》记载："肾水者，其腹大，脐肿腰痛，不得溺，阴下湿如牛鼻上汗……"明代《医林绳墨·汗》记载："阴汗者，谓至阴之处，或两腿夹中，行走动劳，汗出腥秽。"清代《张氏医通·杂门》记载："阴汗属下焦湿热，龙胆泻肝汤加风药一二味，风能胜湿故也。若因酒色过度者，用六味地黄汤。"又如《类证治裁·汗症》记载："阴囊汗为肾虚有湿。"本病多见于成年人的前后二阴部，男女均可罹患。天暑衣厚时，病情加重。病程长久，进展缓慢。可伴手足及腋下多汗。

因过食辛辣肥甘、油腻酒酪，大肠湿热内蕴，下注后阴；或情志不遂，肝失疏泄，以致肝经湿热下注前阴等，均可致病。

初起阴部多汗，汗出沾衣，日久皮肤浸渍，常伴瘙痒。因洗浴不洁，或不断搔抓，患处湿烂，痒痛相兼。

【辨证论治】

1. 凡肛周多汗，汗出沾衣，腥臭而色黄，伴肛周瘙痒，腹胀纳差，大便不爽，舌红苔腻，脉象滑数者，为大肠湿热，下注后阴证。治宜清肠泄热，除湿止痒法，方选地榆芍药汤化裁。药用：地榆12g，苍术10g，卷柏10g，槐角10g，赤芍10g，黄柏10g，苦参10g，熟大黄6g，厚朴6g，黄芩12g，芦根15g，水煎服。外用：苦参15g，蛇床子10g，明矾10g，野菊花10g，黄柏10g，石榴皮15g，水煎取汁，外洗患处。

2. 若前阴多汗，色黄而黏，常染衬裤，伴皮肤瘙痒，浸渍湿烂，口苦咽干，心烦易怒，舌红苔腻,脉象弦滑者,为肝经湿热,下注前阴证。治宜清利肝经湿热法,方选龙胆泻肝汤化裁。药用:龙胆10g,栀子10g,黄芩10g,柴胡10g,车前子10g(包),泽泻10g,木通6g,生甘草10g,苦参10g,生地黄15g,水煎服。外用:豨莶草30g,苦参15g,地肤子15g,明矾6g,白鲜皮12g,黄柏12g,水煎取汁,外洗患处。

3. 以上二者经洗浴后,均可外涂敛汗散(煅石膏30g,枯矾6g,海螵蛸15g,六一散15g,冰片1g,分别研细和匀,纱布包扑)。

【调养】除治疗外,应少吃辛辣酒酪、油腻腥荤;避免忧思恼怒;经常洗浴,保持皮肤清洁;衬衣、衬裤要勤洗勤换;夏日炎热湿蒸时,可多饮绿豆汤、芦根水、西瓜汁;宜常食苦瓜、藕、生菜、苋菜、瓢菜等蔬菜。

阴　痛

【概述】阴痛,相当于西医学的外阴疼痛症或外阴灼痛综合征,是一种以外阴持续疼痛、灼痛三个月以上,且无客观体征为特征的皮肤病,故名。根据其发病特点,中医学文献中又有"阴中痛""阴户痛""玉门痛""嫁痛""小户嫁痛"等名。如晋代《葛洪肘后备急方·治卒阴肿痛颓卵方》记载:"若阴中痛,矾石二分(熬),大黄一分,甘草半分,末,绵裹如枣,以导之,取差。"隋代《诸病源候论·妇人杂病诸候》指出:"阴痛候,阴痛之病,由胞络伤损,致脏虚受风邪。而三虫、九虫,因虚动作,食阴则痛者,其状成疮。其风邪乘气冲击而痛者,无疮,但疼痛而已。"唐代《备急千金要方》中有"治合阴阳则痛不可忍方""治妇人阴阳过度,玉门疼痛,小便不通,白玉汤方""治嫁痛单行方""治小户嫁痛连日方"的记载。清代《奇症汇·溺孔》记载:"一宠姜年三十余,凡交合则觉阴中隐痛,甚则出血。按其脉,两尺沉滞而涩,用补血散寒之剂不愈。因思药与病对,服而不效,恐未适至其数也。"本病多见于三十岁左右的已婚未育妇女,以外阴持续或阵发性疼痛为特点。病程较久,慢性经过,可持续数年。

因情志不遂,紧张焦虑,肝气郁结,肝脾不和,湿热下注;或禀赋素弱,后天失养,乃致中气不足,中气下陷;或天癸已竭,精血不足,肌肤失养等,皆能致病。

阴痛可在首次性交或正常性生活后发生,以后可在手术、分娩、感染等条件下发作。局部轻触即可引起剧痛,可波及前庭区或局限于阴唇处。痛处可偶有红斑,但无硬化萎缩、糜烂渗出。症状严重者,可致性交困难。

【辨证论治】

1. 凡外阴灼痛肿胀,持续不减,甚则痛极难忍,带下色黄,伴有腥臭,烦躁易怒,舌红苔黄腻,脉象滑数者,为肝脾不和,湿热下注证。治宜调理肝脾,清热除湿法,方选加味逍遥散化裁。药用:龙胆12g,车前子10g(包),泽泻10g,六一散10g(包),黄柏10g,苦参10g,苍术12g,栀子10g,黄芩10g,柴胡12g,萆薢10g,茯苓15g,水煎;外用:苦参50g,黄柏30g,明矾6g,白鲜皮20g,仙鹤草30g,纱布包,水煎外洗,每日2次。

2. 若外阴疼痛,并无肿胀,肤色如常,每于劳累后加剧,阴户坠痛,伴少气懒言,食少纳呆,腹胀便溏,舌胖齿痕,脉细无力者,为脾胃虚弱,中气下陷证。治宜补中益气,调理脾胃法,方选补中益气汤化裁。药用:生黄芪15g,炙黄芪15g,炒白术12g,茯苓20g,陈皮15g,人参6g(单煎),升麻6g,柴胡6g,白扁豆30g,大枣15g,百合30g,炙甘草10g,水煎服。

3. 若年过半百,天癸已竭,月事不来,外阴干燥疼痛,势如汤泼火灼,持续不止,入夜尤甚,亦可波及会阴、肛周和大腿内侧。外阴虽无异常,且无性交痛及触压疼痛,伴咽干口燥,眩晕耳鸣,五心烦热,舌红少津,脉象弦细者,为肝肾阴虚,肌肤失养证。治宜滋养肝肾,荣润肌肤法,方选一贯煎化裁。药用:生地黄15g,熟地黄15g,北沙参15g,麦冬12g,枸杞子10g,盐知母12g,玄参12g,当归12g,白芍15g,黄柏12g,玉竹15g,炙甘草10g,水煎服。外用:仙鹤草20g,紫草15g,王不留行30g,白及15g,当归15g,甘松15g,纱布包,水煎外洗,每日2次。

【调养】除治疗外,应注意保持外阴卫生,减少刺激,避免过度搔抓、洗烫;忌食辛辣,戒烟限酒;调摄七情,克服紧张恐惧,烦躁焦虑,必要时进行心理咨询;多吃鲜嫩多汁的水果、蔬菜,如:西瓜、梨、甘蔗、橘子、菠菜、芹菜、黄瓜等。

阴　　痒

【概述】阴痒,近似于西医学的滴虫性阴道炎、外阴瘙痒病、念珠菌性阴道炎,是一种以妇女阴道内或外阴部瘙痒为主要特征的皮肤病,故名。根据其发病特点,中医学文献中又有"阴门瘙痒""妇人阴痒""阴蚀""阴䘌"等名称。如隋代《诸病源候论·妇人杂病诸候》记载:"妇人阴痒,是虫蚀所为,三虫九虫,在肠胃之间,因脏虚虫动,作食于阴,其虫作势,微则痒,重者乃痛。"清代《外科证治全书·前阴证治》记载:"阴痒,一名阴蚀,一名阴䘌。阴痒,三虫在肠胃,因脏虚蚀阴,微则痒,甚则痛,或外生疙瘩,或脓水淋漓……此证亦有肝脾亏损,湿热下注而痒者。"本病多见于已婚妇女。瘙痒多在阴道内或外阴部发生,如不彻底根治,则多缠绵难愈。

因洗浴不洁,外染虫毒;或湿邪内蕴,郁久化热,湿热蕴结,流注于下;或肝肾不足,精血亏虚,血燥生风,外阴失养等,均能致病。

初起阴部瘙痒,逐渐蔓延,痒势加剧,甚则坐卧不宁。因不断搔抓,则脂水浸渍,阴户发白,周边绕以红晕,痒痛相兼,潮红肿胀,黄带如脓,或如豆渣,或似泡沫,甚则溃烂。久则肌肤干燥,萎瘦脱屑,淫淫作痒。

【辨证论治】

1. 凡初起患处瘙痒,坐卧不宁,肌肤潮红肿胀,伴带下如脓,腥臭难闻,口苦黏腻,脘闷不舒,小溲黄赤,舌红苔腻,胃脉象滑数者,为湿热蕴结,下注前阴证。治宜清热利湿,杀虫止痒法,方选龙胆泻肝汤化裁。药用:龙胆10g,栀子10g,黄芩10g,车前子10g(包),木通6g,苦参10g,柴胡12g,萆薢10g,白鲜皮12g,黄柏12g,薏苡仁10g,水煎服。外用:蛇床子30g,鹤虱15g,黄柏12g,苦参15g,明矾3g,水煎取汁,外洗患处。亦可配合选用洁阴湿巾、洁尔阴、肤阴泰、皮肤康洗剂等洁阴用品。

2. 若病久不愈,阴部干涩,痒如虫行,肌肤干燥,搔起白屑,伴眩晕耳鸣,腰酸腿软,带下量少,其色黄赤,舌红少苔,脉象细数者,为肝肾阴虚,肤失所养证。治宜滋补肝肾,养血息风法,方选养血润肤饮化裁。药用:当归15g,白芍10g,熟地黄30g,制首乌12g,皂角刺10g,盐知母10g,盐黄柏10g,白鲜皮10g,山萸肉10g,女贞子15g,墨旱莲15g,枸杞子12g,水煎服。外治同前,外洗方另加当归15g,白芍20g。

【调养】除治疗外,应忌食辛辣厚味;内裤保持干净柔软;保持外阴部的清洁卫生;便溺后及时洗净阴部;戒除烟酒;公共浴池内以淋浴为洁净;有体癣、股癣、足癣、甲癣者,当同时治疗;不与别人同用浴巾。

女　阴　痿

【概述】女阴痿,相当于西医学的硬化萎缩性苔藓、女阴萎缩、女阴萎缩性皮炎、老年性女阴萎缩、原发性女阴萎缩等,是以女阴萎缩为特征的退行性病变或炎症性病变,伴有萎缩性改变等,故名。根据其发病特点,本病可归属于中医学文献中记载的"阴痿""阴缩""缩阴"等范畴。如《素问·阴阳应象大论》记载:"年六十,阴痿,气大衰……"(吴崑《黄帝内经素问吴注》:"痿,与萎同,草木衰而萎也。阴痿,阴事弱也。")《灵枢·经筋》记载:"经筋之病,寒则筋急,热则筋弛纵不收,阴痿不用。"《素问遗篇·本病论》记载:"太阴不退位……阴痿闭塞,失溺小便数。"隋代《诸病源候论·虚劳病诸候》:"虚劳阴萎候:肾开窍于阴,若劳伤于肾,肾虚不能荣于阴器,故萎弱也。"本病好发于闭经的老年妇女或不能生育的年轻妇女,皮损多见于大小阴唇、阴蒂等处,病程较久,进展缓慢。

因饮食失节,情志不遂,肝脾失和,湿热内蕴,循经下注;或外染毒邪,肌肤失养;或因妇人天癸已竭,肝肾阴虚,精血不足,肌肤不荣;或素禀肝肾不足之体,阴器失荣等,均可酿成本病。

初起外阴红肿热痛,或痒痛相兼,糜烂灼热,渐至肌肤角化肥厚,触之如革,黏膜弹性及柔软感丧失,色泽淡红或灰白。逐渐至肌肤光滑,半透明状,色似珍珠,弹力消失。大小阴唇、阴蒂萎缩变平变薄,阴道口缩窄。轻创即可撕裂出血。

【辨证论治】

1. 凡初起外阴红肿,灼热痒痛,或伴糜烂渗液,或带下黄黏腥臭,伴大便不爽,小溲黄赤,舌红苔腻,脉象滑数者,为湿热蕴毒,循经下注证。治宜清热除湿,解毒消肿法,方选龙胆泻肝汤化裁。药用:龙胆10g,黄芩10g,柴胡12g,栀子10g,车前子12g(包),木通6g,六一散10g(包),白茅根15g,泽泻10g,生地黄30g,黄柏10g,苦参10g,水煎服。外用:苦参30g,黄柏20g,地肤子15g,明矾3g,白鲜皮20g,生甘草15g,纱布包,水煎外洗,每日2次。

2. 若病日较久,外阴革化,黏膜变硬光滑,大小阴唇、阴蒂萎缩变平,甚则消失,伴舌淡少苔,脉细无力者,为肝肾阴虚,肌肤失养证。治宜滋养肝肾,荣润肌肤法,方选二至丸化裁。药用:女贞子15g,墨旱莲15g,熟地黄30g,枸杞子12g,白芍15g,天冬12g,山萸肉15g,生山药 30g,当归 12g,鹿角胶 15g(烊化),仙灵脾 6g,炙甘草 10g,水煎服。外用:当归 30g,王不留行 30g,白及 20g,蛇床子 20g,白芍 30g,炙甘草 15g,纱布包,水煎外洗,每日 2 次,可适当外涂生肌玉红膏。

【调养】除诊疗外,应忌食辛辣炙煿,油腻酒酪;保持外阴清洁卫生;适当涂擦润肤护肤制品;可经常服用黑芝麻、大枣、银耳、山药、黑木耳等养血润燥之品;和顺七情,适当参加体育锻炼。

阴 蚀 疮

【概述】阴蚀疮,相当于西医学的急性女阴溃疡,是一种以阴部生有溃疡,如虫蚀作痛为特征的皮肤病,故名。中医学文献中又有"阴蚀""阴疮""阴烂""天马疮""阴蚀疽""阴伤蚀疮""蚌疽""阴肿""阴痔""䘌疮""阴䘌"等名称。本病在西医学中于 1918 年由奥地利皮肤病学家 Lipschütz 首次报道。中医学文献对此记载较早,秦汉时期《神农本草经》记载:"石硫黄味酸温,主妇人阴蚀疽。"汉代张仲景《金匮要略·妇人杂病脉证并治》记载:"少阴脉滑而数者,阴中即生疮,阴中蚀疮烂者,狼牙汤洗之"。狼牙汤方:狼牙三两,上一味,以水四升,煮取半升,以绵缠箸如茧(世界上最早的棉签),浸汤沥阴中,日四遍。晋代《刘涓子鬼遗方·附录》(5 世纪):"刘涓子方,治妇人阴蚀,当归汤方。"明代窦梦麟《疮疡经验全书·妇人阴蚀疮图说》(1569 年)记载:"阴蚀疮,妇人之性多偏而多郁,若有不遂则心肝胃三经之火勃然而起,遂致阴内生疮。"明代陈实功《外科正宗·阴疮论》(1617 年)记载:"妇人阴疮,乃七情郁火,伤损肝脾,湿热下注为患,其形固多不一,总由邪火所化也。"又如清代许克昌、毕法合撰的《外科证治全书·前阴证治》(1831 年)记载:"阴肿,阴户忽然肿而疼痛,由肝脾伤损,湿热下注,肝伤而翻突,如饼如鸡冠,或溃烂。"清代陈士铎《洞天奥旨·阴疳》(1694 年)记载:"阴疳者,生疮于阴户之内也,时痛时痒,往往有不可忍之状,其气腥臊作臭,无物可以解痒,倘愈交接,则愈痛矣。"本病多见于青年女性,好发于大、小阴唇内侧,偶可累及口腔。病程约 3~4 周,但可反复发作(彩图 2-43)。

因过食辛辣炙煿、肥甘厚味,酿成湿热,蕴久化毒,下注前阴;或七情失调,肝郁不舒,化火蕴毒,循行下注;或外阴不洁,污垢浸渍,酿成毒邪,侵蚀体肤等,均能致病。

初起患处生有溃疡,小如粟粒、赤豆,大若樱桃、芡实,多少不一,深浅不定,触之如肝,上覆黄色脓苔,周边绕以红晕,附近臁核肿大。其溃疡深大者,可似梅李,以致阴部蚀烂。

【辨证论治】

1. 凡初起病急,溃疡深大,边缘锐软,上覆脓苔,周围焮红肿胀,疼痛剧烈,伴发热恶寒,关节酸痛,便干溲赤,舌红苔黄,脉象洪数者,为湿热蕴毒,下注前阴证。治宜清热利湿,解毒凉血法,方选清瘟败毒饮化裁。药用:黄连 6g,黄芩 10g,牡丹皮 10g,六一散 10g(包煎),金银花 10g,大黄 10g,连翘 12g,生地黄 30g,大青叶 15g,栀子 10g,水煎服。外用:仙鹤草 100g,黄柏 30g,苦参 20g,马齿苋 40g,石榴皮 15g,野菊花 20g,纱布包,水煎外洗,每日 2 次。洗后可取锡类散或提毒散少许,撒于疮上。

2. 若溃疡边缘不整,触之质软,周边红晕,形似下疳,疼痛不甚,反复发作,伴胸胁满闷,口苦咽干,舌边尖红,脉象弦数者,为肝郁气滞,化火蕴毒证。治宜疏肝理气,泻火解毒法,方选泻青丸化裁。药用:青皮10g,柴胡12g,龙胆10g,郁金10g,板蓝根15g,木通6g,黄芩10g,赤芍10g,生甘草10g,水煎服。外用洗剂同前。洗后可用锡类散或生肌散。

【调养】除治疗外,应忌食辛辣厚味;保持患处清净;贴身内裤应勤于洗涤;尽量卧床休息;戒除烟酒;调摄七情,保持情怀畅达;患病期间不宜同房。

阴 虱 疮

【概述】阴虱疮,相当于西医学的阴虱,是一种因虱子寄生于外阴部所引起的皮肤病,故名。根据其发病特点,中医学文献中亦有"阴虱""八角虫"等名。如明代《外科正宗·杂疮毒门》记载:"阴虱又名八脚虫也,乃肝肾二经浊气而成。"又如清代《外科证治全书·前阴证治》记载:"阴虱疮,一名八脚虫。前阴毛际内,由欲后失洗不洁,搏滞生虫起疙瘩,或红或白,瘙痒难忍。"《外科真诠·阴虱疮》记载:"阴虱疮,一名八脚虫,生于前阴毛际,瘙痒难忍,抓破色红,中含紫黑。由肝肾气浊生热,兼淫欲不洁所致。"《医宗金鉴·外科心法要诀》亦记载:"此疮一名八脚虫,生于前阴毛际内,由肝、肾气浊生热,兼淫欲失洗不洁,搏滞而成,瘙痒难忍,抓破色红,中含紫点。"本病多见于成年人,好发于阴部、腋下及肛门周围体毛之上。夫妻常常同时患病。如不彻底根治,则经久难愈,并可染著他人。

因交媾不洁,相互染著,乃致阴虱叮咬皮肤;或肝、肾二经气浊生热,郁久化虫;或与其他阴虱患者密切接触,以致染著阴虱等,皆能致病。

初起阴部、腋下及肛周皮肤瘙痒,阴毛、腋毛、肛毛之上,可见有成串的白色虮子,拔之难落。毛根部常有活虱子紧抓毛干,形如蜘蛛,小若针尖,其色褐黄。被叮咬处常有淡红丘疹,小若针尖芒刺,带有血痂,因瘙痒剧烈而不断搔抓,则表皮剥蚀,血痕累累。外阴皮肤可因搔抓而发生浸渍,湿烂渗出,脂水频流,抓破不洁,则染毒成脓。

【辨证论治】

1. 凡初起患处瘙痒,生有丘疹血痂,并可找到阴虱者,应首先剃去阴毛、腋毛、肛毛并烧毁,外涂除虱酊(百部250g,苦参15g,烟叶6g,白果仁10g,芦荟6g,白酒500ml,浸泡3天,备用),每日2次。

2. 若搔抓不洁,皮肤焮肿,染毒成脓,附近臖核肿大,舌红苔黄,脉象滑数者,除上述治疗外,应外用紫金锭,内宜清热解毒,凉血消肿法,方选消肿解毒汤化裁。药用:黄柏10g,黄芩10g,栀子10g,败酱草15g,苦参10g,金银花10g,连翘12g,生甘草10g,黄连6g,紫花地丁12g,白茅根30g,水煎服。

【调养】本病应以预防为主。夫妻双方应同时治疗;避免不洁性交;病者的内衣、内裤等贴身衣物,应彻底消毒;病者在未彻底治愈前,不到公共浴池洗浴;取缔卖淫嫖娼;伴有其他性病者,应同时治疗;对患者使用的被、褥、毛巾等应晾晒消毒;不与他人合用洗涤用品。

阴 头 疮

【概述】阴头疮,相当于西医学的坏疽性龟头炎,是一种以阴茎龟头生疮,紫肿溃烂为特征的皮肤病,故名。根据其发病特点,中医学文献中又有"阴头痈""龟头疮""男子阴疮""阴头生疮""阴茎疮"等名。如晋代《葛洪肘后备急方·治卒阴肿痛颓卵方》记载:"男子阴疮损烂,煮黄柏洗之。"又如清代《外科证治全书·前阴证治》亦记载:"阴头紫肿疼痛,名阴头痈,用鳖甲煅为末,鸡子清调敷。"本病多见于中老年,好发于阴茎龟头及包皮之处,逐渐扩展,可达阴茎、阴茎根部、下腹部,起病一般较急,进展快慢不一。严重者可引起阴茎溃疡、坏死,甚则阴茎蚀烂脱落。可伴糖尿病、免疫缺陷病等。

因饮食失节,过餐肥甘辛辣,多饮醇酒厚味,湿邪内存,郁久化热,湿热之邪,循经下注;或七情郁结,肝气不疏,肝经湿热,郁久化毒,湿热毒邪,下注外阴等,均能致病。

初起龟头之处,红肿作痛,逐渐溃烂生疮,小若赤豆,大如指甲,周边隆起,触之韧实,疮底肉色暗红,凹凸不平,揩之出血,疮面脓痂,其色黄白,四畔暗红,溃烂延蔓,可扩大加深,乃至阴茎坏死脱落。

【辨证论治】

1. 凡龟头溃疡,形若黍豆,四畔红晕,周边隆起,疮底焮赤,上覆黄脓,伴口苦心烦、便结溲赤,舌红苔腻,脉象滑数者,为湿热之邪,凝聚前阴证。治宜清热除湿,化瘀散结法,方选龙胆泻肝汤化裁。药用:龙胆 12g,车前子 10g(包),木通 6g,六一散 15g(包),泽泻 10g,柴胡 12g,黄芩 10g,黄连 6g,败酱草 15g,栀子 10g,黄柏 12g,瞿麦 12g,水煎服。外用:生地榆 30g,黄柏 15g,马齿苋 40g,水煎取汁,冷敷患处。再用黄连 10g,枯矾 6g,冰片 1g,青黛 2g,白芷 3g,研细混匀,香油调敷。

2. 若疮周隆起,四畔紫红,疮口肿溃,色泽紫黑,揩破出血,浸淫延蔓,伴发热身痛,口干心烦,患处灼痛,舌绛苔黄,脉象弦数者,为湿热夹毒,浸渍体肤证。治宜清热除湿,解毒消肿法,方选化毒汤加减。药用:金银花 20g,连翘 15g,车前子 15g(包煎),牡丹皮 10g,苦参 10g,紫花地丁 10g,车前草 15g,龙胆 15g,黄柏 15g,板蓝根 20g,蒲公英 15g,水煎服。外治同前,先依前法冷敷,再用人工麝香 0.1g,冰片 1g,轻粉 1g,白芷 3g,黄柏 6g,枯矾 2g,煅石膏 15g,研细混匀,香油调敷。

【调养】保持患处洁净;治疗原有其他疾病;年老体弱者,应加强饮食调养;有糖尿病、免疫缺陷病、营养不良等疾病者,应及时治疗。

便 毒

【概述】便毒,近似于西医学第四性病(性病性淋巴肉芽肿)所致的横痃破溃,以淋巴结软化、破溃、多个窦道排出黄色污秽物为特征的性传播疾病,故名。中医学文献里又有"血疝""便痈""疬疮""横痃"等名。本病在西医学中于1833年由爱尔兰人William Wallace首先描述,1890年Nelaton对本病的特征作了全面证实。中医学文献对此记载较早,明代汪机《外科理例·便毒》(1519年)记载:"便毒……不遂交感,或强固精气,致败而结者,解散之。"清代吴谦《医宗金鉴·外科心法要诀》(1742年)亦记载:"便毒,此证又名血疝,又名便痈,无论男女,皆可以生。发于少腹之下,腿根之上折纹缝中,经属肝、肾。由强力房劳,忍精不泄,或欲念不遂,以致精搏血留,聚于中途,壅遏而成……初如杏核,渐如鹅卵,坚硬木痛,微热不红,令人寒热往来。"本病好发于青年人,男性多见,其中多个性伴侣者、男同性恋者为主要传染源,潜伏期约3周,多数发病于单侧鼠蹊部,病程较久,进展缓慢,愈后留疤。若早期发现,及时正确治疗,预后尚可;若病程日久,或因循失治,则邪毒内攻脏腑,可致恶变。

本病因不洁性交,外染毒邪,浊精败血,滞留体内,结毒不散,侵蚀体肤而致。

初疮出现2~4周后,男性鼠蹊部臀核肿大,又称横痃。初始小似豌豆,大若红枣,孤立散在,触之韧实质硬,渐大如梅李鸡卵,伴触压疼痛,互相粘连成块,表面青紫或紫红。包块隆起,中央凹陷,形成沟槽。半个月左右,肿块软化,触之如肝,可有波动,破溃溢脓,污秽黄色,或夹脓带血,形成多个瘘管,日久愈合,形成瘢痕。

【辨证论治】

1. 凡横痃初起,如梅似李,孤立散在,触之较硬或痛,外观色红或紫,伴发热头痛,关节酸楚,便结溲赤,舌红苔黄,脉象滑数者,为湿热内蕴,外染毒邪证。治宜清热解毒,燥湿散结法,方选解毒除湿汤化裁。药用:土茯苓30g,连翘10g,生大黄12g,穿山甲6g(可用炒三棱6g或炒莪术6g替代),浙贝母12g,丹参15g,败酱草15g,板蓝根15g,积雪草15g,金银花30g,黄芩12g,黄柏10g,茯苓10g,生甘草10g,水煎服,小金丸1粒,送服。外用紫金锭或六神丸,水调敷。

2. 若横痃软化破溃,伴面色无华,短气乏力,舌淡苔腻,脉象细数者,为气血已虚,邪毒尚存证。治宜补益气血,排脓托毒法,方选黄芪内托散化裁。药用:生黄芪30g,炒白术15g,茯苓15g,川芎10g,当归12g,白芷10g,天花粉12g,皂角刺10g,熟地黄30g,金银花30g,炙甘草10g,水煎服。外用:轻粉5g,煅石膏30g,枯矾6g,人工麝香0.2g,炙乳香10g,炙没药10g,分别研细和匀,视窦道大小深浅,以玉红膏纱条,蘸药粉少许,纳入其中,每日1次。

【调养】 本病传染性强,避免性接触;凡与病者有性接触史者,一律检查治疗;提高安全套使用率;对患病者应同时进行梅毒、艾滋病等其他性病检查。

<h1 style="text-align:center">横　痃</h1>

【概述】 横痃,相当于西医学的梅毒性横痃,是一种以梅毒发于两腿合缝间鼠蹊部,以臀

核肿大为特征的皮肤病,故名。根据其发病特点,中医学文献中又有"外疝"之名。发于左侧者为"鱼口",发于右侧者为"便毒",故亦有"鱼口便毒""鱼便"等名。如明代《外科正宗·鱼口便毒论》记载:"夫鱼便者,左为鱼口,右为便毒。总皆精血交错,生于两胯合缝之间结肿是也。近之生于小腹之下,阴毛之傍结肿,名曰横痃,又名外疝是也。得之入房忍精,强固不泄,或欲念已萌,停而不遂,以致精血走动凝滞,结而为肿。"本病多见于成年男子,于染毒后6周左右开始肿胀,发生于硬下疳之后。本病发生徐缓,其消退较硬下疳愈合为迟。当属于一期梅毒。若因循失治,则可转为二期梅毒。

横痃有性病横痃与非性病横痃之分。性病横痃包括梅毒、淋病、软下疳、性病性淋巴肉芽肿(第四性病)。软下疳横痃易溃呈鱼口状,故名鱼口。第四性病淋巴结软化破溃形成多空瘘管,排出脓性分泌物,故名便毒。梅毒横痃不破溃,称之为腹股沟硬性淋巴结炎。

本病内由欲火猖动,败精湿热,留滞为患,外由不洁交媾,致淫精邪毒,污秽染着,毒邪乘隙,凝聚不散,结于鼠蹊之处而发。

初起染毒3周左右出现硬下疳,于硬下疳附近之臀核,距染毒后约6周开始肿胀,可单侧或双侧发于鼠蹊部,小若赤豆,大似红枣,质地韧实,消退迟缓。

【辨证论治】

1. 凡初起下疳之后,鼠蹊之处,臀核肿大,漫漫结块,不红微热,小似赤豆梅核,大若指头红枣,两胯牵强,伴舌红苔白,脉象弦滑者,为杨梅毒邪,结聚体肤证。治宜解毒行瘀,消肿散结法,方选解毒散瘀汤化裁。药用:土茯苓30g,熟大黄10g(后下),浙贝母10g,牡丹皮10g,赤芍10g,连翘15g,当归尾12g,皂角刺6g,败酱草15g,虎杖12g,生甘草10g,水煎服。

2. 若结块肿大,质地坚硬,小似梅李,大如核桃,推之能移,行走不便,结肿时痛,皮核不连,伴舌红苔黄,脉象滑数者,为湿热结毒,凝聚不散证。治宜清热解毒,散瘀消肿法,方选山甲内消散加减。药用:山甲片10g(可用炒三棱10g或炒莪术10g替代),当归尾12g,生大黄12g(后下),僵蚕10g,生甘草6g,连翘15g,全蝎6g,牡丹皮10g,赤芍10g,夏枯草15g,黑丑6g,苏木6g,土茯苓30g,水煎服。

【调养】 本病传染性强,应戒除不洁性交;患者衣、被应严格消毒;加强法制教育;严禁卖淫嫖娼;患病初期即应尽早治疗,以防毒邪走窜,难于根除;一方有病,夫妻双方应同时检查,以杜绝传染,本病可采用中西医结合治疗。目前治疗梅毒仍当以青霉素为首选。

臊 瘊

【概述】 臊瘊,相当于西医学的尖锐湿疣,是一种以肤生赘疣,渐大如蕈,其味臊臭为特征的皮肤病,故名。根据其发病特点,中医学文献中亦有"胒""枯筋箭"等名。如清代《外科大成·疣》记载:"胒,一名枯筋箭,手太阳虚则生胒……有肛门周生小颗如鼠奶,大小不一者。"明代《疡医证治准绳·疣》记载:"一男子……肛门周生小颗如胒子,如鼠乳,大小不一。"本病多见于成年人的皮肤黏膜交界之处,尤其外生殖器及肛门附近,如男子的包皮、龟头、冠状沟、尿道口等(彩图2-44),或女性的大小阴唇内侧、会阴、阴道、口唇黏膜等处,偶见于脐、腋、乳房等处。病程长短不一。短者数月内自行消退,长者多年不愈。少数可转为恶变,则预后不良。大多患者预后较好。

因过食肥甘炙煿、辛辣厚味,以致湿热内蕴,郁久化毒,下注二阴;或不勤洗浴,经带污浊,淹渍体肤,湿热蕴毒;或交媾不洁,染著湿热毒邪,外袭体肤等,均能致病。

初起患处生有细小淡红丘疹,如粟如麻,逐渐扩大增多,匡廓鲜明,表面凸凹不平,柔软湿润,形似乳头,或如菜花,其色暗红或污灰,根部有蒂,质地较脆,揩破出血,或糜烂渗液,黏腻臊臭。皮损裂隙处,多有脓垢郁积,恶臭不堪,每因抓破不洁,染毒成脓。

【辨证论治】

1. 凡初起患处生有赘疣,形似乳头菜花,表面凸凹不平,潮湿浸渍,臭秽难闻,伴食不甘味,腹胀纳呆,二便不调,舌苔垢腻,脉象滑数者,为湿热蕴毒,下注二阴证。治宜清热利湿,解毒祛邪法,方选龙胆泻肝汤化裁。药用:龙胆12g,柴胡10g,黄芩10g,栀子10g,车前子10g(包),泽泻10g,木通6g,积雪草10g,虎杖12g,生薏苡仁50g,茵陈30g,黄柏10g,苍术10g,水煎服。外用:苦参30g,白鲜皮15g,黄柏20g,水煎取汁,洗涤患处。亦可选用洁阴湿巾、肤阴泰、肤阴康、洁尔阴、皮肤康洗剂等洗涤患处。

2. 若病久不愈,疣体大若核桃,或似鹅卵,流脓腐秽,揩破出血,臭不可近,伴附近臀核肿大,妇人白带增多,舌红苔垢,脉象弦数者,为湿热毒邪,瘀阻经络。治宜清热利湿,解毒化瘀法,方选解毒通络汤化裁。药用:丝瓜络6g,炒三棱10g,赤芍10g,茵陈30g,败酱草15g,黄柏10g,苦参12g,紫花地丁10g,牡丹皮10g,薏苡仁30g,川牛膝12g,苍术10g,水煎服。外治可依前法洗净,再用五妙水仙膏点涂。

【调养】 除治疗外,应保持患处清洁,不可随意搔抓;戒除恼怒恚嗔;饮食以清淡为宜;避免不洁性交;取缔卖淫嫖娼;患病期间忌食辛辣酒酪;疣体过大或生长迅速者,可配合冷冻、电灼、激光、手术等疗法;未彻底治愈前,不得同房;尿道内、直肠内、阴道内常有皮损,不可忽略。

脓　淋

【概述】 脓淋,相当于西医学的淋病,是一种以小溲短急,淋漓不尽,痛引阴处,尿出黄脓为特征的性传播疾病,故名。根据其发病特点,中医学文献中的"急淋""热淋"等均有与此相近之处。如隋代《诸病源候论·诸淋候》记载:"热淋者,三焦有热,气搏于肾,流入于胞而成淋也,其状小便赤色,亦有宿病淋,今得热而发者。"又如明代《景岳全书·淋浊论列方》记载:"淋之为病,小便痛涩滴沥,欲去不去,欲止不止者是也。"又如清代《医述·淋浊》记载:"今患浊者,虽便时茎中如刀割火灼,而溺自清。唯窍端时有秽物,如疮脓目眵,淋漓不断,初与溲溺不相混溷,至易辨也。"本病多见于成年男子,女子亦可染著。孕妇患病可在分娩时染著新生儿眼部,造成失明,潜伏期2~10天。初起较急,如不治疗彻底,可反复难愈。

本病主要由于性交不洁,沾染湿毒之邪;其次接触病者衣被、便桶、浴盆;或酒色过度,败精瘀阻,湿热下注,蕴成毒邪等,均能致病。

男子起病急骤,初起尿道烧灼,茎中作痛,排尿不畅,如刀割火燎,继而尿道口溢出黄脓,如疮脓目眵,其色黄白,呈"糊口"现象。女子患病,则外阴红肿,排尿不畅,疼痛异常,尿中带脓。若毒邪入眼,常致红肿溢脓,甚则失明。

【辨证论治】

1. 凡初起病急,尿道涩痛,溢出黄脓,伴发热恶寒,周身酸楚,舌红脉数者,为湿热夹毒,蕴结前阴证。治宜清热解毒,利湿化浊法。方选大分清饮化裁。药用:土茯苓30g,泽泻10g,海金砂10g,赤小豆30g,赤芍10g,萹蓄10g,黄连8g,生大黄10g,车前子10g(包),木通6g,黄柏10g,萆薢12g,六一散10g(包),水煎服。外用:黄柏30g,生大黄15g,蒲公英15g,煎水外洗。

2. 若病久不已,晨起尿道口多有秽浊,如眵糊口,排尿微痛,挤压时有黄脓溢出,伴午后低热,短气乏力,饮酒或排尿时,病情加剧,舌红少苔,脉象细数者,为阴虚火旺,余毒未尽证。治宜滋阴降火,清解余毒法,方选知柏地黄汤加减。药用:生地黄30g,玄参12g,地骨皮12g,车前子10g(包),白茅根15g,盐知母12g,盐黄柏10g,茯苓12g,牡丹皮10g,猪苓10g,瞿麦10g,水煎服。

3. 外洗患处可使用肤阴泰、洁尔阴、洁阴湿巾、洁身宝等清洁用品,并使用一次性内裤。

【调养】本病应以预防为主,避免不洁性交;对患者的衣服及生活用具,应彻底消毒;本病可采用中西医结合治疗;患病时忌食辛辣酒酪,不宜同房;加强洗浴,切不可用手揉眼;取缔卖淫嫖娼;可多饮金银花露、芦根水、茅根水、绿豆汤、西瓜汁;蔬菜当中的苦菜、苋菜、大蓟、小蓟、藕、苦瓜、冬瓜、芹菜等均可食用。

膏　淋

【概述】膏淋,指小便涩痛,滴沥不尽,急迫短数,尿出清稀白脓如膏为特征的性传播疾病。西医学的非淋菌性尿道炎应属膏淋的范畴。根据其发病特点,中医学文献里又有"淋""劳淋"等名。"淋"首载于《素问·六元正纪大论》:"凡此阳明司天之政……其病中热胀,面目浮肿,善眠鼽衄,嚏欠呕,小便黄赤,甚则淋。"隋代《诸病源候论·诸淋候》记载:"肾虚则小便数,膀胱热则水下涩,数而且涩,则淋沥不宣,故谓之为淋。其状小便出少起数,小腹弦急,痛引于脐。"又说:"膏淋者,淋而有肥,状似膏,故谓之膏淋,亦曰肉淋,此肾虚不能制于肥液,故与小便俱出也。"明代《医学入门·淋》亦记载:"淋,小便涩痛,欲去不去,不去又来,滴滴不断。"《景岳全书·淋浊》指出:"淋之初,病则无不由乎热剧,无容辨矣。"本病好发于成年人,男性略多,常有不洁性生活史或配偶感染史。潜伏期大约 1~3 周,如不彻底治愈,常反复发作。

因房事不洁,染著湿热毒邪,循经走窜,阻遏气机,膀胱失司,水道不利;或因循失治,正气渐弱,无力与争,湿热毒邪,伺机而作等,皆能致病。

初起之时,男子尿道口红肿或刺痒,以手挤压则有浆液样分泌物。晨起排尿前,尿道口分泌物常沾染内裤,结成糊状,俗称"糊口",进而可有尿频、尿急、尿灼、尿痛;女子则可表现为尿急、尿频、排尿困难,偶有尿痛,尿道口潮红肿胀,挤压后可溢出分泌物。带下黄黏腥臭,状似脓物,或伴有外阴瘙痒,下腹不适。如不及时彻底治愈,常可反复,尤以劳累后加剧。

【辨证论治】

1. 凡初起病急,尿道不适,出现尿口红肿,晨起"糊口",尿频、尿急,排尿灼痛,妇人带下黄黏,伴大便干结,小溲短赤,心烦口渴,舌红苔黄,脉象滑数者,为湿热毒邪,循经下注证。治宜清热解毒,利尿通淋法,方选八正散加减。药用:六一散 10g(包),木通 10g,车前子 15g(包),萹蓄 12g,熟大黄 10g(后下),黄柏 15g,瞿麦 12g,冬葵子 10g,白茅根 20g,栀子 10g,草薢 10g,玉米须 30g,蒲公英 15g,紫花地丁 12g,水煎服。外用:败酱草 50g,马齿苋 40g,苦参 30g,生大黄 15g,黄柏 10g,水煎取汁,外洗患处,每日 2 次。

2. 若病久缠绵,因循失治,小便淋沥不畅,尿频、尿急,排尿灼痛,时发时止,劳累后即作,伴便溏腹胀,食少纳呆,倦怠嗜睡,面色不华,日渐消瘦,舌胖齿痕,脉细无力者,为脾虚湿困,余邪未尽证。治宜补脾益气,化湿通淋法,方选无比山药丸化裁。药用:生山药 30g,茯苓 15g,炒白术 15g,炙黄芪 15g,泽泻 10g,陈皮 15g,芡实 12g,薏苡仁 30g,草薢 10g,车前子 10g(包),益智仁 10g,六一散 10g(包),水煎服。

【调养】 除上述治疗外,应杜绝不良性行为,注意个人卫生,不与人共用毛巾、浴巾、内裤;戒除烟酒,不食辛辣刺激食品;患病期间禁止性生活;积极彻底治疗,直至痊愈,不留后患;注意休息,避免过度劳累。

下 疳 疮

【概述】 下疳疮,相当于西医学的硬下疳,是一种沾染梅毒后皮肤初发的损害。中医学文献中的"疳疮""杨梅下疳""阴疳""膁疳""镟根疳""蛀疳""鸡嗉疳"等,与本病多有近似之处。15 世纪前欧洲尚无梅毒,大约 1497 年葡萄牙人经好望角到达印度经商,同时将梅毒带入。大约 1505 年由印度传入我国广东。中医学文献对梅毒的记载较早,明代医家整理《岭南卫生方》时于书末记载了"杨梅疮"的治法。《岭南卫生方》首载"杨梅疮",1632 年陈司成的《霉疮秘录》详载各期梅毒,并用砷剂、汞剂治疗。至 1928 年青霉素由英国科学家 Fleming 发明后,成为治疗梅毒首选药物。如清代《外科证治全书·前阴证治》记载:"下疳一证,属肝、肾、督脉三经之病……内因者,由欲火猖动,不能发泄,致败精湿热留滞为患……外因者,由娼妇阴器瘀浊未净,则与交媾,致淫精邪毒,感触精宫为患,最不易愈。如治得法,亦必发出便毒秽疮下疳,以泄其毒始愈。"《洞天奥旨·腺疳》记载:"腺疳生于玉茎之上,亦杨梅之先兆也。然梅疮甚毒,多得之于妓女、龙阳之子。倘未交二种,止于妻妾中得之,此自己本有湿热,或加恼怒,而强暴动淫,亦能生疮。疮名腺疳,以肝性主腺,故疳亦以腺名之也。"本病多见于成年人,常于染毒后3周左右发生。皮损多为单发,易生于男子龟头、冠状沟、包皮内板,女子的大小阴唇内面、子宫颈等处(彩图2-45)。此外,唇、舌、指、眼睑、乳房、肛门亦有发生。若因循失治,则贻害无穷。

初起患处生有红斑,圆形或椭圆形,小若芡实,大似蚕豆,逐渐隆起,增厚变大,边缘高凸,匡廓鲜明,疮底光滑,无脓无血,触之坚硬,如隔衣摸扣,似触鼻骨,色若火腿红肉。久则硬结破溃,呈肉红色,糜烂渗液,不觉痒痛。

【辨证论治】

1. 凡初起患处生有硬结,其色肉红,不觉痒痛,触如软骨,伴舌红苔白,脉象滑数者,为湿热毒邪,外发体表证。治宜解毒凉血,清热利湿法,方选胜疳汤化裁。药用:土茯苓30g,龙胆10g,车前子10g(包),生大黄6g,茵陈20g,败酱草15g,蒲公英15g,生甘草15g,萆薢15g,柴胡12g,生地黄30g,金银花10g,水煎服。

2. 若硬结破溃,脂水滋流,伴臀核肿大,形似茱萸,硬而不痛,孤立群聚,互不融合,舌红苔黄,脉象弦数者,为毒邪结聚,侵蚀体肤证。治宜解毒散结,清热利湿法,方选毒神散化裁。药用:土茯苓30g,黄柏10g,金银花15g,栀子10g,玄参12g,牡丹皮10g,连翘12g,浙贝母10g,炒三棱8g,莪术8g,六一散10g(包),夏枯草10g,水煎服。外用:炒黄柏12g,儿茶10g,朱砂0.5g,人工麝香0.1g,冰片0.1g,研细外用。

【调养】本病应及时治疗;衣被、生活用具应彻底消毒;加强法制教育,避免不洁性交;取缔卖淫、嫖娼;本病一经发现,应尽快彻底治疗,否则贻害无穷;未经彻底治愈,不可同房,否则传染他人;本病可采用中西医结合治疗。目前治疗梅毒仍当以青霉素为首选。

妒 精 疮

【概述】妒精疮,相当于西医学的软下疳,又称第三性病,是一种由不洁性交,妒精成疮,疼痛殊剧,浸溃生脓的急性传染性的性疾病,故名。中医学文献中的"疳疮""妒精疮""蜡烛疳""耻疮""瘙疳""下疳""阴蚀疮""镟根疳""蛀疳""蜡烛笑"等均与本病近似。本病在西医学中于1889年由意大利人Augosto Ducrey首先发现致病病原体。中医文献记载较早,唐代孙思邈《备急千金要方·解毒并杂治》(652年)记载:"夫妒精疮者,男子在阴头节下,妇人在玉门内,并似疳疮。"《千金翼方·杂病》(682年)记载:"治妒精疮方丈夫在阴头节下,女人在玉门内,似疳疮作臼,蚀之大痛。"又如明代窦梦麟《疮疡经验全书·阴蚀疮图说》(1569年)记载:"此阴蚀疮之生也,皆由脏中虚怯,肾气衰少,风邪入腑,毒恶损伤荣卫,或与有毒妇人交接不曾洗净,故时痛时痒,以渐成窍作疳,脓水涌流。"明代申斗垣《外科启玄·妒精疮》(1604 年)记载:"妒者,乃嫉妒之妒也。因交合不洁之妇,或交而不洗,畜败精于玉茎,妒而为疮,故名之。"清代陈士铎《洞天奥旨·妒精疮》(1694 年)记载:"妒精疮,乃生于玉茎,亦臊疳、袖手疳之类也。人生最妒,而精亦妒。精妒症有两种:一妒不洁之精,一妒太洁之精也。不洁之精必有毒气,太洁之精必有火气,故玉茎不交败精之阴户,断不生疮,阴户蓄精,尚未流出,一旦重接,鲜不生疮矣。"本病好发于男子的包皮内板、龟头、阴茎或肛门,女子多见于阴唇、阴蒂、阴道、肛门等处。偶可累及手、眼睑、唇、舌、乳房。本病发病较急,进展迅速,传染性极强。软下疳所发生的横痃易于破溃呈鱼口状溃疡,故又名"鱼口"。

本病因交媾不洁,外染毒邪,败精浊血留滞经脉;或接触病者衣裤染毒而成。均可结毒为患,侵蚀体肤等,皆可致病。

初起患处生有豆大红疹,隆出皮面,迅即成脓作疱,溃烂成疮,或深或浅,或圆或斜,边缘柔软而不整,逐渐浸淫蚀烂,周绕红晕,疼痛殊剧。疮底覆盖污秽浊脓,揩之出血。

【辨证论治】

1. 凡初起病急,患处蚀烂浸渍,伴剧烈疼痛,髎核肿大,便干溲赤,舌红苔黄,脉象滑数者,为淫精毒邪,外袭体肤证。治宜解毒祛邪,清热凉血法,方选清肝解毒汤化裁。药用:龙胆 12g,绿豆衣 30g,生甘草 10g,黄柏 12g,蒲公英 15g,紫花地丁 10g,积雪草 10g,栀子 12g,生大黄 10g,生地黄 30g,土茯苓 15g,水煎服。

2. 若患处溃疡扩大,上覆黄脓,伴髎核肿痛破溃,身发寒热,舌红苔黄,脉象洪数者,为毒热鸱张,结聚体肤证。治宜解毒散结,清热凉血法,方选化疳汤加减。药用:金银花 10g,连翘 12g,芦荟 10g,蒲公英 15g,生大黄 12g,黄柏 10g,牡丹皮 10g,赤芍 10g,黄芩 10g,黄连 8g,萹蓄 10g,瞿麦 12g,生甘草 10g,水煎服。外治先用黄柏煎水洗净疮面,再用炒黄柏 10g,儿茶 15g,冰片 1g,血竭 2g,轻粉 1g,人工麝香 0.1g,研细,撒于患处。

【调养】本病应积极预防,避免不洁性交;患病后避免房事,尽快中西医结合治疗;患者的生活用品应彻底消毒;坚决取缔卖淫嫖娼;房事前后洗净阴部,保持清洁;公共浴室内淋浴为宜。

鱼　口

【概述】鱼口,近似于西医学软下疳(第三性病)所致的横痃破溃,形成单腔窦道,因开口如鱼嘴样,故名。根据其发病特点,中医学文献里又有"横痃""痃痃""外疝"等名。本病在西医学中于 1889 年由意大利人 Augosto Ducrey 首先报道。中医学文献对此记载较早,陈实功《外科正宗·鱼口便毒论》(1617 年)记载:"左为鱼口,右为便毒,总皆精血交错,生于两胯合缝之间结肿是也……红赤肿痛,发热焮痛,举动艰辛,至夜尤甚者易。已溃脓稠肉色红活,肿消痛止,新肉易生作痒者顺。初起结肿坚硬如石,牵强刺痛,起坐不便,寒热者重。已溃腐烂,肿痛不减,脓水清稀,孔深口大不敛者险。"又如清代《外科证治全书·前阴证治》(1831 年)记载:"因交感不洁,遭淫毒而患者最多,每每先起下疳……鱼口即斯证溃后之别名也。因生小腹下大腿根缝中,其疮口渐大,身立则口必合,身屈口必张,形如鱼口开合之状,故有鱼口之名,最难敛口。"本病多见于成年人,男女均可罹患,常发生于单侧鼠蹊部,亦有双侧者。本病传染性强,进展迅速,男性症状较重,女性症状略轻。若早期诊断,及时治疗,一般预后较好。若病程较久或因循失治,则预后较差,或留瘢痕,或有后遗症状。

本病因男女交媾不洁,外染毒邪,以致败精浊血,滞留经脉,结毒为患,侵蚀体肤而致。

初起鼠蹊部生有横痃,或左或右,小若豌豆,大似红枣,质地中等,隆出皮面,四畔红晕,渐至柔软,触之波动,单腔化脓,破溃侵蚀,疼痛剧烈,溃疡呈圆,或椭圆状,形若"鱼口",边缘不整,出脓灰黄,伴有恶臭,晚期结疤。

【辨证论治】

1. 凡横痃初起,疼痛殊甚,行走不便,四畔色赤,半在皮下,溃后出脓,皮色灰黄,呈蜡样脓苔,伴发热口渴,便结溲赤,舌红苔黄腻,脉象滑数者,为交媾不洁,外染毒邪证,治宜清热解毒,排脓散结法,方选解毒排脓汤化裁。药用:黄连 8g,生大黄 12g(后下),黄柏 12g,黄芩 10g,紫花地丁 15g,蒲公英 15g,栀子 10g,浙贝母 10g,皂角刺 10g,白芷 10g,车前子 10g(包),六一散 10g(包),水煎服,小金丸 1 粒,送服。外用紫金锭,水调敷;已破溃者外用金黄膏。

2. 若横痃溃后日久不敛,肉色淡红,出脓稀少,伴身倦乏力,面色不华,心烦口干,舌红少苔,脉象细数者,为气阴不足,排脓不畅证。治宜益气养阴,托里排脓法,方选托里排脓汤化裁。药用:生黄芪 30g,太子参 15g,麦冬 12g,五味子 10g,生地黄 30g,知母 10g,玄参 12g,薏苡仁 30g,生山药 30g,生甘草 10g,积雪草 15g,炒白术 10g,水煎服。外用:九一丹 6g,珍珠粉 15g,枯矾 6g,海螵蛸 15g,冰片 3g,煅石膏 30g,分别研细和匀,敷于疮面,再以玉红膏外敷。

【调养】本病传染性强,预防极为重要。避免不洁性交;严禁卖淫嫖娼;夫妻一方患病者,应同时检查治疗;提高安全套的正确使用率;凡与患者有性接触史者,均应进行检查治疗。

袖 口 疳

【概述】袖口疳,相当于西医学的包皮龟头炎,是一种以龟头红肿,湿烂渗出为特征的皮肤病。因其疮面在包皮内侧,如袖口包手而不得见,故名。根据其发病特点,中医学文献中又有"袖手疳""臊疳"之称。本病在西医学中于 1898 年由美国人 Schenck 首次报道,中医学文献记载较早,明代申斗垣《外科启玄·袖口疳》(1604 年)记载:"此疳是龟头及颈上有疮,肿焮于内,而外则皮裹,不见其疮,如袖口之包手,故名之。似龟头之缩,最难治之。"又如清代陈士铎《洞天奥旨·袖手疳》(1694 年)记载:"袖手疳者,生龟头之颈上,皮包于内,而外不显也。凡龟头生疳疮,多是淫毒所感,因嫖妓而得也。然而因嫖而生者,不止生于龟之颈,今只生于龟头,而外又皮裹之,乃肿于皮肉之内也。非淫疮,实热疮也。"本病好发于成年男子的阴茎龟头及包皮内板处。

因包皮过长,洗浴不勤,污垢浸渍,秽浊蕴结;或交媾不洁,损及阴茎,外染毒邪;或肝经湿热内蕴,下注前阴;或过食辛辣酒酪,肥甘厚味,酿成湿热下注等,皆能致病。

初起患处发红肿胀,灼热刺痛,继则湿烂渗出,脂水浸渍。逐渐蔓延扩大,龟头肿胀加剧,或可有水疱,或染毒成脓,包皮难以翻转。日久失治,则表面生有浅在溃疡,上覆乳白脓苔,臊臭难闻。

【辨证论治】

1. 凡初起急骤发生,患处肿胀刺痛,摩擦后尤甚,龟头红肿,尚未溃烂,排尿涩痛,伴发热恶寒,心烦口干,乏力倦怠,臀核肿痛,舌红苔腻,脉象滑数者,为湿热下注,外染毒邪证。治宜清热利湿,解毒祛邪法,方选龙胆泻肝汤化裁。药用:龙胆12g,黄柏12g,栀子10g,黄芩10g,茵陈20g,熟大黄10g,车前子10g(包),六一散10g(包),萹蓄10g,柴胡10g,木通6g,水煎服。外用:黄柏30g,金银花10g,紫花地丁15g,水煎取汁,冷敷患处。

2. 若龟头已溃烂成疮,脓汁臊臭,伴肿胀灼痛,臀核肿大,行走不便,小溲淋沥不畅,舌红苔黄,脉象弦数者,为湿热蕴毒,蚀烂前阴证。治宜清热利湿,解毒凉血法,方选银花解毒汤化裁。药用:金银花30g,连翘10g,紫花地丁10g,牡丹皮10g,赤芍10g,黄柏10g,瞿麦12g,萹蓄10g,薏苡仁60g,苦参10g,浙贝母10g,赤小豆30g,车前子10g(包),白茅根15g,栀子10g,水煎服。外治先以黄柏30g,生甘草15g,水煎取汁,洗净患处,揩除污垢及脓腐,再用中成药珍珠散,撒于溃疡之处。

【调养】除治疗外,应注意患处卫生,经常洗涤,免除污垢存积;包皮过长者,宜尽早手术切除;忌食辛辣厚味,油腻酒酪;养成二便后及时洗浴的好习惯;贴身内裤以洁净的棉织品为好;有条件者可使用一次性的内裤;可多吃西瓜、冬瓜、生菜、苦菜、藕等。

坐 板 疮

【概述】坐板疮,相当于西医学的臀部多发性疖肿、臀部毛囊炎,是一种以臀部反复发生疖肿为特征的皮肤病,大者名痤,小者名痱,因其发病部位多在臀部所坐之处,故名。中医学文献中又有称之为"风痱""痤痱""猪灰疮""痤痱疮"者。如隋代《诸病源候论·疮病诸候》记载:"猪灰疮者,坐处生疮,赤黑有窍,深如大豆许,四边青,中央坼作臼陷而不甚痛,状如猪灰,因以为名。此亦是风热搏于血气所生也。"又如清代《疡科心得集·辨疥疮痤痱疮论》记载:"痤痱疮者,俗名坐板疮。生于两股,密如撒粟,尖如芒刺,痒痛非常,浑身毛刺,甚者皮损沾衣。此由脾经湿热湿毒郁久而成,或有因久坐卑湿之地,或坐烈日石上,酿成湿热,亦能致之。"本病多见于男性成人,皮损好发在臀股之间。病程较久,易于反复。

因湿热内蕴,郁久化毒;或久居卑湿,坐卧湿地,外受湿邪,化毒生热;或皮肤破伤,外染毒邪,凝滞肌肤,外发腠理等,均能致病。

初起患处如黍如豆,色红作痒,硬肿而痛,少者一个,多则数枚,或孤立散在,或集簇成群,渐大如梅如枣,皮色赤肿,内有脓血。破溃溢脓,或滋流黄水,疮周痒痛相兼,尖如芒刺,久则结痂而愈,但此起彼伏,接连不断,甚则皮肤窜空,形似蚁穴,按之脓出,缠绵不愈。

【辨证论治】

1. 凡初起患处形如黍豆,色红作痒,硬肿而痛,溃流脓水,伴发热恶寒,头身疼痛,口干作渴,便结溲赤,舌红苔腻,脉象滑数者,为湿热蕴毒,下注于臀证。治宜清热利湿,解毒散结法,方选苦参化毒汤加减。药用:苦参10g,黄柏10g,连翘12g,牡丹皮10g,黄芩10g,黄连6g,地榆10g,蒲公英15g,紫花地丁12g,玄参10g,车前草15g,赤芍10g,生甘草12g,水煎服。外用:苍耳子60g,明矾10g,雄黄5g,黄柏15g,芫花10g,苦参15g,煎水外洗。外涂金黄膏。

2. 若病久缠绵,此起彼伏,瘘管窜空,脓汁稀薄,伴少气懒言,面色㿠白,舌淡少苔,脉细无力者,为毒邪未尽,正气已虚证。治宜补气托毒,扶正祛邪法,方选托毒汤化裁。药用:黄芪15g,党参10g,当归15g,白术10g,薏苡仁15g,连翘12g,茯苓10g,萆薢10g,白芷10g,陈皮15g,生山药30g,太子参15g,水煎服。外用八二丹药捻,插入瘘管,外敷生肌膏,每日换药1次。

【调养】除治疗外,应忌食肥甘酒酪、辛辣厚味;保持皮肤清洁,不用手挤压患处;夏季炎热湿蒸,应适时洗浴,保持清洁;久坐之人,宜适当活动,使气血畅达;可常饮绿豆汤、金银花露、芦根水;蔬菜中可多吃芹菜、苦菜、苦瓜、大蓟、小蓟、苋菜等。

风疳

【概述】风疳,相当于西医学的肛周湿疹,是一种以肛周瘙痒,破流脂水为特点,由风湿之邪客于谷道所致,故名。根据其发病特点,中医学文献里又有"风疳疮""肛门湿痒""谷道痒"等名。如明代《疮疡经验全书·风疳图说》记载:"风疳者,经连脾胃,络足阳明经,寒湿相传,风毒交接,客于谷道之间,注于承山之侧。初生癣疥,破有黄水,浸淫成疮,攻于遍体或麻木而破裂。"清代《疡医大全·后阴部》亦记载:"风疳者,乃风湿客于谷道,形如风癣作痒,破流黄水浸淫,遍体微痛。"本病好发于肛门周围皮肤,部分患者可波及会阴部,瘙痒不绝。男女均可罹患,成人多见。伴有痔疮、蛲虫者,更易患病。病程长久,进展缓慢。

本病因过食辛辣刺激、油腻酒酪、肥甘厚味,致使湿热内蕴,循经下注,聚而不散而发;或病久渗水,或过服苦寒药物,化燥伤阴,肌肤失养等,皆能致病。

初起肛门瘙痒,局部发红,轻度肿胀,几经搔抓洗烫,瘙痒更甚,迭起水疱,小如粟粒,大似赤豆,揩破湿烂,脂水频流,黄黏腥臭,涓涓不止。日久渗水,结痂鳞屑,肥厚浸润,表面粗糙,其色棕红或黑褐,瘙痒不绝。

【辨证论治】

1. 凡初起肛周瘙痒,基底潮红,湿烂渗出,脂水涓涓,腥臭黄黏,伴大便干结,小溲短赤,舌质红赤,苔黄黏腻,脉象滑数者,为湿热内蕴,循经下注证。治宜清热除湿,祛邪止痒法,方选清热除湿汤化裁。药用:苍术 12g,黄芩 12g,茯苓 15g,黄柏 12g,苦参 10g,生侧柏叶 12g,牡丹皮 10g,赤芍 10g,槐花 10g,六一散 10g(包),车前子 10g(包),泽泻 10g,水煎服。外用:蛤蟆草 60g,苦参 30g,芒硝 10g,枯矾 6g,黄柏 30g,马齿苋 50g,纱布包,煎水外洗,每日 2 次。

2. 若肛门皮肤浸润肥厚,表面粗糙,其色棕红或黑褐,迭起鳞屑,干燥龟裂,瘙痒不绝,伴舌红少苔,脉象细数者,为化燥伤阴,肌肤失养证。治宜滋阴润燥,荣养肌肤法,方选滋燥养荣汤化裁。药用:生地黄 15g,熟地黄 15g,白芍 12g,当归 12g,天花粉 12g,玄参 10g,火麻仁 15g,北沙参 15g,白鲜皮 10g,天冬 12g,麦冬 10g,炙甘草 10g,水煎服。外用:当归 20g,白鲜皮 15g,王不留行 15g,黄精 30g,生侧柏叶 40g,纱布包,水煎外洗,每日 2 次。

【调养】 除治疗外,应戒除烟酒;不宜搔抓洗烫;不滥用刺激性强的外用药;保持大便通畅;注意休息,调整心态;有痔疮、蛲虫应及时治疗;保持内裤清洁卫生,及时更换洗烫;勿食辛辣刺激食品。

湮尻疮

【概述】 湮尻疮,相当于西医学的尿布皮炎,是一种因屎、尿湮渐阴部而湿烂生疮的皮肤病,故名。根据其发病特点,中医学文献中又有"红臀"之称。如明代《外科启玄·湮尻疮》记载:"月子乳孩,绷缚手足,颐下、颊肢窝、腿丫内湿热之气,常皆湮烂成疮,系乳母看顾不到所致。"清代《洞天奥旨·湮尻疮》记载:"湮尻疮,生于新生之儿,或在颐下项边,或在颊肢窝内,或在两腿丫中,皆湿热之气湮烂而成疮也。夫小儿新生何遂多湿热?虽遗尿小便,未易即干,然下身或多潮气,不宜上身而亦沾染也。盖因乳母绷缚手足,看顾不到,适逢天气炎热,蒸裹太甚,因而湮烂。"本病常见于婴儿,好发于阴部、臀部等尿布包裹之处。亦可延及下腹、大腿内侧。

本病因小儿血热之体,皮肤娇嫩,大小便之后,未及时更换尿布,则粪尿污垢、湿热秽浊之邪,浸渍皮肤而发;或由尿布烘烤未干或坚硬粗糙,以致体肤湮渍擦烂等导致。

初起患处成片发红,继而肿胀,匡廓清晰,与尿布遮盖范围一致。持续发展,则有粟疹、水疱丛生,擦破湿烂,脂水浸淫,甚则溃烂,伴有明显的尿臊气味。

【辨证论治】

1. 凡初起患处发红肿胀,粟疹水疱丛生,尚未破溃者,为湿热秽浊,浸渍体肤证。治宜清热燥湿,解毒避秽法。先用温水洗净患处,再用湮尻散(六一散 15g,煅石膏 15g,黄柏 10g,枯矾 3g,冰片 1g,分别研细和匀)散于患处。并以柔软干净的尿布包裹。

2. 若患处糜烂渗出,脂水频流,婴儿哭闹不安,便秘溲赤,口舌生疮者,为湿热蕴毒,浸淫体肤证。治宜清热利湿,凉血解毒法。方选导赤散化裁。药用:生地黄 10g,木通 2g,栀子 6g,赤芍 3g,川牛膝 6g,金银花 6g,连翘 6g,黄柏 3g,水煎服。外治先用温水洗去粪便污垢,再以金银花 15g,黄柏 12g,生甘草 10g,水煎取汁,温洗患处。然后用湮尻散外扑,裹以干净尿布。

【调养】除治疗外,应加强对患儿的护理。宜用柔软、洁净、干燥的尿布;用过的尿布要勤洗、勤换,勤晒;婴儿二便后,要及时洗净、擦干;尿布避免粗糙、坚硬、潮湿;尽量不用塑料布、橡皮布包裹婴儿;有条件者,可使用一次性尿布。

谷 道 痒

【概述】谷道痒,相当于西医学的蛲虫病,是一种由于蛲虫寄生谷道,因而致痒的皮肤病,故名。中医学文献中又有"风疳""风疳疮""肛门作痒""谷道痒""肛门痒"等名。如隋代《诸病源候论·痢病诸候》记载:"谷道痒者,由胃弱肠虚,则蛲虫下侵谷道,重者食于肛门,轻者但痒也。蛲虫状极细微,形如今之蜗虫状也。"清代《石室秘录·奇治法》记载:"有人粪门生虫,奇痒万状,似人之势,进出而后快者,此乃幼时为人戏耍乘风而入之,以见此怪症也。以蜜煎成为势一条,用蛇床子三钱,生甘草一钱,楝树根三钱,各为细末,同炼在蜜内,导入粪门,听其自化。"清代《外科证治全书·后阴证治》记载:"肛门作痒或兼赤肿微痛者,虫蚀也。视其下唇内,必生小白疮,或耳之前后、结小核如串珠者是。经云:唇有疮,虫蚀其肛。"本病在世界各地均可流行,尤以温热带地区较多见,发病率城市高于农村。多见于儿童,可在集体住宿的托儿所、幼儿园或同一家庭中互相染着。成人亦偶有罹患者。皮肤瘙痒好发于肛门四周、会阴部。如不根治,则经久不愈。

本病由于触摸不洁,不勤洗浴,或饮食污秽,恣食生冷,则虫卵随之入于体内,久则孵化为虫,或胃弱肠虚,湿热内生,蕴久化虫等导致。

初起肛门及会阴部奇痒,入夜尤甚,由于不断搔抓,则患处发红肿胀,湿烂浸渍,脂水频流,久则皮肤肥厚,其色灰厚,状似牛领之皮。

【辨证论治】

1. 凡患处淫淫作痒,夜间尤甚,可见有细白线虫,形如白线,伴腹痛时作,纳谷不馨,大便不调,夜睡不宁,舌红苔腻,脉象滑数者,为湿热内蕴,化浊生虫证。治宜清热利湿,杀虫止痒法,方选芦荟丸化裁。药用:芦荟 6g,胡黄连 6g,百部 6g,熟大黄 3g,枳实 3g,木香 10g,槟榔 6g,砂仁 3g(后下),白芜荑 3g,雷丸 6g,水煎服。外用黄柏 15g,贯众 30g,水煎外洗。

2. 若病久不愈,患处皮肤肥厚,伴面色萎黄,形体羸瘦,夜啼易惊,大便溏薄,舌淡脉细者,为虫积伤脾,气血不足证。治宜健脾驱虫,补益气血法,方选肥儿丸化裁。药用:使君子 10g,白术 10g,党参 10g,炒山药 10g,苦楝皮 10g,青皮 10g,厚朴 6g,茯苓 12g,当归 12g,肉豆蔻 6g,百部 6g,水煎服。外用百部 100g,苦楝皮 40g,浓煎取汁,保留灌肠。每日 1 次,连续1周,或取肥皂一块,削成枣核大小一枚,再用六神丸10粒,按压其上,每日临睡前纳入肛门,连用1周。

【**调养**】除治疗外,应养成饭前便后洗手,勤于洗浴及勤剪指甲的好习惯;注意饮食卫生;儿童勿用手抓抠肛门及吸吮手指,勤换内裤、床单;内裤最好一次性或经常煮烫;坐便器宜常消毒。本病常在家庭、幼儿园、托儿所中集体传播染著,故一人有病,应集体检查治疗;对患者的贴身衣裤、被褥应消毒、洗涤、晾晒。

第三章　发无定处皮肤病

天 疱 疮

【概述】天疱疮,近似于西医学的寻常型天疱疮,是以皮肤燎浆水疱为特征的一类皮肤病。其他各型天疱疮、类天疱疮、疱疹样天疱疮、家族良性天疱疮等大疱性皮肤病,亦可属此范畴。中医学文献中的"火赤疮""天泡疮""天泡""肺疸""蜘蛛疮"亦与本病有相近之处。天疱疮一词在中西医学著作中均使用很早,但从其描述的症状分析,与当今对天疱疮所认识的定义均相去甚远,非真正意义的天疱疮。直至 1777 年爱尔兰人 MacBride 才记录了两例真正意义的天疱疮。元代朱丹溪《丹溪心法·天疱疮》(1481 年)记载:"天疱疮用防风通圣散末及蚯蚓泥略炒,蜜调敷,极妙。"明代陈实功《外科正宗·杂疮毒门》(1617年)记载:"天泡者,乃心火妄动,脾湿随之,有身体上下不同,寒热天时微异。上体者风热多于湿热,宜凉血散风;下体者湿热多于风热,宜渗湿为先。"这与当今对天疱疮的认识比较接近。清代《医宗金鉴·外科心法要诀》(1742 年)记载:"此证由心火妄动,或感酷暑时临,火邪入肺,伏结而成。初起小如芡实,大如棋子,燎浆水疱,色赤者为火赤疮;若顶白根赤,名天疱疮。俱延及遍身,焮热疼痛,未破不坚,疱破毒水津烂不臭。"又如清代陈士铎《洞天奥旨·天疱疮》(1694 年)记载:"天疱疮,生于头面,遍身手足之间,乃毒结于皮毛,而不入于营卫。论理尚轻,然治之不得法,疼痛难忍,不啻如火烙炎烧矣。"亦有前人称本病为"肺疸"者,如清代邹岳《外科真诠·天泡疮》(1838 年)则提出:"天泡疮,初起白色,燎浆水泡,小如芡实,大如棋子,延及遍身,疼痛难忍。肺受暑热,秽气伏结而成,故又名肺疸。"《外科证治全书·发无定处证》(1831 年)记载:"天泡疮由风热毒气客于皮肤,搏于血气而生。始如汤烫作泡,一破浆出成疮。"本病多发于中年之后,常先起于口腔,累及颊、上腭,其次唇、口底,很少侵犯牙龈,渐延及头面、胸背、腋下及阴部。其病程较久,可反复发作(彩图 3-1)。

因心火妄动,脾湿内蕴,复受暑湿热毒侵扰,伏于肌腠,不得宣泄,外发肌肤;或病久毒热化燥,灼津耗气,则气阴两伤;或湿邪内蕴,郁久化热,湿热相合,蕴结体肤等,均能致病。

初起患处突然燎浆水疱,小如芡实梅李,大若核桃鸡卵,可孤立散在,亦能攒聚成群。疱壁菲薄松弛,未破不坚,鼓起无力,周边不红。逐渐疱液色黄或浑浊,甚则内含血水。以手压之,则向四围扩展。触之即破,或未触已破,破后津烂,出水腥臭,淋漓不止。

【辨证论治】

1. 凡起病急骤,燎浆水疱,扩展迅速,伴口舌糜烂,烦躁不安,壮热口渴,灼热焮痛,便秘溲赤,舌红苔黄,脉数有力者,为湿热蕴毒,壅滞体肤证。治宜清热凉血,利湿解毒法,方选清瘟败毒饮化裁。药用:水牛角粉6g(冲服),薏苡仁60g,冬瓜皮60g,牡丹皮10g,升麻10g,牛蒡子10g,莲子心6g,生地黄30g,黄连6g,栀子10g,黄芩10g,白茅根15g,生石膏30g(先煎),紫花地丁10g,生甘草10g,水煎服。疱破糜烂处用黄柏15g,青黛3g,冰片1g,研细和匀,撒于患处。

2. 若口舌糜烂,灼痛干燥,吞咽不便,或起水疱,小如赤豆,大似核桃,疱壁菲薄易破,糜烂出血,甚则溃疡,口水频流,不能进食,或可波及眼、鼻、咽喉、前后二阴,伴舌红苔腻,脉象滑数者,为湿热结毒,上蒸下注证。治宜清热解毒,除湿通窍法,方选清脾甘露饮化裁。药用:茵陈30g,白茅根15g,栀子10g,茯苓15g,黄芩10g,生地黄30g,泽泻10g,牡丹皮10g,赤芍10g,淡竹叶6g,六一散10g(包),灯心草6g,水煎服。外用:玄明粉6g,冰片2g,硼砂5g,蛤粉2g,珍珠粉2g,生甘草2g,分别研细和匀。每用少许,掺于患处,每日2次。

3. 若病程日久,壮热已退,气短懒言,神疲乏力,食不甘味,小溲短赤,大便干结,舌红少苔,脉象细数者,为气阴两伤,余邪未尽证。治宜益气养阴,清解余毒法,方选养阴解毒汤化裁。药用:生地黄30g,五味子10g,太子参15g,玄参12g,麦冬10g,石斛12g,天花粉10g,连翘10g,牡丹皮10g,知母10g,生甘草10g,金银花6g,水煎服。

【调养】患病期间,应充分卧床休息,多饮开水;饮食以清淡为宜;保持患处清洁,以防染毒成脓;忌食辛辣酒酪、油腻厚味;可多吃新鲜蔬菜、水果,如西瓜、梨、葡萄、冬瓜、番茄、黄瓜等。

火　赤　疮

【概述】火赤疮,近似于西医学的红斑型天疱疮,是一种以皮肤发红,燎浆水疱为特征的皮肤病。因其肤色赤红,如汤火所灼,故名。中医学文献中的"天疱疮""王灼疮""洪烛疮"亦与本病相似。本病在西医学中于1926年由美国人Senear及Usher二人首先报道。中医学文献对此记载较早。明代窦梦麟《疮疡经验全书·火赤疮图说》(1569年)记载:"火赤疮者,气血虚残,邪毒攻发。初生赤色,燎浆走彻,或脓生泡,黄水时出。沾破皮肤,或如火烧疼痛。须用清肌解毒、消邪热、降肺火、补肾水之剂治之"。清代吴谦《医宗金鉴·外科心法要诀》(1742年)记载:"此证由心火妄动,或感酷暑时临,火邪入肺,伏结而成。初起小如芡实,大如棋子,燎浆水疱,色赤者为火赤疮;若顶白根赤,名天疱疮。俱延及遍体,焮热疼痛,未破不坚,疱破毒水,津烂不臭。"本病多在中年后发生。皮损好发于头皮、前额、面颊、鼻、耳、胸背、腋下、鼠蹊等处,很少累及四肢。病程较久,预后多良好。

因心火妄动,血热内蕴;脾运失职,湿邪由生,湿热蕴结,不能疏泄,外发肌肤;或湿热内蕴,外受暑热侵袭,郁于体肤等,均能致病。若病久反复,亦可伤阴耗气。

初起患处发红成片,久则其上燎浆水疱,小若芡实,大如棋子。疱壁菲薄,鼓起无力,疱壁松弛,未破不坚,触之即溃。破后津烂,脂水浸淫四窜,结成厚痂,污秽油垢,其色黑褐,不易剥除。水疱此起彼伏,常伴瘙痒,一般黏膜少有损害。

【辨证论治】

1. 凡起病急骤,肤色嫩红,燎浆水疱,湿烂浸渍,伴身热烦渴,大便秘结,小溲黄赤,舌红苔腻,脉象滑数者,为心火内炽,脾湿蕴结证。治宜清热除湿,解毒凉血法,方选清脾除湿饮化裁。药用:茯苓皮12g,苍术10g,白术10g,薏苡仁15g,六一散10g(包),牡丹皮10g,生地黄30g,泽泻10g,车前子10g(包),玉米须30g,栀子10g,赤芍10g,茵陈15g,水煎服。

2. 若病程日久,水疱渐消,患处结痂,伴咽干口渴,大便干结,小溲短赤,舌红少苔,脉象细数者,为气阴两伤,余邪未尽证。治宜益气养阴,清解余毒法,方选增液解毒汤化裁。药用:生地黄30g,麦冬10g,石斛12g,北沙参12g,玄参12g,金银花10g,淡竹叶6g,生甘草10g,太子参6g,水煎服。外治可用青黛30g,蛤粉10g,黄柏15g,冰片3g,研细和匀。渗水多时,干撒患处;结痂多时,香油调搽。

【调养】 除治疗外,应充分休息,保持患处洁净;忌食辛辣厚味、油腻酒酪;保持室内空气清新;贴身衣服宜勤洗换,以棉织品为好;可多吃新鲜蔬菜、水果,如西瓜、冬瓜、苦瓜、梨、生菜等,或常饮金银花露、绿茶、绿豆汤等。

蛐 蜒 疮

【概述】 蛐蜒疮,近似于西医学的坏疽性脓皮病,是一种以皮肤生疮,溃烂蔓延,浸淫四窜,犹如蛐蜒爬行为特征的疾病,故名。根据其发病特点,中医学文献中又有"蝤蜒疮""蝤蜒毒""蚯蚓漏""蜒蛐疮""蜒蛐毒"等病与之相近。本病在西医学中于1908年由法国人Louis Brocq首先报道,中医学文献对此记载较早。清代高思敏《外科三字经·蜒蝤毒》记载:"蜒蝤毒,发无定,多四肢,或胸膺,绕脖颈,偶一经,初起时,莫可名,类疮疖,等疡形,忽紫暗,遂变青,延一片,血滴淋,似走马,气不腥。"本病常发于中壮年人,女性略多见,儿童较少见。皮损好发于躯干、腰臀、上臂(彩图3-2),其他部位如下肢(彩图3-3)、面颈、口腔、外阴部等均可受累。始发部位常先有创伤(如注射部位),皮损可单发散在或集簇成群。患处有剧痛或压痛,可为发病先兆,疼痛减轻或消失则常标识病情改善。病程长短不一,急剧者皮肤溃疡可于数日内迅疾扩大,轻缓者皮肤溃疡半年内逐渐发展。

因先天不足,禀赋素弱,卫外失固,热毒乘袭;或后天失养,恣意口腹,肥甘炙煿,辛辣厚味,油腻酒酪,致使湿热内蕴,郁久化毒;或宿有旧疾,因循失治,气阴不足,热毒鸱张,充斥体肤等,皆能致病。

初起患处生有丘疹、结节,小如芡实,大似豌豆,四畔艳赤,嫩红肿胀,根盘不大;或生水疱、脓疱,基底色红,疱液浑浊,或迅即成脓沿开,中心溃烂坏死,向深蚕食;或向外扩展,如蚰蜒行走,匡廓鲜明,边缘呈弧形,皮色紫红肿胀。溃疡周边可生有多个紫红丘疹,围绕排列,如众星捧月,溃破后再与中心融合。疮底溃烂溢脓,腐肉不脱,根脚散漫。愈合后形成蜂窝状瘢痕,表皮菲薄,可再向四畔溃烂扩大,有如汤烫火灼,剧痛不已。

【辨证论治】

1. 凡初起病势急剧,肤生丘疹、结节、水疱、脓疱,蔓延迅速,溃烂成疮,匡廓鲜明,不断扩大,剧痛不已,伴壮热不退,头身困重,胸满腹胀,不思饮食,女子带卜黄稠,舌绛苔腻或黄,小溲赤少,脉象濡数或滑数者,为湿热蕴毒,充斥体肤证。治宜清热解毒,除湿祛邪法,方选五味消毒饮化裁。药用:金银花30g,蒲公英15g,紫花地丁15g,野菊花10g,薏苡仁50g,六一散10g(包),连翘10g,黄芩10g,黄连8g,牛蒡子10g,升麻10g,玄参10g,大青叶10g,败酱草20g,水煎服。伴高热痛剧者,加服西黄丸6g,每日2次。外用:紫草20g,生大黄15g,生甘草10g,炙甘草10g,冰片5g,香油500ml,浸泡1周,制成油纱条,盖于创面,每日一换。

2. 若创面干润,溃疡不愈,崩蚀结疤,筛状瘢痕,伴疼痛不已,汗多不止,倦怠乏力,精神疲惫,少气懒言,心烦溲赤,舌红少苔,脉细无力者,为气阴不足,热毒鸱张证。治宜益气养阴,解毒祛邪法,方选解毒养阴汤化裁。药用:生地黄30g,麦冬12g,石斛15g,北沙参15g,牡丹皮10g,赤芍10g,金银花20g,升麻10g,玄参10g,太子参15g,五味子12g,炙甘草10g,水煎服,外用上方同。

【调养】除治疗外,应注意保护疮面洁净,以防染毒成脓;对原有其他旧疾应积极治疗;多食鲜嫩多汁的水果、蔬菜;戒除辛辣酒酪,油腻腥荤。

火 灼 疮

【概述】火灼疮,相当于西医学的新生儿脓疱疮,是一种以新生儿肤起脓疱、大疱,如汤泼火灼为特征的皮肤病,故名。如唐代《备急千金要方·少小婴孺方》记载:"小儿火灼疮,一身尽有如麻豆或有脓汁,乍痛乍痒。"本病多见于新生儿,起病急骤,传染性强,可在婴儿室、哺乳室内迅速流行。本病多发于出生1~2周体质虚弱的婴儿,严重者可危及生命。

因小儿禀赋不足,形气未充,腠理失密,卫外不固;或后天失养,脾胃虚弱,气血不足,复受湿热毒邪,乘隙袭入,充斥肌肤;或环境污秽,衣被不洁,侵袭肤腠等,均能致病。

初起头面、躯干突生水疱,小如粟粒,大若豌豆,渐及四肢,周身发作,疱液先清后浊,触之即溃,基底红润,迅即扩展至周身。

【辨证论治】

1. 凡初起肤生水疱,小若粟米赤豆,大似苡仁芡实,始清后浊,成脓黄绿,孤立散在,或密集成群,四畔绕以红晕,疱壁菲薄,揩之即破,疱底湿润糜烂,伴舌红苔白,脉象滑数者,为肤腠失固,外染毒邪证。治宜清热解毒,除湿祛邪法,方选三黄汤化裁。药用:黄芩6g,黄连3g,黄柏6g,生甘草3g,苦参3g,野菊花3g,水煎服。外用紫金锭或金黄散,茶水调涂。

2. 若皮损迅即蔓延,大如豌豆红枣,充斥饱满,疱壁菲薄,未破不坚,触之即溃,糜烂渗液,浸淫四窜,伴烦热口干,哭闹不安,唇红舌赤,苔黄厚腻,脉象弦数者,为湿热毒邪,充斥体肤证。治宜清热凉血,解毒除湿法,方选化毒汤加减。药用:黄连3g,金银花6g,莲子心1g,黄芩3g,紫花地丁3g,六一散3g(包),牡丹皮3g,赤芍3g,薏苡仁10g,紫雪散0.5g(冲服),水煎服。外治可用:黄连10g,黄柏10g,生大黄15g,青黛3g,海螵蛸10g,煅石膏20g,冰片2g,分别研细和匀,香油调敷患处。

【调养】除治疗外,本病的预防极为重要。凡有化脓性皮肤病的医护人员或家属,均不应与新生儿接触;保持室内空气清洁、新鲜;注意保护新生儿皮肤,勿使破损,以防染毒成脓;保持新生儿皮肤的清洁卫生;尿布应以一次性为好,或勤洗勤换;不使用塑料布包裹婴儿;潮湿、闷热季节尤当注意婴儿皮肤卫生。

燎　疮

【概述】燎疮,近似于西医学的小儿类天疱疮,是一种以肤起大疱,如汤泼火灼为特征的慢性疾病,故名。根据其发病特点,中医学文献中又有"烂疮"之名。如隋代《诸病源候论·小儿杂病诸候》记载:"小儿为风热毒气所伤,客于皮肤,生燎浆而溃成疮,名为燎疮也。"又如唐代《备急千金要方·少小婴孺方》记载:"小儿疮初起燎浆,似火疮,名曰燎疮,亦名烂疮。"本病男女均可罹患,好发于老年人、小儿,中年人偶可发病。皮损以胸、腹、四肢屈侧多见。疾病后期及皮损泛发时可累及腔口黏膜处。极少数患者合并内脏肿瘤。本病经过缓慢,病程长久,预后大多良好。部分患者2~6年后自然缓解。

因脾失健运,湿邪内生,郁久化热,怫郁体肤;或腠理失密,玄府不固,外受风湿热邪侵扰,乘隙而入等,皆能致病。

初起肤生水疱,小如豌豆芡实,大若梅李鸡卵,疱壁紧绷光亮,疱液澄清,日久疱液浑浊,或带血性,疱壁韧实,推之不移,触之不破。疱周可绕以红晕。数日疱破糜烂,很少扩展,愈合较快,留有干燥结痂,痂落后留有褐斑。

【辨证论治】

1. 凡皮肤燎浆水疱,疱液清澈,疱壁紧绷韧实,压之不破,伴面色不华,腹胀纳呆,大便不调,舌胖水滑,脉象濡缓者,为脾失健运,湿邪内存证。治宜健运中土,除湿祛邪法,方选参苓白术散化裁。药用:党参10g,炙黄芪12g,茯苓10g,炒白术12g,陈皮6g,冬瓜皮12g,炒山药15g,白扁豆15g,炒薏苡仁20g,水煎服。

2. 若有唇、舌、腭、颊、咽或外阴处损害,多有糜烂,伴生水疱,时有疼痛,大便不爽,小溲黄赤,舌红苔腻,脉象滑数者,为湿热内蕴,上蒸下注证。治宜清热除湿,通行经络法,方选清热除湿汤化裁。药用:黄芩10g,黄连6g,苍术12g,六一散10g(包),厚朴10g,陈皮15g,白茅根 15g,车前子 10g(包),泽泻 10g,玉米须 30g,水煎服。

3. 若疱液混浊,周边红晕,破后湿烂,出水黄黏,基底潮红,或累及腔口黏膜,伴发热口渴,大便不调,小溲黄赤,舌红苔腻,脉象滑数者,为湿热蕴毒,充斥体肤证。治宜清热除湿,解毒祛邪法,方选解毒除湿汤化裁。药用:薏苡仁 20g,六一散 10g(包),金银花 15g,茯苓皮10g,泽泻 10g,绿豆衣 10g,连翘 10g,冬瓜皮 10g,牡丹皮 10g,水煎服。外用:六一散 30g,枯矾 15g,冰片 2g,分别研细和匀,纱布包扑患处。

【调养】除治疗外,应保持患处清洁,以防染毒成脓;勿食生冷及辛辣厚味;可常食山药、红薯、马铃薯、大枣、冬瓜、西瓜等食品;伴有其他内脏疾患者,宜同时治疗。

王 灼 疮

【概述】王灼疮,近似于西医学的新生儿剥脱性皮炎或葡萄球菌性烫伤样皮肤综合征,是一种以皮肤焮红,燎浆水疱,如汤火所灼为特征的皮肤病。根据其发病特点,中医学文献中又有"王烂疮""玉烂疮""胎风""渐皮疮""胎渐皮疮""洪烛疮"等名。本病在西医学中于 1878 年由德国人 Ritter 首先提出。中医学文献对此记载较早,如隋代巢元方《诸病源候论·疮病诸候》(610 年)记载:"王烂疮者,由腑脏实热,皮肤虚而受风湿,与热相搏,故初起作瘭浆,渐渐王烂,汁流浸渍,故名王烂疮也,亦名王灼疮。其初作瘭浆,如汤火所灼也,又名洪烛疮。初生如沸汤洒,作瘭浆赤烂如火烛,故名洪烛也。"《诸病源候论·小儿杂病诸候》亦记载:"王灼恶疮候,腑脏有热,热熏皮肤,外为湿气所乘,则变生疮。其热偏盛者,其疮发势亦盛。初生如麻子,须臾王大,汁流溃烂,如汤火所灼,故名王灼疮。"清代祁坤《外科大成·胎风》(1665 年)记载:"胎风者,小儿初生,身如汤泼火灼之状,由孕母厚味太过所致……儿大者,由脏热内蒸,湿气外袭所致,则名王烂疮也。"本病多见于出生后 1~5 周的婴儿,偶可见于成人。皮损常由口、眼、鼻周开始,蔓延迅速。病程约 1~2 周,重笃者可致死亡。愈后可复发。

因脏腑薄弱,实热内蕴,郁而化毒;或外受风湿热邪,怫郁肌肤腠理之间,与热相搏;或母食五辛,肥甘过甚,湿热内蕴,遗热于儿等,均能致病。

初起口眼周围焮红,如汤火所灼,迅即蔓延,至躯干、四肢近端,渐及全身,触痛明显,燎浆水疱,小如豌豆芡实,大若梅李核桃,疱壁菲薄松弛,未破不坚,鼓起无力,揩之即破,或未触破溃,形似烂桃,其底鲜红。

【辨证论治】

1. 凡初起病急,患处焮红,蔓延迅速,燎浆水疱,如汤烫火灼,伴壮热不退,烦躁不安,声音嘶哑,便结溲赤,舌红苔腻,脉象滑数者,为湿热蕴毒,外达肌腠证。治宜清热利湿,解毒祛邪法,方选解毒除湿汤化裁。药用:生地黄 15g,败酱草 10g,蒲公英 10g,野菊花 10g,马齿苋12g,牡丹皮 6g,赤芍 6g,连翘 6g,金银花 10g,生甘草 6g,生石膏 15g(先煎),黄芩 6g,泽泻6g,栀子 6g,水煎服。外用黄柏 20g,金银花 12g,黄连 10g,水煎取汁,冷敷患处。

2. 若肤生水疱,形如梅李,疱壁松弛,揩之即破,津水腥黏,疮底煅红,皮肤剥落,糜烂浸渍,伴壮热神昏,恶心呕吐,水乳不进,舌绛脉数者,为热毒壅盛,内陷心包证。治宜清热解毒,开窍散邪法,方选清宫汤化裁。药用:生地黄15g,牡丹皮6g,赤芍6g,莲子心1g,连翘6g,玄参6g,麦冬6g,水牛角粉1g(冲服),水煎服。另加安宫牛黄丸半丸(送服)。外治可用:紫草15g,冰片5g,败酱草20g,黄连10g,生甘草10g,香油500ml,浸泡3日后,去渣,制成油纱条外用。

【调养】除治疗外,应加强护理,保持疮面及病室清洁;尿布应保持干净、柔软;乳母饮食宜清淡,勿食肥甘厚味;保持患儿皮肤清洁干爽,以防染毒成脓;乳母可多饮金银花露、绿豆汤、西瓜汁、冬瓜汤。

赤 炎 疮

【概述】赤炎疮,近似于西医学的过敏性皮炎、药疹、中毒性红斑,是一种以肤生红点,色赤如炎为特征的皮肤病,故名。根据其发病特点,中医学文献中又称之为"赤炎风"。如明代《外科启玄·赤炎疮》记载:"是手太阴肺经受风热。肺主皮毛,其经多气少血,故发于遍身,红疮点子,又名赤炎风,乃心火盛血热也。"清代《洞天奥旨·赤炎疮》记载:"赤炎疮,遍身有赤点子,乃手太阴肺经受风热而生者也。肺主皮毛,肺经气有余而血不足,风热在肺,难于抒泄,无血以润之,故留恋于皮毛而不散矣,又名赤炎风。"本病多见于儿童及青年,皮损好发于躯干、四肢、口腔,亦可累及全身(彩图3-4)。起病较急,进展迅速。

因禀性不耐,血热内蕴,食入药物或鱼腥海味等动风之品;或饮食不节,过餐肥甘炙煿、茶酒五辛,则湿热内蕴,郁久化毒;或多气少血之体,外受风热毒邪,侵袭肺卫等,均能致病。

初起肤生红点,匡廓鲜明,小若榆钱,大似指甲,多少不定,孤立散在,或集簇成群,迅即扩展,融合成片,鲜红或暗红,压之褪色,或有瘀点,压之不褪色。

【辨证论治】

1. 凡初起肤生红点,其色鲜红,压之褪色,伴壮热恶寒,关节疼痛,咽喉红肿,渴喜冷饮,便干溲赤,舌红苔黄,脉象弦数者,为风热毒邪,外发体肤证。治宜清热解毒,祛风散邪法,方选银翘散化裁。药用:金银花20g,连翘10g,牛蒡子12g,薄荷6g(后下),大青叶15g,知母10g,生石膏30g(先煎),生甘草10g,蝉蜕6g,紫花地丁12g,芦根15g,紫草10g,淡竹叶6g,水煎服。咽喉肿痛者,可吹入冰硼散。

2. 若肌肤大片红斑,间有瘀点,压之不褪色,伴壮热口渴,咽喉肿痛,关节屈伸不利,大便秘结,小溲黄赤,舌绛苔黄,或有瘀斑,脉象洪数者,为血热毒盛,壅聚体肤证。治宜清热凉血,解毒消斑,方选消斑青黛饮加减。药用:青黛6g(包),生地黄30g,牡丹皮10g,赤芍10g,大青叶15g,生大黄10g(后下),知母10g,升麻12g,大青叶15g,玄参12g,栀子10g,水牛角粉6g(冲服),水煎服。

3. 喉肿咽痛者,可吹入锡类散。肌肤焮红灼热者,可外用清凉散(炉甘石 30g,滑石 15g,硼砂 10g,冰片 2g,分别研细和匀)涂撒患处。

【调养】除治疗外,应注意饮食有节,起居有常;忌食陈腐及腥发食物;保持皮肤清洁;本病发起急骤,进展迅速,故初发之时,即应及时治疗;保持室内空气新鲜,通风湿润;患者可多饮绿豆汤、金银花露。

血风疮

【概述】血风疮,近似于西医学的丘疹性荨麻疹、亚急性湿疹、痒疹、瘙痒病等,是一种以皮肤瘙痒,生有粟疹,抓破津流血水为特征的皮肤病,故名。中医学文献中亦有称"粟疮"者。如明代《疮疡经验全书·血风疮图说》记载:"血风疮,此疮因妇人经脉不调,或一月两次,或过月不来,以此血气渍入阳明经,故生此疮。"又如《外科正宗·杂疮毒门》记载:"血风疮,乃风热、湿热、血热三者交感而生。发则瘙痒无度,破流脂水,日渐沿开。"清代《外科证治全书·发无定处证》记载:"燥热内淫,风邪外袭,风湿相搏,发为疙瘩,或如粟米,瘙痒无度,破浸脂水,津淫成片,小便不调,心烦口渴。"《外科真诠·血风疮》记载:"血风疮,生于两胫内外廉,上至膝,下至踝骨。"认为其乃因风热、湿热、血热交感而成,初起瘙痒无度,破流脂水,日渐沿开,形同针眼,多生于好饮之徒。又指出:血风疮,生于遍身,形如粟米,瘙痒无度,破流脂水,浸淫成片,令人烦躁口干,日轻夜甚。本病多发生在夏秋闷热之时,好发于躯干、四肢,病程较久,易于反复。

本病因于禀性不耐,饮食失节,过食肥甘酒酪,湿从内生,郁久化热,或外受风湿,热甚于湿,怫郁于肌肤腠理之间,内不能疏泄,外不得透达而致。

初起患处发红作痒,迭起粟疹,小若粟粒,大如麻豆,隆出皮面,继则顶有水疱,疱液清澈,疱壁不坚,抓破津流脂水或血水,瘙痒无度。

【辨证论治】

1. 凡初起患处发红作痒,迭起粟疹,顶有水疱,伴心烦口干,夜睡不宁,小溲黄赤,舌红苔腻,脉象弦滑者,为湿热内盛,外受风邪证。治宜清热凉血,祛风除湿法,方选凉血除湿汤化裁。药用:生地黄 30g,牡丹皮 10g,赤芍 10g,豨莶草 10g,白鲜皮 10g,苦参 10g,六一散 10g(包),地肤子 10g,车前子 10g(包),冬瓜皮 12g,茯苓 15g,泽泻 10g,黄芩 10g,水煎服。外用马齿苋 20g,黄柏 25g,水煎取汁,冷敷患处。

2. 若病久反复,瘙痒不减,昼轻夜甚,搔破滋流血水,患处抓痕累累,伴面色不华,心烦失眠,食不甘味,舌淡苔白,脉象细滑者,为血虚生风,肌肤失养证。治宜养血息风,润燥止痒法,方选养血润肤饮化裁。药用:当归 15g,皂角刺 10g,生地黄 15g,熟地黄 15g,白鲜皮 12g,防风 10g,茯苓 10g,丹参 15g,蛇床子 10g,何首乌 10g,水煎服。外用龟甲散,香油调涂。

【调养】患病期间,应忌食油腻酒酪、辛辣炙煿、鱼腥海味,饮食以清淡为宜;避免搔抓患处,以防染毒成脓;贴身衣服以棉织品为好;暑热湿蒸之时,做好防暑降温工作;可多饮绿豆汤、金银花露、芦根水、西瓜汁;戒除烟酒;渗流血水之处,可外涂黄柏水;避免蚊虫叮咬;避免接触猫、狗。

漆　疮

【概述】漆疮,相当于西医学的漆性皮炎,是一种因接触油漆、漆树或漆制品而生疮的皮肤病,故名。根据其发病特点,中医学文献中又有"漆毒""漆咬""马桶癣"等名。本病在西医学中最早于 1700 年由意大利人 Bernardino Ramazzini 报道。中医学文献对此记载较早,如晋代葛洪《肘后备急方·治病癣疥漆疮诸恶疮方》(3 世纪)已载治疗漆疮的多个方剂。又如隋代《诸病源候论·疮病诸候》(610 年)记载:"漆疮候,漆有毒,人有禀性畏漆,但见漆便中其毒,喜面痒,然后胸臂腿腨皆悉瘙痒。面为起肿,绕眼微赤。诸所痒处,以手搔之,随手荤展,起赤痦瘰。痦瘰消已,生细粟疮甚微。有中毒轻者,证候如此。其有重者,遍身作疮。小者如麻豆,大者如枣杏,脓焮疼痛。摘破小定或小瘥。随次更生。"清代《洞天奥旨·漆疮》(1694 年)亦记载:"漆疮者,闻生漆之气而生疮也。盖漆之气,本无大毒,以漆能收湿,人之肺经,偶有微湿,而漆气侵之,则肺气敛藏,不敢内润于皮毛,而漆之气,欺肺气之怯,反入于人身,彼此相格,而皮肤肿起发痒矣。"本病常见于头面、颈周、前臂、手背等暴露部位。使用马桶者,则发生于臀部周围。皮损发起急骤,蔓延迅速,甚者可累及全身。

本病因禀性不耐,素畏漆毒,或血热内蕴,皮毛腠理不固,复受漆毒外袭,怫郁于肌肤经络,内不得疏泄,外不能透达而发。

初起于触漆部位,突然焮红赤肿,灼热痒剧。继之可有粟疹密集,水疱攒聚,甚则可见大疱、血疱,匡廓鲜明。揩破则湿烂渗液,脂水频流,疮底露出鲜红嫩肉。发于颜面者,肿胀较剧,头大如斗,面似满月,眼睑口唇,开启受限。

【辨证论治】

1. 凡发病急骤,患处肿胀,燎浆水疱,浸渍湿烂,痒痛剧烈,伴壮热恶寒,心烦口干,渴喜冷饮,乏力纳呆,夜寐不安,便秘溲赤,舌质红绛,脉象洪数者,为血热毒邪,壅滞体肤证。治宜清热凉血,解毒祛邪法,方选化斑解毒汤加减。药用:水牛角粉 6g(冲服),生石膏 30g(先煎),生地黄 30g,知母 10g,玄参 10g,连翘 10g,金银花 20g,生甘草 10g,牡丹皮 10g,赤芍 10g,水煎服。外用:生地榆 30g,黄柏 20g,金银花 15g,水煎取汁,冷敷患处。

2. 若水疱干涸,肿胀渐退,基底潮红,表面细碎鳞屑,如糠似秕,伴舌红口干,脉象细数者,为热毒伤阴,余邪未尽证。治宜养阴退热,清解余毒法,方选养阴解毒汤化裁。药用:麦冬 15g,石斛 15g,生地黄 30g,淡竹叶 6g,金银花 20g,生甘草 10g,知母 12g,北沙参 15g,玄参 10g,水煎服。外治:紫草 20g,冰片 5g,马齿苋 30g,香油 500ml,浸泡 3 日后,制成油纱条外用。

【调养】患病期间,应远离漆器,卧床休息;保持患处洁净,不宜搔抓、洗烫,以防染毒成脓;忌食鱼腥海味,腥发动风之品;病愈后,应避免再接触漆及漆制品;不能避免时,宜做好防护工作。

土 风 疮

【概述】土风疮,相当于西医学的丘疹性荨麻疹,是一种以因肤腠疏松,风邪侵扰而生疮为特征的皮肤病,故名。本病在西医学中于 1813 年由英国人 Thomas Batman 首先报道。根据其发病特点,中医学文献中又有"风丹""水丹""水疱湿疡""细皮风疹""风瘙""风痒""水疥"等名。如隋代《诸病源候论·疮病诸候》记载:"土风疮,状如风胗而头破,乍发乍瘥。此由肌腠虚疏,风尘入于皮肤故也。俗呼之为土风疮也。"《诸病源候论·疮病诸候》记载:"水疥者,痞瘰如小瘭浆,摘破有水出。"唐代《备急千金要方·少小婴孺方》亦记载:"小儿病风瘙,痒痛如疥,搔之汁出,遍身痞瘰,如麻豆粒,年年喜发,面目虚肥,手足干枯,毛发细黄及肌肤不光泽。"本病多发生在春秋之季,常见于婴幼儿或儿童,成人偶可罹患。同一家庭中可有数人同病。皮损多见于躯干、四肢伸侧(彩图 3-5)。病程约 1~2 周,皮疹消退后可留有暂时性色素沉着。若有新皮损发生,多可使病程迁延较久,常易复发。

本病多因禀性不耐,湿热内蕴,复受蚊虫叮咬,邪毒入内,与湿热相搏,外发体肤而致;或因居处迁徙,水土不服,湿热乘隙,内外相合,郁于肤腠而发;或由过餐鱼腥海味、辛辣酒酪、肥甘炙煿,湿热内蕴,外受风邪等导致。

初起患处生有豆大皮疹,形如花生米,群集或散在,或形若痞瘰,隆起于皮肤之上,顶有水疱,小若赤豆,大如梅李;皮疹梭形,长轴与皮纹相同排列。

【辨证论治】

1. 凡初起皮疹,形若纺锤,小若绿豆,大似花生米,长轴与皮纹一致,色红痒剧,顶有细小水疱,伴心烦口干,舌红苔黄,脉象弦数者,为风热夹湿,搏结体肤证。治宜祛风清热,除湿止痒法,方选祛风清热饮化裁。药用:羌活 10g,荆芥 10g,防风 6g,黄芩 10g,牛蒡子 10g,连翘 12g,赤芍 10g,紫草 10g,茯苓 12g,蝉蜕 6g,牡丹皮 10g,薄荷 6g(后下),水煎服。

2. 若皮疹淡红,顶有水疱,小若豌豆,大如梅李,疱壁紧绷,疱液清澈,瘙痒时作,伴脘腹胀满,大便不调,舌红苔腻,脉象滑数者,为湿热内蕴,外受风邪证。治宜除湿清热,祛风止痒法,方选平胃散化裁。药用:苍术 10g,厚朴 10g,陈皮 10g,佩兰 12g,焦山楂 15g,焦神曲 15g,焦麦芽 15g,法半夏 10g,藿香 12g,六一散 10g(包),金银花 15g,羌活 9g,薏苡仁 30g,水煎服。

3. 外治可用黄连 20g,黄柏 15g,煎水取汁,洗净患处。

【调养】除治疗外,应避免蚊虫叮咬;忌食辛辣酒酪、鱼腥海味;保持患处清洁,避免搔抓破损,以防染毒成脓;远离猫、狗等家畜、家禽。

悲 羊 疮

【概述】悲羊疮,相当于西医学的传染性湿疹样皮炎,是一种以在原有疮口周围滋流脓水,浸渍蔓延为特征的皮肤病,故名。根据其发病特点,中医学文献中又有"手癣疮""走皮癣""癣疮""走皮癣疮""红饼疮""走皮瘰疮"等名,如宋代《仁斋直指方·诸疮》记载:"满颊满项发如豆梅,痒而多汁,延蔓两耳,内外湿烂,如浸淫疮之状,曰走皮瘰疮,田野呼为悲羊疮。"又如明代《医学入门·走皮癣》亦记载:"走皮瘰疮,生满颊项,发如豆梅,痒而多汁,延蔓两耳,内外湿烂,如浸淫疮之状。"本病多在中耳炎、压疮、溃疡等病灶周围发病,病程较久(彩图3-6)。

因素有疮疡,湿热毒邪,蕴积于内,复由抠抓烫洗,外染湿毒,内外合邪,浸淫四窜;或禀性不耐,湿热内蕴,外受毒邪,湿热夹毒,浸渍蔓延等,皆能致病。

初起于旧有疮口周围,发红肿胀,迭起粟疹,渐生水疱,或有脓疱,疱破湿烂,浸淫四窜,基底潮红,或结痂如脂,或脱屑层层(彩图3-7)。

【辨证论治】

1. 凡初起旧有疮口周,发红肿胀,迭起粟疹,小如针尖,大若粟米,渐生水疱,如黍如豆,疱液澄清,揩破滋水,伴剧烈瘙痒,舌红苔腻,脉象滑数者,为湿热之邪,浸渍体肤证。治宜清热凉血,除湿止痒法,方选龙胆泻肝汤化裁。药用:泽泻10g,生地黄30g,黄芩10g,车前子10g(包),牡丹皮10g,赤芍10g,白茅根15g,六一散10g(包),木通6g,茯苓12g,龙胆10g,水煎服。外用:生地榆60g,马齿苋40g,黄柏50g,水煎取汁,冷敷患处。

2. 若患处红肿,湿烂瘙痒,滋流脓水,浸淫四窜,基底艳赤,伴舌绛苔腻,便结溲赤,脉象洪数者,为湿热蕴毒,浸淫体肤证。治宜清热解毒,除湿止痒法,方选化毒除湿汤加减。药用:金银花20g,连翘15g,泽泻10g,败酱草15g,紫花地丁12g,冬瓜皮60g,龙胆10g,野菊花15g,茵陈20g,车前子12g(包),白芷10g,水煎服。外治同前。

【调养】除治本病外,对原有病灶亦应加强根治;保持患处清洁,不可搔抓烫洗;忌食肥甘厚味,五辛发物;戒除烟酒;可常吃冬瓜、西瓜、山药、薏苡仁、白扁豆、萝卜、苦瓜等。

浸　淫　疮

【概述】浸淫疮,近似于西医学的急性湿疹,是一种以皮肤瘙痒渗水、湿烂浸淫为特征的皮肤病,故名。其他如自体敏感性皮炎、传染性湿疹样皮炎、癣菌疹、脓疱疮等,亦可属此范畴。早在《素问·玉机真脏论》就有"太过则令人身热而肤痛,为浸淫"的记载。汉代《金匮要略·脏腑经络先后病脉证》记载:"脉脱入脏即死,入腑即愈,何谓也? 师曰:非为一病,百病皆然。譬如浸淫疮,从口起流向四肢者可治,从四肢流来入口者不可治。"又如隋代《诸病源候论·疮病诸候》记载:"浸淫疮,是心家有风热,发于肌肤。初生甚小,先痒后痛而成疮,汁出侵溃肌肉,浸淫渐阔乃遍体。其疮若从口出,流散四肢则轻;若从四肢生,然后入口则重。以其渐渐增长,因名浸淫也。"本病可发于任何年龄,皮损可对称发生在头面、躯干、四肢、前后阴等任何部位(彩图3-8)。起病多急,病程较久,并可反复发作。

因禀性不耐,食入鱼腥海味、五辛发物,或恣食生冷,以致湿邪内存;或地居卑湿,坐卧湿地,湿邪乘袭;或心绪烦扰,思虑伤脾,则湿热蕴蒸;或内蕴湿热,外受风邪,均可使风湿热邪相合,浸淫肌肤而发病。

初起患处发红,迭起粟疹,继而生有多个水疱,小若针尖粟米,大似绿豆芡实,四围红晕。因不断搔抓,疱破糜烂,脂水频流,浸淫蔓延,味腥而黏,久而上结黄痂,湿烂蜕皮,瘙痒不绝。

【辨证论治】

1. 凡初起病急,浸淫周身,泛及遍体,湿烂瘙痒,脂水淋漓,伴便干溲赤,舌红苔腻,脉象滑数者,为湿热蕴结,浸淫体肤证。治宜清热利湿,凉血止痒法,方选清热除湿汤化裁。药用:龙胆 10g,栀子 10g,黄芩 10g,生地黄 30g,牡丹皮 10g,赤芍 10g,白茅根 15g,白鲜皮12g,车前子 10g(包),泽泻 10g,六一散 10g(包),萆薢 10g,水煎服。外用:生地榆 15g,贯众12g,水煎取汁,冷敷患处。

2. 若病久不已,皮色淡红,叠起水疱,淫淫作痒,搔破津水,伴面色萎黄,腹胀便溏,腿脚浮肿,舌淡脉细者,为脾虚湿盛,浸淫体肤证。治宜健脾助运,渗利水湿法,方选参苓白术散化裁。药用:党参 10g,茯苓 12g,白术 10g,泽泻 10g,白扁豆 15g,炒薏苡仁 15g,炒山药12g,莲子肉 10g,车前子 10g(包),炙甘草 10g,桔梗 10g,生姜 6g,陈皮 10g,水煎服。外治可用贯众 15g,黄连 10g,煎水取汁,冷敷患处。

【调养】本病应忌食辛辣酒酪、肥甘炙煿;可常食鲜嫩多汁水果、蔬菜;贴身衣服以棉织品为佳;不宜搔抓或洗烫患处,以防染毒成脓;有其他慢性病者宜同时治疗;戒除烟酒;调摄情志,戒除忧思恼怒。

痘 风 疮

【概述】痘风疮,近似于西医学的种痘性湿疹,是一种以痘毒与风湿之邪相合,外发体肤成疮为特征的急重性皮肤病,故名。根据其发病特点,中医学文献中又有"痘癞"之名。如清代《医宗金鉴·外科心法要诀》记载:"痘风疮,此证由痘后遇风所致。先发细疮作痒,次延成片,脂水渐长浸淫,宜渗湿救苦散搽之,兼避风、戒口;甚者,搔痒毒水浸淫,肌无完肤,即成痘癞。"本病多见于初种牛痘的婴儿,原有特应性皮炎、湿疹者,尤易罹患。本病急重,如不及时救治,常可危及生命。病程约两周左右,愈后有结痂及色素沉着。

本病因患痘痧之后,余毒未尽,湿热内蕴,外受风邪,或素禀湿邪内蕴之体,复受痘毒,毒湿相合,内不能疏泄,外不得透达,怫郁肌肤腠理之间而发。

初起细疹成片,瘙痒浸淫,逐渐生有水疱,豌豆大小,其状扁平,周边艳赤,迅即成脓,顶结黑痂;痂落留疤,或伴色素沉着。

【辨证论治】

1. 凡初起细疹丛生,周身遍体,密集成攒,或迭起水疱,四畔艳赤,微红肿胀,伴壮热口渴,恶心头痛,便结溲赤,舌红苔黄,脉象洪数者,为湿热毒邪,充斥体肤证。治宜除湿清热,通里解毒法,方选白虎承气汤化裁。药用:生石膏 40g(先煎),六一散 10g(包),生大黄 10g

(后下),知母 10g,芒硝 6g(冲服),连翘 15g,大青叶 15g,栀子 10g,败酱草 15g,黄连 8g,黄芩 10g,金银花 12g,水煎服,小儿酌减。局部当用紫金锭茶水调涂患处。

2. 若水疱混浊,迅即成脓,疱顶凹陷,形若脐窝,周边紫暗,伴壮热神昏,烦扰不宁,舌绛少苔,脉象细数者,为热入营血,燔灼体肤证。治宜清热解毒,凉血开窍法,方选清热地黄汤化裁。药用:水牛角粉 6g(冲服),生地黄 30g,牡丹皮 10g,赤芍 10g,连翘 15g,莲子心 10g,牛蒡子 10g,升麻 12g,玄参 10g,地骨皮 15g,黄连 6g,大青叶 15g,板蓝根 15g,石菖蒲 6g,紫草 10g,水煎服,另送服安宫牛黄丸 1 丸,小儿酌减。外治同前。

【调养】除治疗外,应绝对卧床休息,加强护理;凡有湿疹、异位性皮炎的患儿,忌种牛痘,或忌接触种痘者;保持室内空气清新;多吃新鲜水果蔬菜,勿食辛辣油腻;本病以隔离治疗为宜。

白 头 疮

【概述】白头疮,相当于西医学的浅表性毛囊炎、单纯性毛囊炎,是一种以肤生小疮,顶有白头为特征的疾病,故名。根据其发胃病特点,中医学文献中又有"小疮""热疖""石疖""疖子""小疖"等名。晋代《刘涓子鬼遗方·相痈疽知是非可灸法》记载:"似若小疖,或复大痛,皆是微候,宜善察之。"又如隋代《诸病源候论·疮病诸候》记载:"白头疮者,由体虚带风热,遍身生疮,疮似大疥痒,渐白头而有脓,四边赤疼痛是也。"唐代《备急千金要方·丁肿痈疽》记载:"凡肿,根广一寸已下名疖,一寸已上名小痈,如豆粒大者名疱子,皆始作,急服五香连翘汤下之,数剂取瘥乃止。"本病常于夏季或高温湿热之时发生,好发于毛发重浓的男性成年人。股部、胫前、头皮、躯干等处,均可发生。病程约一周左右,愈后可不留瘢痕。

因过餐肥甘,恣意口腹,湿热内蕴,外蒸肌肤;或阳热之体,复受暑热湿蒸,郁结不散;或腠理失密,玄府不固,外受湿热毒邪等,均可致病。

初起患处发红,次渐肿痛,根脚浮浅,范围局限,肿不逾寸,渐生脓头,顶白根赤。溃破之后,出脓而愈。

【辨证论治】

1. 凡初起患处红肿,小如粟米,大若赤豆,四畔色红,触之灼热,压之疼痛,顶有脓头,根脚肿硬,伴发热口渴,便结溲赤,舌红苔腻,脉象滑数者,为湿热毒邪,蕴结体肤证。治宜清热解毒,除湿散结法,方选五味消毒饮化裁。药用:金银花 15g,野菊花 15g,蒲公英 12g,紫花地丁 12g,败酱草 15g,连翘 12g,黄芩 10g,黄连 6g,牡丹皮 10g,赤芍 10g,六一散 10g(包),草河车 12g,水煎服。外用紫金锭,醋调敷。

2. 若日久脓成,头白根软,四畔绕以红晕,或出脓黄白不畅,痒痛相兼,肿势局限,根脚浮浅,伴舌红苔黄,脉象浮数者,为热毒成脓,郁滞体肤证。治宜清热解毒,消肿排脓法,方选透脓散加减。药用:山甲珠 10g(可用炒三棱 10g 或炒莪术 10g 替代),金银花 15g,牛蒡子 10g,防风 6g,生黄芪 15g,黄连 6g,川芎 10g,当归尾 12g,皂角刺 10g,白芷 10g,冬瓜仁 15g,

薏苡仁30g,桔梗10g,甘草6g,水煎服。外用金黄膏。

【调养】除治疗外,严禁挤压患处;保持患处清洁;忌食辛辣酒酪,油腻腥荤;注意个人卫生,保持衣服、被褥清洁;暑热之时,可多饮绿豆汤;多吃鲜嫩多汁的水果、蔬菜;保持大便通畅;平时可多以金银花水、菊花水代茶。

逸 风 疮

【概述】逸风疮,近似于西医学的点滴型副银屑病或急性痘疮样苔藓样糠疹(副银屑病)、蕈样肉芽肿早期,是一种以遍体瘙痒,似癣非癣,似疥非疥为特征的疾病,常因风邪散逸于皮肤所致,故名。在西医学中,1902年法国人Brocg首先报道副银屑病;1806年法国人Alibert首先报道蕈样雅司。1885年德国人Auspitz提倡用蕈样肉芽肿,沿用至今。中医学文献对此记载较早。隋代《诸病源候论·疮病诸候》(610年)记载:"逸风疮,生则遍体,状如癣疥而痒,此由风气散逸于皮肤,因名逸风疮也。"清代《外科大成·逸风疮》(1665年)亦记载:"逸风疮,生则遍身作痒,状如瘙疥,此由风气逸于皮肤也。治宜汗之。久之恐变风癞风癣。"本病多见于青壮年,以男性多见。病程长久,经过缓慢,无季节性。皮损可波及周身遍体,但以躯干两侧、大腿内侧、上臂等处为多见。

因腠理失密,玄府不固,风邪乘隙,蕴于肌肤,内不得疏泄,外不得发散;或素禀气血不足之体,风邪乘之,郁于脉络,使肌肤失养等,均能致病。

初起患处瘙痒,迭起粟疹,小如针尖粟米,大如赤豆芡实,顶尖或平,质地韧实,或如圆形,或呈球状,孤立散在,互不融合,或集簇成群,似癣非癣,似疥非疥,日久渐退,新疹又起,瘙痒剧烈,入夜尤甚。

【辨证论治】

1. 凡肤起粟疹,瘙痒不绝,如粟如豆,其色淡红或红褐,密集成簇,互不融合,抚之碍手,如癣如疥,触之顽韧,伴夜睡不宁,舌红苔白或黄,脉象弦数者,为风邪久羁,散逸皮肤证。治宜祛风清热,通络止痒法,方选消风散加减。药用:羌活10g,防风10g,荆芥12g,川芎6g,乌蛇15g,连翘10g,僵蚕10g,赤芍10g,蒺藜12g,丹参15g,炙甘草10g,生龙骨30g(先煎),生牡蛎30g(先煎),蝉蜕6g,水煎服。

2. 若病程日久,瘙痒不止,入夜尤甚。皮疹密集,如黍如豆,状似癣疥,肌肤干燥,迭起鳞屑,如糠似秕,抚之即落,伴面色不华,短气乏力,舌淡少苔,脉象弦细者,为气血不足,风邪乘隙证。治宜养血益气,祛风止痒法,方选养血润肤饮化裁。药用:当归15g,熟地黄30g,黄芪20g,川芎10g,皂角刺10g,蒺藜10g,白芍15g,玉竹15g,黄精20g,防风10g,白芷10g,白鲜皮15g,炙甘草10g,水煎服。

【调养】除治疗外,应戒除辛辣酒酪,鱼腥海味;适当外用护肤品止痒;减少热水烫浴;避免过度搔抓,以防染毒成脓;本病病程长久,宜耐心服药治疗;不宜滥用外涂药物。

火 丹 疮

【概述】火丹疮,相当于西医学的红皮病(又称剥脱性皮炎),是一种以周身皮肤焮赤肿胀,如汤烫火燎,继之大片脱屑,伴有高热为特征的急重皮肤病,故名。根据其发病特点,中医学文献中又有"洪烛疮""王灼疮""王烂疮""赤火丹""白火丹"等名。在西医学中,1868年奥地利人Hebra首次描述红皮病,19世纪英国人Wilson首先报道剥脱性皮炎,故又称Wilson病。中医文献对此记载较早,当首推巢元方《诸病源候论·疮病诸候》(610年)记载:"王烂疮者,由脏腑实热,皮肤虚而受风湿与热相抟,故初起作瘭浆,渐渐王烂,汁流浸渍,故名王烂疮也。亦名王灼疮。其初作瘭浆,如汤火所灼也。又名洪烛疮,初生如沸汤洒,作瘭浆赤烂如火烛,故名洪烛也。"唐代《备急千金要方·丁肿痈疽》(652年)记载:"洪烛疮,身上忽生瘭浆如沸汤洒,剧者遍头面,亦有胸胁腰腹肿缓,通体如火汤灼瘭起者是也。"清代《洞天奥旨·火丹疮》(1694年)亦记载:"火丹疮,遍身俱现红紫,与发斑相同,然斑随现随消,不若火丹,一身尽红且生疮也。"本病急重,多见于中老年男性,病程可由于病因不同自数月至数年,重者可危及生命(彩图3-9)。

因禀性不耐,血热内蕴,外受毒邪,毒热相合,熏蒸体肤;或素有旧疾,因循失治,或滥用药物,酿成热毒,燔营灼血等,均能致病。

初起周身潮红,焮赤肿胀,蔓延迅速,伴皮肤大片脱屑,毛发黏着,阴部水肿,眼、口、鼻等黏膜处糜烂肿胀,甲板变形,壮热不退,严重者可危及生命(彩图3-10)。

【辨证论治】

1.凡周身焮红赤肿,如汤泼火灼,皮肤成片剥脱,伴壮热口渴,烦躁谵语,便结溲赤,舌绛苔黄,脉象洪数者,为热毒之邪,充斥体肤证。治宜清热解毒,凉血消斑法,方选消斑青黛饮化裁。药用:生地黄30g,牡丹皮10g,赤芍10g,知母10g,水牛角粉4g(冲服),玄参12g,栀子10g,生甘草10g,生石膏30g(先煎),生大黄10g(后下),大青叶15g,金银花30g,连翘15g,莲子心6g,水煎服。

2.若皮肤赤肿,干燥灼热,脱屑层层,如糠似秕,伴口干咽燥,少气懒言,舌红少苔,脉细无力者,为热毒之邪,灼伤气阴证。治宜养阴解毒,生津益气法,方选解毒养阴汤化裁。药用:生地黄40g,北沙参15g,知母10g,玄参12g,炙甘草10g,白芍15g,麦冬10g,石斛12g,玉竹10g,五味子12g,太子参10g,金银花15g,连翘15g,水煎服。

3.外用:紫草15g,生甘草10g,炙甘草10g,冰片5g,香油500ml,浸泡3天后,去渣用油,制成纱条,外敷患处。

4.口干咽燥者,可自制五汁饮:大鸭梨1个,甘蔗300g,橘子200g,荸荠150g,鲜藕300g,洗净绞汁,每服200ml,每日2次。

【调养】除治疗外,应保护皮肤、黏膜(口腔、眼、鼻等处)不使干燥;保持室内空气洁净及湿度;停用致敏药物;多饮果汁、蔬菜汁;采取中西医结合治疗;注意观察尿量及颜色,随时调整处方;忌食辛辣刺激食物;如有原发疾病,应同时治疗。

暑 热 疮

【概述】暑热疮,近似于西医学的夏季皮炎,是一种因受暑热湿蒸,邪客肌肤的常见皮肤病,故名。如清代《疡科心得集·申明外疡实从内出论》记载:"夏令暑蒸炎热,肌体易疏,遇凉饮冷,逼热最易入内。客于脏者,则为痧、为胀;客于腑者,则为吐、为泄;客于肌表者,则为白痦、为瘰、为暑热疮。"本病多见于暑热湿蒸的夏季,南方发病多于北方。至秋凉后,常可不治自愈。皮损好发于颈周、四肢伸侧及躯干等处,但以下肢多见。病程长短与气温及湿度有明显关系。凡天热酷暑,汗出增多则病甚,天凉气爽则病轻或愈,来年仍可复发。

因禀性不耐,血热内蕴,外由盛夏酷暑,热邪外侵,与血热相搏;或炎夏暑热,贪凉饮冷,脾阳受遏,湿热内阻,外发体肤;或腠理失密,卫外不固,复受光毒曝照,热毒乘隙袭入等,皆能致病。

初起患处成片焮红,触之灼手,压之褪色,轻度肿胀,继而生有成片粟疹或细小水疱,小似针尖,大若粟米,集簇成片,自觉瘙痒。因不断搔抓,则患处常有血痂、抓痕,久则皮肤肥厚,状似牛领之皮。

【辨证论治】

1. 凡初起患处焮红作痒,粟疹密集,灼热难耐,伴胸满心烦,唇焦口干,渴欲冷饮,面赤多汗,小溲短赤,舌红少津,脉象洪大者,为暑热毒邪,外袭体肤证。治宜祛暑解毒,凉血清热法,方选清暑汤化裁。药用:金银花20g,牡丹皮10g,赤芍10g,生石膏30g(先煎),知母10g,绿豆衣20g,鲜荷叶10g,炙甘草10g,乌梅6g,麦冬12g,葛根15g,水煎服。

2. 若患处焮红,迭起粟疹或水疱,淫淫作痒,伴胸闷脘胀,食少纳呆,大便不调,小溲黄赤,舌红苔腻,脉象滑数者,为暑热湿浊,蕴聚体肤证。治宜清解暑热,化浊利湿法,方选藿香正气散化裁。药用:鲜藿香15g,鲜佩兰15g,金银花10g,荷梗6g,六一散10g(包),冬瓜皮12g,西瓜翠衣10g,薏苡仁15g,茯苓皮12g,水煎服。

【调养】除治疗外,应做好防暑降温工作;室内保持通风,室外工作宜穿宽大的棉织衣服;避免日光暴晒;经常洗浴,保持皮肤清洁;可多饮绿豆汤、芦根水、金银花露;多吃西瓜、冬瓜、苦瓜等。

日 晒 疮

【概述】日晒疮,相当于西医学的日光性皮炎,是一种因过受日光曝晒,因而成疮的皮肤病,故名。如明代《外科启玄·日晒疮》记载:"三伏炎天,勤苦之人,劳于任务,不惜身命,受酷日晒曝,先疼后破,而成疮者,非血气所生也。"清代《洞天奥旨·日晒疮》记载:"日晒疮,乃夏天酷烈之日曝而成者也,必先疼后破,乃外热所伤,非内热所损也。大约皆奔走劳役之人,与耕田胼胝之农夫居多。若安闲之客,安得生此疮乎? 故止须消暑热之药,如青蒿一味饮之,外用末药敷之即妥。青蒿饮:祖传,治日晒疮。青蒿一两,捣碎,以冷水冲之,取汁饮之,将渣敷疮上,数日即愈。"本病多见于春末夏初之时。好发于皮肤皙白的妇女、儿童,或在高原、水面、雪山处从事工作者。皮损常在颜面、肩背、颈后、手臂伸侧者等暴露部位发生(彩图 3-11)。起病较急者,于日晒后数小时内即可发病。皮肤黝黑者,相对发病较少,或症状较轻。日晒后次日达高峰,数日后可渐愈。

因禀性不耐,血热内蕴,腠理失固,盛夏酷暑之时,炎日当头,阳光曝晒,则毒热蕴于肌肤腠理,不得宣泄等,皆能致病。

初起患处潮红焮肿,皮肤光亮紧绷,触之灼热。停止日晒后,则局部转为红褐色,逐渐变成褐色斑片,经三五日后,可以痊愈;若日晒甚者,则患处发红肿胀,燎浆水疱,小若粟粒赤豆,大若梅李鸡卵。疱壁紧张光亮,疱液淡黄澄清,揩破糜烂,脂水四窜。日晒次日,可达高峰。

【辨证论治】

1. 凡起病较急,患处潮红肿胀,灼热干燥,痒痛相兼,衣着摩擦,则痛楚难忍。此为禀性不耐,毒热外袭证。治宜清热解毒,凉血止疼法,方选清凉散。药用:生大黄 15g,黄连 10g,黄柏 15g,冰片 3g,分别研细和匀,纱布包扑患处。

2. 若患处焮红赤肿,燎浆水疱,糜烂渗出,灼痛难忍,心烦口渴,唇红舌赤,小便短少,脉象洪数者,为毒热壅盛,充斥体肤证。治宜清热解毒,生津益气法,方选白虎汤化裁。药用:生石膏 30g(先煎),知母 10g,生甘草 10g,乌梅 6g,牡丹皮 10g,赤芍 10g,金银花 10g,绿豆衣 6g,青蒿 30g,连翘 10g,芦根 15g,水煎服。外用:黄柏 15g,金银花 10g,生甘草 6g,水煎取汁,冷敷患处。

【调养】本病预防工作甚为重要。可经常参加户外锻炼;避免烈日过度曝晒;外出工作,应穿浅色长袖衣衫,必要时可在暴露部位外涂避光剂;勿食辛辣酒酪;海滨洗浴时,做好防护,不可暴晒;可多饮金银花露、绿豆汤、西瓜汁、冬瓜汤等。

夏日沸烂疮

【概述】夏日沸烂疮,近似于西医的夏令水疱病、多形性日光疹,是一种以夏季日晒后,皮肤沸烂成疮为特征的皮肤病,故名。根据其发病特点,中医学文献中又有"沸疮""沸子""日晒疮""痱疮""沸烂疮"等名。本病在西医学中于 1900 年由德国医生 Rasch 首先命名。中医学文献对此记载较早,隋代巢元方《诸病源候论·疮病诸候》(610 年)记载:"夏日沸烂疮候,盛夏之月,人肤腠开,易伤风热。风热毒气,搏于皮肤,则生沸疮,其状如汤之沸。轻者,匝匝如粟粒;重者,热汗浸渍成疮,因以为名。"清代《医宗金鉴·外科心法要诀》记载:"此证系暑令所生疡毒小疖,初发背心,肌肤红晕,次生肿痛,发热无时,日夜不止。"本病多见于青年女性,好发于头面、四肢、肩背、前胸V区(V区即前胸衣领开口处)、手背、小腿等暴露之处。春夏季加重,秋冬减轻或消退,但来年可复发。病程长短不一,有持续多年不愈者。一般与肤色深浅无关,或可有家族病史。

因禀性不耐,血热内蕴,外受光毒曝晒,与血热相搏,怫郁肌腠;或腠理失密,卫外不固,盛夏酷暑,炎日光毒,蕴郁肤腠,热毒相和,不得宣泄等,皆能致病。

初起患处焮红成片,匡廓鲜明,继则肿胀,迭起粟疹,如黍如豆,其色红赤,轻微肿胀,或迭起水疱,搔破湿烂,脂水浸渍,日久干涸,肌肤粗糙,触之如革。

【辨证论治】

1. 凡初起患处焮红,迭起粟疹,匡廓明晰,形若黍豆,压之褪色,稀疏散在,或集簇成群,伴烦热口渴,面赤多汗,小溲短赤,舌红少苔,脉象弦数者,为禀性不耐、热毒外袭证。治宜清热凉血,解毒祛邪法,方选凉血解毒汤化裁。药用:生石膏30g(先煎),知母10g,炙甘草10g,粳米15g,绿豆衣30g,青蒿50g,升麻10g,玄参15g,金银花20g,生地黄30g,牡丹皮10g,赤芍10g,淡竹叶6g,水煎服。外用:六一散30g,枯矾15g,冰片3g,研细和匀,纱布包扑。

2. 若患处迭起水疱,搔破湿烂,脂水浸渍,疱底红晕,痒痛时作,伴胸闷脘胀,食少纳呆,小溲黄赤,舌红苔腻,脉象滑数者,为湿热暑邪、蕴郁体肤证。治宜清热除湿,祛暑祛邪法,方选祛暑汤化裁。药用:六一散12g(包),西瓜翠衣15g,绿豆衣15g,金银花20g,连翘15g,白茅根15g,葛根15g,车前子12g(包),生地黄30g,芦根20g,佩兰15g,水煎服。外治同前。

【调养】避免日光暴晒,外出时注意防护;忌食辛辣酒酪,鱼腥海味;多吃新鲜蔬菜水果,如冬瓜、西瓜、苦瓜等;夏季炎热时可常饮绿豆汤、金银花露、芦根水、酸梅汤、菊花茶;夏日着装应以宽松、浅色的棉织品为好。

白寒疮

【概述】白寒疮,相当于西医的寒冷性多形红斑,又称多形红斑型冻疮,是一种以体肤生疮,形如猫眼,遇冷则剧为特征的皮肤病,故名。根据其发病特点,中医学文献中又有"寒疮""雁疮""猫眼疮"等名。如清代《外科大成·寒疮》记载:"寒疮形如猫眼,有光彩而无脓血,多生身面,冬则近胫。"又如《几希录良方合璧·怪症门》记载:"白寒疮,一人面上及遍身生疮似猫儿眼,有光彩无脓血,冬则近胫,名曰白寒疮。多食鱼、鸡、葱、韭而愈。"本病多发于严寒隆冬之时。中青年女性罹患者较多。皮损常见于耳郭、手背、足背、面部等暴露部位,少数见于踝、膝、腰臀部,对称发生。起病迅速,进展较快,病程约2~4周。再遇寒冷,仍可复发。可与冻疮同时发生,但持续时间较短。

因腠理失密,卫外不固,风寒湿邪,乘隙袭入,搏于体肤;或素禀阳虚之体,中寒内生,湿邪不化,寒湿相合,复受风邪等,皆能致病。

初起患处生疮,淡红扁平,近似圆形,边缘逐渐隆起,呈水肿性紫红斑,或轻度出血性红斑,中心凹下,生有水疱,或可糜烂,光彩闪烁,无脓无血,形如猫眼,多数可伴瘙痒。

【辨证论治】

1. 凡初起患处生疮,其色淡红,匡廓鲜明,形似虹彩,中有水疱,清澈透明,伴四肢厥冷,舌淡脉细者,为风寒夹湿,搏于体肤证。治宜温阳散寒,祛风除湿法,方选当归四逆汤化裁。药用:桂枝12g,当归15g,赤芍10g,细辛3g,炙甘草12g,鸡血藤15g,茯苓12g,路路通6g,炮附子6g,生黄芪30g,水煎服。

2. 若疮似猫眼,周边紫暗,形类冻疮,肿胀如馒,水疱菲薄,溃流脂水,伴四末不温,舌质暗淡,脉象细涩者,为风寒湿邪,瘀阻经络证。治宜温经散寒,祛风除湿法,方选阳和汤化裁。药用:炙麻黄10g,炮附子6g,白芥子10g,鹿角霜30g,炙甘草10g,当归15g,干姜10g,桂枝12g,丹参15g,茯苓12g,熟地黄30g,黄酒50ml,水煎服。

【调养】除治疗外,应注意肢体保暖,冷季外出,做好防寒工作;少吃生冷瓜果,多食肉、蛋、奶类等温热食物;保护疮面,以防染毒成脓;冬日应注意鞋靴宽松保暖,防止紧小而气血不畅;可常饮姜糖水;适时参加体育锻炼,增强耐寒能力。

猫 眼 疮

【概述】猫眼疮,相当于西医学的多形红斑,是一种以肤起红斑,形如猫眼为特征的皮肤病,故名。根据其发病特点,中医学文献中又有"雁疮""白寒疮""寒疮"等名。本病在西医学中最早于1860年由奥地利人Hebra提出。1922年美国人Stevens及Johnson首提重症多形红斑,亦有与此相近之处。中医学文献记载较早,窦梦麟《疮疡经验全书·寒疮图说》(1569年)记载:"一人面上及遍身生疮似猫眼,有光彩,无脓血,冬则近胫,名曰寒疮。此乃脾家湿热所化,宜服雄黄解毒丸,再服清肌渗湿汤。"此前隋代《诸病源候论》记载的"雁疮",与本病有相近之处,但对皮损的描述尚不够确切。《诸病源候论·疮病诸候》记载:"雁疮者,其状生于体上,如湿癣疿疡,多著四肢乃遍身,其疮大而热疼痛。得此疮者,常在春秋二月、八月雁来时则发,雁去时便瘥,故以为名。"清代《医宗金鉴·外科心法要诀》(1742年)记载:"猫眼疮,此证一名寒疮,每生于面及遍身。由脾经久郁湿热,复被外寒凝结而成。初起形如猫眼,光彩闪烁,无脓无血,但痛痒不常,久则近胫。"清代《奇症汇·身》(1786年)记载:"有人患身面生疮,如猫儿眼样,有光彩无脓血,但痛痒不常,饮食减少,名曰寒疮。"本病多在夏秋更迭之时发生,少数于隆冬季节加重,常见于青年女性。皮损好发于颜面、手背、前臂、足踝,甚至可累及口腔及前后二阴等(彩图3-12,彩图3-13)。病程2~4周左右,但易于复发。

本病因平素恣食肥甘厚味、辛辣炙煿,以致湿热内蕴,壅滞体肤;或素禀阳虚之体,卫外不固,寒邪乘袭,气滞血凝,经脉闭阻,瘀而为患;或禀性不耐,血热内蕴,外受药毒,拒而不受,毒热相合,充斥体肤等,均能致病。

初起患处出现扁平隆起,或红斑水肿,小若茇实,大如蚕豆,近似圆形,匡廓鲜明易辨,边缘略微隆起,中央凹陷。逐渐其色暗红或紫红,中有一紫斑或水疱,形如猫眼,光彩闪烁,无脓无血。

【辨证论治】

1. 凡初起疹色鲜红,周边隆起,上生水疱,形如虹彩,自觉灼热痒痛,伴发热恶寒,口干咽痛,关节酸楚,大便不调,小溲色赤,舌红苔腻,脉象滑数者,为湿热蕴毒,阻遏经络证。治宜清热利湿,解毒散结法,方选红斑方化裁。药用:羌活10g,当归12g,赤芍10g,连翘12g,车前子10g(包),六一散10g(包),大青叶15g,泽泻10g,生地黄30g,丹参15g,玉米须30g,牡丹皮10g,水煎服。

2. 若疹色紫暗,遇寒加甚,四末不温,形类冻疮,关节疼痛,大便溏薄,小溲清长,舌淡脉细者,为寒邪外束,闭阻经络证。治宜温经散寒,疏通脉络法,方选当归四逆汤化裁。药用:当归15g,木通6g,细辛6g,桂枝10g,赤芍10g,鸡血藤30g,川芎10g,丹参15g,怀牛膝12g,干姜10g,桃仁10g,红花10g,炙甘草10g,水煎服。

【调养】患病期间,应忌食肥甘厚味,辛辣炙煿;遇寒甚者,应注意保暖,避免寒凉刺激;不可触破患处,保持洁净,以防染毒成脓;伴有其他慢性疾病,如口腔、咽、鼻、齿、气管、肺等疾患,亦应及时治疗;不滥用药物,以防禀性不耐,药毒乘袭。

冻　疮

【概述】冻疮,中西医学同名,是一种因冻而生疮的皮肤病,故名。西医学中的冻伤,亦可属此范畴。根据其发病特点,中医学文献中又有"冻瘃""冻烂疮""冻风""冻烂肿疮"等名。如隋代《诸病源候论·疮病诸候》记载:"严冬之月,触冒风雪寒毒之气,伤于肌肤,血气壅涩,因即瘃冻,赪赤疼肿,便成冻疮。乃至皮肉烂溃,重者肢节坠落。"又如清代《洞天奥旨·冻疮》记载:"冻疮,犯寒风冷气而生者也。贫贱人多生于手足,富贵人多犯于耳面,先肿后痛,痛久则破而成疮,北地严寒尤多。此症更有冷极而得者,手足十指尚有堕落者。"《外科证治全书·发无定处证》亦记载:"触犯严寒之气,伤及皮肉,致气血凝结。初起紫斑硬肿,僵木不知痛痒,名曰冻疮。"《疡科心得集·辨蜘蛛疮漆疮冻疮论》记载:"冻疮,乃天时严冷,气血冰凝而成。初起紫斑,久则变黑,腐烂作脓,手足耳边俱有之。"本病在严冬之时好发于妇女、儿童及体弱者的手背、足趾、足缘、足跟、面颊、鼻尖、耳郭等处,病程缓慢,损害局限,天气转暖可自愈,来年冬季常可复发,与冻伤有别。

因素禀阳虚之体,严冬之日,鞋袜过紧,静坐少动,酷寒侵袭,或腠理失密,卫外不固,复受寒邪,瘀阻经脉,凝滞气血,不得温煦等,皆能致病。

初起患处出现肿块,其色紫暗,匡廓不清,四畔红晕,压之褪色,表面绷紧而光亮,触之质软。若受冻较久,则患处皮色青紫,其上有水疱或血疱,大小不等,溃后湿烂,血水滋渗,疮口灰白,不易愈合。

【辨证论治】

1. 凡初起患处紫红肿块,触之较软,遇热则瘙痒难忍,尚未破溃,舌质暗淡,脉象沉细者,为寒邪外束,经脉塞滞证。治宜温经散寒,活血通络法,方选当归四逆汤化裁。药用:当归15g,黄芪15g,川芎10g,细辛3g,桂枝10g,鸡血藤30g,怀牛膝12g,桑枝12g,木通6g,水煎服。外用:生附子30g,干姜15g,炙甘草10g,水煎取汁,温洗患处。

2. 若疮口溃烂,紫暗平塌,肉色灰白,滋流血水,久不收敛,舌淡无华,肢冷脉细者,为气血亏虚,肌肤失养证。治宜补养气血,温通经脉法,方选阳和汤化裁。药用:黄芪15g,党参15g,当归15g,熟地黄30g,川芎10g,丹参30g,鹿角霜20g,白术10g,红花10g,黄酒60ml,水煎服。外用:白蔹60g,血竭30g,黄柏炭10g,分别研细和匀,香油调敷。

【调养】除注意患处保暖外,受冻伤者,首先脱离低温环境,切忌立即炙烤,可采用快速复温法:将冻伤部位浸泡在40℃左右温水中,约5~8分钟,待皮肤颜色及感觉恢复正常;冷季外出,做好防寒措施,鞋靴宜保暖宽松,使血脉流畅;室内应保温,空气新鲜,应维持在20℃左右;寒冷之时,可适时予以温补膳食,如羊肉、牛肉、姜、葱、胡椒、萝卜、茴香、韭菜等皆可择食。

疥 疮

【概述】疥疮,中西医学同名,是一种因疥虫传染成疮,小如芥蒂,瘙痒无度的皮肤病,故名。根据其发病特点,中医学文献中又有"虫疥""脓疥""湿疥""大疥""癞疥""干疤疥""脓窝疥"等名。本病在西医学中于1687年由意大利药师Cestoni首先提出系由疥虫引起。在我国,公元前14世纪的殷墟甲骨文、战国时期的《山海经》、秦汉时期的《神农本草经》,以及其后的《葛洪肘后备急方》《刘涓子鬼遗方》等均有对"疥疮"的记载。早在东汉,王充《论衡》已明确指出本病由疥虫引起。晋代《葛洪肘后备急方》(3世纪)以雄黄、黄连、松脂、发灰、猪膏混合外用治疥。《刘涓子鬼遗方》(5世纪)以雄黄、雌黄、矾石等治疥。5世纪末,梁代陶弘景《本草经集注》指出:"石硫磺,大热有毒,疗心腹积聚,邪气冷癖在胁,咳逆上气,脚冷疼弱无力及鼻衄,恶疮,下部匿疮,止血,杀疥虫。"此为世界上最早用硫黄治疥疮的记载,该方法沿用至今。又如隋代已发现由疥虫致病,《诸病源候论·疮病诸候》(610年)说:"湿疥者,小疮皮薄,常有汁出,并皆有虫,人往往以针头挑得,状如水内癀虫。此悉由皮肤受风邪热气所致也。"为世界上最早发现疥虫的记载。本病可发于任何年龄,传染性极大,蔓延迅速,常为集体流行,或家中数人同病。皮损多发于皮肤细嫩、皱褶处,如指缝、腕肘屈侧、腋前、乳下、腹部、股内、腰围、鼠蹊等处,幼儿可波及头面、四肢(彩图3-14)。

因卫生条件不良,或使用、接触患者的衣服、被褥等生活用品,疥虫侵袭体肤;或久不洗浴,湿热污垢,蕴蒸体肤,酿成虫邪等,皆能致病。

初起于手丫处生有针尖大小粟疹、水疱或脓疱,迅即扩展,集簇成片,遍及周身,奇痒难忍。继而指缝处有纹状隧道,细小弯曲,顶有针尖大小白点或红点。用针挑开盲端,可找到疥虫。明代《外科正宗·杂毒疮门》描述本病:"潜隐皮肤,辗转攻行,发痒钻刺,化化生生。传变肢体,近则变为疥癣,久则变为顽风,多致皮肤枯槁,浸淫血脉,瘙痒无度。"日久不愈者,可于外阴部形成绿豆至黄豆大小的疥疮结节。

【辨证论治】

1. 本病应以外治为主。先用苦参 90g,地肤子 90g,蜀椒 60g,煎汤洗浴全身。再用除疥膏(硫黄 120g,红粉 20g,大枫子仁 40g,核桃仁 40g,先将前二味研极细,与后二味捣研如泥)自颈以下,遍搽全身。有皮疹处,应反复涂擦。每日早晚各搽 1 次,连用 3 天,第 4 天洗净,更换衣服。亦可用 10% 硫黄软膏(儿童则用 5% 硫黄软膏)涂擦,方法同前。如未尽愈,可再重复。

2. 若遍身疥疮,瘙痒无度者,除上述治疗外,可辅以祛风清热,祛湿止痒法,方选消风散化裁。药用:荆芥 10g,防风 10g,苦参 12g,地肤子 12g,牛蒡子 10g,黄柏 12g,苍术 10g,川芎 10g,蒺藜 12g,水煎服。

【调养】 对本病患者应隔离治疗;患者的衣被等生活用品宜单独洗涤、煮沸、暴晒;健康人应与患者分居,并且不使用患者的生活用具;集体群居发病者,应同时治疗,并注意消毒衣、被、褥;开展卫生知识宣传,加强防病知识教育。

鸟 啄 疮

【概述】 鸟啄疮,近似于西医学的汗孔角化症,是一种以皮肤中央轻度萎陷,边缘略微隆起,形如鸟啄为特征的皮肤病,故名。本病在西医学中于 1893 年由意大利人 Mibellis 首先报道。中医学文献记载较早,隋代巢元方《诸病源候论·疮病诸候》(610 年)记载:"鸟啄疮,四畔起中央空是也。此亦是风湿搏于血气之所变生。以其如乌鸟所啄,因以名之也。"本病多见于男性,一般自幼年开始发病,可伴有家族病史。病程长久,进展缓慢。皮损孤立散在,亦能广泛分布,尤其多见于手足,亦可累及面、颈、口腔及外阴部(彩图 3-15)。

因禀赋素弱,气血痞涩,瘀滞肌肤腠理;或腠理不密,玄府失固,风湿外袭,阻遏经络,肌肤失养;或脾运不畅,津液不能敷布,肤腠失荣等,均能致病。

初起患处生有粟疹,米粒大小,触之棘手,表面如火山口状,或似鸡眼。可缓慢增长扩大,呈环状、地图状。中央萎缩凹陷,呈褐色或灰黄色,干燥而平滑。边缘为堤状纤细隆起,外形似花边墨圈,匡廓鲜明易辨,四周参差不齐。发于阴部、口腔者,则为乳白斑片或糜烂;发于头皮者,伴有秃发。皮损大小、多少可因人而异,小者如粟粒赤豆,大者似银元手掌;少则一个,多者近百个,可呈带状分布,发于下肢为线状型者易恶变。

【辨证论治】

1. 凡初起皮损较小,范围不广者,为风湿郁肤,津液不布证。治宜祛风除湿,养血润燥法,方选苍术膏化裁。药用:苍术 1 000g,当归 200g,白鲜皮 200g,何首乌 200g,水煎 3 次,浓缩,加蜂蜜 500g 成膏,每日早晚各服 1 匙。

2. 若皮损较大,分布广泛,其色黑褐,触之棘手,舌暗瘀斑,脉象涩滞者,为气血痞涩,肌肤失养证。治宜活血化瘀,疏通脉络法,方选血府逐瘀汤化裁。药用:生地黄 30g,桃仁 10g,

红花 10g,川牛膝 10g,丹参 15g,赤芍 10g,枳壳 10g,王不留行 12g,苍术 15g,路路通 10g,白鲜皮 10g,川芎 10g,水煎服。

【调养】患病期间,不宜滥用外涂药物;患处免受寒凉潮湿;患处应避免日光暴晒;皮损日久不退者,可考虑电灼、手术切除、冷冻、激光等疗法;勿食辛辣酒酪、肥甘炙煿;戒除吸烟。

灸 疮

【概述】灸疮,相当于西医学的局部烧伤,是一种因过用艾灸,伤及肌肤而生疮的皮肤病,故名。根据其发病特点,中医学文献中又有"灸火疮""艾火疮"等名。如隋代《诸病源候论·疮病诸候》记载:"灸疮久不瘥候夫灸之法,中病则止,病已则疮瘥。若病势未除,或中风冷,故久不瘥也。"又如清代《洞天奥旨·灸火疮》记载:"灸火疮,用艾火灸穴治病而成者也。灸穴不发不可,然过发亦不可,过发必至疼痛,宜用太乙膏贴之。如无太乙膏,春月用柳絮,夏月用竹膜,秋月用新棉,冬月用壁上钱贴之,亦能止疼也。"本病仅发生于过用艾灸的部位上。

本病因过用艾灸,伤及肤腠,尤其应用"瘢痕灸"时,更易发生。过用艾灸,反利为害,轻则伤及皮肤经络,重则皮焦肉卷,致荣卫气血,循行不畅,壅积于肤而发病。

初起患处潮红,指甲大小,继而燎浆水疱,揩去表皮,露出嫩肉;甚者灸后立即起疱,四围红晕,中央肉色灰白或暗红。日久肉腐成脓,久不收敛。

【辨证论治】

1. 凡初起患处发红,燎浆水疱,四围肿胀,灼热疼痛者,可用洁净毫针,刺破疱壁,放出疱液,外涂龙胆紫即可。若患处焮红肿疼,皮焦肉卷,附近臖核肿大,心烦口干,舌红脉数者,为热毒燔灼,伤及肌肤证。治宜清热解毒,凉血止疼法,方选四顺清凉饮化裁。药用:金银花 10g,连翘 12g,牡丹皮 10g,赤芍 10g,当归 12g,栀子 10g,紫草 10g,羌活 10g,防风 10g,水煎服。

2. 外治可用黄连 6g,黄芩 10g,生大黄 10g,冰片 1g,分别研细混匀,香油调敷患处。

【调养】凡施用艾灸时,应中病即止,不可过灸;施灸时,局部微红灼痛,为正常现象,无需处置;若偶有小水疱,无需揩破,数日后结痂自愈;若水疱较大时,可按上述轻证处理;已成疮者,应保持患处洁净。施用"瘢痕灸法"时,尤当注意。

火癍疮

【概述】火癍疮,相当于西医学的火激红斑,是一种因局部皮肤长期受温热炙烤而发生的皮肤病,故名。根据其发病特点,中医学文献中又有"火斑疮""火瘢疮"之名,如明代

《外科启玄·火癍疮》记载："贫穷之人及卑弱病夫,向火避寒,火气入而成疮,有汗作痛。"又如清代《洞天奥旨·火瘢疮》记载:"火瘢疮,乃天气严寒,向火拱手,炙伤皮肤,因而成瘢,变成痛疮者也。此疮贫穷之人居半,卑弱之人居半也。气血内亏,火焰外逼,当时不知炎威,久则天温有汗,气血回和,因而作痛矣。"本病多见于从事高温下作业的工人,如炼钢、火车司炉、炊事员等,或长期用热水袋热敷、红外线照射者的局部皮肤。本病多见于男性成年人,皮损好发于被炙烤的部位,如头面、四肢伸侧、上胸、颈前等处。本病预后较好,除去病因后,渐可自愈。

因腠理不密,卫外失固,复受火热炙烤,火热虽微,内攻有力,久炙皮肤,入而为患,与气血相搏等,皆能致病。

初起患处皮肤发红,匡廓鲜明,压之褪色,自觉灼热,继则患处转为紫红、紫褐,或伴有少许针尖至粟米大小的水疱,攒聚成片。疱壁坚实,互不融合,疱液澄清。久则患处肤色黑褐,甚至皮肤萎陷,粗糙甲错。

【辨证论治】

1. 凡初起皮肤红斑,自觉灼热瘙痒,伴口干心烦,渴喜冷饮,舌红苔黄,脉象弦数者,为血热内蕴,外受火毒证。治宜清热凉血,泻火解毒法,方选凉血解毒汤化裁。药用:生地黄30g,牡丹皮10g,赤芍10g,连翘10g,金银花10g,栀子10g,生石膏30g(先煎),知母10g,紫草10g,大青叶15g,淡竹叶6g,水煎服。外治:金银花30g,薄荷10g,绿豆衣10g,水煎冷敷。

2. 若患处肤色紫红、紫褐或紫黑,其上生有水疱,甚则皮肤萎陷,伴灼热痒痛,短气乏力,便干溲赤,舌质红绛,脉象细数者,为热毒内攻,伤阴耗血证。治宜解毒养阴,凉血清热法,方选解毒养阴汤化裁。药用:生地黄30g,麦冬10g,牡丹皮10g,金银花10g,生大黄6g,白茅根30g,升麻10g,玄参10g,丹参15g,北沙参10g,生甘草10g,水煎服。

3. 外治以六一散30g,绿豆粉15g,寒水石粉15g,黄柏粉10g,冰片1g,分别研细和匀,纱布包扑患处。

【调养】 除治疗外,应积极做好劳动保护工作,避免或减少皮肤长期炙烤;已患病者,应及时休息治疗,保持皮肤清洁,以防抓破成脓;适当外涂防护品,减轻炙烤损伤;可多饮清茶、绿豆汤、金银花露。

汤 火 疮

【概述】 汤火疮,相当于西医学的烧伤,是一种因沸水、烈火、热油等物灼伤皮肤而发生的疾病。中医学文献中又有"汤烫疮""汤火伤""水火烫伤""火疮""汤火烧疮""汤泼火伤"等名。如隋代《诸病源候论·伤疮病诸候》记载:"凡被汤火烧者,初慎勿以冷物及井下泥、尿泥及蜜淋拓之。其热气得冷即却,深搏至骨,烂人筋也。所以人中汤火后,喜挛缩者,良由此也。"又如明代《外科启玄·汤烫疮》记载:"凡滚汤、沸油、热粥等物,人常遭其害,则令人皮溻肉烂成疮,非人血气所致也,重亦至死。"本病轻者数日可愈,甚者数周方疮,重者常能致死。其预后多由烧伤时间、部位、面积大小、深浅及治疗、护理等多种因素所决定。

因火热毒邪伤人,轻则伤及皮肤腠理,甚者内损经脉肌肉,重者焦骨伤筋,火毒内攻,亦能燔营灼血,入舍脏腑等,酿成本病。

轻者伤处焮红赤肿,触之灼热;甚者伤后燎浆水疱,疱壁菲薄,疱液澄清,未破不坚,破后滋水,或水疱虽少,疱壁坚实,肿胀殊甚,疮底肉色灰白或暗红;重者皮塌肉陷,或皮焦肉卷,焦骨伤筋,肉色苍白,或形如皮革。若受伤深度大、面积广泛者,常能致死。

【辨证论治】

1. 凡伤后患处焮红赤肿,或燎浆水疱,疼痛剧烈,伴发热口渴,烦躁不安,便结溲赤,舌红脉数者,为毒热炽盛,伤及体肤证。治宜清热解毒,凉血止痛法,方选四顺清凉饮化裁。药用:金银花30g,黄连8g,连翘10g,赤芍10g,牡丹皮10g,栀子10g,生甘草10g,生大黄10g(后下),防风10竞,生石膏30g(先煎),罂粟壳6g,水煎服。外治:紫草30g,生大黄15g,黄柏10g,冰片3g,香油500ml。前3味用香油炸焦,去渣,待温后下冰片,纱布蘸油,包敷患处。轻者只需外治即可。

2. 若伤后皮焦肉卷,皮色焦黑或苍白,疼痛不甚,伴高热汗出,神昏谵语,惊厥抽搐,舌绛脉数者,为毒热内攻,燔灼营血证。治宜清营凉血,泻火解毒法,方选清营汤化裁。药用:生地黄30g,玄参10g,牡丹皮10g,升麻10g,金银花20g,栀子10g,莲子心6g,麦冬10g,黄连6g,连翘10g,水牛角粉6g(冲服),水煎服。另:安宫牛黄丸1丸送服。外治同前。

【调养】 除治疗外,应保持疮面干净,不使染毒成脓;有水疱者,应予挑破;注意防止压疮;保持室内清洁;严密观察病情变化;皮损应以暴露疗法为主,保持室内润湿清新的空气;一般一度烧伤仅用冷敷即可;二度则需无菌暴露,隔绝外来病害;三度则择期手术植皮。

肥 水 疮

【概述】 肥水疮,相当于西医的尾蚴皮炎,是一种因接触不洁之水,被虫毒所伤而致痒的变态反应性炎症,故名。根据其发病特点,中医学文献中又有"鸭怪""痕水病""痕螺病""沙虱伤""痒水病"等名,如隋代《诸病源候论·蛊毒等病诸候》记载:"初得时,皮上正赤,如小豆黍粟,以手摩赤上,痛如刺。过三日之后,令百节疼强痛,寒热,赤上发疮。"本病多见于长江流域及长江以南地区从事水田劳动的农民。拔秧、插秧、捞水草、放牧牛、鸭、采莲藕者尤易罹患。6~8月份发病较多。皮损好发于足踝、小腿、手背、前臂等处。病程约1~2周,若反复染毒,仍可再发。

因腠理失密,卫外不固,染着不洁之水,虫毒内侵,伤及体肤;或接触鸭禽牲畜不洁粪便,毒邪乘隙等,均能致病。

初起患处瘙痒,迭起粟疹,针尖大小,隆起皮外,逐渐变大,形若赤豆,其色鲜红,顶有水疱,数日内渐消。反复染毒,可有水疱、风团,抓破糜烂渗液,甚则染毒成脓。

【辨证论治】

1. 凡初起患处瘙痒,迭其粟疹,如蚊所啄,集簇成片,互不融合,匡廓鲜明,四畔红晕,渐大如豆,触之韧实,或顶有水疱,伴舌红苔腻,脉象滑数者,为湿热虫毒,乘隙侵肤证。治宜清热解毒,杀虫止痒法,方选苦参汤化裁。药用:苦参60g,雄黄80g,黄芩40g,黄连30g,金银花30g,蛇床子40g,薄荷15g,煎水外洗。

2. 若疹大如豆,触之坚韧,四畔艳赤,剧痒不绝,顶有水疱,疱液混浊,伴身发寒热,臀核肿大,舌红苔黄,脉象弦数者,为湿热虫邪,化火蕴毒证。治宜除湿清热,解毒泻火法,方选化毒汤加减。药用:金银花20g,连翘15g,紫花地丁15g,白芷10g,生甘草6g,牡丹皮10g,熟大黄6g,蒲公英15g,地肤子12g,苦参10g,白鲜皮12g,水煎服。

【调养】除治疗外,应加强粪便管理,过滤污水,灭钉螺、灭尾蚴;加强劳动防护;避免尾蚴侵袭,下田之前,可喷洒农药;收工时及时洗浴;易感区内做好卫生宣传教育,重视防病工作。

黄 水 疮

【概述】黄水疮,相当于西医学的脓疱疮,是一种以肤起脓疱,破流黄水,浸淫成疮为特征的感染性皮肤病,故名。根据其发病特点,中医学文献中又有"滴脓疮""肥疮""甜疮""脓巢疮""烂皮野疮""浸淫疮""天疱疮""脓窝疮""香瓣疮""天疱"等名。如隋代《诸病源候论·疮病诸候》记载:"甜疮候,甜疮生面上,不痒不痛,常有肥汁出,汁所溜处,随即成疮,亦生身上。小儿多患之,亦是风湿搏于血气所生。以其不痒不痛,故名甜疮。"又如清代《疡科心得集·辨脓窠疮黄水疮论》记载:"黄水疮者,头面耳项,忽生黄泡,破流脂水,顷刻沿开,多生痛痒。此因日晒风吹,热毒郁于皮毛,暴感湿热;或内餐湿热之物,致风动火生而发。"本病多于夏秋闷热时节在托儿所、幼儿园中集体传播。皮损好发于面部、四肢等暴露部位,亦可蔓延周身(彩图3-16)。

因湿热内蕴,外受暑湿热毒侵袭,怫郁于肌肤之间;或因皮肤破伤,湿热毒邪,乘隙而入,染著体肤等,均能致病。

初起患处发红,肤起粟疹,继之出现圆形水疱,小如粟米芡实,大若梅核蚕豆。初现清澈透明,迅即混浊变黄,脓汁沉聚疱底,呈半月形积脓,周围绕以红晕。疱疹饱满,壁薄易破,溃后糜烂,黄水滋流,浸淫成片,顷刻沿开。干燥后结成厚痂,状如松脂。疱疹亦可相互融合,蔓延成片。

【辨证论治】

1. 凡初起病急,疱疹丛生,伴身热倦怠,舌红苔腻,脉象滑数者,为湿热内蕴,外染毒邪证。治宜清热利湿,解毒祛邪法,方选清暑汤化裁。药用:金银花15g,连翘10g,赤芍6g,六一散10g(包),车前子6g(包),紫花地丁6g,黄芩6g,黄连6g,绿豆衣6g,水煎服。外治:

先将患处洗净,再用市售成药龟甲散或青蛤散,香油调敷患处。

2. 若脓疱成簇,糜烂红润,黄水浸淫,伴恶寒壮热,溲赤便干,口舌生疮者,为湿热毒邪,壅滞体肤证。治宜清热泻火,解毒除湿法,方选退毒散化裁。药用:栀子10g,生大黄6g(后下),生石膏20g(先煎),黄柏6g,黄芩6g,车前子6g(包),紫花地丁10g,赤芍10g,牡丹皮6g,水煎服。外治法同前。

【调养】本病应对患儿隔离治疗;患儿的衣被等生活用品,应彻底消毒;培养幼儿讲卫生,勤洗浴,经常修剪指甲的好习惯;对患儿发病的幼儿园、学校、托儿所等处,要集体检查、消毒治疗;搞好卫生常识的宣传教育;搞好预防工作,可以完全避免发生本病。

赤　疹

【概述】赤疹,相当于西医学的热接触性荨麻疹、胆碱能性荨麻疹,是一种以肤起风团疹块(中医亦称为"痞瘟"),遇热则发,其色红赤为特征的皮肤病,故名(彩图3-17)。中医学文献中亦有"赤轸"之称。如隋代《诸病源候论·风病诸候》记载:"若赤轸者,由凉湿折于肌中之极热,热结成赤轸也。得天热则剧,取冷则灭也。"又如唐代《备急千金要方·丁肿痈疽》亦记载:"赤轸者,忽起如蚊蚋啄,烦痒剧者,重沓垒起,搔之逐手起。又有白轸者亦如此。赤轸热时即发,冷即止。"本病可发于任何年龄。病程长久,可达数月或数年之久。偶有自行缓解及伴有家族病史而累代不绝者。

因禀性不耐,血热内蕴,热盛生风,风邪郁于肌腠;或腠理不密,卫外失固,风热之邪乘隙,蕴于肌肤;或食入辛辣炙煿,茶酒肥甘、鱼腥海味发热动风之品等,皆能致病。

初起患处瘙痒,继之迭起风团,形如粟米,或如蚊蚋所啄,四畔艳赤,逐渐扩大增多,形如手掌,触之灼热,周边粟疹迭起,或肌肤焮红。

【辨证论治】

1. 凡初起皮肤瘙痒,迭起粟疹,其色鲜赤,渐至如黍如豆,伴剧痒发热,头目眩晕、恶心呕吐,或腹痛腹泻,舌红苔黄,脉象弦数者,为腠理失密,风热外束证。治宜疏风清热,透疹止痒法,方选疏风饮化裁。药用:荆芥10g,蝉蜕10g,薄荷6g(后下),牡丹皮10g,牛蒡子12g,金银花20g,紫草10g,桑叶10g,连翘15g,生甘草10g,淡竹叶6g,水煎服。

2. 若皮肤瘙痒剧烈,迭起风团,形似麻豆,大若银元或手掌,其色艳赤,触之灼手,伴心烦壮热、渴喜冷饮,便结溲赤,舌绛苔黄,脉象弦数或洪数者,为血热生风,蕴于肌肤证。治宜清热凉血,祛风止痒法,方选凉血息风汤加减。药用:生地黄30g,牡丹皮10g,赤芍10g,紫草12g,大青叶15g,生石膏30g(先煎),金银花12g,连翘15g,熟大黄10g(后下),丹参15g,荆芥穗10g,水煎服。

【调养】除治疗外,应忌食辛辣油腻、肥甘炙煿,饮食以清淡为宜;和顺七情,戒除烟酒;食勿灼灼;慎食羊肉、狗肉、鹿肉等温热食品以及胡椒、葱、蒜、韭菜、茴香等。可常食苦瓜、苦菜、冬瓜、黄瓜、梨、荸荠等甘凉、甘寒之品;可常饮绿茶、金银花露、芦根水、薄荷茶。

白　疹

【概述】白疹,相当于西医学的冷接触性荨麻疹,是一种以肤起风团疹块(中医亦称为"痞癗"),遇冷则发,其色瓷白为特征的皮肤病,故名。中医学文献中亦有称为"白轸"者。如隋代《诸病源候论·风病诸候》记载:"白轸者,由风气折于肌中热,热与风相搏所为。白轸得天阴雨冷则剧,出风中亦剧,得晴暖则灭,著衣身暖亦瘥也。"唐代《备急千金要方·丁肿痈疽》亦记载:"白轸,天阴冷即发。白轸宜煮矾石汁拭之,或煮蒴藋和少酒以浴之良。"本病可发于任何年龄,常始于面、手、足等暴露部位,逐渐泛及全身。病程长久,进展缓慢。偶有家族病史,累代不绝,亦能逐渐减轻或自行痊愈。

因腠理不密,玄府失固,风寒之邪,乘隙袭入,搏于肌肤;或素禀阴寒之体,阳气虚微,不能卫为外固,风冷易袭等,皆能致病。

初起患处瘙痒,随即出现风团,疹色瓷白,隆出皮面,稀疏散在,或密如撒粟,亦可融合成片。小者如粟米豌豆,大者似芡实蚕豆,平摊肤上,逢暖则愈,触冷即发。

【辨证论治】

1. 凡肤起风团,逢风冷则剧,遇温而瘥,疹色瓷白,隆出皮面,伴舌淡少苔,脉象浮缓者,为卫外失固,风寒乘袭证。治宜祛风散寒,固卫益气法,方选固卫御风汤化裁。药用:桂枝10g,赤芍12g,白芍12g,生黄芪30g,大枣12枚,防风10g,白术10g,生姜10g,荆芥10g,炙甘草12g,党参10g,水煎服。

2. 若病久不退,有家族病史,风团迭起,伴手足冰冷,腹胀便溏,舌淡少苔,脉象细弱者,为脾肾阳虚,卫外失固证。治宜温补脾肾,益气固表法,方选附子理中汤化裁。药用:炮附子6g,干姜10g,炒白术10g,肉桂10g,人参6g(单煎),肉豆蔻6g,生黄芪30g,炙甘草12g,茯苓12g,防风10g,肉苁蓉10g,巴戟天12g,水煎服。

【调养】除治疗外,应做好防护工作,避免受冷水、冷风刺激;少食生冷、瓜果、凉拌蔬菜,可多吃或常吃辣椒生姜、豆角、羊肉(可搭配白萝卜)等具有温补作用的食品;注意防寒保暖;保持室内空气清新温暖;慎避风寒;可常饮姜糖水、红茶。

经 前 发 疹

【概述】经前发疹,相当于西医的月经疹,是一种以妇女月经前期肤生皮疹为特征的皮肤病,故名。中医学文献中,对本病虽无确定名称,但对此症状已有记载,如清代《续名医类案·血风瘾疹》所载:"一女子性急多怒,月经先期患痞癗,色赤作痒,搔破脓水不止。服祛风药,其疮益甚;服花蛇酒,四肢瘫痪,眉毛脱落。先用柴胡清肝散加钩藤数剂,又用加味逍遥散加钩藤,诸症渐愈。"本病仅见于经期妇女,每逢月经前1~3天发生皮疹,常随月经结束而减轻或消退。病程长久,经过缓慢,难于自愈。皮损发无定处,可遍及全身。

因情志不遂,肝气郁结,气血逆乱,瘀阻经脉;或劳逸不调,饮食失节,渐伤脾胃,湿邪内存,蕴结体肤;或瘀血阻络,脉道不利,风邪乘隙等,皆能致病。

初起患处生有水疱,小若粟米赤豆,渐大可如乌梅红枣;或肤生红斑,指甲大小,压之褪色;或迭起瘖瘰,形似麻豆;或生有结节,形若梅核,半在皮下;或肤生紫癜,色若葡萄,压之不褪色。日久反复者,肤生黑褐斑片。

【辨证论治】

1. 凡经前发疹,肤生水疱,疱壁完整,疱液澄清,充斥饱满,揩破其壁,脂水频流,伴烦躁易怒,两乳胀痛,胃纳不馨,腹胀便溏,月经不调,舌淡苔腻,脉象弦滑者,为肝郁脾虚,湿蕴肌肤证。治宜疏肝理脾,除湿祛邪法,方选逍遥散化裁。药用:柴胡12g,丹参15g,茯苓12g,白术10g,泽泻10g,薄荷6g(后下),当归15g,生姜10g,党参15g,青皮15g,香附10g,佛手15g,冬瓜皮15g,水煎服。

2. 若肤生结节,形若梅核,压之疼痛;或肤生紫癜,密如撒粟;或肤起瘖瘰,形若豆瓣,其色暗红,每于月经前加剧,经后即减或退,伴月经不调,经来血块,舌暗瘀斑,脉象涩滞者,为瘀血阻络,肌肤失养证。治宜活血化瘀,疏通经脉法,方选通络活血方化裁。药用:王不留行12g,泽兰12g,当归尾15g,桃仁10g,川牛膝10g,郁金12g,牡丹皮10g,香附10g,赤芍10g,红花10g,丹参15g,水蛭3g,水煎服。

【调养】除治疗外,应和顺七情,劳逸结合;少食辛辣酒酪、肥甘炙煿;有妇科疾患者,应同时治疗;忌食生冷;适当参加体育锻炼,促使气血循行畅达;饮食以清淡为宜。

风　瘾　疹

【概述】风瘾疹,相当于西医学的皮肤划痕症,是一种以皮肤瘙痒,搔抓后即起条痕为特征的皮肤病(彩图3-18),因其疹块隐于皮内,抓之随手而起,故名。根据其发病特点,中医学文献中又有"瘾疹""风隐疹""风瘙隐疹"等名。如《素问·四时刺逆从论》记载:"少阴有余病皮痹隐轸。"汉代《金匮要略·中风历节病脉证》记载:"邪气中经则身痒而瘾疹。"唐代《备急千金要方·丁肿痈疽》亦载:"身体赤隐疹而痒,搔之随手肿起。"明代《疡医证治准绳·瘾疹》记载:"瘾疹……忽然起如蚊虫咬,烦痒极者,重抓疹起,搔之逐手起……夫风瘾疹者,由邪气客于皮肤,复遇风寒相搏,则为瘾疹。"又如清代《外科证治全书·发无定处证》记载:"瘾疹,红色小点,有窠粒隐行于皮肤之中而不出者是也。属心火伤血,血不散传于皮肤。"本病多见于青壮年,常于夜间发作。皮损可起于任何部位。病程较久,顽固难愈。

因禀性不耐,食入鱼腥海味、辛辣炙煿、油腻酒酪等动风之品;或心绪烦扰,五志化火,血热内蕴,热盛生风;或腠理不密,卫外失固,复受风热之邪,郁于体肤;或风热久羁,未经发泄,瘀阻经脉等,风邪隐于皮内则痒,搔抓则外风引动内风,均能致病。

初起患处灼热瘙痒,搔抓之后,则随手出现条索状隆起,或稍有碰触,则发红凸起。其色鲜红或紫红,四围皮肤灼热。停止搔抓后,则逐渐隐退,但抓之又起。

【辨证论治】

1. 凡起病急剧,瘙痒难忍,搔之即起,条索鲜红灼热,伴心烦口干,难以入睡,舌红苔黄,脉象弦数者,为血热生风,风盛作痒证。治宜清热凉血,消风止痒法,方选凉血消风饮化裁。药用:生地黄30g,牡丹皮10g,赤芍10g,金银花15g,大青叶15g,黄芩10g,连翘10g,紫草10g,荆芥10g,蝉蜕10g,知母10g,生石膏30g(先煎),水煎服。

2. 若病久反复,皮损多发于腰围等受挤压之处,条块紫红,舌质暗红,脉涩或弦者,为风邪久羁,瘀阻经脉证。治宜祛风通络,活血化瘀法,方选血府逐瘀汤化裁。药用:当归尾12g,赤芍10g,桃仁10g,生地黄30g,牡丹皮10g,乌蛇10g,蝉蜕6g,地龙10g,荆芥10g,丹参15g,苏木10g,炙甘草10g,蒺藜10g,水煎服。

【调养】患病期间,应忌食辛辣酒酪,油腻腥荤;避免汗出受风;和顺七情,切忌烦恼焦虑;慎避风寒;注意劳逸结合;饮食以清淡为主。

风　疹

【概述】风疹,中西医学同名,是一种以肤起细疹如痧为特征的皮肤病,故名。根据其发病特点,中医学文献中又有"风痧"之称。早在唐代《备急千金要方·少小婴孺方》就记载:"治小儿恶毒丹及风疹。麻黄汤方:麻黄、升麻、葛根各一两,射干、鸡舌香、甘草各半两,石膏半合。上七味㕮咀,以水三升,煮取一升。"又如清代《医门补要·小儿叠发风疹》记载:"小儿乃脆嫩弱质。淫风厉气,每能侵犯而发风疹,壮热咳嗽,鼻塞作呕,眼如含泪,烦躁易啼,身现似针尖红点,此名风疹。"本病常发生在春秋季节,好发于6个月至5岁左右的婴幼儿,亦偶见于青年人,易在托儿所、幼儿园中集体流行。病程1周左右,愈后永不再发。皮疹见于面颈、躯干、四肢。

因腠理不密,玄府失固,外受风热时毒;或淫风厉气,蕴于肺卫肌腠,与正气相搏,外发体肤等,皆能致病。

发疹前可有发热头痛,倦怠乏力等,初起患处生有红斑、粟疹,针尖大小,常始于面颊,渐可延及颈、躯干、上肢、下肢。约2日左右,逐渐消退,不留痕迹,或残留少许白屑。

【辨证论治】

1. 凡初起疹色淡红,如撒皮面,稀疏散在,发热恶寒,眼如含泪,咳嗽流涕,神情倦怠,胃纳不佳,耳后及枕部臖核肿大,舌红苔薄黄,脉象浮数者,为风热时毒,外束肌肤证。治宜疏风清热,宣肺透疹法,方选透疹凉解汤化裁。药用:桑叶6g,金银花6g,连翘10g,薄荷3g(后下),牛蒡子6g,蝉蜕3g,芦根6g,生甘草6g,菊花3g,紫草6g,大青叶6g,水煎服。

2. 若疹色赤如鸡冠,融合成片,疏密不均,抚之碍手,壮热烦渴,躁扰不宁,唇焦口干,大便干结,小溲短赤,舌红苔黄,脉象弦数者,为风热时毒,蕴于气分证。治宜清热解毒,透疹散邪法,方选透疹白虎汤化裁。药用:生石膏 20g(先煎),粳米 15g,知母 6g,生甘草 6g,连翘 6g,蝉蜕 3g,金银花 6g,大青叶 10g,芦根 6g,升麻 3g,牛蒡子 6g,玄参 10g,黄芩 10g,生大黄 8g(后下),水煎服。

【调养】本病应隔离治疗 1 周左右;患儿的衣被等用具,应日晒消毒;患病期间应多饮白开水;忌食肥甘厚味,饮食以清淡为宜;保持室内空气清新;可多饮绿豆汤、芦根水、金银花露;发病期间,应在集体生活的幼儿园、托儿所、学校等处加强卫生宣传,做好预防工作。

麻 疹

【概述】麻疹,中西医学同名,是一种常见的小儿发疹性传染病,以发热三天左右,遍身出疹,状如麻粒为特征,故名。根据其发病特点,中医学文献中又有"麻""痧子""瘄子"等名称。如清代《儿科醒·治疹论》记载:"初发热时,咳嗽喷嚏,鼻流清涕,面浮腮赤,两目胞肿,眼泪汪汪,有如醉状,或呕恶,或泄利,或手掐眉目鼻面,足即出疹之候也。然必发热五七日,或多至十一二日,始见疹子。"本病多发生在冬春之季,好发于半岁以上、五岁以下儿童,传染性强。病程约半个月左右,一般预后良好,可永不再发。少数病程中伴有其他疾病者,可威胁健康及生命。目前由于麻疹疫苗的广泛应用,临床发病率大幅减少。

本病因腠理不密,卫外失固,染受天行疠气,麻毒时邪,蕴于肌腠,外发体肤而致;或患儿之间,相互染疫等,均能致病。

初起发热恶寒,鼻塞流涕,眼泪汪汪,三日后发疹,始于耳后发际,渐及颈、额、面颊、胸腹四肢,过约三日后出齐,疹点初起细碎,渐次加密,如撒粟米,抚之碍手。再约三日后,疹点依次隐没。热退纳佳,肤有糠屑,或留棕褐斑片。约十日后逐渐消退。

【辨证论治】

1. 凡初起鼻塞流涕,目泪如汤,疹起细碎,逐渐增多,密如撒粟,其色略红,抚之碍手,压之褪色,离手复原,伴发热口渴,小溲色黄,舌红苔白,脉象浮数者,为麻毒时邪,伤及肺卫证。治宜宣毒发表,疏风清热法,方选升麻葛根汤化裁。药用:升麻 6g,葛根 6g,桔梗 3g,牛蒡子 3g,桑叶 6g,菊花 3g,连翘 9g,淡竹叶 3g,蝉蜕 3g,芦根 10g,生甘草 3g,水煎服。

2. 若疹出稠密,紧束有根,其色红艳紫赤,疏密不均,伴壮热烦渴,便结溲赤,舌绛苔黄,脉象洪数者,为邪毒炽盛,伤及气营证。治宜泄热解毒,清气凉营法,方选解毒凉营汤化裁。药用:大青叶 10g,紫草 10g,生地黄 20g,牡丹皮 6g,连翘 8g,赤芍 8g,黄连 3g,金银花 10g,莲子心 6g,蝉蜕 6g,生甘草 6g,牛蒡子 10g,麦冬 6g,水煎服。

【调养】除治疗外,应卧床休息;保证室内空气新鲜;勿食肥甘厚味;常饮新鲜水果汁、蔬菜汁,未病者应适时进行预防接种;冬春流行季节,小儿应减少到公共场所;适时预防感冒;已发疹时,应以疹色红活,出透为佳,可配合饮用芦根水、金银花露等。

牛 皮 癣

【概述】牛皮癣,相当于西医学的神经性皮炎,是一种以皮肤瘙痒肥厚,状如牛领之皮为特征的皮肤病,故名。根据其发病特点,中医学文献中亦有"牛皮风癣""牛癣""牛领马鞍癣""牛领"等名,发于颈后者,又称"摄领疮"。在西医学中,最早于1883年由法国人Emilie Vidal报道本病。中医学文献对此记载较早。如隋代《诸病源候论·疮病诸候》记载:"以盆器盛水饮牛,用其余水洗手面即生癣,名牛癣,其状皮厚,抓之聊强而痒是也。"又如宋代《圣济总录·诸癣论》亦记载:"状似牛皮,于诸癣中最为瘙厚,邪毒之甚者,俗谓之牛皮癣。"清代《外科大成·牛皮癣》记载:"坚厚如牛领之皮者,为牛皮癣。"本病多见于青年及中年人,好发于颈后及两侧、肘窝、腘窝、股内侧、尾骶、腕、踝等处。病程长久缓慢,易于复发。

因七情不遂,五志化火,肝失疏泄等,血热内蕴,热盛生风;或嗜食茶酒五辛,肥甘炙煿,内热渐积,复受风邪;或卫外失固,风湿热邪,郁于体肤等,皆能致病。

初起患处瘙痒,经久搔抓,渐生粟疹,如黍如豆,其状扁平,日渐增多,密集成片,或顽厚且韧,状如牛领之皮。

【辨证论治】

1. 凡初起皮肤瘙痒,渐生粟疹,扁平如豆,散在稀疏,其色淡红,纹理稍粗,伴瘙痒剧烈,舌红苔黄,脉象弦数者,为血热风燥,肌肤失养证。治宜清热凉血,祛风止痒法,方选凉血消风饮加减。药用:生地黄30g,牡丹皮10g,赤芍10g,紫草10g,蝉蜕6g,蒺藜12g,白鲜皮12g,黄芩10g,苦参12g,生甘草12g,水煎服。

2. 若皮损肥厚,状若牛领,纹理粗重,匡廓鲜明,顽厚韧实,触之如革,融合成片,伴瘙痒不绝,心烦口干,舌红苔黄,脉象弦数者,为风热久羁,肌肤失养证。治宜搜风清热,祛邪止痒法,方选乌蛇驱风汤化裁。药用:乌蛇15g,荆芥12g,防风10g,连翘15g,黄芩10g,蝉蜕6g,生甘草10g,羌活10g,生地黄30g,珍珠母30g(先煎),皂角刺10g,水煎服。

3. 外治可用白鲜皮50g,蛇床子60g,煎水外洗。

【调养】除治疗外,应和顺七情,戒除烦恼焦虑;勿食辛辣酒酪,鱼腥发物;贴身衣服以棉织品为好;减少对患处搔抓、摩擦、烫洗;不滥用外涂药物;夜睡前勿饮浓茶、咖啡等饮料。

圆 癣

【概述】圆癣,相当于西医学的体癣,是一种以肤起隐疹如钱纹,逐渐蔓延扩展为特征的皮肤病,故名。根据其发病特点,中医学文献中又有"金钱癣""钱癣""荷叶癣""笔管癣"等名。如隋代《诸病源候论·疮病诸候》记载:"圆癣候,圆癣之状,作圆文隐起,四畔赤,亦痒痛是也,其里亦生虫。"又如清代《外科证治全书·发无定处证》记载:"初起如钱,渐渐增长,或圆或歪,有匡廓,痒痛不一。"本病常在夏季发作或加重,冬季自愈或减轻。皮损好发于面颊、颈周、腰围、胸腹等处(彩图3-19)。病者常先有手癣、足癣、股癣或灰指甲等皮肤病。

因腠理不密,玄府失固,复由地居卑湿、坐卧湿地等,湿热之邪,侵袭体肤,蕴久化虫;或素有癣疾,湿热虫毒,浸淫延蔓;或接触其他病者的浴巾、澡盆等用具,以致虫毒染著体肤等,皆能致病。亦有接触患癣病的猫、狗而成者。

初起患处生有淡红斑点,渐长如赤豆至指甲大小,匡廓清晰易辨。逐渐蔓延扩大,中心自愈,肤色如常,边缘略微隆起如堤,其上可有针尖至粟米大小的水疱、粟疹及细碎糠状鳞屑。若皮损较多时,可相互重叠或融合,状若荷叶、马蹄、花环,或圆或斜,色泽鲜红、淡红或暗红,自觉瘙痒。

【辨证论治】

本病为湿热虫毒,侵袭体肤证。治宜清热除湿,解毒杀虫法,方选苦参酒化裁。药用:苦参15g,苦楝子10g,百部30g,硫黄6g,土槿皮15g,蛇床子10g,米醋100ml,白酒400ml。将前6味药,浸泡于醋、酒之中。1周后,去渣取汁,外涂患处,每日1~2次,至愈为止。

【调养】除治疗本病外,对原有的手癣、足癣、股癣、灰指甲等癣疾,应同时治疗;患者的衣、被等用品,应洗、晒后再用;患处不宜滥用外涂药物,尤其糖皮质激素药物,切忌使用;避免接触有癣病的猫、狗等动物;对浴池、游泳池等公共场所,应加强卫生管理。

刀　癣

【概述】刀癣,近似于西医的叠瓦癣(又称涡纹癣),是一种以体肤生癣,其形轮廓全无,纵横不定为特征的癣疾,故名。如隋代《诸病源候论·疮病诸候》曾记载:"久癣候,又有刀癣,因以磨刀水洗手面得之。其状无匡郭,纵斜无定。如此之癣,初得或因风湿客于肌肤,折于血气所生,或因用牛狗所饮余水,洗手面得之。至其病成,皆有虫侵食,转深连滞不瘥,故成久癣。"清代《外科大成·刀癣》记载:"轮廓全无,纵横不定者为刀癣。"本病多见于我国南部炎热、潮湿之地,好发于臀部、躯干、四肢、面部等皮肤较薄之处。头皮、掌跖、毛发则较少波及。病程长久,可达数年至数十年不愈。

因腠理失密,卫外不固,风湿热邪,侵袭体肤,郁久化虫;或触摸不洁,染著污物,虫邪乘隙,蕴结体肤,辗转攻钻,延绕遍体等,皆可致病。

初起患处生有粟疹,如黍如米,略带褐棕之色,其上脱屑,一端固着,另侧游离翘起,皮损逐渐扩大,中心再起粟疹,循环往复,形如靶环,状似叠瓦。新旧皮损,交织互错,形成涡纹,或若花边,匡廓鲜明,患处皮肤或颜色加深,或颜色减退。

【辨证论治】

1. 凡初起患处生有丘疹,其色棕褐,鳞屑固着,久则成环,形如靶心,同心圆状,伴有瘙痒脱屑,舌红苔白,脉象弦数者,为风湿热邪,侵袭体肤证。治宜祛风除湿,清热杀虫法,方选醋泡方化裁。药用:黄精60g,荆芥40g,防风40g,苦楝子30g,大枫子20g,明矾20g,皂角 30g,蛇床子 15g,白鲜皮 50g,米醋 1 000ml,浸泡诸药 1 周后,去渣取汁,外涂患处,每日3~4 次。

2. 若皮损呈同心环状,周边间有粟疹及细小水疱,形若粟米,瘙痒不绝,抓破渗水,伴舌红苔腻,脉象滑数者,为湿热生虫,蕴结体肤证。治宜除湿清热,杀虫止痒法,方选冰矾散化裁。药用:六一散 60g,枯矾 30g,冰片 3g,硫黄 15g,分别研细和匀,纱布包扑患处,每日2~3 次。

【调养】注意个人及环境卫生,勤换衣物,衣被要经阳光暴晒消毒;患者的浴盆、毛巾等要消毒;闷热潮湿之时,应注意室内通风;本病有传染性,故患者家人更应做好预防工作。

赤 白 游 风

【概述】赤白游风,相当于西医学的血管神经性水肿或血管性水肿,是一种以皮下松软组织处急性局限性水肿,色红或白,游走不定为特征的皮肤病,故名。根据其发病特点,中医学文献中又有"游风""赤游风""驴嘴风""白游风"等名。本病在西医学中于 19 世纪由德国人 Quincke 及美国人 Bennister 二人首先报道。中医学文献对此记载较早。明代薛铠《保婴撮要·赤白游风》(1555 年)记载:"赤白游风,属风热血热,盖血得热而游走耳。白属气分,赤属血分。或因腠理不密,风热相搏,怫郁而成,或因乳母食膏粱厚味所致。"明代王肯堂《疡医证治准绳·赤白游风》(1602 年)记载:"赤白游风,属脾肺气虚,腠理不密,风热相搏;或寒闭腠理,内热怫郁;或阴虚火动,外邪所乘;或肝火、风热、血热。"清代祁坤《外科大成·赤白游风》(1665 年)记载:"游风者,为肌肤倏然焮赤肿痛,游走无定。由风热壅滞,荣卫不宣,则善行而数变矣。较之丹毒,只红肿起粟而不走,故与游风为异耳。其风热者,则色赤⋯⋯风寒者,则色白。"又如清代许克昌、毕法合撰的《外科证治全书·发无定处》(1831年)记载:"肌肤初起霞晕,由小渐大,浮肿成片,或高累如粟,发热,痛痒相兼,游走无定。赤曰赤游风,白曰白游风。"本病好发于眼睑、唇、耳、阴茎包皮、舌等皮肤或黏膜松软之处,1~3天可自行消退,不留痕迹,但常可复发。

本病由腠理不密,玄府不固,风寒或风热之邪,乘隙外袭,以致荣卫不宣而发;或因禀性不耐,食入鱼虾等腥发动风之品,则化热生风,壅滞体肤而致。

本病发生迅速,患处突然浮肿,隆起如块,匡廓不清,皮面紧张光亮,其色红赤或瓷白,触之质软,压无凹陷。自觉不痒或轻痒,或觉麻木胀感,数日后大多消退,不留痕迹,可单发一处,或同处反复发生。

【辨证论治】

1. 凡初起迅速,焮赤漫肿,灼热痒痛,口渴心烦,舌红苔黄,脉象浮数者,为风热束表,经脉壅滞证。治宜疏风清热,解表祛邪法,方选疏风清热饮化裁。药用:荆芥 10g,防风 10g,浮萍 6g,蝉蜕 6g,蒺藜 10g,当归 12g,赤芍 10g,连翘 10g,牡丹皮 10g,川芎 10g,水煎服。

2. 若突然起病,遇冷则发,患处漫肿瓷白,胀满麻木,面色㿠白,乏力倦怠,舌淡苔白,脉象弦细者,为腠理不固,风寒束表证。治宜益气固表,祛风散寒法,方选固卫御风汤化裁。药用:生黄芪 15g,防风 10g,炒白术 10g,桂枝 10g,赤芍 10g,白芍 10g,生姜 6g,大枣 10 枚,荆芥 10g,蝉蜕 6g,水煎服。

3. 若起病突然,患处肿胀光亮,质地柔软,伴胸闷气促,卒然音哑,呼吸困难,舌淡苔白,脉象浮紧者,为风寒之邪,闭阻肺窍证。治宜疏风散寒,宣肺利窍法,方选三拗汤化裁。药用:炙麻黄 10g,杏仁 10g,炙甘草 10g,射干 10g,僵蚕 9g,苏叶 6g,生姜 12g,桔梗 10g,前胡 10g,蝉蜕 6g,水煎服。

【调养】除治疗外,应避免风寒侵袭;因食鱼腥海味而发病者,当忌食之;尽量寻找致敏原而避之;饮食以清淡为宜;戒除烟酒;贴身衣服以棉织品为好;保持室内空气清新;家中不宜养猫、狗等动物。

风瘖㾦

【概述】风瘖㾦,相当于西医学的荨麻疹,是一种以肤起风团,伴有瘙痒为特征的皮肤病。本病在西医学中于 1769 年由苏格兰人 William Cullen 首先报道。根据其发病特点,中医学文献中又有"鬼饭疙瘩""瘖㾦""风乘疙瘩""风疹块""瘾疹""风瘙瘾疹"等名。如《素问·四时逆从论》说:"少阴有余病皮痹、隐轸。"《金匮要略·水气病脉证病治》说:"风强则为隐疹,身体为痒。"隋代《诸病源候论·风病诸候》记载:"汗出当风,风气搏于肌肉,与热气并,则生瘖㾦,状如麻豆,甚者渐大,搔之成疮。"唐代《备急千金要方》记载:"小儿患隐疹入腹,体肿强而舌干。"明代《疡医证治准绳·瘖㾦》记载:"夫人阳气外虚则多汗,汗出当风,风气搏于肌肉,与热气并,则生瘖㾦,状如麻豆,甚者渐大,搔之成疮也。"又如清代《医宗金鉴·外科心法要诀》记载:"此证俗名鬼饭疙瘩。由汗出受风,或卧露乘凉,风邪多中表虚之人。初起皮肤作痒,次发扁疙瘩,形如豆瓣,堆累成片。"《外科证治全书·发无定处证》记载:"瘖㾦,一名鬼饭疙瘩,俗名风乘疙瘩。初起皮肤作痒,次发扁疙瘩,形如豆瓣,堆累成片,由汗出乘风,或夜受露,风湿相搏而发,外取百部浸烧酒,以蓝布蘸搽之。"本病发病不分年龄、季节、性别。皮损发起突然,骤来速去,时隐时现,消退后不留痕迹。亦可反复发作,数年不愈。

因禀性不耐,腠理不密,卫外失固,风邪乘袭;或饮食失宜,脾胃不调,复感风邪;或情志不遂,郁而化火,血热生风;或寒温不适,外邪乘入等,均能致病。

初起患处出现风疹团块,形似豆瓣,伴有瘙痒(彩图 3-20)。逐渐扩大增多,小者如赤豆芡实,大者若梅李红枣,其状扁平,颜色鲜红、淡红或瓷白。可稀疏散在,亦能集簇融合,大若手掌(彩图 3-21)。数小时后,可自行消退,但又能成批再发。

【辨证论治】

1. 凡风团色红,触之灼热,瘙痒剧烈,伴心烦口干,舌红脉数者,为风热郁肤证。治宜疏风清热法,方选疏风清热饮化裁。药用:荆芥 10g,防风 10g,浮萍 10g,蝉蜕 6g,生地黄 30g,紫草 10g,大青叶 15g,连翘 10g,当归 12g,赤芍 10g,牡丹皮 10g,水煎服。

2. 若疹块瓷白,遇寒则起,舌淡脉浮者,为风寒束表证。治宜祛风散寒法,方选固卫御风汤化裁。药用:桂枝10g,生黄芪15g,防风10g,白术10g,赤芍10g,白芍10g,炙甘草10g,川芎10g,白芷10g,荆芥10g,生姜6g,水煎服。

3. 若疹块暗红,多发于受挤压部位,舌暗脉涩者,为血瘀生风证。治宜活血祛风法,方选活血祛风汤化裁。药用:当归尾12g,蒺藜12g,桃仁10g,红花10g,牡丹皮10g,赤芍10g,蝉蜕6g,丹参15g,枳壳10g,川牛膝10g,川芎10g,防风10g,荆芥穗10g,制香附6g,水煎服。

4. 若疹块淡红,伴腹疼呕吐,食不甘味,大便不调,舌淡脉缓者,为脾虚胃弱,外受风邪证。治宜健脾和胃,祛风止痒法,方选健脾祛风汤化裁。药用:苍术10g,白术10g,陈皮10g,茯苓12g,羌活10g,荆芥10g,防风10g,乌药6g,木香10g,藿香12g,佩兰12g,砂仁6g(后下),生姜10g,水煎服。

【调养】患病期间,应免受风邪;忌食鱼腥发物、辛辣炙煿;远离羽毛、花粉等致病异物;和顺心情,切忌恼怒;尽可能找出诱因而除之、避之;调摄寒温,适时增减衣服;戒除烟酒;有其他慢性病如鼻、齿、耳、胃、肝胆等疾病者,应同时治疗。

血　　风

【概述】血风,相当于西医学的冬季瘙痒症,是一种以但有皮肤瘙痒,而无原发皮肤损害,遇冷则加重为特征的皮肤病。因本病常由风邪客于皮肤使然,故名。根据其发病特点,中医学文献中又有"风瘙痒""痒风""风痒"等名。如清代《续名医类案·血风》记载:"一妇人遍身瘙痒,秋冬则剧,脉浮数,此风邪客于皮肤而然也,名曰血风。饮以消风散及搽蛇床子散,少可。更以四物汤加荆芥,数剂而愈。"本病多见于成年人,男女均可罹患,常为寒冷所诱发。多发生在秋末及冬季气温急剧变化之时,如由寒冷之处骤入温室或夜晚解衣入睡时,瘙痒开始发作。

因腠理不密,卫外失固,风寒之邪,乘隙外袭,与正气相搏,留恋肤腠之间;或素禀阳虚之体,命火虚衰,温煦失职,阳气不达体表,失其卫外之能等,皆可致病。

初起之时,皮肤瘙痒,遇冷加剧,局限于暴露部位。日久瘙痒剧烈,遍及全身,无有终时。不仅遇冷痒甚,而且由户外冷处,骤入温室,或夜卧解衣时,亦能剧痒不绝。虽有皮肤瘙痒,但无原发损害,或仅有抓痕或血痂。

【辨证论治】

1. 凡皮肤瘙痒,并无疹疥,每遇风冷,或汗出则作,伴舌质淡红,舌苔薄白,脉象浮缓者,为营卫不和,卫外失固证。治宜调和营卫,摒御风寒法,方选桂枝汤合玉屏风散化裁。药用:桂枝10g,白芍10g,炙甘草10g,生姜6g,大枣10枚,生黄芪30g,炒白术15g,防风12g,羌活10g,荆芥10g,水煎服。外用:荆芥穗30g,桂枝20g,当归15g,防风15g,艾叶30g,生姜15g,川椒15g,煎汤熏洗。

2. 若遍身瘙痒,秋冬则剧,逢暖则减,伴腰膝酸软,面色不华,四末失温,舌淡少苔,脉象沉细者,为肾阳不足,命火虚衰证。治宜温肾壮阳,补益命火法,方选四逆汤化裁。药用:炮附子6g,干姜10g,炙甘草10g,桂枝10g,巴戟天12g,肉苁蓉12g,生黄芪30g,防风10g,蒺藜10g,大枣7枚,水煎服。外用同前。

【调养】除治疗外,应忌食生冷,做到饮食有节,起居有常;慎避风寒,适时增减衣被;可常饮姜糖水;患处切忌用力搔抓,以防皮破染毒成脓;保持室内空气清新温暖;贴身衣服以棉织品为好。

风 瘙 痒

【概述】风瘙痒,相当于西医学的瘙痒病,是一种以但有瘙痒而无原发皮损为特征的皮肤病,故名。根据其发病特点,中医学文献中又有"风痒""痒风""爪风疮"等名。如隋代《诸病源候论·风病诸候》记载:"风痒候,邪气客于肌,则令肌肉虚,真气散去。又被寒搏皮肤,皮外发,腠理闭,毫毛淫,邪与卫气相搏。阳胜则热,阴胜则寒。寒则表虚,虚则邪气往来,故肉痒也。"又如清代《外科证治全书·发无定处证》记载:"痒风,遍身搔痒,并无疮疥,搔之不止。"清代《奇症汇·身》亦记载:"有人遍身发痒,以锥刺之,少已复痒;以刀割之之快甚,少顷又痒甚,刀割之觉疼,必流血不已。以石灰止之,则血止而痒作。又以刀割之,又流血,又以石灰止之,止之又痒,势必割至体无完肤而后止。"本病多发生在冬季,少数见于夏季,常见于老年人或青年人。患者可伴有肝病、肾病、糖尿病、肿瘤等疾病。初起瘙痒仅限于一处,逐渐遍及周身,多呈阵发,夜间为甚。

因禀性不耐,食入鱼腥酒酪,生风作痒;或血热内蕴,热盛生风;或腠理不密,卫外失固,风寒外袭;或瘀血阻络,气血循行不畅,肤失所养等,皆能致病。

初起患处瘙痒,并无疹疥,仅限一处。继而蔓延扩大,甚则累及周身。经久搔抓,则起有粟疹、水疱、血痂、抓痕,患处肥厚。若抓破不洁,则染毒成脓,或酿成疮、疖、丹毒。

【辨证论治】

1. 凡患处瘙痒,并无疮疥,遇热尤剧,伴口干心烦,舌红苔黄,脉象弦数者,为血热内蕴,生风作痒证。治宜清热凉血,消风止痒法,方选疏风清热饮化裁。药用:荆芥10g,防风10g,浮萍10g,蒺藜10g,白鲜皮12g,当归12g,赤芍10g,连翘10g,紫草10g,水煎服。

2. 若瘙痒遇寒则甚,并无疮疥,肌肤干燥脱屑,面色无华,舌淡脉细者,为气血不足,风寒外束证。治宜补养气血,驱散风寒法,方选固卫御风汤化裁。药用:生黄芪15g,白术10g,防风10g,蝉蜕10g,桂枝10g,当归12g,川芎10g,白芍10g,炙甘草10g,水煎服。外用:当归30g,艾叶40g,浮萍15g,川芎20g,炒蒺藜12g,纱布包,水煎外洗,每日2次。

3. 若瘙痒仅限受压部位,并无疮疥,患处抓痕累累,舌暗瘀斑,脉象涩滞者,为气滞血瘀,肌肤失养证。治宜活血化瘀,通络止痒法,方选活血祛风汤化裁。药用:当归尾12g,赤芍10g,牡丹皮10g,蒺藜10g,丹参15g,川芎10g,桃仁10g,蝉蜕10g,荆芥10g,红花10g,

皂角刺 10g,水煎服。外用同前。

【调养】患病期间,应注意和顺七情;忌食辛辣鱼腥等动风之品;避免冷热刺激;患处不宜过度搔抓及热水洗烫;内衣以棉织品为好;保持大便通畅;患有肝病、肾病、糖尿病、肿瘤等疾患,也可以伴有皮肤瘙痒,应同时予以治疗;避免搔破皮肤,以防染毒成脓。

红 云 风

【概述】红云风,近似于西医学的传染性红斑,是一种以肤生红斑,状似红云为特征的急性良性传染性皮肤病,故名。中医学文献中的"丹痧"亦与本病有相似之处。如清代《吴医汇讲·烂喉丹痧治宜论》记载:"其症初起,凛凛恶寒,身热不甚,并有壮热,而仍兼憎寒者,斯时虽咽痛烦渴,先须解表透达为宜,即或兼清散,总以散字为重,所谓火郁发之也。"本病常在春、夏之时发生,好发于4~15岁的儿童,并在集体中传播流行。皮损可累及面颊、躯干、臀部、四肢及掌跖。成人及婴儿偶可罹患。病程约两周左右,预后良好,很少复发。

因腠理不密,卫外失固,复受风热时毒,郁于肺卫;或血热内蕴,外受风毒,风热毒邪相合,充斥体肤等,均可使邪内不得疏泄,外不得透达,蕴于肌肤腠理,酿成本病。

初起发热恶寒,咽痛呕吐,头身疼痛,时流清涕,继而面颊生有红斑,轻度水肿,边缘隆起,匡廓鲜明,状似蝴蝶,其色绯红,触之灼手。逐渐扩展蔓延,呈多环、花边、网状等形态,或似麻疹、猩红热之状,一周后可消。

【辨证论治】

1. 凡初起病急,疹色绯红,如云朵朵,压之即退,伴发热恶寒,鼻流清涕,咽痛咳嗽,舌边尖红,脉象浮数者,为风热毒邪,蕴于肺卫证。治宜宣泄风热,透毒达邪法,方选透疹凉解汤化裁。药用:金银花 6g,连翘 10g,牛蒡子 10g,蝉蜕 3g,薄荷 1g(后下),芦根 10g,生甘草 6g,桑叶 6g,菊花 6g,紫草 8g,桔梗 6g,水煎服。

2. 若疹色紫红,触之灼热,伴壮热汗出,渴喜冷饮,舌红苔黄,脉象洪数者,为风热蕴毒,郁于气分证。治宜辛凉清气,解毒透疹法,方选解毒白虎汤化裁。药用:生石膏 30g(先煎),知母 10g,炙甘草 10g,连翘 10g,金银花 6g,芦根 10g,牛蒡子 10g,蝉蜕 6g,紫草 8g,薄荷 6g(后下),僵蚕 3g,板蓝根 15g,水煎服。

【调养】本病多在儿童中流行,故对患儿应采取隔离治疗 1~2 周,直至皮疹完全消退后,方可入学、入托;室内空气应保持清新;忌食油腻厚味;多吃鲜嫩多汁的水果、蔬菜;患儿衣服应洗晒后再行消毒为佳。

麻 风

【概述】麻风,中西医学同名,是一种慢性传染性皮肤病。"麻"为麻木不仁,"风"为病因,故名。根据其发病特点,在中医学文献中又有"疠风""大麻风""恶风""癞""天刑""恶疾""冥病""大风""癞病""大风恶疾""风癞""血风""疠""乌癞""白癞""大麻疯""疠疡""癞风"等名。如《素问·风论》记载:"疠者,有荣气热胕,其气不清,故使其鼻柱坏而色败,皮肤疡溃,风寒客于脉而不去,名曰疠风。"晋代《葛洪肘后备急方·治卒得癞皮毛变黑方》记载:"一旦得疾,双眼昏,咫尺不辨人物,眉发自落,鼻梁崩倒,肌肤有疮如癣,皆谓恶疾,势不可救。"又如隋代《诸病源候论·风病诸候》记载:"恶风候,在人身中,乃入骨髓,来去无碍。若食人肝,眉睫堕落;食人肺,鼻柱崩倒;食人脾,语声变散;食人肾,耳鸣啾啾,或如雷声;食人心,心不受触而死。"本病传染性强,可有家族史或与病者接触史。皮损多对称发生在头面、四肢、胸、背等处,甚者可累及五脏六腑、四肢百骸。病程长久,进展缓慢。

因腠理不密,卫外失固,外受疠气(风、湿、虫邪);或接触患者衣、被等用具或病者污染之厕,则感受毒邪,内侵血脉等,均能致病。

轻者肤生红斑或白斑,斑内肌肤麻木不仁,冷热疼痛不觉,肌肤干燥无汗,迭起糠状白屑,皮损渐大融合,中心淡褐。周边仍红。久则手足麻木不仁,指趾肌肉挛缩,形如鹰爪,或指趾节落,足底溃疡,预后较好。重者面生淡红斑块,高出皮肤,周边平漫,匡廓不清,逐渐增高融合,凸凹不平,形如狮面。皮肤感觉渐退,不觉痛痒,眉毛脱落,肌肤干燥,迭起白屑。手足之处,常因外伤不愈,溃疡不敛,伴鼻梁崩塌,眼盲音哑,手足挛缩,形似鸡爪,痰中带血,形体衰弱,预后较差。

【辨证论治】

1. 凡初起轻者,治宜祛风除湿,杀虫祛邪法,方选摩风丸化裁。药用:川芎30g,当归30g,威灵仙30g,苍耳子30g,全蝎20g,大枫子20g,小胡麻30g,白花蛇40g,天麻30g,豨莶草60g,麻黄30g,共末水丸,梧桐子大,早晚各服70粒。重者可用保安万灵丹、神应消风散、蝮蛇酒交替服用。

2. 外用苦参30g,蛇床子15g,白芷10g,金银花10g,地肤子15g,黄柏15g,狼毒6g,煎水洗涤。

【调养】对患者应隔离收容治疗;戒除烟酒,加强饮食营养;适当参加劳动;合理安排生活;对患者应加倍体贴关心,不应歧视;保护破伤处皮肤,防止继发感染;对患者的衣被、生活用品应定期消毒;做好对防治麻风的宣传教育工作;对本病应采取中西医结合治疗;目前对本病尚无有效的预防药物,故应早期发现,及时给予规范的治疗。

紫癜风

【概述】紫癜风,近似于西医学的急性泛发性扁平苔藓,是一种以肤起扁平粟疹,其色紫蓝,伴有瘙痒为特征的皮肤病。根据其发病特点,中医学文献中又有"乌癞风"之称。本病在西医学中于1869年由英国皮肤病学家Erasmus Wilson首先报道。中医学文献对此记载较早，宋代《圣济总录·紫癜风》(1115 年)记载："紫癜风之状，皮肤生紫点，搔之皮起而不痒痛是也。"又如明代《疡医证治准绳·紫癜风》(1602 年)记载："夫紫癜风者，由皮肤生紫点，搔之皮起。"本病多见于成年人。皮损可发生于任何部位，但常发生在腕屈侧、前臂(彩图 3-22)、小腿内侧、踝、股内、腰背(彩图 3-23)、腹等处。亦可累及颊、唇、舌部。病程较久，初起较急，数日内可扩展至全身。少数可自行消退。

本病因七情失调、五志化火，则血热生风，蕴于肌肤；或饮食失节，脾胃不调，湿热内生，外受风邪侵扰，则风湿热邪，阻于肌腠，壅滞经络，外发体肤等，均能致病。

初起患处生有扁平粟疹，其色淡红或鲜红，针尖至粟米或绿豆大小，扁平隆起，匡廓清晰易辨，可呈多角或近圆形。逐渐扩大增多，或可融合，其色紫红或紫蓝，表面平滑光亮，如涂蜡脂。少数皮疹上，可生有水疱。皮损数目多少不定，可孤立散在，密集成群或能融合成块，状若苔藓，触之坚韧。发于唇、舌者，可伴有糜烂、溃疡；发于口颊者，多呈白色圈纹状。

【辨证论治】

1. 凡起病急骤，皮疹紫红，孤立散在，或攒集成片，小如粟粒，大若蚕豆，扁平隆起，表面光泽如蜡样，或顶有微凹，排列如线、如环、如带状，或沿抓痕发生新皮损，瘙痒剧烈，心烦急躁，舌红苔腻，脉象滑数者，为风湿热邪，蕴结肌肤证。治宜清热除湿，祛风通络法，方选乌蛇驱风汤化裁。药用：乌蛇 12g，荆芥 10g，黄连 8g，连翘 10g，防风 10g，蒺藜 10g，蝉蜕 8g，羌活 10g，黄芩 10g，水煎服。

2. 若病久不退，疹色紫蓝，密集分布，或融合成块，舌暗瘀斑，脉象涩滞者，为风热久羁，瘀阻经络证。治宜祛风清热，活血化瘀法，方选血府逐瘀汤化裁。药用：生地黄 30g，桃仁 10g，红花 10g，莪术 10g，当归尾 12g，乌蛇 10g，白芷 10g，连翘 10g，防风 10g，川牛膝 10g，桔梗 6g，地龙 10g，水煎服。

3. 若发生于口舌或外阴黏膜处者，多有糜烂渗出，皲裂疼痛，或脓血相兼，伴舌红苔腻，脉象滑数，便结溲赤者，为湿热蕴毒，上蒸下注证。治宜燥湿清热，解毒祛邪法。方选甘露消毒饮化裁。药用：茵陈 30g，六一散 10g(包)，黄芩 10g，连翘 10g，射干 10g，黄连 6g，木通 6g，苍术 12g，牡丹皮 10g，赤芍 10g，藿香 12g，白茅根 15g，熟大黄 10g(后下)，佩兰 10g，水煎服。糜烂溃疡处可选用冰硼散、锡类散、珠黄散、六神丸等外涂。

【调养】患病期间，切忌忧思恼怒，保持心情舒畅；避免热水烫洗及搔抓患处，以防搔破后，病势蔓延；戒除烟酒；忌食五辛发物，肥甘炙煿；不滥用外涂药物。

疬疡风

【概述】疬疡风，近似于西医学的西瓦特皮肤异色病，其他如血管萎缩性皮肤异色病、先天性泛发性色素异常症、网状色素皮病等亦与此有近似之处。本病是一种以皮肤发生色素沉着及色素脱失相兼为主要特征的疾病。在中医学文献中，亦有称之为"疬疡""疬疡""疬疡风"者。在西医学中，1868 年德国人 Rothmund 首先报道了先天性皮肤异色病，

1906年德国人 Abraham Jacobi 提出血管萎缩性皮肤异色病,20世纪法国人 Civatte 首先报道了西瓦特病。中医学文献对此记载较早,隋代巢元方《诸病源候论·瘿瘤等病诸候》(610年)记载:"疬疡候,疬疡者,人有颈边、胸前、腋下,自然斑剥点相连,色微白而圆,亦有乌色者,亦无痒痛,谓之疬疡风。此亦是风邪搏于皮肤,血气不和所生也。"清代《外科大成·疬疡风》(1665年)亦记载:"疬疡风,生于颈项胸腋之间,其色紫而点点相连,且无痛痒,若白驳疯,形如云片为异耳。"本病常对称发生于面、颈、胸、腹部,不觉痛痒,日晒后皮损颜色加深,病程较久(彩图3-24)。

因先天禀赋不足,精血亏虚,不能濡煦肌肤;或气机紊乱,卫外失固,风邪乘隙外袭,久居不散,以致肌肤失养,均可致病。

皮损为大小不等的斑片,小若浮萍榆钱,大似指甲银元,其色黑褐或棕褐,其间夹有白色斑点,形类白驳,白褐相兼,组成网状,形似地图,其间有皮肤轻度萎陷皱纹,形似烟纸,皮下有红丝缠绕,压之即退,离手复原。

【辨证论治】

1. 凡初起多见于婴幼儿,皮损大小不等,形状各异,深浅有别,色素沉着斑中杂有不规则的小片色素减退斑,组成网状,伴舌淡脉细者,此为先天不足,禀赋素弱证。治宜养精益肾,培补先天法,方选补天育麟丹化裁。药用:鹿茸6g,巴戟天10g,肉苁蓉12g,熟地黄15g,山萸肉10g,菟丝子10g,紫河车6g(冲服),锁阳10g,水煎服。

2. 若皮损发于中年以上妇女,呈网状布于面、颈、胸部,其色红棕或青铜色,其间混有白色斑点,轻度萎陷,皮下可有少许红丝缠绕,伴月事不调,经来腹痛,舌暗瘀斑,脉象涩滞者,为气血逆乱,经脉塞滞证。治宜调和气血,疏通经脉法,方选血府逐瘀汤化裁。药用:生地黄30g,牡丹皮10g,当归15g,玫瑰花15g,茯苓15g,炒白术12g,枳壳10g,制香附10g,赤芍10g,川牛膝10g,丹参20g,柴胡12g,水煎服。外用:茯苓50g,白术30g,丹参30g,生山药40g,白蔹15g,冰片5g,分别研细和匀,每用15g,牛奶调糊外敷,半小时取下,隔日1次。

【调养】患病期间应静心调养,切忌忧思恼怒;减少日光曝晒;不过食辛辣酒酪,油腻荤腥;患处不滥用外涂药物及化妆品;伴有其他慢性病者,宜同时治疗;贴身衣服以棉织品为好。

白　驳　风

【概述】白驳风,相当于西医学的白癜风,是一种以肤生白斑,久则斑内毛发变白为特征的皮肤病,故名。根据其发病特点,中医学文献中又有"白癜""白驳""驳白""斑白""白癜疯""斑驳"等名。如隋代《诸病源候论·瘿瘤等病诸候》记载:"白癜者,面及颈项身体皮肉色变白,与肉色不同,亦不痒痛,谓之白癜。此亦是风邪搏于皮肤,血气不和所生也。"唐代《备急千金要方·疥癣》记载:"白癜风……日再,其病入发令发白……灸左右手中指节去延外宛中三壮。"又如清代《医宗金鉴·外科心法要诀》记载:"此证自面及颈项,肉色忽然变白,状类瘢点,并不痒痛,由风邪搏于皮肤,致令气血失和。施治宜早。若因循日久,甚者延及遍身。"本病常始于夏季,以青年为多见。皮损常是偶然发现,以手指、腕、前臂、面、颈、胸腹、前阴等处为好发部位(彩图3-25)。男女均可罹患,青少年高发,难于彻底治愈。

因腠理失密,卫外不固,复受风邪侵扰,郁于肌肤;或七情不遂,气血塞滞;或跌扑损伤,瘀血阻络;或日光曝晒,损及气血等,皆能使气血违和,失其濡煦之能,肌肤失养,酿成本病。

初起患处生有白斑,其色乳白,小若指甲钱币,大如银元手掌,日久斑内毛发可以变白。逐渐扩大蔓延,匡廓清晰易辨,周围肤色加深,呈深褐色。斑内可留有岛状褐色斑点。泛发全身者,仅存少许正常皮肤。少数病轻者,可自行痊愈。

【辨证论治】

1. 凡初起肤生白斑,不觉痒痛,舌脉如常者,为气血不和,风邪外袭证。治宜调和气血,疏风通络法,方选除驳丸。药用:生地黄90g,熟地黄90g,补骨脂60g,当归90g,川芎60g,浮萍60g,姜黄30g,何首乌90g,白鲜皮60g,生黄芪60g,防风40g,蝉蜕30g,共末蜜丸,每重10g,早晚各服1丸。外用姜黄30g,冰片5g,补骨脂50g,白酒300ml,浸泡7天后,外涂患处。

2. 若病久失治,白斑泛发,舌暗瘀斑,脉象涩滞者,为瘀血阻络,肤失所养证。治宜活血化瘀,通经活络法,方选通窍活血汤化裁。药用:白芷90g,补骨脂90g,桃仁60g,红花60g,黑豆衣90g,川芎60g,丹参50g,赤芍60g,姜黄60g,当归尾90g,土鳖虫30g,共末蜜丸,每丸重10g,早晚各服1丸。外治法同上。

【调养】除内服、外用药治疗外,可配合梅花针及药浴治疗;避免外伤;保持心情舒畅、生活规律;避免长时间日光曝晒;不滥用外涂药物;可加强局部按摩,使气血畅达;可多吃黑芝麻、黑豆、黑木耳、胡桃、黑枣等黑色食品。

石火丹

【概述】石火丹,相当于西医学的固定性药疹,是一种因服用、注射或吸入某些药物后引起的发疹性皮肤病。因古代多见于服食某些丹石类药物而发病,其疹色赤,如丹涂肤上,故名。在中医学文献中又有"中药毒"之称。本病在西医学中于1890年由美国人Hutchinson首先报道。中医学文献对此记载较早,如隋代《诸病源候论·小儿杂病诸候》(610年)记载:"石火丹候,丹发通身,自突起如细粟大,色青黑,谓之石火丹也。"又《诸病源候论·丹毒等病诸候》记载:"石火丹者,发通身似缬,目突如粟是也,皮色青黑。"本病发起迅速,均有明显用药史。皮损可见于身体各处,尤以口唇、龟头、肛周等皮肤黏膜交界处为多见,其他如四肢、躯干处亦可发生。女性可发生于大小阴唇,男性多见于包皮、阴囊、龟头、冠状沟、阴茎系带;口唇则多见于下唇唇红,亦可累及口腔黏膜。病程长短不一,短者数日,长则数周。若病愈后继续服用此类药物,可在原处复发。愈后留有褐斑。反复发作者,可呈黑褐色(彩图3-26)。

本病多因禀性不耐,血热内蕴,复受药毒,毒热相合,燔灼营血,熏蒸肌肤而致。

初起患处生有红色斑片,小者如榆钱指甲,大者似钱币银元,色泽鲜红、紫红或紫褐,或长或圆或斜,平摊肤上,或轻度水肿,其上可生有水疱,疱液清澄,匡廓鲜明。日久消退,留有黑褐或紫褐斑片。

【辨证论治】

1. 凡初起病急,肤生红紫斑片,触之灼手,伴发热恶寒,倦怠乏力,便秘溲赤,舌红苔黄,脉象弦数者,为毒热相合,外发体肤证。治宜清热解毒,凉血消斑法,方选凉血化斑汤加减。药用:金银花10g,连翘12g,生石膏30g(先煎),知母10g,生地黄30g,牛蒡子10g,淡竹叶6g,生大黄10g(后下),玄参12g,生甘草10g,牡丹皮10g,水煎服。

2. 若发斑紫褐,中有水疱,糜烂渗液,自觉灼痛,伴壮热口渴,舌绛苔黄,脉象洪数者,为毒热入内,气营两燔证。治宜清气凉营,解毒化斑法。方选清营解毒汤化裁。药用:生地黄30g,牡丹皮10g,赤芍10g,金银花20g,紫草10g,莲子心6g,栀子6g,白茅根15g,生甘草10g,大青叶15g,水牛角粉6g(冲服),水煎服。外用黄柏煎水,冷敷患处。

【调养】 患病期间,忌食辛辣酒酪;保持患处干净;病愈后不可再服用或接触同类药物;防止滥用药物,力求减少药物品种的应用,以便易于查找过敏原;用药前应详尽问询有否过敏史;药疹患者常伴有发热、气喘、瘙痒、红斑等,一经发现,则应停用可疑药物,多饮芦根水、金银花露或绿豆汤。

赤 游 丹

【概述】 赤游丹,相当于西医学的小儿丹毒,是一种以体肤突然灼热而赤,色若涂丹为特征的皮肤病,故名。根据其发病特点,中医学文献中又有"丹""丹火""熛火丹""火丹""游火丹""殃火丹""天夺丹""游火""赤游丹毒""飞灶丹""火丹疮""吉灶丹""鬼火丹""天火丹""天灶丹""水激丹""胡次丹""野火丹""烟火丹""胡漏丹""胎热丹毒""胎毒发丹""家火丹""朱田火丹"等名。如隋代《诸病源候论·丹毒病诸候》首先记载:"丹候,风热毒气,客于腠理,热毒搏于血气,蒸发于外,其皮上热而赤,如丹之涂,故谓之丹也。"又如清代《幼科铁镜·赤游丹火》亦记载:"赤游丹火,此候由内有积热熏蒸,外被风热所感,搏于血气。皮肤赤肿,色如火灼,或注头上,或发肢体,却非轻证。"本病多见于体弱小儿,发病多在腹部、头、肢体等处。起病急骤,进展迅速,如不及时治疗,常致死亡。

因血热内蕴,郁久化毒,熏蒸体肤,外受风热,搏于血气;或腠理失密,卫外不固,体肤破损,染著毒邪;或形气未充,肌肤脆弱,外受毒邪乘隙等,皆能致病。

初起患处发红,压之褪色,迅即蔓延,其色艳赤,触之灼手,表面肿胀,紧绷光亮,匡廓鲜明,其上可有水疱,如汤泼火灼。

【辨证论治】

1. 凡初起肤生红斑,小如钱币,大若手掌,匡廓清晰,触之灼热,压之可退,离手复原,自觉灼痛,伴发热头痛,恶心呕吐,舌红苔黄,脉象弦数者,为风热毒邪,走窜肌肤证。治宜清热解毒,散风祛邪法,方选清热解毒汤化裁。药用:金银花20g,连翘15g,牡丹皮10g,防风10g,黄芩10g,车前草10g,虎杖10g,黄连6g,生甘草12g,三棵针15g,龙葵12g,水煎服。外用紫金锭,米醋调涂。

2. 若斑色艳紫,或如鸡冠,上生水疱或血疱,触之灼痛,四畔焮赤肿起,伴壮热神昏,大便秘结,小溲短赤,舌绛苔黄,脉象沉数者,为热毒之邪,燔营灼血证。治宜清热解毒,凉血消斑法,方选解毒化斑汤加减。药用:金银花20g,连翘15g,生地黄30g,牡丹皮10g,赤芍10g,生大黄10g(后下),莲子心10g,生石膏30g(先煎),知母10g,玄参12g,积雪草12g,大青叶15g,水牛角粉3g(冲服),水煎服。外用四黄膏或金黄膏涂敷。

【调养】除治疗外,应保持患处清洁,卧床休息;忌食肥甘厚味;多吃清淡食品;保持大便畅通;注意保护体肤,勿使破损。皮肤外伤后,应及时清洁消毒;戒除抠脚缝、挖鼻孔的不良习惯。

肉　　瘤

【概述】肉瘤,相当于西医学的脂肪瘤、肌纤维瘤,是一种肤生肿物,软硬似馒的良性肿瘤,故名。如明代《外科正宗·瘿瘤论》记载:"肉瘤者,软若绵,硬似馒,皮色不变,不紧不宽,终年只似复肝然;治当理脾宽中,疏通戊土,开郁行痰,调理饮食,加味归脾丸是也。"又如清代《医宗金鉴·外科心法要诀》记载本病:"软如绵,或硬如馒,皮色如常,不紧不宽,始终只似复肝,名肉瘤。"本病多见于成年人,可发于任何部位,但以躯干、颈后为多。逐渐增大至一定程度后,即可停止。少数日久可以自愈。病程较久,进展缓慢,预后多良好。

因饮食不节,过食肥甘厚味、辛辣炙煿,乃致脾运不健,湿痰内生,结聚于体肤;或素禀痰湿内盛之体;或由思虑伤脾,中土运化失职,湿痰阻络,与气血凝结等,皆可致病。

初起患处皮下生有肿核,少则一二个,多达十余枚,小者似芡实莲子,大者若梅李鸡卵,触之柔软,如肝似馒,肤色如常,皮宽不紧,压之可扁,离手复原,不觉疼痛。以手摸之,觉有纹理。若捏紧瘤体,使皮肤紧绷,亦可见有分叶,形似龟甲。皮核不连,推之能移。

【辨证论治】

1. 凡初起瘤体尚小,状似芡实梅核,数目较少,皮核不连,推之可移,触之质软,皮色如常,伴舌胖苔腻,脉象弦滑者,为湿痰结聚,凝滞于肤证。治宜健脾除湿,化痰散结法,方选化坚二陈汤加减。药用:法半夏10g,陈皮15g,茯苓20g,生牡蛎30g(先煎),僵蚕10g,夏枯草10g,白术10g,炙甘草10g,浙贝母10g,水煎服。外可贴敷阳和解凝膏。

2. 若病程日久,肿物大似红枣鸡卵,或瘤体虽小,但数目较多,伴舌暗苔腻,脉象弦涩者,为湿痰凝聚,阻遏经脉证。治宜化痰散结,活血软坚法,方选海藻玉壶汤化裁。药用:海藻 10g,陈皮 20g,浙贝母 10g,昆布 10g,法半夏 10g,青皮 10g,当归尾 12g,炒三棱 10g,莪术 9g,川芎 10g,水煎服。服药同时,可配服小金丹。外治同前。

3. 个别瘤体过大,日久不消者,可考虑手术切除。

【调养】除治疗外,应避免过食鱼腥海味、辛辣肥腻食品;饮食以清淡为宜,可多吃鲜嫩的蔬菜、水果;排除忧思恼怒;患处不可自行挤压,避免擦破磕碰,以防染毒成脓。

<h1 style="text-align:center">血 瘤</h1>

【概述】血瘤,近似于西医学的毛细血管瘤、海绵状血管瘤,是一种以肤生瘤赘,色红或紫,形似草莓,揩破出血为特征的皮肤病,故名。在中医学文献中又有称为"胎瘤"者。如明代《外科枢要·论瘤赘》记载:"若劳役火动,阴血沸腾,外邪所搏而为肿者,其自肌肉肿起,久而有赤缕,或皮俱赤,名曰血瘤。"《外科正宗·瘿瘤论》提出:"血瘤者,微紫微红,软硬间杂,皮肤隐隐,缠若红丝,擦破血流,禁之不住。治当养血凉血,抑火滋阴,安敛心神,调和血脉。"又如清代《外科证治全书·瘿瘤》记载:"胎瘤,初生小儿头上、胸乳间肿起,大者如馒首,小者如梅李,乃胎中瘀血凝滞而成。"本病多始于婴儿,可发在身体任何部位,初起生长扩大,日久自止。皮损常为单发或多发,常为单侧分布,病程长久,进展缓慢(彩图 3-27)。

因血热之体,劳役火动,阴血沸腾,外受寒凉搏结,气血凝聚;或先天禀赋不足,经脉违和,气血塞滞,壅聚体肤等,均能致病。

初起患处隆起,匡廓鲜明,色红或紫,或高出皮面呈结节或分叶状,质软有弹性,淡紫或淡蓝,或圆或扁,或长或斜,触之柔软如馒,压之变平退色,离手复原。小者如梅李,大者似鹅卵,揩破血流如注。

【辨证论治】

1. 凡初起瘤体较小,为数不多,其色鲜红,状若草莓,触之柔软,伴舌质红绛,脉象细数者,为血热内蕴,凝聚体肤证。治宜清热凉血,通络散结法,方选凉血散结汤化裁。药用:生地黄 30g,牡丹皮 10g,赤芍 10g,紫草 10g,水牛角粉 6g(冲服),玄参 10g,栀子 10g,生牡蛎 15g(先煎),夏枯草 10g,水煎服(婴、幼儿酌减)。外用五妙水仙膏涂敷。

2. 若瘤体渐大如拳,其色紫红,触之柔韧,伴舌暗瘀斑,脉象涩滞者,为气滞血瘀,经脉痹阻证。治宜行气活血,化瘀散结法,方选血府逐瘀汤化裁。药用:当归尾 12g,川芎 10g,生地黄 30g,红花 10g,制香附 10g,桃仁 10g,赤芍 10g,川牛膝 10g,炒三棱 10g,地龙 10g,水煎服。外治同前。

3. 若不慎揩破瘤体,血出如注者,可用云南白药外敷,并加服三七粉 1g(冲服)或云南白药 1g(冲服)。个别瘤体过大,或久治不愈者,可考虑手术切除。

【调养】除治疗外,应注意保护瘤体,不可挤压揩破,以免出血或染毒成脓;目前治疗本病可采取激光、手术、电烧、冷冻等疗法,故可因人、因病制宜,择其适者而用。

肌 痹

【概述】肌痹,近似于西医学的皮肌炎,是一种以初起肌肤红肿疼痛,伴有肌无力和肌肉炎症、变性,晚期萎缩硬化为特征的皮肤病,故名。本病在西医学中于 1863 年由德国人 Wagner 首先报道,并将其命名为多肌炎(polymyositis,PM)。1887 年德国人 Unverricht 报道了皮肌炎(dermatomyositis,DM)。中医学文献对此记载较早,如《素问·长刺节论》记载:"病在肌肤,肌肤尽痛,名曰肌痹,伤于寒湿。"《素问·痹论》亦记载:"肌痹不已,复感于邪,内舍于脾……脾痹者,四肢懈惰,发咳呕汁,上为大塞。"又如隋代《诸病源候论·虚劳病诸候》记载:"夫风寒湿三气合为痹,病在于阴。其人苦筋骨痿枯,身体疼痛,此为痿痹之病。"清代《医宗金鉴·杂病心法要诀》记载:"久病肌痹,复感于邪,而见呕涎心下痞硬,四肢懈堕之证,是邪内传于脾,则为脾痹也。"本病多见于中年以上的女性。儿童发病多在 10 岁以前,预后较好。皮损初发于颜面、颈部,以后延及上胸、肩、四肢近端等处(彩图 3-28)。病程较久。部分患者伴有恶性肿瘤,预后较差。

因先天不足,禀赋素弱,外受风热毒邪侵袭,蕴于腠理,阻遏经脉,内传脏腑,外壅肌腠;或腠理不密,玄府不固,风寒湿邪乘隙外入,阻遏气血,荣卫不和,肌肤失于濡煦等,均可致病。

初起眼睑、上颊、额颞肿胀紫红,或融合成蝶形,压之不陷。逐渐蔓延,至躯干、四肢,肤色紫红,肌肉酸痛,触按尤甚,肌力减退,蹲起活动受限。久而肌肤变硬,逐渐消瘦,甚则痿废不用。掌指关节背侧多有紫红色丘疹,扁平隆起,后期可有中心萎缩。

【辨证论治】

1. 凡初起肌肤潮红肿胀,伴周身尽痛,壮热汗出,口渴饮冷,乏力纳呆,大便秘结,小溲短赤,舌红苔黄,脉象洪数者,为毒热壅结,熏灼肌肤证。治宜清热解毒,凉血退肿法,方选清瘟败毒饮化裁。药用:水牛角粉 6g(冲服),黄芩 10g,黄连 10g,牛蒡子 10g,生石膏 30g(先煎),玄参 12g,连翘 12g,僵蚕 10g,大青叶 15g,牡丹皮 10g,赤芍 10g,升麻 12g,生地黄 30g,秦艽 10g,地骨皮 12g,知母 10g,水煎服。

2. 若病久失治,肤起暗红斑块,肌肤萎硬,关节挛缩,活动受限。甚则食饮难下,呼吸困难,乏力纳呆,心悸气短,舌淡脉细者,为气血亏损,肌肤失养证。治宜补气养血,健脾和中法,方选十全大补汤化裁。药用:炙黄芪 15g,党参 12g,白术 10g,茯苓 12g,炙甘草 10g,当归 15g,赤芍 10g,白芍 10g,鸡血藤 15g,丹参 15g,熟地黄 30g,水煎服。

3. 若皮损红肿,肌肉酸痛,行动不便,肢体困重,乏力便溏,午后潮热,大便不调,伴舌红苔黄腻,脉象滑数者,为湿热困遏,肌肤失养证。治宜清热除湿,健脾消肿法,方选萆薢渗湿汤化裁。药用:苍术 12g,炒白术 15g,茯苓 15g,陈皮 15g,萆薢 10g,薏苡仁 50g,六一散 10g(包),黄柏 12g,木瓜 15g,防己 10g,车前子 10g(包),茵陈 20g,水煎服。

【调养】本病在急性期,应充分卧床休息,避免受外邪侵扰;慢性期应加强局部按摩及功能锻炼,以防关节僵硬;除治疗本病外,应进行全面体检,以尽早排除其他脏器有恶变的可能;可配合针灸、理疗、按摩等疗法以促进气血流畅;加强饮食调养,使饮食多样化,保证营养充足。定期体检化验,观察病情变化。

脉 痹

【概述】脉痹,近似于西医学的结节性多动脉炎,是一种以皮下隆起硬结,其色紫红,日久溃破为特性的皮肤病,因其多由经脉痹阻而成,故名。在西医学中,1866年法国人Kussmaul和德国人Maier首先提出结节性动脉周围炎的病名,1903年Ferrari将其命名为结节性多动脉炎。中医学文献记载的"脉痹"与之近似。如《素问·痹论》早有"脉痹不已,复感于邪,内舍于心"的记载。明代李中梓《医宗必读·痹》(1637年)记载:"脉痹即热痹也。"又如清代张璐《张氏医通·脉痹》(1695年)记载:"脉痹者,即热痹也。脏腑移热,复遇外邪,客搏经络,留而不行。其证肌肉热极,皮肤如鼠走,唇口反裂,皮肤色变。"清代秦景明《症因脉治·心痹》(1706年)则提出:"心痹之症,即脉痹也。"本病多见于中年男子,好发于小腿伸侧及足背,亦可累及肩背、躯干、头面。两侧均可发生,但不对称。病程长久,易于反复。如不及时治疗,可内舍脏腑,甚则危及生命。

因禀赋不足,腠理失密,卫外不固,复受风湿侵袭;或内有湿邪,郁久化热蕴毒,内侵脏腑,外窜肌腠;或湿热阻络,气血瘀滞,脉道不利等,皆可致病。

初起皮下隆出结节,小若芡实豌豆,大似梅李之核,其色或红或淡,少则一个,多则数枚,孤立散在,或成群集簇,其排列常与经脉走行一致,抚之韧实,触痛压痛,入夜尤甚。日久生有瘀斑,溃烂坏死,边缘不整,青斑缠绕。

【辨证论治】

1. 凡初起皮下隆出硬结,色红而痛,伴关节疼痛,肿胀麻木,乏力倦怠,身发寒热,舌红苔腻,脉象滑数者,为湿热蕴毒,阻遏经络证。治宜清热除湿,解毒通络法,方选四妙散化裁。药用:苍术12g,黄柏10g,川牛膝12g,薏苡仁15g,忍冬藤15g,秦艽10g,赤芍10g,豨莶草15g,木瓜12g,王不留行10g,泽兰10g,益母草15g,连翘12g,水煎服。

2. 若病久反复,硬结暗红,溃后黑烂,伴倦怠乏力,胸闷心悸,唇甲色青,肢体麻木,骨节酸痛,舌暗瘀斑,脉象涩滞者,为瘀血阻滞,内及脏腑证。治宜活血化瘀,通行经脉法,方选血府逐瘀汤化裁。药用:生地黄30g,桃仁10g,枳壳10g,赤芍10g,当归尾10g,川牛膝10g,丹参15g,全瓜蒌15g,薤白10g,红花10g,生黄芪20g,牡丹皮10g,鸡血藤15g,炙甘草10g,黄酒200ml,水煎服。溃烂处可用生肌散内撒,外贴生肌玉红膏。

【调养】除治疗外,应保持疮面洁净,不可随意触摸;睡卧时抬高下肢;急性期时应卧床休息;有其他相关疾病应同时治疗;戒烟禁毒;忌食辛辣酒酪及腥发动风之品;如发现病情加重与某些药物有关时,应立即停用。

皮　痹

【概述】皮痹，近似于西医学的硬皮病，是一种以皮肤初起肿胀发硬，久则菲薄如纸为特征的疾病，故名。根据其发病特点，在中医学文献中又被称为"皮痹疽"。本病在西医学中于 1753 年由意大利人 Carlo Curzio 首先描述。1836 年意大利人 Fantonetti 首先使用"硬皮病"一词来描述患者的皮肤变化。中医学文献对此记载较早，如《素问·痹论》记载："皮痹不已，复感于邪，内舍于肺……肺痹者，烦满喘而呕。"又如《素问·四时刺逆从论》记载："少阴有余，病皮痹。"又如隋代《诸病源候论·风病诸候》记载："风湿痹病之状，或皮肤顽厚，或肌肉酸痛，风寒湿三气杂至，合而成痹……由血气虚，则受风湿，而成此病。"清代《医宗金鉴·杂病心法要诀》记载："久病皮痹，复感于邪，见胸满而烦喘咳之证，是邪内传于肺，则为肺痹也。"本病常见于中青年女性。皮损可发于头面、颈胸、腰腹、背臀、四肢等任何部位，可单发，亦可多发，病程较久，进展缓慢（彩图 3-29）。

因禀赋素弱，肾气不足，肌肤腠理，失于温煦，则风寒湿邪，乘隙袭入，阻遏经脉，肌肤失养；或气血虚弱，荣卫失和，经脉瘀滞，气血循行不畅，肤腠不荣等，均能致病。

病势广泛者，多自手指起病，渐及前臂、面部、躯干。初起患处发红肿胀，触之坚实，压之无痕，失去皮纹。逐渐扩大顽硬，皮贴骨面，紧张而菲薄，不能捏起，形似皮革，光如涂蜡，以致表情消失，唇耳硬薄，鼻尖如鹰，口开受限，手指尖细，手足硬挺，食饮难下，状如僵尸。若病势局限者，仅有一至数块皮肤变硬，发无定处，形如豆粒钱币，或似线带银元，大小不一，匡廓鲜明，可逐渐扩大。皮面菲薄凹陷，其色黄白。发于头皮者，皮塌肉萎，毛发秃落，难以再生。

【辨证论治】

1. 凡病势广泛，肢冷恶寒，神疲倦怠，肢端发绀，面色晦暗，腹痛便溏，舌暗脉细者，为脾肾阳虚，气血痹阻证。治宜温补脾肾，助阳通络法，方选附子理中汤化裁。药用：炮附子 10g，人参 12g（单煎），黄芪 15g，白术 10g，炙甘草 10g，丹参 15g，黄精 15g，生山药 20g，干姜 10g，当归 15g，鸡血藤 15g，桑寄生 30g，水煎服。

2. 若皮肤干燥平滑，不易捏起，蜡样光泽，触之如革，渐趋菲薄萎缩，或呈斑块，或呈条索，或呈线状，或泛及全身，波及颜面者，鼻尖唇薄，口裂狭小，常有纵纹，伴肢冷脉细，舌淡少苔者，为气虚血瘀，肌肤失养证。治宜温阳益气，荣润肌肤法，方选阳和汤化裁。药用：人参 10g（单煎），熟地黄 30g，白芥子 10g，炙麻黄 8g，鹿角胶 12g（烊化），肉桂 10g，炙甘草 10g，炒白术 10g，当归 12g，川芎 10g，黄酒 100ml，水煎服。外用：桂枝 20g，肉桂 15g，干姜 10g，樟脑 5g，透骨草 10g，川乌 10g，红花 10g，白酒 500ml，泡 1 周后外用，搓涂患处，每日 2 次。

3. 若肿势局限，皮肤萎硬，舌暗瘀斑，脉象涩滞者，为气血瘀滞，肌肤失养证。治宜活血化瘀，通行经络法，方选血府逐瘀汤化裁。药用：生地黄 30g，桃仁 10g，红花 10g，当归 15g，熟地黄 30g，鸡血藤 15g，赤芍 10g，生黄芪 20g，人参 10g（单煎），制香附 12g，丹参 15g，姜黄

10g,炒三棱 10g,川牛膝 10g,王不留行 12g,路路通 10g,水煎服。外治同前。

【调养】患病期间,宜经常按摩患处,注意保温;可配合针灸、理疗、温泉、药浴、按摩等疗法;寒冷时节外出,做好防护工作,勿使肢体受冻及擦伤;鞋靴宜宽松合脚;可常吃温阳通络功效的食品,如葱、姜、羊肉、鹿肉、牛肉等。

疣 痣

【概述】疣痣,近似于西医学蕈样肉芽肿的斑块期(彩图 3-30)、肿瘤期(彩图 3-31),是一种以肤生肿块,高低不平,日久破溃出血为特征的皮肤肿瘤,故名。本病在西医学中于 1806 年首先由法国医生 Alibert 报道,因部分皮损形似蘑菇,故误称蕈样雅司,1835 年更名为蕈样霉菌病。1876 年法国人 Bazin 描述了本病表现。1885 年德国人 Auspitz 提倡用蕈样肉芽肿代称,沿用至今。中医学文献对此记载较早,元代许国祯《御药院方·治咽喉口齿门》(1267 年)记载:"中都惠民司无名儿药:治咽喉闭,疣痣堵塞不通气,水米难下至危重者。"明代张时彻《救急良方·疣痣》(1550 年)记载:"治项后生疣痣,不论大小及日月深远,或有赤硬肿痛,用生山药一挺去皮,蓖麻子二个,研匀摊帛上贴之,如神效。"清代陈士铎《石室秘录·奇治法》(1687 年)亦记载:"如人遍身生疣痣,或内如核块,或外似蘑菇、香蕈、木耳之状者,乃湿热而生也,数年之后,必然破孔出血而死。"清代吴世昌《奇方类编》(1719 年)中亦有类似记载。本病多见于中老年人,少数青年、儿童亦有罹患。男性患病率高于女性。皮损可见于躯干、下肢、颈项,亦能波及全身。本病病程长久,可达数年至数十年,时轻时重,慢性经过,症状常因人而异。部分患者可由久病正虚,气血亏损,正虚邪实,或染毒成脓而亡。

因先天禀赋素弱,气血不足,肌肤失荣;或后天失养,脾胃不调,运化失职,湿热内蕴,郁久化毒,外发体肤;或腠理失密,玄府不固,外染风热毒邪,与正气相搏,滞留肌肤等,皆能致病。

初起皮肤瘙痒不绝,渐生斑片,或红或黄或褐,上生鳞屑细碎,形状不定,匡廓鲜明,中央消退,蔓延四畔。日久瘙痒不减,肤生斑块,表面紧缩光亮,凸凹不平,暗红或紫,或棕或褐,可如香蕈蘑菇,或似菜花蛎壳,形态各异。日深月久,肿块增大,数目加多,小似梅李核桃,大若蘑菇手掌,其色灰白黄红,溃后腐肉不脱,新肉不生,伴有剧痛,疮口溃处,萎缩结疤。

【辨证论治】

1. 凡肤生肿块,高低不平,颜色各异,泛发全身,或限局某处,多有浸润,瘙痒不绝,周边瘰核肿大,伴舌质红绛,苔黄或腻,脉象滑数者,为湿热夹毒,蕴结体肤证。治宜除湿清热,解毒散结法,方选除湿解毒汤化裁。药用:土茯苓 15g,薏苡仁 50g,金银花 30g,牛蒡子 10g,连翘 10g,栀子 10g,浙贝母 10g,黄芩 10g,白花蛇舌草 15g,法半夏 9g,山慈菇 6g,生甘草 10g,水煎服。另用:小金丹 1 丸,口服,每日 2 次,陈酒送下。

2. 若肿块隆起如蕈状,表面溃破,根脚漫肿,腐肉不脱,新肉未生,剧痛不已,伴神疲乏力,汗出气短,心悸纳呆,手足心热,口干咽痛,尿少便结,舌绛少苔,脉象细数者,为气阴两虚,热毒结聚证。治宜益气养阴,解毒散结法,方选生脉散化裁。药用:人参 8g(单炖),麦冬 12g,五味子 10g,太子参 15g,北沙参 15g,生地黄 30g,玄参 15g,石斛 10g,生黄芪 15g,半枝莲 15g,山豆根 6g,炙甘草 10g,水煎服。另用:西黄丸 6g,每日 2 次,口服,陈酒送下。溃烂疮面可用生肌玉红膏纱条或红粉纱条外敷。

　　【调养】除治疗外,应注意保护溃烂疮面,以防染毒成脓;注意休息,定期接受心理疏导;戒除辛辣肥甘厚味;戒除烟酒;瘙痒剧烈时不宜过度搔抓洗烫;多食新鲜水果蔬菜。

青腿牙疳

　　【概述】青腿牙疳,相当于西医学的维生素 C 缺乏病(又称坏血病),是一种由于长期缺乏维生素 C 所致的以腿胫生有青紫斑片,伴牙龈出血糜烂为特点的疾病。本病在西医学中于 13 世纪十字军东征时代已有记载,1550 年由希腊人明确记载,1928 年匈牙利人 Albert 分离出维生素 C 并命名为己糖醛酸,1932 年将其重新命名为抗坏血酸。在中医学文献中,本病首见于清代《医宗金鉴·外科心法要诀》(1742 年):“军中凡病腿肿色青者,其上必发牙疳;凡病牙疳腐血者,其下必发青腿,二者相因而致……缺少五谷,多食牛羊等肉,其热与湿合,蒸瘀于胃,毒火上熏,致生牙疳。”《疡医大全·龈齿类》(1760 年)记载:“凡病腿肿色青者,其上必发牙疳,凡病牙疳腿肿者,必发青腿,二者相因而至。”《疡科捷径·青腿牙疳》(1831 年)亦记载:“青腿牙疳何故生? 只缘上下不通行,阳邪火炽阴寒闭,凝结而成毒不轻。青腿如云茄黑色,皮顽肿硬履难行。牙疳肿臭流脓血,穿破腮唇不再生。”《外科真诠·股部》(1838 年)记载:“青腿牙疳,生于两腿,形如云行,其色紫黑,大小不一,牙龈腐烂。”病者多见于少吃新鲜蔬菜、水果的小儿、孕妇、老年人。皮损初于口腔齿龈处发生,久则累及腿胫。如及时治疗,调养适当,预后多好。

　　因饮食失宜,偏嗜五味,过餐肥甘炙煿,或饥馑交迫,缺少水果蔬菜,则均可伤及脾胃,致后天水谷精华不能四布,湿热之邪内蕴,郁久化毒,上蒸下注等,酿成本病。

　　初起齿龈肿胀发红,稍有揩损,则糜烂渗血,臭秽难闻,甚则齿摇脱落。肢体皮肤,干燥粗糙,揩之甲错。略有碰触,则出现青紫斑点,小若粟米赤豆,大若莲子芡实,或圆或斜,与肤相平,色若葡萄,压之不褪色。

　　【辨证论治】

　　1. 凡初起病急,口疳龈烂,渗血不止,出气臭秽;腿胫生有紫斑,压之不褪色,甚则有血疱、溃疡,伴心烦口干,便秘溲赤,舌红苔黄,脉弦滑数者,为湿热蕴毒,上蒸下注证。治宜除湿清热,解毒凉血法,方选活络流气饮化裁。药用:山楂肉 30g,黄柏 10g,胡黄连 10g,栀子 10g,生大黄 10g(后下),生地黄 30g,白茅根 15g,连翘 10g,牡丹皮 10g,苍术 10g,木瓜 10g,生甘草 10g,水煎服。

　　2. 若牙龈腐溃,渗血不止,下肢多有瘀斑,甚则溃烂,伴面色萎黄,短气乏力,腹胀便溏,舌淡脉细者,为脾气不足,血失统摄证。治宜健脾益气,引血归脾法,方选归脾汤化裁。药用：炒白术 10g，黄芪 30g，炒山楂 15g，龙眼肉 10g，党参 10g，远志 10g，人参 10g（单煎），当归 12g，阿胶珠 10g，炙甘草 10g，大枣 30 枚，水煎服。

【调养】本病饮食调护十分重要。应让患者多吃新鲜的蔬菜、水果，如：山楂、橘子、柠檬、大枣、西红柿、青椒等；避免偏嗜五味、嗜食肥甘炙煿的不良习惯，对于本病的预防、治疗都会大有裨益；戒除烟酒；每日早饭用棕毛牙刷刷牙，饭后用淡盐水漱口；及时治疗齿、龈、咽、鼻、耳部的其他疾病。

猢狲疳

【概述】猢狲疳，近似于西医学的胎传梅毒，是指母有梅疮，遗毒于儿，以致娩出梅毒胎儿。因患儿病处多似猢狲臀部之色，故名。中医学文献中又有"猴疳""猴疳疮""猴子疳""猢狲疳""猴狲疳"之名。如清代《疡科心得集·辨胎火胎毒及猴狲疳论》记载："……臀肿焮烂，红赤无皮，或亦有焮赤遍体者，此即名猴狲疳。缘其父曾患下疳、杨梅恶疮。"清代《保婴易知录·猴疳》记载："猴疳者，状如圆癣色红，从臀而起，渐及遍身，四周皮脱，中露赤肉，若猴之状，乃胎中毒邪，蓄于肾脏所发。"《疡科捷径·猢狲疳》亦记载："遗毒禀受是先天，父母杨梅毒气传。身赤无皮延九窍，烂斑臭秽不能痊。"本病传染性强，病程较久，经过缓慢。皮损可累及前后二阴、五官诸窍、四肢百骸，乃至五脏六腑、筋骨血脉。如不及时治疗，可危及患儿生命，预后多不良。孕妇早期可引起流产、死产或早产。若娩出活婴后，可于初生或生后不久发病。

初期患儿前后阴、颜面、掌跖等处生有紫红斑点，形如粟米芡实，或生有水疱、脓疱，疱液黄红，混浊不清，破后糜烂。若 2~3 岁复发者，脓疱排列成环，身体皱褶处生有扁平湿疣。口角干瘪皲裂，出现纵向斑纹，毛发脱落，形似虫蚀。甲板枯暗不平，甚则脱落。鼻柱塌陷，状似马鞍。若因循失治，数年后身体羸瘦，智力低下，失明耳聋，牙齿参差，胫骨前凸，形如马刀。

【辨证论治】

1. 凡初起肤生斑疹、水疱、脓疱，毛发指甲脱落，伴咽肿音哑，貌似老人，音声微弱，身形短小，二便不通，乳水难进者，为禀赋不足，毒邪内蕴证。治宜补益气血，解毒祛邪法，方选驱梅汤化裁。药用：土茯苓 10g，生甘草 10g，白鲜皮 6g，苍耳子 6g，补骨脂 6g，生黄芪 10g，当归 10g，金银花 6g，人参 2g（单煎），水煎服。

2. 若患儿 4 岁以上，伴眼、耳、齿病变，及耳聋耳鸣，智力低下，视物不清，胫骨前凸者，为先天不足，余毒未尽证。治宜培补先天，清解余毒法，方选补肾丸化裁。药用：熟地黄 15g，巴戟天 6g，补骨脂 6g，胡桃肉 20g，菟丝子 10g，何首乌 6g，土茯苓 10g，苍耳子 3g，生甘草 6g，水煎服。

【调养】应本病及时发现，尽早隔离，采取中西医结合治疗，目前青霉素已成治疗梅毒的首选药物，中医可做辅助治疗；严格消毒患儿的物品；对患儿的父母亦应彻底检查治疗，并做好追踪随访工作;有梅毒者,在彻底治愈前,应不宜生育,以免遗患于儿;已孕而患梅毒者,应尽早实施流产。

水 痘

【概述】水痘,西医学同名,是一种以肤起水疱,其形如痘,伴有发热咳嗽等症为特征的病毒感染性皮肤病,故名。根据其发病特点,中医学文献中又有"水花""水疱""肤疹""水疮"等名。如清代《医宗金鉴·痘疹心法要诀》记载:"水痘,发于脾、肺二经,由湿热而成也。初起与大痘相似,面赤唇红,眼光如水,咳嗽喷嚏,唾涕稠黏,身热二三日而始出,其形尖圆而大,内含清水,易胀易靥,不作脓浆。"《痘科纂要·水痘》亦记载:"面赤唇红,眼光如水,咳嗽喷嚏,唾涕稠黏,身热二三日出,明净如水泡,易出易痂,与痘疮大不相同。"本病多在秋冬季节发生,易于集体流行。皮损多见于学龄前儿童的躯干、头面、四肢等,先发生于躯干,渐及头面及四肢,呈向心性分布,躯干最多,面及四肢渐少,偶可累及口腔、眼、咽、外阴等处(彩图3-32)。病程半个月左右,很少复发。

因湿热内蕴,外受风毒之邪,与正气相搏,郁而不散,发于体肤;或腠理失密,卫外不固,复受外邪等,均能致病。

初起患处生有针尖大小红斑、粟疹,数小时后,成为绿豆至豌豆大小圆形或椭圆形水疱,疱液初为清澈如珠,久则混浊。疱壁菲薄易破,周边绕以红晕。数目多少不等,少则数个,多者数百。经2~3天后,干燥结痂,痂脱则愈,不留瘢痕。若护理不当,染毒成脓者,愈后留疤。发病一周之内,痘疹陆续分批发生。

【辨证论治】

1. 凡初起迅速,疹色红润,如撒皮面,水疱清澈,分布均匀,密如撒粟或稀疏散在,发热恶寒,咳嗽流涕,眼光如水,舌红苔白,脉象滑数者,为湿热内蕴,外受风毒证。治宜疏风清热,解毒利湿法,方选银翘散化裁。药用:金银花6g,连翘10g,牛蒡子6g,大青叶10g,荆芥6g,芦根10g,薄荷3g(后下),六一散10g(包),车前子6g(包),蝉蜕6g,水煎服。

2. 若痘疹大而密集,根盘暗红,疱液混浊,伴壮热不退,舌红口干,小便黄赤,脉象洪数者,为湿毒内侵,热邪燔灼证。治宜清热解毒,凉血除湿法,方选清瘟败毒饮化裁。药用:黄连6g,黄芩6g,薏苡仁30g,连翘6g,赤芍6g,知母10g,牡丹皮6g,升麻8g,玄参8g,板蓝根10g,生石膏15g(先煎),栀子6g,莲子心3g,紫花地丁6g,水煎服。

3. 外用化毒散或如意金黄散,香油调涂患处。除治疗外,当配服自制清凉饮:西瓜汁200ml,苦瓜汁100ml,梨汁100ml,甘蔗汁60ml,荸荠汁50ml,混合均匀,每服100ml,每日2次。

【调养】患儿应隔离治疗,直至落痂为止;防止抓破痘疹,染毒成脓;患儿衣被应予洗烫日晒;患病期间,忌食肥甘厚味,辛辣炙煿;保持室内空气新鲜湿润;可多饮金银花露、绿豆汤、芦根水;多吃新鲜蔬菜水果,饮食宜清淡;减少户外活动,以防继发感染。

杨 梅 痘

【概述】杨梅痘,相当于西医学的二期梅毒疹,是一种沾染杨梅毒邪,外发体肤,如痘似癣的梅毒疹,故名。中医学文献中的"广疮""杨梅疹""杨梅斑""杨梅圈""棉子疮""砂仁疮""杨梅天疱""杨梅疮""杨梅癣""吴萸疮"等,均与此相近。梅毒首载于《岭南卫生方》原书已佚,现存明代娄安道的增补本。又如明代《疮疡经验全书·杨梅疮图说》记载:"一名广疮,一名梅疮,皆脏腑之积毒,脾家之湿热。其起也有三因,男子与生疳疮妇人交,熏其毒气而生……"清代《外科证治全书·发无定处证》记载:"杨梅疮,一名广疮,因其毒出岭南;一名时疮,此时气乖变,邪气凑袭之故;一名翻花疮,因其缠绵不已,形似棉花;一名翻花杨梅,因窠粒破烂,肉反突于外,色如黄蜡;一名天泡疮,因其夹湿而生白泡;有形如赤豆,嵌于肉内,坚硬如铁,名杨梅痘;有形如风豆作痒,名杨梅疹。有先起红晕后发斑点,名杨梅斑。有色红作痒,其圈大小不一,二三相套,名杨梅圈。名形虽异,要不出气化、精化二因。"《洞天奥旨·杨梅结毒》亦记载:"杨梅之疮,多生于嫖妓,闻人毒气而生者,其毒即发,不生于玉茎马口之间也。惟嫖妓而得之,必从玉茎始,以毒自此入,则疮亦自此兴。"本病多在染毒后3个月左右发生。皮损多见于胸、腰腹、四肢屈侧、掌跖、面颈等处(彩图3-33)。若因循失治,可暂时自愈,后再复发,此时传染性甚强。

因不洁性交,或密切接触病者,则毒邪乘隙内侵;或初患梅疮,因循失治,毒邪内蕴外发,均能致病。

皮损形态各异,可呈绿豆至指甲大小,近似圆形,孤立散在,其色暗红或棕红,分布广泛而对称,或呈环状、弧形,或似花朵,或上有白屑,状似白疕,或上有脓疱,形类痤疮。皮损陆续发生,新旧不一,不觉痒痛,愈后不留瘢痕。

【辨证论治】

凡皮损陆续发生,形态不一,不觉痒痛,伴发热恶寒,骨节酸痛,舌红苔白,脉象弦滑者,为毒邪内蕴,外发体肤证。治宜清血解毒,祛风除湿法,方选清血搜毒饮化裁。药用:土茯苓40g,白鲜皮15g,生甘草10g,防风10g,荆芥10g,当归15g,羌活10g,僵蚕10g,金银花20g,连翘10g,败酱草15g,生大黄6g,水煎服。

【调养】本病传染性强,故应规劝患者尽早隔离治疗,否则贻害无穷;患者的衣被、生活用具均应严格消毒;患者的家属及与其密切接触者,应尽早进行检查;加强法制教育,避免不洁性交;取缔卖淫嫖娼;二期梅毒疹为多形性皮疹,凡躯干、四肢,尤其掌、跖部位有铜红色、蔷薇色,排列奇异(圆形、半月形、花朵形、卫星状)、数少形大的皮疹时,更应提高警惕;可采取中西医结合治疗。自1928年英国人Fleming发明青霉素后,青霉素成为治疗本病的首选药。

丹　毒

【概述】丹毒,中西医学同名,是一种以患处突然发红,色如涂丹为特征的急性皮肤病,故名。根据其发病特点,中医学文献中又有"丹瘭""丹""瘭丹""冬瓜腿""流火""抱头火丹""茱萸丹""大脚风""腿游风""鸡冠丹""赤游丹""天火""瘭火丹"等名。如隋代《诸病源候论·丹毒病诸候》记载:"丹者,人身体忽然焮赤,如丹涂之状,故谓之丹。或发手足,或发腹上,如手掌大,皆风热恶毒。所为重者,亦有疽之类,不急治,则痛不可堪,久乃坏烂。"唐代《备急千金要方·丁肿痈疽》亦记载:"丹毒,一名天火,肉中忽有赤,如丹涂之色。大者如手掌,甚者遍身,有痒有肿,无其定色。有血丹者,肉中肿起,痒而复痛,微虚肿如吹状,隐疹起也;有鸡冠丹者,赤色而起,大者如连钱,小者如麻豆粒状。"本病多见于年老体弱者及婴儿,好发于小腿、头面、腹部等处,易于反复(彩图3-34)。

本病因内有血热蕴结,加之体肤外受破伤,如蚊虫叮咬、搔抓触破等,染受毒邪,乘隙入内,燔灼营血,外发肌肤而致;或湿热内蕴,郁久化毒,毒热相合,外发体肤等,均能致病。

初起较急骤,患处焮红肿赤,色如涂丹,匡廓鲜明,皮面光亮紧张,压之褪色,触之灼手。继而迅速蔓延扩展,其上可有水疱或血疱。红斑扩展后,中央可渐痊愈,呈现橘皮黄色,上覆少许白屑。

【辨证论治】

1. 凡起病急骤,患处焮红赤肿,触之灼热,伴疼痛剧烈,壮热恶寒,恶心呕吐,烦躁易急,渴喜冷饮,大便干结,小溲黄赤,舌红苔黄,脉象洪数有力者,为毒热蕴结,走窜肌肤证。治宜清热解毒,凉血化斑法,方选化斑汤加减。药用:生石膏30g(先煎),玄参12g,金银花20g,连翘12g,知母10g,生甘草10g,黄柏12g,紫花地丁12g,牡丹皮10g,板蓝根15g,牛蒡子10g,生大黄12g(后下),积雪草12g,黄连10g,栀子10g,水煎服。外用如意金黄散,茶水调敷患处。

2. 若病起于单侧腿胫,初为指甲大小红斑,迅即蔓延,四处扩大,色如涂丹,隆出皮面,触之灼热,匡廓鲜明,附近臖核肿大疼痛,肢体活动受限,伴发热恶寒,便结溲赤,舌红苔黄腻,脉象弦数者,为湿热蕴毒,下注肌肤证。治宜清热利湿,解毒消肿法,方选凉血五根汤化裁。药用:板蓝根15g,白茅根15g,紫草10g,熟大黄10g(后下),牡丹皮10g,赤芍10g,蒲公英15g,忍冬藤15g,黄柏12g,苍术10g,川牛膝10g,生甘草10g,水煎服。外用四黄膏。

3. 若壮热不退,伴神昏谵语,舌绛少苔,脉象细数者,为毒热入里,上扰神明证。治宜清营开窍,解毒祛邪法,方选清宫汤化裁。药用:水牛角粉6g(冲服),牡丹皮10g,赤芍10g,生地黄30g,黄连10g,麦冬10g,金银花10g,连翘12g,生大黄10g(后下),大青叶15g,莲子心6g,玄参12g,水煎服。

4. 若病久缠绵,反复发作者,可用苍术1 000g,当归200g,白鲜皮200g,水煎3次浓缩,加蜂蜜500g成膏,每服15g,每日2次。

【调养】除治疗外,应戒除挖鼻孔、搔脚缝等不良习惯;患病期间不过餐油腻肥甘、辛辣炙煿;对原有的手足癣应进行根治;保持疮面干净,及时换药;饮食以清淡为宜。

酒 毒

【概述】酒毒,相当于西医学的酒红斑,是一种因饮用含酒精的饮料后,引起面赤或身面皆赤的皮肤病,故名。根据其发病特点,中医学文献中又有"饮酒面赤""饮酒身面皆赤"等名。隋代《诸病源候论·蛊毒等病诸候》记载:"酒者,水谷之精也,其气慓悍而有大毒。入于胃则酒胀气逆,上逆于胸,内熏于肝胆,故令肝浮胆横而狂悖变怒,失于常性,故云恶酒也。"又如宋代《医说·食忌》记载:"饮酒者,肝气微则面青,心气微则面赤。"又如明代《类经·藏象类》亦记载:"酒为水谷之液,血为水谷之精。酒入中焦,必求同类,故先为血分。凡饮酒者身面皆赤,即其征也。然血属阴而性和,酒属阳而气悍,血欲静而酒动之,血无气不行,故血乱气亦乱,气散血亦散,扰乱一番,而血气能无耗损者,未之有也。"本病多见于有饮酒史的成年男性。起病迅速,消退缓慢。停饮后数小时或至数日内逐渐消退。

本病因禀性不耐,血热内蕴,而酒性味辛甘,大热有毒,气味俱阳,饮酒后酒热大作,与血热相搏,迫血妄行,外溢孙络而致。

初起饮后,面红耳赤,渐蔓延至胸背,继则腰腹、四肢,皆可艳赤鲜红,触之灼手,压之褪色,离手复原,或兼粟疹,良久消退。

【辨证论治】

1. 凡初起身面皆赤,触之灼手,压之褪色,离手复原,伴唇舌色赤,小溲色黄,脉象滑数者,为血热内蕴,外溢肌肤证。治宜清热凉血,解毒化斑法,方选解毒化斑汤加减。药用:生地黄30g,牡丹皮10g,赤芍10g,大青叶12g,生石膏30g(先煎),知母12g,生甘草10g,紫草10g,葛根15g,白茅根15g,绿豆衣30g,连翘15g,水煎服。

2. 若身面皆赤,斑色紫绛,或兼粟疹,针尖大小,密集成簇,抚之碍手,压之褪色,离手复原,伴瘙痒剧烈,唇红口干,便结溲赤,甚则心烦意乱,舌绛苔黄,脉象洪数者,为酒毒内侵,燔灼营血证。治宜清解酒毒,凉血消斑法,方选葛花解酲汤加减。药用:葛花15g,枳椇子15g,葛根12g,生地黄30g,牡丹皮10g,赤芍10g,熟大黄12g(后下),莲子心10g,玄参12g,六一散15g(包),砂仁6g(后下),连翘15g,白茅根15g,栀子10g,大青叶15g,水煎服。

【调养】除治疗外,首先应戒除饮酒及含酒精的饮料;多饮绿茶或茉莉花茶;不过食辛辣炙煿、五辛发物;可常饮绿豆汤、芦根水、金银花露,或水果汁、蔬菜汁。

阴 阳 毒

【概述】阴阳毒,近似于西医学的流行性斑疹伤寒、病毒性出血热、传染性红斑等病毒感染性疾病,结缔组织病中的皮肌炎和系统性红斑狼疮急性进行期都有相似表现,是一种来势迅猛,以发热、面赤、身痛、咽痛和肌肤红斑为特征的疾病,故名。如汉代《金匮要略·百合狐惑阴阳毒病脉证治》记载:"阳毒之为病,面赤斑斑如锦纹,咽喉痛,唾脓血,五日可治,七日不可治,升麻鳖甲汤主之。阴毒之为病,面目青,身痛如被杖,咽喉痛,五日可治,七日不可治,升麻鳖甲汤去雄黄蜀椒主之。"又如隋代《诸病源候论·时气病诸候》亦记载:"时气阴阳毒候,此谓阴阳二气,偏虚则受于毒。若病身重腰脊痛,烦闷,面赤斑出,咽喉痛,或下利狂走,此为阳毒。若身重背强,短气呕逆,唇青面黑,四肢逆冷为阴毒。"本病多见于成年人,起病急骤,进展迅速。病情重笃者,可危及生命。

本病因腠理失密,卫外不固,风热毒邪或疫疠毒气乘隙外袭,与正气相搏,或滞于卫气,或迫于营血而致。

初起身发寒热,渐至壮热不退,头身疼痛,势如被杖,面体生有红斑,形如锦纹,渐深如绛,压之不褪色,甚则吐衄便血。

【辨证论治】

1. 凡初起发热头疼,面体红斑,形如锦纹,压之可退,伴筋骨肌肉皆痛,势若被杖,咽痛口渴,舌红苔黄,脉象洪数者,为风热毒邪,乘隙袭入证。治宜清热解毒,祛风散邪法,方选升麻鳖甲汤化裁。药用:升麻10g,鳖甲30g(先煎),栀子10g,玄参12g,生甘草10g,金银花20g,连翘15g,大青叶15g,生石膏30g(先煎),知母10g,熟大黄12g(后下),水煎服。

2. 若斑疹隐隐,壮热不退,疹色红绛,或生紫癜,伴吐衄便血,舌绛少苔,脉象细数者,为热毒之邪,燔营灼血证。治宜泄热解毒,清气凉营法,方选清营汤化裁。药用:生地黄30g,牡丹皮10g,赤芍10g,水牛角粉6g(冲服),金银花20g,连翘15g,紫草10g,板蓝根15g,淡竹叶6g,黄连10g,牡丹皮10g,莲子心10g,麦冬12g,水煎服。另:安宫牛黄丸1粒送服。

【调养】除治疗外,应静卧调养,饮食以清淡为宜;必要时隔离治疗;及时灭鼠、灭蚊、灭虱、灭蝇,都有益于本病的预防;本病进展迅速,传变甚快,故应及时救治,可采取中西医结合的方法治疗。

燥　毒

【概述】燥毒,近似于西医学的干燥综合征,是一种因燥盛蕴毒而致口、眼、皮肤等处干燥为特征的皮肤病,故名。本病在西医学中于1933年由瑞典眼科医生Sjögren首先报道。中医对此早有描述,如隋代《诸病源候论·唇口病诸候》(610年)记载:"口舌干焦候,手少阴,心之经也,其气通于舌。足太阴,脾之经也,其气通于口,腑脏虚热,气乘心脾,津液竭燥,故令口舌干焦也……手太阴,肺之经也,其脉虚者,病苦少气不足以息,嗌干无津液……足阳明,胃之经也,其脉虚者,病苦唇口干……足少阳,胆之经也,其脉实者,病苦腹中满,饮食不下,咽干。"金代《素问病机气宜保命集·病机论》(1186年)记载:"诸涩枯涸,干劲皲揭,皆属于燥。涩枯者,水液气衰,血不荣于皮肉,气不通利,故皮肤皲揭而涩。"又如清代《证治汇补·燥》(1687年)记载:"风燥,由肝血不能荣筋,故筋急爪裂;火燥,由脾多伏火,故唇揭便秘;血燥,由心血失散,故头多白屑,发脱须落;虚燥,由肾阴虚涸,故小便数,咽干喉肿。此皆燥之因也。"本病多见于中壮年女性,病变常在眼、口、鼻处,亦可累及周身皮肤。病程长久,进展缓慢。

因先天禀赋不足,肝肾阴亏,肺失输布;或外受燥毒,灼伤津液;或热病伤阴,耗损阴血,内不能润濡脏腑,外失于滋养皮毛等,均能致病。

初起眼目干涩,如入砂粒,口内干燥,唾津减少,久则目赤如鸠,或痒或痛,干涩少泪,唇干皱揭,齿枯不润,渴喜引饮,干硬难咽,口角燥裂,牙龈肿胀,易生龋齿,皮肤枯涩,毛发稀疏,干枯易折。

【辨证论治】

1. 凡口眼干燥,唇焦皱揭,目涩不濡,肌肤枯涩,伴发热口渴,关节酸痛,便干溲赤,舌红脉数者,为燥毒伤阴,肌肤失荣证。治宜养阴解毒,生津益血法,方选养阴解毒汤化裁。药用:石斛12g,太子参15g,生地黄30g,金银花10g,麦冬10g,天花粉10g,乌梅10g,葛根10g,北沙参15g,生黄芪30g,白芍10g,炙甘草10g,水煎服。

2. 若病久不愈,形瘦枯槁,目涩视昏,唇焦燥裂,咽干少津,肌肤不泽,发落齿槁,伴五心烦热,短气乏力,便秘溲赤,舌绛苔净,脉细无力者,为肝肾阴虚,血燥不荣证。治宜滋养肝肾,生血润燥法,方选一贯煎化裁。药用:生地黄30g,熟地黄30g,北沙参10g,枸杞子10g,麦冬10g,山萸肉10g,女贞子15g,墨旱莲15g,当归15g,麻仁10g,五味子15g,黑芝麻10g,石斛10g,鸡血藤30g,水煎服。

【调养】除治疗外,应忌食辛辣酒酪、肥甘油腻;多吃鲜嫩多汁的水果、蔬菜,如梨、西瓜、荔枝、龙眼、甘蔗、葡萄、芒果、哈密瓜、胡萝卜、银耳、黑木耳、山药等;伴肌肤干燥者,可适当外用护肤油脂。

斑　毒　病

【概述】斑毒病,相当于西医的暴发性紫癜,是一种因温热毒邪,燔营灼血,乃致肌肤发斑的急性危重性皮肤病,故名。根据其发病特点,中医学文献中又有"斑毒""温毒发斑""阳斑""紫癜""紫斑"等名。如隋代《诸病源候论·小儿杂病诸候》记载:"斑毒之病,是热气入胃,而胃主肌肉,其热挟毒,蕴积于胃。毒气熏发于肌肉,状如蚊蚤所啮,赤斑起,周匝遍体。此病或是伤寒,或时气,或温病,皆由热不时歇,故热入胃,变成毒及发斑也。凡发赤斑者,十生一死;黑者,十死一生。"本病多见于儿童,偶可累及成人,常病发于某系感染性疾病之后,亦能单独发生。皮损多见于四肢受压部位,亦可累及躯干、头面部,起病急骤,进展迅速,病势多属重笃,常可危及生命。

本病因温热毒邪,因循失治,热郁阳明,逼迫营血,从肌肤外发而致;或由邪热炽盛,燔营灼血,迫血妄行,溢于脉外等导致。

初起肌肤生有斑点,色赤如丹,压之不褪色,迅即点大成片,抚之不碍手,斑斑如锦纹,逐渐色似脂胭,或紫若鸡冠,甚则血溢成片,瘀斑融合成湖状,匡廓鲜明,边缘不整,或兼有血疱,黑色隐隐,四畔赤色。

【辨证论治】

1. 凡斑色艳赤,压之不褪色,稀疏松浮,朗润红活,如洒皮面,小如指甲,大似钱币,伴发热头痛,烦躁口渴,便结溲赤,舌红苔黄,脉象洪数者,为阳明燥热,迫于血分证。治宜清胃解毒,凉血化斑法,方选化斑汤加减。药用:生石膏40g(先煎),玄参10g,知母12g,生甘草15g,粳米30g,水牛角粉6g(冲服),生大黄10g(后下),生地黄30g,玄参12g,芒硝6g(冲服),连翘15g,大青叶15g,水煎服。

2. 若发斑成片,小若钱币,大似手掌,其色紫赤,或若衃血,稠密色深,紧束有根,伴壮热神昏,闷瞀烦扰,舌绛少苔,脉沉细数者,为温热毒邪,内陷营血证。此时邪毒深重,锢结难解。急宜凉血解毒,泻火消斑法,方选清热地黄汤化裁。药用:水牛角粉6g(冲服),生地黄30g,牡丹皮10g,赤芍10g,莲子心10g,大黄炭10g,白茅根炭15g,连翘15g,黄连10g,大青叶15g,紫草6g,栀子12g,青黛6g(包),水煎服。另:安宫牛黄丸1粒(送服)。

【调养】本病多属危重,应保持室内空气清新;静卧休息;可饮新鲜水果蔬菜汁,暂不进食;可采用中西医结合治疗;本病来势急骤,传变迅速,常属危急重症,故治疗之时,应行方智圆,胆大心细,争分夺秒,抢救生命。

杨 梅 结 毒

【概述】杨梅结毒,相当于西医学的三期皮肤梅毒,是一种初患梅毒,因循失治,日久结毒,侵蚀人体的晚期梅毒,故名。中医学文献中又有"杨梅疳疮""结毒""结毒倒发""杨梅痈漏"等名称。如明代《外科启玄·杨梅结毒》记载:"杨梅结毒,此疮结毒于生梅疮之后,或数年、三五十年,皆因毒未发之净也。亦有父母生而遗及子孙,或自身结之甚,毒亦甚;结之微,毒亦微。"清代《洞天奥旨·杨梅结毒》亦记载:"纵欲如故,而毒难久留,或半年,或二三年,乘何脏腑之虚,乃突而外攻矣。大约毒结脏腑之虚,俱是难救之疮,而结于鼻与玉茎者,尤为难救。"本病多见于染毒3~4年以上者,皮损发无定所,随处可生,常不对称,为数较少,不仅伤及肌肤筋脉,亦可累及脏腑形骸,甚则危及生命。病程长久,预后多不良。

因初患梅疮未愈,毒邪蕴结,贻害久远,外达肌肤,内侵骨髓;或结毒倒发,因虚内攻,脏腑诸窍,四肢百骸,皆受其损等,皆可致病。

发于皮肤者,结毒肿起,小若芡实,大似胡桃,其色铜红,触之韧实,但无疼痛。久则溃烂,疮口下陷,其底凸凹,匡廓清晰,臭腐不堪,难于收口,形似花边,愈后留疤。发于关节者,筋骨疼痛,昼轻夜甚,手足拘挛,曲直不变;发于头面者,鼻塌唇缺,目蚀喉穿,音声更变,颅顶塌陷,终成痼疾。皮损数目少,常不对称,多见于偏侧,可触及硬结及深部浸润,无明显自觉症状,进展甚慢,排列可弧形、环形、蛇形,境界清晰。溃疡呈深凿状。

【辨证论治】

1. 凡结毒初起,尚未破溃,其色铜红,伴筋骨疼痛,入夜尤甚,小溲短赤,舌红苔黄,脉象滑数者,为梅疮蕴毒,结聚体肤证。治宜清血搜毒,通络散结法,方选清血搜毒饮化裁。药用:土茯苓 30g,白鲜皮 30g,金银花 10g,薏苡仁 60g,木瓜 10g,生大黄 10g(后下),当归 15g,白僵蚕 10g,蜈蚣 10g,生甘草 10g,水煎服。

2. 若结毒溃破,腐臭不堪,鼻塌唇缺,喉穿目蚀,乏力气短,舌淡脉细者,为毒邪未尽,正气已衰证。治宜扶正祛邪,补气托毒法,方选扶正托毒饮化裁。药用:生黄芪 60g,白花蛇舌草 10g,白芷 10g,当归 15g,儿茶 6g,白附子 10g,龟甲 12g,川乌 10g,草乌 10g,全蝎 6g,水煎服。外治:溃烂处先以五五丹提脓祛腐,后用生肌散、生肌玉红膏生肌长肉。

【调养】本病预后多不良,应尽早隔离治疗;对与患者密切接触之人,应检查是否染毒;可采取中西医结合治疗,自 1928 年英国人 Fleming 发明青霉素后,青霉素已成为治疗梅毒的首选药物;加强对性病防治的宣传;做好对性病的监测工作;加强对高危人群及婚前、参军、招工、输血、产前、招生的检查工作。

食 鱼 中 毒

【概述】食鱼中毒,相当于西医的中毒性红斑,是一种因食入鱼、虾、蟹等食物而身发红斑的皮肤病,故名。根据其发病特点,中医学文献中又有"食虾中毒""食蟹中毒"等名。如隋代《诸病源候论·蛊毒等病诸候》记载:"凡食诸鱼有中毒者,皆由鱼在水中食毒虫恶草则有毒。人食之不能消化,即令闷乱不安也。"又如唐代《备急千金要方·解毒并杂治》亦记载:"治食鱼中毒方:煮橘皮停极冷,饮之立验。治食鱼中毒,面肿烦乱。"本病多见于儿童及青年。发病前均有食用鱼、虾、蟹等海鲜的诱因。夏秋之季较为多见。起病突然,进展迅速,若治疗不当,常可泛及周身遍体。

因禀性不耐,血热内蕴,食入鱼虾蟹类发热动风之品,内外相合,血热炽盛;或饮食失节,过餐鱼腥海味,积热于内,不能透达疏泄,燔灼营血等,皆能致病。

初起肤生斑片,其色鲜红,迅即扩展,融合成片,弥漫潮红。轻者波及躯干四肢,甚则延及遍体,或兼口腔溃烂,肤生瘀斑。

【辨证论治】

1. 凡初起肤生红斑,指甲大小,压之褪色,迅即蔓延成片,触之灼热,其色嫩赤,伴发热恶寒,关节疼痛,面赤口渴,小溲色黄,舌红苔白,脉象弦数者,为风热毒邪,充斥体肤证。治宜祛风清热,解毒消斑法,方选皮炎汤化裁。药用:金银花 20g,连翘 15g,生石膏 30g(先煎),生甘草 10g,生地黄 30g,黄芩 10g,知母 10g,薄荷 6g(后下),大青叶 15g,赤芍 10g,升麻 10g,芦根 30g,白茅根 30g,牡丹皮 10g,水煎服。

2. 若皮损暗红,泛及身面,触之灼手,兼有瘀点或瘀斑,甚则口舌糜烂,伴壮热不退,便结溲赤,舌绛苔黄,脉象洪数者,为热毒之邪,燔营灼血证。治宜清营凉血,解毒消斑法,方选清营汤化裁。药用：水牛角粉 6g(冲服)，生地黄 30g，金银花 20g，连翘 15g，牡丹皮 10g，赤芍 10g，生甘草 10g，黄连 6g，白茅根 15g，熟大黄 10g，栀子 10g，芦根 30g，白茅根 30g，绿豆衣 40g，水煎服。

【调养】除治疗外，应加强预防，少吃或不吃鱼虾蟹类，禀性不耐者，尤当慎之；卧床休息，多饮绿豆汤或清茶；勿食辛辣油腻。

赤　游　肿

【概述】赤游肿，近似于西医学的离心性环状红斑、匐行性回状红斑、风湿性环状红斑等病，是一种以肤生红斑，隆出皮面，常呈环状，游行不定为特征的皮肤病，故名。根据其发病特点，中医学文献中又有"赤游丹""赤流肿"等名。在西医学中，1916 年由法国人 Darier 首先命名的离心性环状红斑及 1952 年美国人 Gammel 首先描述的匐行性回状红斑等，均与此有相似之处。中医学文献对此记载较早，如 15 世纪初明代朱橚《普济方·诸疮肿门》记载："热胜则肿，游走无常，若火炙然，亦或谓之流肿也。此得风热搏气血而作，熏烁鼓动四肢而著腹背，大则如盘，小则如手，甚则熠熠然，遍一体之中。"又如明代窦梦麟《疮疡经验全书·赤游丹图说》(1569 年)亦记载："小儿患此赤丹，皆从母胎中受蕴热，故发皮肤，游走不定。但腹起，于四肢收者轻；四肢收于腹者重。"本病可发于任何年龄，以青壮年多见，男女均可罹患。皮损多见于躯干、四肢(彩图 3-35)、臀股等处，很少累及头面(彩图 3-36)及掌跖。病程长久，可持续多年，周期性发作。

因腠理不密，卫外失固，起居不慎，复受风热之邪侵扰，外发体肤；或饮食不节，过食肥甘，致使湿热内蕴，外受风邪，郁于体肤；或血热内蕴，热盛生风，风热相搏，外淫肌肤等，皆能致病。

初起患处先有丘疹或红斑，微隆出皮面，其色淡红、黄红或紫红，离心扩大呈单环、多环或呈脑回形或地图状。扩展后中心色淡，可附有鳞屑少许，细碎如糠。消退后可留色素沉着。

【辨证论治】

1. 凡初起肤生红斑，或扁平丘疹，形如豆瓣，远心扩大成单环、双环或多环状，亦可相互连接呈地图形，进展较快，色泽鲜红，时有瘙痒，伴咽痛口干，舌红苔黄，脉象浮数者，为风热侵扰，滞于体肤证。治宜祛风清热，透疹解表法，方选透疹凉解汤加减。药用：金银花 15g，连翘 10g，薄荷 6g(后下)，牛蒡子 10g，紫草 10g，蝉蜕 6g，桑叶 10g，赤芍 10g，牡丹皮 10g，荆芥穗 10g，菊花 10g，炙甘草 6g，水煎服。

2. 若皮损扩大，四畔隆出，抚之碍手，色淡或紫，边生水疱，可有瘙痒，伴舌红苔腻，脉象滑数者，为湿热内蕴，外受风邪证。治宜清热除湿，兼祛风邪法，方选芩连平胃散加减。药用：黄芩 10g，黄连 6g，藿香 10g，佩兰 10g，苍术 12g，厚朴 10g，陈皮 15g，荆芥穗 10g，防风 10g，薏苡仁 50g，丹参 15g，炙甘草 6g，水煎服。

【调养】除治疗本病外，对原有的其他疾病应彻底治疗；注意保护脾胃，不暴饮暴食，不恣意口腹；慎避六淫，调摄七情。

风　毒　肿

【概述】风毒肿,近似于西医学的药疹,是一种由于药物经过各种途径(如内服、注射、吸入等)进入人体后所发生的急性皮肤病。因其外受毒邪,起病急骤,如暴风突起,患处肿胀,故名。根据其发病特点,中医学文献中又有"中药毒""面游风毒""风毒"等名。如隋代《诸病源候论·肿病诸候》记载:"风毒肿候,风毒肿者,其先赤痛飙热,肿上生瘭浆,如火灼是也。"本病发起急骤,患者均有用药史。皮损多对称发生于颜面、前胸(彩图3-37)、手背等处。严重者可累及全身,甚则危及生命。

本病由于禀性不耐,血热内蕴,中其药毒,则毒热相合,燔营灼血,内窜脏腑,外达肌腠,毒热熏蒸等导致。

初起患处焮红赤肿,发于头面者,双目合缝,难于开张;发于体肤者,大片红斑,触之灼手,其上可有瘔瘤、粟疹,甚则燎浆水疱,揩破湿烂,脂水频流。

【辨证论治】

1. 凡起病急骤,患处赤肿,粟疹水疱集簇,伴壮热神昏,口干唇焦,渴喜冷饮,大便干结,小溲短赤,舌质红绛,脉象细数者,为毒热入内,气营两燔证。治宜清气凉营,解毒化斑法,方选化斑汤加减。药用:水牛角粉6g(冲服),生石膏30g(先煎),知母10g,玄参12g,连翘10g,大青叶15g,生大黄12g(后下),升麻10g,莲子心6g,生甘草10g,牡丹皮10g,生地黄30g,水煎服。

2. 若患处燎浆水疱,湿烂浸渍,脂水频流,伴舌红苔腻,脉象滑数者,为湿热蕴毒,充斥体肤证。治宜清热凉血,解毒利湿法,方选清热除湿汤化裁。药用:泽泻10g,六一散10g(包),玉米须30g,车前子10g(包),牡丹皮10g,赤芍10g,茯苓皮12g,白茅根15g,薏苡仁60g,黄芩10g,栀子10g,生地黄30g,水煎服。

3. 若周身皮肤潮红,层层蜕皮,肌肤干燥,伴口渴欲饮,舌绛少苔,便干溲赤,脉象细数者,为热盛伤津,气阴两亏证。治宜养阴解毒,益气凉血法,方选解毒养阴汤化裁。药用:生地黄30g,石斛10g,麦冬10g,北沙参12g,连翘10g,玄参10g,牡丹皮10g,葛根15g,知母10g,升麻12g,天花粉10g,赤芍10g,地骨皮10g,水煎服。

4. 凡患处湿烂渗水者,可用黄柏煎水冷敷。

【调养】病愈后,应避免再用同类药物;戒除烟酒;忌食辛辣酒酪,五辛发物;保持室内空气清新;多吃鲜嫩多汁的水果、青菜;可多饮绿豆汤、金银花露、西瓜汁、冬瓜汤;患处不宜热水烫洗。

蟹　足　肿

【概述】蟹足肿,相当于西医学的瘢痕疙瘩,是一种以皮肤破伤后高起肿块,形似蟹足为特征的皮肤病,故名。根据其发病特点,中医学文献中又有"肉蜈蚣""肉龟""瘢痕""锯痕症""瘢痕凸出""瘢痕不灭"等名。如宋代《太平圣惠方·灭瘢痕诸方》记载:"夫瘢痕者,皆是风热毒气,在于脏腑,冲注于肌肉,而生疮胗。及其疮愈,而毒气尚未全散,故疮痂虽落,其瘢犹黯,或凹凸肉起,宜用消毒灭瘢之药以敷焉。"本病好发于胸骨前区(彩图 3-38)、肩背、躯干(彩图 3-39)、颜面、四肢等部位。一般创口愈合数周后,开始发病。病情进展缓慢。

因禀性不耐,复受金、刀、水、火之伤;或痈、疽、疔、疮愈后,余毒未尽,阻遏肌肤,气血痞涩,凝聚不散等,皆能致病。

初起时,原有创口瘢痕隆起,逐渐增厚,高出皮面,聚成斑块。表面光滑发亮,匡廓清晰易辨,大小、形态与原创口相一致。其色淡红或紫暗,触之坚韧而有弹性。边缘可不规则向外扩展,状似蜈蚣或树根。

【辨证论治】

1. 凡本病初起,肿块高突,状若蟹足,其色淡红,时有瘙痒,舌红苔白,脉象弦滑者,为余毒未尽,凝聚体肤证。治宜解毒散结,通行经络法,方选解毒通络饮化裁。药用:连翘 10g,金银花 20g,牡丹皮 10g,赤芍 10g,路路通 6g,当归 15g,制香附 6g,山慈菇 15g,夏枯草 10g,水煎服。配服小金丸 1 粒,黄酒送下,每日 2 次。

2. 若病程较久,肿块超出创口范围,其色紫暗,时有刺痛,舌暗瘀斑,脉象涩滞者,为气血瘀滞,毒邪蕴结证。治宜活血化瘀,解毒软坚法,方选复元活血汤化裁。药用:当归尾 12g,桃仁 10g,姜黄 10g,炒三棱 10g,柴胡 6g,山甲珠 10g(可用炒三棱 10g 或炒莪术 10g 替代),红花 10g,熟大黄 6g,生牡蛎 30g(先煎),水煎服。配服大黄䗪虫丸 1 丸,每日 2 次。

3. 外治可用五倍子 15g,山豆根 10g,白及 10g,分别研细和匀,香油调涂患处,或可外用肤疾宁贴敷,每日换药,至愈为止。

【调养】患处切忌搔抓揩破,以防肿块蔓延,或染毒成脓;注意保护皮肤,尽可能防止破伤,以免结疤成疮;原有瘢痕不宜手术切除,以防扩大。

时毒暑疖

【概述】时毒暑疖,相当于西医学的疖与疖病,是一种以急性化脓性毛囊与毛囊周围的感染为特征的皮肤病。因本病多于夏月受暑热而生,故名。根据其发病特点,中医学文献中亦有"疖""疖毒"等名。如明代《外科启玄·时毒暑疖》记载:"是夏月受暑热而生,大者为毒,小者为疖。令人发热作脓而痛,别无七恶之症。宜清暑香薷饮,内加芩连大黄之类,治之而愈,外加敷贴之药为妙。"本病好发于头面、颈、臂及臀部。一般为单发,亦可为多发。若数目较多,且此起彼伏,反复发生者,则经久不愈。生于鼻、唇周围者,病情较重。

因盛夏时令,腠理开泄,暑热汗渍,郁结不散;或因暑热,先生痱疹,复由外染毒邪,凝聚体肤;或腠理失密,卫外不固,玄府空虚,热毒乘隙,留恋肉腠等,皆可致病。

初起患处潮红,渐次肿痛,根脚浮浅,大不逾寸。若有头者,疮形如枣。数日之后,顶白根赤,溃后出脓,肿痛渐消,结痂而愈。若无头者,初起顶有脓疱,渐成硬结,小若黄豆,大如栗子,顶端钝圆,其色肉红,化脓变软,出脓黄绿,溃出而愈。中无脓栓,或结瘢痕。

【辨证论治】

1. 凡初起患处结块,灼热肿痛,根脚浮浅,肿势局限,疮形突起,按之陷软,伴发热头疼,脘闷不饥,便结溲赤,舌红苔腻,脉象滑数者,为暑热湿毒,蕴结体肤证。治宜清暑退热,除湿解毒法,方选清暑汤化裁。药用:黄连10g,佩兰12g,藿香12g,连翘15g,六一散15g(包),车前子10g(包),赤芍10g,金银花20g,绿豆衣30g,水煎服。外用紫金锭、芙蓉膏调敷。

2. 若疮肿溃破,滋流脓水,或此疮未愈,新疖又起,伴胸脘痞闷,周身违和,乏力口渴,舌淡苔白,脉细无力者,为暑湿缠绵,余毒未尽证。治宜清解暑湿,益气解毒法,方选清暑益气饮加减。药用:金银花20g,荷叶10g,淡竹叶6g,太子参10g,石斛12g,生甘草10g,西瓜翠衣15g,麦冬12g,连翘15g,水煎服。外用紫金锭研涂或金黄膏外敷。

【调养】除治疗外,应注意个人卫生,保持皮肤清洁;勤换洗衣服;患处不可随意挤压;配合食疗,多吃冬瓜、西瓜、黄瓜、苦瓜等鲜嫩多汁的水果蔬菜。

疫　疔

【概述】疫疔,相当于西医学的皮肤炭疽,是一种以体肤破损,外染毒邪,疮头色黑,凹似鱼脐,易于传染的急性皮肤病,故名。根据其发病特点,中医学文献中又有"鱼脐疔""鱼脐疮""鱼脐丁疮"等名。如隋代《诸病源候论·疔疮病诸候》记载:"鱼脐丁疮候,此疮头黑深,破之黄水出,四畔浮浆起,狭长似鱼脐,故谓之鱼脐丁疮。"本病多见于牧区及屠宰、制革者。好发于头面、颈、前臂等暴露部位。病情发展迅速。病程约2~4周。少数严重病例可在几天或几周内死亡。皮损常呈单个发生,少数可有多个同时出现。

因体肤破损,腠理失密,卫外不固,染著疫畜之毒,蕴于肌肤,与正气相搏,经络阻隔,气血凝滞,皮肉腐坏;或疫毒流注,入侵营血,波及脏腑等,皆能致病。

初起患处作痒,形如蚊迹蚤斑,肤起粟疹,迅即成为水疱,四畔肿胀,成脓带血,化腐破溃,中心凹陷,形如鱼脐,上结黑痂,色似木炭。疮周皮肉,扪之韧坚,潮红肿胀,泛起水疱,其色淡黄,走窜迅速。病程中无疼痛、无触痛是其特点。

【辨证论治】

1. 凡初起疮如蚊迹,肤起粟疹,如豆如黍,旋即演为水疱,四畔肿胀,伴发热头痛,恶心呕吐,周身违和,舌红苔白,脉象洪数者,为体肤破损,外染疫毒证。治宜清解疫毒,行气和营法,方选仙方活命饮化裁。药用:金银花15g,连翘15g,防风10g,白芷10g,生甘草6g,赤芍10g,陈皮10g,浙贝母10g,当归尾10g,生大黄12g(后下),黄连6g,水煎服。外用四黄膏或六神丸研涂。

2. 若继发水疱,疹色紫暗,形似鱼脐,结痂炭黑,四围肿胀,伴壮热头痛,便结溲赤,苔黄脉数者,为疫毒之邪,侵蚀皮肉证。治宜清热解毒,消肿散结法,方选五味消毒饮化裁。药用:野菊花15g,生大黄15g(后下),金银花20g,蒲公英10g,紫花地丁20g,赤芍10g,龙葵12g,大青叶15g,积雪草15g,牡丹皮10g,土茯苓30g,生甘草12g,水煎服。外用紫金锭或梅花点舌丹研涂。

【调养】除治疗外,在流行地区对家畜进行预防注射;对病死畜焚毁或深埋;接触牲畜人员应预防注射,加强防护,做好消毒工作,避免破伤体肤;本病病情急重,发展迅速,传染性强,故患病后当及时救治;定期对家畜进行体检;对患病者可采用中西医结合治疗。

烂　疔

【概述】烂疔,相当于西医学的气性坏疽,是一种以肤生疔疮,病势急暴,化腐甚巨,易于毒散走黄为特征的急性感染性皮肤病。根据其发病特点,中医学文献中亦有称之为"水疔""红茧疔""烂皮疔""破皮疔""卸肉疔""瘟毒"者。如隋代《诸病源候论·疔疮病诸候》曾记载:"疔疮候,有肉突起,如鱼眼之状,赤黑,惨痛彻骨,久结皆变,至烂成疮,疮下深孔,如大针穿之状……一二日疮便变焦黑色,肿大光起,根脚强,全不得近……毒入腹则烦闷恍惚不佳,或如醉,患此者三二日便死。"唐代《备急千金要方·丁肿痈疽》记载:"烂疔其状色稍黑有白斑,疮中溃溃有脓水流出,疮形大小如匙面。"本病多发生于战争时期或严重创伤后,好发于躯干、四肢等深部创伤的伤口处。起病突然,发展迅即,病势急危,死亡率甚高。

因体肤破损,卫外失固,疫毒之邪,乘隙袭入,充斥腠理,壅滞血脉,蕴结皮肉之间,致使毒势弥漫,腐坏肌肉等,酿成本病。

初起伤处肿胀,疼痛彻骨,呈胀裂样。伤口浮红发亮,按之陷下,流出血水,污浊气泡,肉色紫红或土灰,疮周灰白,或紫铜色,可伴大疱,如梅如李,臭不可近。

【辨证论治】

1. 凡初起疮口色紫,肿胀紧绷,胀裂剧痛,伴壮热烦渴,便结溲赤,舌红苔黄,脉象洪数者,为热毒之邪,充斥体肤证。治宜清热解毒,消肿止痛法,方选白虎解毒汤化裁。药用:生石膏30g(先煎),知母12g,生甘草12g,黄连10g,生大黄12g(后下),黄芩10g,金银花15g,连翘20g,紫花地丁15g,赤芍10g,牡丹皮10g,野菊花15g,水煎服。外治宜清创引流,除去腐肉,必要时高位截肢。

2. 若疮面腐坏,色如土灰,溃流血水,臭秽难闻,肿势蔓延,伴神昏谵妄,躁动不安,舌绛苔黄,脉象细数者,为邪毒炽盛,内陷心包证。治宜泻热解毒,清心开窍法,方选清热地黄汤化裁。药用:水牛角粉6g(冲服),生地黄30g,牡丹皮10g,赤芍10g,黄连10g,半枝莲15g,连翘15g,熟大黄10g(后下),大青叶15g,积雪草15g,栀子10g,莲子心10g,金银花15g,野菊花15g,水煎服。安宫牛黄丸1粒(送服)。外治同前法。

【调养】预防甚为重要。创伤后尽早清创;若伤口肿胀剧痛,应立即开放,大量过氧化氢溶液冲洗;及时注射多价气性坏疽抗毒素;对本病应采取中西医结合方法救治;因其传染性强,病情急重,故应紧急救治。

麦　疥

【概述】麦疥,相当于西医学的谷痒症,是一种因接触谷物而致痒的皮肤病,故名。根据其发病特点,中医学文献中又有"身发痒""稻草痒""大麦痒"等名称。明代《疮疡经验全书·怪症》记载:"一人田间收稻,忽然遍身痒入骨髓。用食盐九钱,汤泡三碗,每进一碗,探而吐之,三进三探则不痒矣。"又如清代《几希录良方合璧·怪症门》记载:"身发痒:一人田间收稻,忽然遍身痒入骨髓。用食盐九钱,汤泡三碗,每进一碗,探而吐之,三探三吐而愈。"本病多发生于夏秋温暖潮湿季节,患者常为农民、搬运工、仓库保管员等接触谷物者。皮损好发于青壮年男性的暴露部位,如颜面、手背、前臂、上胸等处。儿童则可波及全身。起病较急,进展迅速。再次染毒,仍可复发。

因腠理不密,玄府失固,复由接触不洁,或因湿热毒邪,乘隙袭入,与正气相搏,结于肤腠等,均可致病。

初起患处瘙痒,迭起粟疹,状若蚊啄,逐渐隆起,顶有水疱,或生痦瘟,或顶有伤痕,或兼有瘀点。瘙痒无度,彻夜难眠,或抓痕累累,染毒成脓。

【辨证论治】

1. 凡初起患处瘙痒,迭起粟疹,形如针尖黍粟,其色鲜红,集簇成片,密如撒粟,或顶有水疱,晶莹清澈,伴瘙痒剧烈,入夜尤甚,身发寒热,舌红苔白,脉象弦数者,为风热虫毒,染著体肤证。治宜祛风清热,解毒止痒法,方选化毒汤加减。药用:金银花20g,连翘15g,黄连10g,黄芩10g,牛蒡子12g,生甘草6g,薄荷6g(后下),绿豆衣20g,蝉蜕12g,水煎服。外用:雄黄30g,六一散40g,枯矾15g,冰片3g,炉甘石15g,分别研细混匀,纱布包扑。

2. 若患处抓痕累累,染毒成脓,迭起粟疹及脓疱,附臑核肿大,触之疼痛,伴发热恶寒,头身疼痛,胸痞呕恶,舌红苔腻,脉象滑数者,为湿热虫毒,乘隙内侵证。治宜清热除湿,解毒祛邪法,方选连翘败毒丸化裁。药用:连翘15g,金银花15g,栀子10g,黄芩12g,熟大黄6g,牡丹皮10g,赤芍10g,六一散15g(包),藿香12g,佩兰10g,水煎服。外治同前。

【调养】除治疗外,应注意个人劳动保护;收工后沐浴更衣;对谷物、粮仓曝晒通风;及时杀灭螨虫;勿食辛辣酒酪,肥甘炙煿;身痒之时,勿用热水烫浴;勿用力搓洗皮肤;勿滥涂外用药物。

白　疕

【概述】白疕,相当于西医学的寻常型银屑病,是一种以肤起红疹,上覆银白鳞屑,搔之而起为特征的皮肤病,故名。根据其发病特点,中医学文献中又有"松皮癣""干癣""白壳疮""蛇虱""疕风""马皮癣"等名。西医学历史上将银屑病与麻风混淆了几个世纪,使患者被迫接受了残忍的治疗。1809 年英国人 Robert Willan 首先将其作为独立疾病,使之脱离麻风。十九世纪奥地利人 Hebra 与德国人 Auspitz 对本病作出准确描述。中医学文献对此记载较早,如隋代《诸病源候论·疮病诸候》(610 年)记载:"干癣但有匡郭,皮枯索痒,搔之白屑出是也。"日本至今仍沿用"干癣"病名。明代王肯堂《疡医证治准绳·诸肿》(1602 年)记载:"遍身起如风疹、疥、丹之状,其色白不痛,但瘙痒抓之起白疕,名曰蛇虱。"又如清代《外科大成·白疕》(1665 年)记载:"白疕,肤如疹疥,色白而痒,搔起白疕,俗呼蛇虱。由风邪客于皮肤,血燥不能营养所致。"《洞天奥旨·白壳疮》(1694 年)记载:"白壳疮,生于两手臂居多,或有生于身上者,亦顽癣之类也。"《外科真诠·白疕》(1838 年)亦记载:"白疕,俗名蛇虱,生于皮肤,形如疹疥,色白而痒,搔起白皮。由风邪客于皮肤,血燥不能容养所致。"清代萧晓亭《疯门全书·银钱风》(1796 年)对本病的描述与当今的认识更为接近:"块如钱大,内红外白,刺之无血,色白如银,先发于身,后上面部。"本病的发病率较高,一般白种人多见,其次为黄种人,黑种人较少见。在我国,其发病率为男性略高于女性,北方高于南方,城市高于农村。本病多见于青壮年,好发于四肢伸侧、头皮、躯干等处。多对称分布,病程较久,易于复发。皮损多冬重夏轻,少数病者可有家族病史。

因血热内蕴,外受风邪,伤营化燥,血热生风,肌肤失养(彩图 3-40);或七情内伤,五志化火,火热之毒,内扰营血,外发体表;或起居失调,过食辛辣炙煿,油腻腥荤,湿热蕴结,外发体肤;或冲任失调,气血违和,肤失荣润(彩图 3-41);或风燥日久,伤阴耗血,阴虚血燥,肌肤不荣(彩图 3-42);或瘀血阻络,经脉蹇滞,肤失所养等(彩图 3-43),皆可致病。

初起出现红斑或粟疹,小如粟米赤豆,大若指甲钱币,隆出皮面。逐渐扩大增多,匡廓鲜明易辨,上覆多层鳞屑,其色银白,刮之即起,露出光滑薄膜,搔除此膜,则见有针尖大小筛状出血点。皮疹大小、多少不定,可融合成片。其形可似钱币、地图,或排列成环,或如带状,或似蛎壳。病者指甲上可有针尖大小凹点,形如"顶针",或甲板凸凹不平,混浊枯厚,状似虫蚀(彩图 3-44);发于头皮者,毛发紧束,形若毛笔,甚至白屑满布头皮,状如头盔(彩图 3-45);发于腋下、乳下、鼠蹊者,仅有红斑,表面潮润。

【辨证论治】

1. 凡初起病急,皮疹鲜红,鳞屑干厚,小若粟粒赤豆,大若指甲钱币,四畔红晕,隆出皮面,进展迅速,上覆银白色鳞屑,剥之即落,刮后见有筛状出血点,常可波及头面、耳郭、躯干、四肢,伴心烦口干,大便秘结,小溲黄赤,舌红苔黄,脉象弦数者,为血热风燥,肌肤失养证。治宜清热解毒,凉血透疹法,方选银翘散化裁。药用:金银花 30g,连翘 10g,牛蒡子 10g,芦根 15g,薄荷 8g(后下),紫草 10g,大青叶 15g,黄芩 10g,淡竹叶 6g,桑叶 10g,蝉蜕 6g,生甘草 6g,水煎服。

2. 若皮损小若银元,大似手掌,或融合成块,隆出皮面,触之灼热,鳞屑干燥,形似蛎壳,剥之血露,伴舌绛苔黄,溲赤便结,脉象洪数者,为热毒鸥张,充斥体肤证。治宜清热解毒,祛风散邪,方选普济消毒饮化裁。药用:黄芩 10g,黄连 6g,牛蒡子 10g,升麻 10g,玄参 10g,金银花 20g,连翘 10g,栀子 10g,薄荷 6g(后下),生大黄 10g(后下),大青叶 15g,生甘草 10g,水煎服。

3. 若病久反复,皮损干燥,其色淡红,鳞屑层层,舌淡苔净,脉象细滑者,为风燥日久,伤阴耗血证。治宜养血润燥，祛风止痒法，方选三参汤化裁。药用：生地黄 30g，丹参 15g，玄参 15g，白芍 12g，火麻仁 10g，北沙参 15g，麦冬 12g，玉竹 15g，当归 15g，桃仁 10g，白鲜皮 12g，水煎服。

4. 若病久不愈，皮损紫暗，伴舌暗脉涩者，为瘀血阻络，肤失所养证。治宜活血化瘀，疏通经络法，方选血府逐瘀汤化裁。药用：生地黄 30g，桃仁 10g，赤芍 10g，川牛膝 10g，水蛭 6g，牡丹皮 10g，丹参 15g，枳壳 10g，白鲜皮 12g，水煎服。

【调养】患病期间，应忌食羊肉、辛辣、酒酪等辛热动风之品；避免感冒；不宜用热水烫洗患处；不滥用刺激性的外涂药物；和顺七情，切忌忧思恼怒；进行期时避免皮肤破损而发生同形反应。

体 如 虫 行

【概述】体如虫行，相当于西医学的皮肤感觉异常症，是一种以自觉皮肤上如虫行蚁走，或伴瘙痒为特征的异样感觉，故名。根据其发病特点，中医学文献中又有"风身体如虫行"之名。如隋代《诸病源候论·风病诸候》记载："风身体如虫行候，夫人虚，风邪中于荣卫，溢于皮肤之间，与虚热并，故游奕遍体，状若虫行也。"又如清代《奇症汇·身》记载："汪石山治一人，形长面瘦，色白而脆，年三十余，得奇疾。遍身淫淫，循行如虫，或从左脚腿起，渐次而上，至头复下于右脚，自觉虫行有声之状。召医诊视，多不识其为何病。"本病多见于成年人，男女均可罹患。异样感觉经常限于一定的经脉循行之处，其中以足太阳膀胱经及足少阳胆经最为多见。病程较久，常可反复。

因腠理不密，玄府失固，风邪乘隙，中于荣卫，溢于皮肤，游移遍体；或风邪乘入，久羁经脉，瘀而不畅，气血痞涩，内不能疏泄，外不得透达，怫郁体肤，循行肤腠等，均能致病。

初起自感体肤之内，如蚁走虫行，淫淫作痒。日久不愈，入夜尤甚，犹如循经走窜，行止有序，虽搔抓揩破，亦不能止。

【辨证论治】

1. 凡初起之时，肤如蚁走，并无疹疥，时发时止，每遇风冷，或值汗出则痒剧，伴舌质淡红，舌苔薄白，脉象浮缓者，为卫外失固，风邪乘入证。治宜固表御风，调和荣卫法，方选固卫御风汤化裁。药用：生黄芪 30g，防风 10g，白术 10g，生姜 10g，桂枝 10g，白芍 12g，大枣 10g，炒蒺藜 9g，炙甘草 6g，川芎 6g，荆芥 10g，蝉蜕 6g，水煎服。外用：当归 20g，炙麻黄 15g，艾叶 15g，防风 15g，川芎 15g，透骨草 10g，水煎熏洗，每日 2 次。

2. 若病久反复，肤如虫行蚁走，痒有定处，搔之不止，伴心烦意乱，舌红苔黄，脉象弦数者，为风邪久羁，伏于经络证。治宜祛风通络，逐瘀止痒法，方选乌蛇驱风汤加减。药用：乌蛇 15g，荆芥 10g，防风 10g，白芷 10g，当归 12g，丹参 15g，连翘 15g，蝉蜕 6g，牡丹皮 10g，黄芩 10g，炙甘草 6g，水煎服。

【调养】除治疗外，应忌食辛辣酒酪、鱼腥发物；避免搔抓揩破体肤，以防染毒成脓；调摄七情,戒除烦恼焦虑,保持情怀畅达;洗浴不宜过勤、过热;适当参加体育锻炼;不滥涂外用药物;可配合针灸、气功及心理治疗。

红 线 虫

【概述】红线虫,近似于西医学的匐行疹、皮肤腭口线虫病,是一种因食入不洁,虫行肤内,出现以红线游走为特征的皮肤病,故名。根据其发病特点,中医学文献中又有"红虫如线"之名。本病在西医学中于1874年由英国人Lee首先报道。中医学文献对此记载较早,沈源《奇症汇·身》(1786年)记载:"一人遍身肤肉有红虫如线,长二三寸,时或游动,了了可见,痒不可当,医莫能治。一日偶思水蛙,蛙至,虫遂不见,乃市蛙为脯;旦晚食之,月余其虫渐消。"又如许克昌《外科证治全书·怪虫证治》(1831年)亦记载:"红线虫,遍身皮内,有红虫如线,长二三寸,时或游动,了了可见,痒不可当,医莫能治。宜用水蛙为脯,早晚食之,月余虫乃自消。"本病多见于南方,好发于夏季,多见于儿童,可在某地区流行。患者多有吃生鱼或半熟鱼的病史,在流行地区要考虑有本病的可能。皮损可发于躯干、四肢、头面、外阴部,数目多少不定,一般为一条,亦可多条,皮损可持续数周或数月(彩图3-46)。本病因食入不洁之生鱼或半熟鱼(一般为淡水鱼),虫邪随之而入,辗转攻行,伤及脾胃,或潜行攻钻,游行体肤之间等,皆可致病。

初起发热恶寒,胃脘疼痛,恶心呕吐,一周左右,于肤上出现硬结,小如豌豆,大若芡实,其色鲜红,隆出皮面,触之韧实,继而游走,攻钻皮下,如条似索,延蔓不已,或伴压痛,奇痒无比。

【辨证论治】

1. 凡初起发热恶寒,胃脘不适,伴恶心呕吐,舌红苔腻,脉象滑数者,为湿热蕴结,阻遏脾胃证。治宜清热除湿,调理脾胃法。方选平胃散化裁。药用:苍术15g,厚朴10g,陈皮15g,生甘草10g,藿香12g,佩兰12g,黄芩10g,黄连8g,竹茹6g,姜半夏10g,水煎服。

2. 若肤生硬结,其色鲜红,攻钻走窜于皮下,形若条索,延蔓不止,伴剧烈瘙痒,舌红苔黄,脉象弦数者,为虫毒之邪,钻潜体肤证。治宜清热解毒,杀虫止痒法,方选化虫汤加减。药用:使君子20g,牡丹皮10g,赤芍10g,香榧子10g,苦楝皮10g,槟榔12g,南瓜子30g,熟大黄10g(后下),连翘15g,石榴皮12g,水煎服。外用蟾酥锭或梅花点舌丹醋调沿线外涂。

【调养】除治疗外,应注意卫生知识宣传。在流行区域内不吃生鱼、半生鱼或未熟肉食;不饮生水;捕杀带有寄生虫的家畜、淡水鱼,及时治好患者;发生匐行疹者可配合艾灸、冷冻或手术切除治疗。

沙 虱 伤

【概述】沙虱伤,相当于西医学的恙虫叮咬,又称丛林斑疹伤寒,是一种因皮肤被沙虱叮咬而引起的皮肤病,故名。中医学文献中又有称"砂螨""壁虱""沙虱毒""砂虱伤"者。据西医学文献记载,1810 年日本学者 Hakuju Hashimoto 描述了本病症状,1878 年由英国人 TA Palm 首先报道。中医学文献对此记载较早,晋代《葛洪肘后备急方·治卒中沙虱毒方》(3 世纪)记载:"山水间多有沙虱,甚细略不可见。人入水浴及以水澡浴,此虫在水中着人身,及阴天雨行草中亦着人,便钻入皮里。其诊法:初得之,皮上正赤,如小豆黍米粟粒,以手摩赤上痛如刺,三日之后,令百节强疼痛,寒热,赤上发疮,此虫渐入至骨则杀人。"又如清代《外科证治全书·外因杂伤证治》记载:"著人身,钻入皮内,初时皮上赤如小豆、黍、粟状,摩之痛如刺。三日后寒热发疮。若入骨则杀人,岭南多此。"本病常在夏秋之时发生,多见于东南沿海各省。接触家畜、家禽或杂草者,尤易罹患。皮损多见于腋窝、鼠蹊、外阴、头颈、胸腹、四肢等处。初起病急,消退缓慢。

本病因腠理不密,卫外失固,复受沙虱叮咬,虫毒入内,与正气相搏,蕴聚体肤而致。

初起被叮咬处皮肤瘙痒,或灼热痒痛,旋即出现红斑,小如榆钱,大若指甲,匡廓鲜明,压之即退,或起粟疹,或生痞瘰,形如麻豆,中有瘀点,甚者焮红赤肿,燎浆水疱,小如芡实,大若棋子,疱壁坚实,疱满鼓起。揩破脂水频流,基底鲜红,糜烂浸渍,形成溃疡,日久结痂,愈后留有瘢痕。

【辨证论治】

1. 凡初起患处痒痛相兼,生有红斑、粟疹或痞瘰,中有瘀点,伴舌红脉数者,为风热毒邪,外袭体肤证。治宜祛风清热,解毒止痒法,方选解毒止痒汤化裁。药用:金银花 10g,连翘 10g,牛蒡子 12g,蝉蜕 6g,大青叶 15g,牡丹皮 10g,赤芍 10g,生甘草 10g,薄荷 6g(后下),白鲜皮 10g,荆芥 6g,水煎服。外用紫金锭,水调成糊,涂于患处。

2. 若患处焮红赤肿,燎浆水疱,湿烂浸渍,基底鲜红,脂水频流,伴附近臁核肿大,发热恶寒,小溲黄赤,舌红苔腻,脉象滑数者,为湿热蕴毒,浸渍体肤证。治宜清热利湿,解毒祛邪法,方选除湿化毒汤加减。药用:白茅根 15g,连翘 12g,土茯苓 15g,车前草 15g,虎杖 10g,紫花地丁 10g,六一散 10g(包),黄芩 10g,金银花 10g,栀子 10g,生薏苡仁 10g,牡丹皮 10g,水煎服。外用生地榆 20g,黄柏 15g,贯众 10g,水煎取汁,冷敷患处。

【调养】 除治疗外,应保持疮面洁净,以防染毒成脓;做好防护工作,消灭沙虱,免被其咬;清除杂草,消灭孳生地,杀灭家禽、家畜身上的恙螨。

蚝虫螫伤

【概述】 蚝虫螫伤,近似于西医学的松毛虫皮炎,是一种以被松毛虫刺伤后,皮肤红肿,关节疼痛为特征的皮肤病,故名。中医学文献中的"射工伤""蚝虫螫""松虫咬""松树痒"等亦与本病有相近之处。如隋代《诸病源候论·兽毒病诸侯》记载:"蚝虫螫候此则树上毛虫耳,以其毛刺能螫人,故名蚝虫。此毒益轻,不至深毙,然亦甚痛,螫处虫作疹起者是也。"本病常见于夏秋之时,好发于松林密集地区,患者多是从事农业、林业的青壮年,皮损常在手足、膝、腕等暴露部位出现。病程数周至数月不等。

因毒毛刺伤体肤,与正气相搏;或毒邪入内,循经走窜,客于筋脉关节,留而不走等,均能致病。

初起刺伤之处,迅即发红,隆起粟疹,或生痦瘟,小若绿豆,大似芡实,或圆或斜,多少不等,或孤立散在,或攒聚成片,或上生水疱。数日后关节疼痛,焮红肿胀,活动受限。

【辨证论治】

1. 凡初起皮肤刺伤后,迭起粟疹、痦瘟,瘙痒剧烈,伴舌红苔白,脉象滑数者,为虫毒之邪,浸淫肌肤证。治宜清热凉血,解毒祛邪法,方选凉血解毒汤化裁。药用:金银花10g,连翘10g,牡丹皮10g,赤芍10g,大青叶10g,牛蒡子10g,黄芩10g,紫草12g,紫花地丁10g,蒲公英10g,黄连6g,水煎服。外用胶布或膏药,反复贴揭患处,以拔去毒毛,然后再用紫金锭研细水调,涂敷患处。

2. 若关节肿痛,活动受限,伴身发寒热,倦怠乏力,舌红苔腻,脉象濡数者,为湿热虫毒,滞留关节证。治宜清热除湿,解毒通络法,方选当归拈痛汤化裁。药用:羌活10g,当归15g,茵陈12g,苍术10g,泽泻10g,生薏苡仁60g,黄柏10g,络石藤15g,六一散10g(包煎),车前子10g(包煎),水煎服。外治:芙蓉叶30g,黄连6g,白芷15g,僵蚕12g,黄柏15g,分别研细和匀,蜜水调成膏,外涂患处,每日2次。

【调养】除治疗外,在已发现松毛虫的地区,应及时消灭幼虫及虫蛾;入林工作时,应做好个人防护工作,加强防虫教育;保护或养殖松毛虫的天敌,如莺、燕、赤眼蜂、红头小茧蜂等;及时扑灭幼虫及摘除有虫卵和茧的松叶焚烧。

恶虫叮咬

【概述】恶虫叮咬,相当于西医学的虫咬皮炎,是一种因恶虫(蚊、蚤、臭虫、蜈蚣、蝎、白蛉子、隐翅虫等)叮咬,伤及体肤所引起的皮肤病,故名。根据其发病特点,中医学文献中又有"虫叮""虫咬""蚊虫叮咬""蚊虫叮伤""蚊虫咬伤""毒虫咬伤""毒虫螫伤"等名。如明代《外科正宗·杂疮毒门》记载:"恶虫乃各禀阴阳毒种而生。见之者勿触其恶,且如蜈蚣用钳,蝎蜂用尾,恶蛇以舌螫人,自出有意,附毒害人,必自知其恶也。凡有所伤,各寻类而推治。"本病多见于夏秋季节,可发生于任何年龄,皮损常见于头面、四肢等暴露部位。病程长短不一,轻者1~2日可愈,重者1周以上,甚则危及生命。

因禀性不耐,复受恶虫叮咬,虫毒内侵,体肤破伤,与正气相搏,或虫毒燔营灼血等,皆可致病。

初起叮咬之处,发红作痒,生有粟疹,形似豆瓣,顶白根赤,中有咬痕,周边红晕;或叮咬后肌肤焮红赤肿,其形如馒,触之灼手,燎浆水疱,疼痛不已,甚则壮热神昏,躁扰不宁。

【辨证论治】

1. 凡初起患处发红作痒,生有粟疹或风团,形似云头,顶白根赤,顶有水疱,或虫咬痕迹,继则痒痛相兼,焮红漫肿,舌红苔白,脉象滑数者,为湿热毒邪,外袭体肤证。治宜清热解毒,除湿祛邪法,方选解毒除湿汤化裁。药用:连翘12g,蒲公英12g,半枝莲15g,马齿苋15g,牡丹皮10g,野菊花10g,牛蒡子10g,生甘草10g,栀子10g,水煎服。外用:生大黄10g,黄柏10g,黄芩10g,金银花30g,水煎取汁,冷敷患处。

2. 若叮咬之处,疼痛难忍,焮肿如馒,触之灼热,燎浆水疱,或上生大疱、血疱,疱液混浊,未破不坚,揩之即溃,津水黏稠,伴臖核肿大,口渴心烦,躁扰不宁,壮热谵妄,二便秘结,舌绛脉数者,为毒邪内侵,燔营灼血证。治宜清营凉血,解毒祛邪法,方选清营汤化裁。药用:生地黄30g,牡丹皮10g,赤芍10g,莲子心6g,大青叶15g,黄连6g,半枝莲10g,连翘12g,生大黄10g(后下),生甘草10g,水牛角粉6g(冲服),水煎服。甚者加服安宫牛黄丸1粒。外用紫金锭或蟾酥锭或季德胜蛇药片磨汁,围涂患处。

【调养】除治疗外,应加强个人防护工作,减少皮肤外露;及时驱避或杀灭有害的昆虫;根据叮咬的昆虫种类,可涂以薄荷油、清凉油、止痒水、氨水等;患处切忌热水洗烫。

毒 鱼 伤 人

【概述】毒鱼伤人,相当于西医的毒鱼刺伤,又称毒鱼刺蜇,是一种被海洋中有毒鱼类刺伤皮肤而发生的剧痛性疾病,故名。根据其发病特点,中医学文献中又有"毒鱼刺伤""毒鱼刺人""诸鱼伤人"等名。如隋代《诸病源候论·杂毒病诸候》记载:"诸鱼伤人候鱼类甚多,其鲕鮧鲩鲐之徒,鳍骨芒刺有毒,伤人则肿痛。"本病多见于从事捕鱼、分鱼、网虾、抓蟹、拾海螺、捡海参、采海贝、收海带等工作者,以及海水浴者,多见于夏秋之季下海作业时期。手足部位被刺者居多。起病急骤,进展迅速,轻者一周可愈,重者数周恢复,甚者可有生命危险。常见的毒鱼有鬼鲉、赤魟等。

因腠理失密,卫外不固,误触毒鱼,毒邪乘隙,侵入肌肤,与正气相搏,甚者燔营灼血等,均能致病。

初起被蜇之后,皮肤出血,剧痛难忍,伤处肿胀如馒,旋即周边焮赤,或有瘀点,逐渐蔓延,肢体肿痛,甚则疮周紫黑,危及生命。

【辨证论治】

1. 凡初被刺伤,伤口出血,剧痛难忍,疮周焮赤,肿胀如馒,触之灼热,逐渐肿势蔓延,附近臖核肿大,压之痛甚,伴烦热口渴、便干溲赤,舌红苔黄,脉象弦数者,为热毒之邪,结聚体肤,治宜清热解毒,散结止痛法,方选七星剑加减。药用:野菊花15g,半枝莲20g,紫花地丁15g,金银花20g,连翘12g,生甘草20g,绿豆衣30g,草河车30g,栀子10g,生大黄10g,锦灯笼10g,水煎服。外治应先拔除毒鱼棘刺,以淡盐水洗净创口,再用紫金锭研细,茶水调敷疮周。

2. 若疮肿如馒,出血紫黑,周边瘀点,肿势延蔓迅速,伴肢体发麻,壮热不退,谵语神昏,胸闷心悸,呕吐腹泻,舌绛苔干,脉象沉数者,为热毒之邪,燔灼营血证。治宜清营凉血,解毒祛邪法,方选清营解毒汤加减。药用:生地黄30g,牡丹皮10g,赤芍10g,金银花20g,连翘15g,半枝莲20g,大青叶15g,败酱草5g,积雪草15g,生大黄12g,板蓝根15g,另:安宫牛黄丸1丸(送服),生甘草15g,水煎服。外治同前。

【调养】预防毒鱼刺蜇,下海前做好防护;拣出捕到的毒鱼;备好急救药品;加强宣传教育,掌握识别毒鱼的方法。

蜈 蚣 螫 伤

【概述】蜈蚣螫伤,相当于西医学的蜈蚣螫伤,是一种因被蜈蚣毒爪刺伤,毒汁侵入体肤而引起皮肤损伤或全身中毒症状的疾病,故名。中医学文献中亦有"蜈蚣毒""蜈蚣咬伤""蜈蚣伤""蜈蚣螫"等名称。如隋代《诸病源候论·兽毒病诸侯候》记载:"蜈蚣螫候此则百足虫也。虽复有毒,而不甚螫人。人误触之者,故时有中其毒。"又如清代《几希录良方合璧·蜈蚣毒》记载:"蜈蚣毒,以盐搽咬处,或盐汤洗伤处,痛即止。再以鸡涎或鸡粪涂之。若觉毒重者,取大蜘蛛放伤处,自能吸去其毒。觉吸去毕,即投蜘蛛于水中,令吐毒,以全其命。"蜈蚣常栖生于腐木、阴沟、砖缝、墙角、树皮、地板下等阴暗潮湿之处。不慎触碰时,常被其螫伤。儿童被螫伤后,偶有死亡。本病急重,应尽快救治。

因被蜈蚣螫伤,火热毒邪,伤及肌肤,燔灼营血;或毒邪内攻,走窜脏腑,上扰神明等,皆能致病。

初起伤处出现两个瘀点或血斑,周边焮红赤肿,灼热剧痛,甚则变黑坏死,继之红丝走窜,臖核肿大;或伤处痛甚,谵语发热,恶心呕吐,头昏心悸,惊厥抽搐,甚则死亡。

【辨证论治】

1. 凡伤处剧痛,焮肿如馒,其痛彻骨,或其周边起有红丝,伴舌红脉数者,为火热毒邪,伤及体肤证。治宜清热泻火,解毒祛邪法,方选五神汤加减。药用:金银花10g,连翘15g,紫花地丁15g,生甘草12g,生大黄6g,栀子10g,牡丹皮10g,赤芍10g,车前子10g(包),水煎服。

2. 若有恶心头昏,抽搐呕吐,肢体麻木,伴舌绛脉弦者,为毒邪内侵,引动肝风证。治宜清热解毒,镇肝息风法,方选镇肝熄风汤化裁。药用:白芍10g,天冬10g,代赭石12g(先煎),玄参10g,生牡蛎30g(先煎),钩藤10g,羚羊角粉6g(冲服),僵蚕10g,大青叶15g,积雪草15g,川楝子10g,水煎服。

3. 外治:伤处用苏打水洗净,再以季德胜药片,或紫金锭水调外敷,或用鲜马齿苋、鲜蒲公英捣烂外敷。

【调养】保持患处清洁,不可外用碘酒及酸性洗涤药物;必要时于伤口近端结扎止血带;野外作业时,做好防护工作,戴好防护用具;叮嘱儿童,讲明利害,远离蜈蚣栖息之处。

蝎螫伤

【概述】蝎螫伤,中西医同名,是一种因被蝎子螫伤皮肤后,引起的炎症或中毒反应,故名。根据其发病特点,中医学文献中又有"蝎咬伤"之名。如隋代《诸病源候论·兽毒病诸侯候》记载:"蝎螫候此虫五月、六月毒最盛。云有八节、九节者弥甚。螫人毒势流行,多至牵引四肢皆痛,过一周时始定。"又如清代《外科证治全书·外因杂伤症》记载:"蝎有雌雄二种。雄者螫之,痛在一处。雌者螫之,痛牵遍体,方用大蜗牛一个,捣烂涂之,其痛立止,如一时不得蜗牛,则用胆矾末,醋和敷伤处。徐春甫云:蝎怕胆矾。亲见蝎螫疼痛,用胆矾搽之立消,此制蝎第一药也。"本病常于夏季在丛林、山石、砖堆、杂草等处不慎被蝎子螫伤所致。以暴露部位,如手、足、头、项等处,易被伤及。病情急重,发展迅速。尤其学龄前儿童,若被大山蝎螫伤,可于数小时内死亡,故应及时抢救。

因不慎触碰蝎子,被其螫伤,蝎毒入体,火热毒邪,外走体肤,内窜营血,或风毒入内,引动肝风,上扰神明等,均能致病。

初起伤处剧烈疼痛,肿胀蔓延,焮赤如馒,或伴有水疱、血痕,或伴发红丝疔,触之痛甚;或伤处疼痛虽轻,却有头疼恶心,眩晕呕吐,视物昏花,声音嘶哑,惊厥抽搐,双目斜视,四肢麻木,甚则危及生命。

【辨证论治】

1. 凡被螫伤后,应立即用肥皂水冲洗,用拔火罐吸出毒汁。局部红肿灼痛,燎浆起疱,蔓延迅速,伴烦躁口渴,发热身疼,舌红脉数者,为火热毒邪,内侵营血证。治宜泻火解毒,清营凉血法,方选祛毒汤化裁。药用:大黄10g,半边莲15g,紫花地丁15g,蒲公英12g,生甘草15g,连翘15g,生石膏30g(先煎),知母10g,大青叶15g,生地黄30g,牡丹皮10g,赤芍10g,水煎服。外用紫金锭,醋调患处。

2. 若惊厥抽搐,呕吐涎沫,视物昏花等,伴舌红脉弦者,为风毒之邪,内袭脏腑证。治宜祛风解毒,镇惊祛邪法,方选祛风解毒汤化裁。药用:荆芥10g,防风6g,蝉蜕6g,牛蒡子10g,钩藤10g,僵蚕15g,连翘15g,败酱草15g,羚羊角粉6g(冲服),菊花12g,浙贝母12g,水煎服。外用蟾酥锭,或季德胜蛇药片内服、外用。

【调养】局部可用扩创排毒,以口吸吮毒汁;禁用碘酒等刺激性药物;局部可用凉冰袋冷敷;外出时加强防护,必要时"打草惊蛇",防止蝎螫伤;野外劳作时,戴好防护用具,以预防为主;叮嘱儿童,讲明利害,远离蝎子栖息之处。

蛅虫伤疮

【概述】蛅虫伤疮,相当于西医学的刺毛虫皮炎,是一种因被刺蛾蚴虫即"洋辣子"或称

"八角毛"的刺毛伤及体肤所引起的皮肤病,故名。根据其发病特点,中医学文献中又有称为"杨辣子螫伤""蚝虫螫""射工伤"等名。如明代《外科启玄·蝲虫伤疮》记载:"蝲虫有杨蝲、瓦蝲,俱能刺人,即令皮肤肿痛,如火燎一般,即以淡豆豉捣敷之,但有毛即出而不痛。如毛未出仍痛再擦之,须得毛出方瘥。"又如清代《重订验方新编·毛虫伤》记载:"毛虫俗名杨辣子,又名射工,能放毛螫人,初痒次痛,势如火烧,久则外痒内痛,骨肉皆烂,诸药罔效。"《外科证治全书·外因杂伤证治》记载:"羊辣子螫伤,此伤用蚯蚓泥干搽,或灶心土醋搓痛处俱妙。又细嚼甘草敷之效。"本病多在夏秋季节发生,病者常为林木管理人员、山区居民、儿童等。皮损好发生于面、颈、手、前臂等暴露部位。病程约1~2周。

因皮肤裸露,被毒虫刺毛螫伤;或晾晒衣被之时,毒毛飞扬,沾于其上,复伤于肤,毒邪入内,与正气相搏等,皆可致病。

初起患处瘙痒灼痛,随即隆起肿块,形若云头,小如粟米,大若豌豆,甚者上生水疱,周边绕以红晕,消退后仍留有豆大隆起,搔之刺痛,不搔则痒,痒痛交作,苦不堪言。

【辨证论治】

1. 凡初被毛虫刺伤,患处痒痛相兼,红肿起块,或上生水疱者,为虫毒外袭体肤。可用胶布或膏药贴于患处,然后揭下,反复多次,沾去毒毛,或捕捉刺毛虫数条,撕破虫体,丢掉皮毛,用虫内体液涂于患处,然后用肥皂水洗净,亦可用鲜马齿苋捣烂外敷。

2. 若体肤被刺伤,面积较大,或近头面之处,则大片焮红赤肿,痒痛剧烈,伴发热恶寒,眼目、口唇肿胀,开启受限,舌红苔黄,脉象弦数者,为虫毒入肤,不胜其毒证。治宜清热解毒,凉血散邪法,方选消毒饮化裁。药用:金银花10g,连翘12g,蒲公英12g,紫花地丁10g,赤芍10g,牡丹皮10g,黄芩10g,皂角刺10g,生甘草10g,水煎服。外治同前。

【调养】 除治疗外,应加强个人防护,以免被刺毛虫所伤;不在有刺毛虫的树下乘凉、睡觉或晾衣服;及时消灭刺毛虫;儿童勿在有刺毛虫的树下玩耍;轻度螫伤者,可用1%~2%明矾水溶液冷敷患处。

蜂 叮 疮

【概述】 蜂叮疮,相当于西医学的蜂螫伤,是一种被蜜蜂或黄蜂螫伤而引起的皮肤病,故名。根据其发病特点,中医学文献中又有"蜂螫""蜂螫伤""蜂叮伤""蜂螫疮"等名。如隋代《诸病源候论·杂毒病诸候》记载:"蜂类甚多,而方家不具显其名。唯地中大土蜂最有毒,一螫中人,便即倒闷,举体洪肿。诸药治之,皆不能卒止。"又如明代《外科启玄·蜂叮疮》记载:"凡蜂子叮人有毒,刺入肉内,即须挑去,次以好黄酒洗之即瘥。"清代《外科证治全书·外因杂伤证治》亦记载:"蜂螫伤,才伤即用小便浸洗,拭干以香油涂之愈。又方,以米醋磨雄黄涂之。又方,用井水调蚯蚓粪涂,立止痛。"本病常在夏季发生,好发于头面、颈部及肢体的暴露部位。轻者数日可愈,预后良好;重者数周不愈,甚则危及生命。

因被蜂螫伤,虫毒入内,与正气相搏,轻者外损体肤,重者内侵脏腑,燔营灼血等,皆可致病。

【辨证论治】

1. 初起患处灼热痒痛，逐渐内痛外痒，刺螫之处，红肿起粟，中有血点，或起痞瘰，或燎浆起疱；若多处或面部螫伤，则举体洪肿，焮赤灼痛，四周红晕。凡初起伤处赤肿，灼热痒痛，或起粟疹，上生水疱，伴发热恶寒，舌红脉数者，为体肤破伤，虫毒内袭。一般无需内治。外治可用紫金锭研细，水调如糊，外涂患处；或用雄黄 10g，冰片 1g，分别研细和匀，米醋调涂。

2. 若体肤多处或头面被螫，肿势迅剧，燎浆水疱，焮红漫肿，痛似火灼，伴壮热恶寒，头痛恶心，烦躁不安，甚则神昏谵语，舌绛脉细者，为毒邪内侵，伤及脏腑证。治宜清热解毒，凉血祛邪法，方选解毒清心饮化裁。药用：金银花 10g，连翘 12g，莲子心 10g，牡丹皮 10g，赤芍 10g，大青叶 15g，黄连 10g，玄参 12g，生石膏 30g（先煎），生大黄 12g，生甘草 10g，水煎服。另：安宫牛黄丸 1 枚，送服。外治同前。

【调养】除治疗外，接近蜂群时应加强个人防护；螫伤后立即拔除毒刺；不要随意激惹蜂群；林区、野外工作及养蜂工作者，应穿长袖衣衫，戴好帽子、口罩、披肩，扎紧衣裤口；及时捣毁害人的蜂巢，杀灭黄蜂及其幼虫。

皮肤不仁

【概述】皮肤不仁，相当于西医学的皮肤感觉减退，是一种以皮肤感觉能力降低，不知寒热痒痛为特征的皮肤病，故名。根据其发病特点，中医学文献里又有"不仁""肌肤不仁""风不仁"等名。如《素问·逆调论》记载："荣气虚则不仁，卫气虚则不用，荣卫俱虚则不仁且不用，肉如故也。"《灵枢·刺节真邪》记载："卫气不行，则为不仁。"隋代《诸病源候论·风病诸候》亦记载："风不仁者，由荣气虚，卫气实，风寒入于肌肉，使血气行不宣流，其状搔之皮肤，如隔衣是也。诊其寸口脉缓则不仁。"本病多见于成年人，男女均可罹患。不仁之处可发生于单侧，亦能对称发生。多局限于一处，少数可泛发多处。患者可伴有多发性神经炎、癔病、麻风、糖尿病等。感觉减退因人而异，如温觉、触觉、痛觉等各不相同。病程长久，进展缓慢。

因禀赋素弱，气血不足；或素有旧疾，因循失治，乃致荣卫气虚；或腠理不密，卫外失固，风寒乘隙，留滞经脉，气血失畅等，均能致病。

初起一处或多处皮肤感觉减退，不知寒热痛痒或触碰搔抓；或仅如隔靴搔痒，逐渐范围扩大，波及成片皮肤，肤色如常。虽受严重损伤而无知觉。

【辨证论治】

1. 凡皮肤不仁，感觉减退，伴神疲乏力，语声低微，少气懒言，纳食不馨，呼吸气短，头目眩晕，面色不华，舌质色淡，脉细无力者，证属气虚不煦，肌肤失养证。治宜补中益气，温煦肌肤法，方选补中益气汤化裁。药用：人参 6g（单煎），炙黄芪 15g，炒白术 15g，陈皮 15g，生黄芪 15g，当归 12g，生山药 30g，太子参 12g，升麻 6g，柴胡 6g，大枣 15g，丹参 15g，炙甘草

10g,水煎服。

2. 若皮肤不仁,感觉减退,定处不移,或见于挤压部位为甚,日久迁延,伴肌肤干燥,面色黧黑,大便色黑,舌质紫暗,或有瘀斑,脉象涩滞者,为血瘀气滞,肌肤失养证。治宜化瘀行气,通行经络法,方选血府逐瘀汤化裁。药用:生地黄 30g,桃仁 10g,红花 10g,枳壳 10g,川芎 6g,丹参 15g,当归尾 12g,川牛膝 10g,柴胡 12g,炙甘草 10g,王不留行 12g,生黄芪 20g,桂枝 10g,路路通 10g,水煎服。

【调养】除上述治疗外,对原有疾病,如多发性神经炎、糖尿病、麻风、闭塞性周围血管病、中枢神经疾病等,应积极治疗;保护患处皮肤,避免因感觉减退导致的烫伤、冻伤等伤害;同时可采用针灸、理疗等方法进行治疗。

皮　　痛

【概述】皮痛,相当于西医学的皮肤神经痛,是一种以皮肤出现局限性疼痛,而又无皮肤客观损害为特征的皮肤病,故名。根据其发病特点,中医学文献中又有"气痛""皮肤痛"等名。本病在西医学中于 1864 年由美国人 Silas Weir Mitchell 首先报道。中医学文献对此记载较早,《灵枢·五邪》就有"邪在肺,则病皮肤痛"的记载。晋代《葛洪肘后备急方·治痈疽妬乳诸毒肿方》(3 世纪)则记载:"气痛之病,身中忽有一处,如打扑之状,不可堪耐而左右走身中。发作有时,痛静时便觉其处,冷如霜雪所加。"隋代巢元方《诸病源候论·肿病诸候》(610 年)记载:"气痛候,人身忽有一处痛如打,不可堪耐,亦乍走身间,发作有时,痛发则小热,痛静便如冰霜所加,故云气痛。亦由体虚受风邪所侵,遇寒气而折之,邪气不出故也。"又如明代王肯堂《杂病证治准绳·皮肤》(1602 年)记载:"皮肤痛属心实,经云:下脉者心也,下脉太过,则病身热肤痛为浸淫,运气皮肤痛皆属火邪伤肺。"清代沈源《奇症汇·背》(1786年)记载:"有人患背腿间一点痛不可忍者,此痰血也……一男子忽患背脚缝有一线痛,上肩跨至胸前,侧肋而止,其病昼夜不歇,痛不可忍。脉弦而数,重取豁大,左大于右。夫背胛,小肠经也,此必思虑伤心,心脏未病,而腑小肠先病,故从背胛起。"本病多见于中年妇女,男子亦可罹患。本病常与神经官能症、神经系统疾病、风湿病、糖尿病、妇科疾病等同时发生。皮损疼痛可发生于头皮、掌跖、躯干等处。病程长久,进展缓慢。

因情志不遂,五志化火,气机不畅,乃致血行蹇滞,气瘀血阻,经脉不通,疼痛由生;或因痰湿内停,瘀阻经脉,气机失畅;或腠理失密,卫外不固,六淫乘隙,留而不去,皆能使经脉阻遏,气血不和,肤腠失荣,因而致病。

初起疼痛局限某处,可仅呈点状,疼痛亦轻。日久不愈,可呈线状或条状,甚则成片疼痛,逐渐加剧。或痛如冷冻,或似针刺,或如鸡啄,或如刀割,或似火灼,或若触电,因人而异,定处不移。

【辨证论治】

1. 凡患处疼痛,定点不移,或若针刺,或如刀割,剧痛不已,终日无休,伴舌暗瘀斑,脉象弦涩,妇人有经血不调者,为瘀血阻滞,气机不畅证。治宜疏理气机,化瘀止痛法,方选复元活血汤化裁。药用:当归尾 12g,红花 10g,制香附 10g,丹参 15g,山甲珠 10g(可用炒三棱 10g 或炒莪术 10g 替代),郁金 10g,天花粉 10g,川牛膝 10g,川芎 6g,桃仁 10g,柴胡 12g,熟大黄 6g,水煎服。

2. 若痛势绵绵,常喜叩击患处,伴舌胖齿痕,苔腻脉滑者,常为痰湿阻络,肌肤失养证。治宜健脾除湿,逐痰化瘀法,方选化瘀二陈汤加减。药用:法半夏 10g,茯苓 12g,陈皮 10g,生牡蛎 30g(先煎),丹参 15g,夏枯草 15g,全瓜蒌 30g,苏木 10g,苍术 12g,枳实 10g,桂枝 10g,白术 10g,水煎服。

【调养】除服药外,可配合针灸、按摩治疗;亦应调顺七情,畅达情志;戒除烟酒;慎调起居;积极治疗其他原有疾病。

脱　　壳

【概述】脱壳,相当于西医学的剥脱性皮肤综合征,是一种以小儿出生时或婴儿期皮肤连续剥脱,有如金蝉脱壳,故名。本病在西医学中于 1982 年由德国医生 Levy 和 Goldsmith 首先报道。中医学文献对此记载较早,如清代鲍相璈《验方新编·小儿科杂治》(1864 年):"周身脱皮,此症因生时触风,满身皮屑落下,一层又一层,名曰脱壳。若作丹毒、风痰治之则误矣。宜用木通、藿香、黄芩各六分,麦冬一钱半加灯草煎服。"根据其发病特点,中医文献里又有"周身蜕皮""周身脱皮"之名。本病始发于初生或婴儿期,皮肤剥脱广泛,可呈连续性,但不侵及掌跖,或可伴有少许红斑,皮肤角化、皲裂,甲板发育不良,呈凹凸不平,或甲板纵裂或远端分离。少数患者伴有先天不足表现,如矮小身材、性功能障碍、毛发稀疏易落、嗅觉减退乃至丧失。可有瘙痒,但无疼痛,一般夏季可有加重,冬季缓解。可伴有家族病史。病程长久,经过缓慢。

本病多因先天不足,禀赋素弱,肝肾阴虚,精血亏损,肌肤失于荣润而致;或因先天不足,后天失养,脾肾阳虚,后天水谷精微,难于化生精血敷布,均能使肌肤失荣化燥,层层脱屑。

【辨证论治】

1. 凡肌肤层层脱屑,偶有红斑,毛发稀疏脱落,伴肌肤角化皲裂,身材矮小,性功能障碍或经闭不来,嗅觉减退,形体消瘦,爪甲枯脆,视物昏花,咽干口燥,五心烦热,虚烦不寐,舌红少苔,脉象细数者,为肝肾阴虚,肤失濡养证。治宜滋补肝肾,荣润肌肤法,方选二至丸合龟鹿二仙膏化裁。药用:女贞子 12g,墨旱莲 12g,龟甲胶 10g(烊化),鹿角胶 10g(烊化),熟地黄 15g,黑芝麻 30g,山萸肉 12g,生山药 30g,枸杞子 10g,菟丝子 10g,陈皮 15g,大枣 12g,水煎服。外用:当归 30g,紫草 15g,白芷 10g,白及 10g,血竭 10g,白蜡 50g,香油 500ml。先将前四味入香油内,慢火煎沸熬枯,去渣,入血竭溶化后入白蜡成膏,外涂患处,每日 1 次。

2. 若皮肤脱屑层层,伴身材矮小,齿发动摇,形寒肢冷,面色不华,消瘦神疲,腰酸膝冷,夜尿频数,舌质胖淡,伴有齿痕,脉沉细弱者,为脾肾阳虚,肌肤失养证。治宜温补脾肾,荣润肌肤法,方选右归丸化裁。药用:熟地黄30g,山萸肉15g,炒山药20g,枸杞子10g,杜仲12g,菟丝子10g,肉桂6g,炮附子3g,鹿角胶6g(烊化),炒白术10g,陈皮12g,炙甘草6g,水煎服。外用:可用上方。

【调养】本病可伴有家族病史,目前国内外尚无较好疗法,按照中医辨证论治,加之以内服、外用药物,对于改善病情、缓解症状会有积极作用。

皮肤索泽

【概述】皮肤索泽,近似于西医学的皮肤干燥症、寻常型鱼鳞病、维生素A缺乏症等,是一种以皮肤干燥,甲错无泽为特征的疾病,故名。根据其发病特点,中医学文献中又有"皮肤甲错""肌肤甲错""体无膏泽""肌肤索泽""肌若鱼鳞"等名。如汉代《金匮要略·血痹虚劳病脉证并治》记载:"五劳虚极羸瘦,腹满不能饮食,食伤、忧伤、饮伤、房室伤、饥伤、劳伤,经络营卫气伤,内有干血,肌肤甲错,两目黯黑。缓中补虚,大黄䗪虫丸主之。"明代《杂病证治准绳·皮肤》记载:"皮肤索泽即仲景所谓皮肤甲错,盖皮肤涩而不华而是也,三阳为病发寒热,其传为索泽。"又如明代《医学纲目·皮肤索泽》亦记载:"皮肤索泽,即仲景所谓皮肤甲错。盖皮肤涩而不滑泽是也……皮肤索泽属燥伤胆气。经云:阳明在泉,燥淫所胜,病体无膏泽。"本病可见于任何年龄,好发于体肤伸侧。病情进展缓慢,难于根除。可在冬日及干燥季节加重。

因五劳七伤,荣卫受损,内有干血,体肤失养;或精血不足,肤腠失于濡养;或热病伤阴,津液大伤,不得敷布等,皆能致病。

初起肌肤干燥,毫无膏泽,逐渐纹理粗重,肤似枯鱼,或类蛇皮,抚之碍手,皮损多以伸侧为甚,春夏渐轻,秋冬加甚。

【辨证论治】

1. 凡皮肤索泽,肌肤甲错,形若鱼蛇,抚之碍手,伴羸瘦腹满,两目暗黑,舌暗瘀斑,脉象涩滞者,为瘀血阻络,肌肤失荣证。治宜活血化瘀,疏通经络法,方选血府逐瘀汤化裁。药用:当归尾12g,赤芍10g,生地黄30g,桃仁10g,川牛膝10g,柴胡12g,桔梗10g,红花10g,丹参15g,川芎6g,水煎服。另:大黄䗪虫丸每日早晚各1丸,汤药送服。外用:紫草20g,当归30g,玉竹10g,白蔹15g,白及10g,香油500ml,浸泡二日,微火炸黄去渣,加石蜡20g,成膏,外用日1次。

2. 若肌肤干燥,毫无膏泽,或皮枯索痒,细薄白屑,伴舌红少苔,脉象无力者,为阴虚血燥,肌肤失养证。治宜滋阴养血,润燥生津法,方选增液汤化裁。药用:生地黄30g,女贞子12g,墨旱莲12g,麦冬12g,北沙参15g,五味子10g,白芍12g,太子参15g,当归15g,玉竹12g,黄精15g,桑椹子10g,熟地黄30g,水煎服。外治可涂护肤油脂或用上方治疗。

【调养】除治疗外,应忌食辛辣炙煿;戒除烟酒;多吃鲜嫩多汁的水果、青菜;减少热水烫浴,适当外涂护肤油脂。

初生无皮

【概述】初生无皮,相当于西医学的皮肤再生不良或先天性皮肤缺陷症,是一种以婴儿初生时即有一个或几个区域内皮肤缺损为特征的皮肤病,故名。根据其发病特点,中医学文献里又有"生下无皮""新生无皮""儿生无皮"等名。如明代《疮疡经验全书·怪症》记载:"儿生无皮,一小儿初生,遍身无皮,俱是赤肉……又方:用白早米粉,干扑上,候生皮乃止。"清代《医宗金鉴·外科心法要诀》记载:"婴儿生下无皮,其证有二:或因父母素有杨梅结毒,传染胞胎,故生下或上半身赤烂,或下半身赤烂,甚至色带紫黑;又有因月分未足,生育太早,遍体浸渍红嫩而光。二证俱属恶候。遗毒者,内服换肌消毒散,外用清凉膏或鹅黄散敷之;胎元不足者,内服当归饮,外用稻米粉扑之。毒解形完者,谓解去毒气,其皮自渐渐生完而坚实矣。"《奇症汇·身》亦记载:"一儿出生无皮,俱是赤肉。乃因母自怀胎十月,楼居不得地气故也。取儿安泥地,卧一宿,皮即长,又方用米粉干扑之,候皮生乃止。"本病多见于新生婴儿,可伴有家族病史。无皮区域常始于头顶或头皮正中缝附近。少数无皮区见于四肢,以膝盖附近为多,常对称分布。个别患者无皮区域波及躯干,亦可多发广泛,甚能融合成片。病程长久,进展缓慢,常可伴发头皮、肢体、血管等发育缺陷,预后大多不良。

本病常因月份不足,生育早产,形气未充,肌肤失荣而致;或由父母先天素弱,精血亏损,禀赋不足,以致胎儿失养,肌肤不得荣润等导致。

初起生下时即有一处或多处皮肤缺损,小如钱币,大似手掌,匡廓鲜明,可呈圆形、长形、多角形,发于四肢、躯干者呈对称发病。缺损处顶有大疱,如梅似李,疱壁脱落后,基底粗糙,见有嫩红肉芽。缺损愈合缓慢,反复结痂脱落,可达数年之久。愈后可留瘢痕,表面光滑色灰,菲薄凹陷,不易捏起。若缺损广泛深陷者,常致染毒成脓,或蚀去好肉,出血而亡。缺损区域结疤挛缩者,可致肢体畸形,乃成终身残疾。

【辨证论治】

凡初生即有一处或多处皮肤缺损,小如钱币,大似手掌,匡廓鲜明,边缘锐利,基底粗糙,生有红色肉芽。患儿常哭闹不安,形瘦体小,伴舌淡少苔,脉细无力者,为精血不足,肌肤失养证。治宜补益精血,滋润肌肤法,方选龟鹿二仙膏化裁。药用:鹿角胶3g(烊化),龟甲胶3g(烊化),枸杞子5g,人参0.2g(单煎),女贞子2g,墨旱莲2g,水煎,少少取汁,频频饮之。外用:紫草15g,当归10g,血竭5g,白芷6g,炙甘草8g,香油500ml。除血竭外,余药入香油浸泡2日,后慢火熬开香油,至焦黄去渣,加血竭后入融化,最后加入冰片5g。以此制成油纱条,贴敷创面,每日1换。

【调养】除治疗外,应积极实施产前检查;已出生患儿应积极治疗,保护创面,湿润洁净,以防染毒成脓;有明显家族病史者,应告知以利害。

胎　　赤

【概述】胎赤,相当于西医学的新生儿红斑或新生儿中毒性红斑,是一种以胎儿降生后,肤生红斑,色赤如丹为特征的皮肤病,故名。本病在西医学中于15世纪由德国人Bartholomaeus Metinger首先描述。在中医学文献中明代王肯堂《幼科证治准绳·胎赤》(1602年)记载:"胎赤,田氏云:月里生赤,肌肤如赤丹涂者,先用牛黄散托里,续用蓝叶散涂外。"又清代《外科大成·胎赤》记载:"胎赤者,初生月里,肌肤忽然发赤如丹,由胎热所致,宜清母热。"又如《医宗金鉴·外科心法要诀》记载:"胎赤者,因孕妇过食辛热之物,以致毒热凝结,蕴于胞中,遂令小儿生下,头面肢体赤若丹涂,故名曰胎赤。"本病多见于出生3天以内的足月婴儿,皮损常发生在臀、背、胸等易于受挤压之处。病程较短,1周以内常能消退,个别长者,可达数周,预后良好。

本病因胎孕之时,孕妇过餐五辛发物,肥甘厚味,遗热于儿所致;或素禀血热之体,复受毒邪侵扰,毒热凝结,蕴于胞中等,均能致病。

初起患处生有红斑,匡廓不甚鲜明,小如粟粒赤豆,大似指甲钱币,或长或圆,或如地图,其色鲜红若丹,少则数个,多者数百,稀疏散在,或密集攒聚,或相互融合;红斑生处常有粟疹,绿豆大小,轻度肿胀,略带黄色,或生痦癗,或有脓疱,粟米大小,顶白根赤。

【辨证论治】

1. 凡初起肤生红斑,密集或散在,其色鲜红,或生粟疹痦癗,伴舌赤苔白,脉象细数者,为热盛生风,郁于肌腠证。治宜凉血消风,透疹散邪法,方选透疹凉解汤化裁。药用:蝉蜕3g,牛蒡子6g,金银花3g,连翘3g,薄荷1g(后下),桑叶3g,生地黄6g,牡丹皮3g,生甘草3g,水煎成15~20ml,每服5~8ml,日服2~3次。

2. 若疹色鲜红,色如涂丹,或生脓疱,四畔艳赤,密如撒粟,肌肤大片红斑,伴发热口干,指纹色紫,舌绛脉数者,为热毒壅盛,外发肌肤证。治宜清热透疹,解毒凉血法,方选凉血解毒汤化裁。药用:生地黄9g,牡丹皮6g,赤芍6g,生大黄3g,水牛角粉1g(冲服),白茅根6g,莲子心2g,紫草3g,牛蒡子6g,水煎服,服法同上。外治可用:冰片1g,炉甘石6g,六一散10g,煅石膏10g,分别研细和匀,纱布包扑患处。

【调养】孕妇妊娠及哺乳期间,应不过食肥甘厚味、五辛发物;婴儿发病时,应免受寒凉侵袭;乳母可饮金银花露、绿豆汤、芦根水;保持室内空气清新。

奶　　麻

【概述】奶麻,相当于西医学的幼儿急疹(又称婴儿玫瑰疹),是一种婴幼儿急性出疹性皮肤病,其特点为发热数日,热退后发疹如麻,色似玫瑰,故名。根据其发病特点,中医学文献中又有"乳麻"之名。如清代《麻科活人全书·奶麻》记载:"奶麻者,小儿初生未满月时,遍身红点,斑驳如朱,皆由儿在母胎中,受有热毒所致,故生下发于皮肤,不可认作时行麻疹。"本病多见于冬春季节,多发生于两岁以下的婴幼儿,偶有小流行,皮损常始发于颈部、躯干,以后延及臂、下肢。面颊、肘、膝以下及掌跖等处多无皮疹。自发热之日起,至皮疹发生、消退为止,约一周左右病程,一般预后较好。

因儿在母胎之中,受有热毒,生下之后,发于体肤;或患儿腠理失密,玄府不固,外受风邪时毒;或淫风厉气,蕴于肺卫肌腠,与正气相搏等,皆能致病。

初起患儿高热,食欲不振,颈下、枕部臖核肿大。3~5 日后热退身凉,热退后发疹,色如玫瑰,隆出皮面,抚之碍手,压之褪色,离手复原,可于颈部、躯干发疹,小若针尖,大似粟米,周边红晕,逐渐蔓延至臂及膝、肘之上。1~3 日后皮疹消退,且不留任何痕迹。

【辨证论治】

1. 凡初起皮损色淡,稀疏散在,如针尖大小,互不融合,伴颈部臖核肿大,舌红苔白,脉象浮数者,为风热时毒,外袭体表证。治宜清热解毒,祛风逐邪法,方选银翘散化裁。药用:金银花 6g,连翘 6g,牛蒡子 3g,蝉蜕 3g,淡竹叶 3g,薄荷 3g(后下),芦根 10g,水煎服。

2. 若疹色艳赤,近似玫瑰,密集成片,形若撒粟,伴壮热不退,惊厥嗜睡,恶心呕吐,舌绛苔黄,脉象弦数者,为风热时毒,伤及气营证。治宜祛风清热,解毒凉营法,方选清营汤加减。药用:生地黄 15g,金银花 6g,连翘 10g,淡竹叶 3g,莲子心 3g,紫草 6g,大青叶 10g,生甘草 6g,牡丹皮 6g,黄连 3g,麦冬 6g,生石膏 20g(先煎),水煎服。

3. 牛黄清心丸半粒,白水送服,每日 2 次。

【调养】除治疗外,应注意卧床休息,减少室外活动;患病期间乳母或患儿少食鱼腥海味、肥甘炙煿;可适当饮用蔬菜汁、水果汁;保持室内空气新鲜。

烂喉丹痧

【概述】烂喉丹痧,相当于西医学的猩红热,是一种以肌肤发出痧疹,伴咽喉腐烂为特征的急性疾病,故名。中医学文献中记载的"烂喉痧""喉痧""烂喉痧疹""烂喉疫痧""疫痧""丹疹""丹痧""疫喉痧""阳毒"等,均与此相近。如清代《疡科心得集·辨烂喉丹痧顺逆论》记载:"夫烂喉丹痧者,系天行疫疠之毒,故长幼传染者多,外从口鼻而入,内从肺胃而发。其始起也,脉紧弦数,恶寒头胀,肤红肌热,咽喉结痹肿腐,遍斑疹隐隐……至七日后热退,遍体焦紫,痧癍如麸壳,脱皮而愈。"《喉痧正的·烂喉丹痧》记载:"其琐碎小粒者为痧。痧者,沙也。红晕如尘沙而起,属肺。其成片如云头突起者为痧者,丹也,或隐在皮肤之间,多起于手足身背之上,昔人谓属脾,以脾主肌肉故也。"本病多在冬春季节发生,好发于 2~10 岁的儿童。病愈后永不再发。

本病因腠理不密,卫外失固,感受风温时毒,毒邪自口鼻而入,蕴于肺胃,上冲咽喉,外发肌肤而致。

初起咽喉红肿疼痛,甚则溃烂,皮损起自颈项,渐及胸背、腹部、四肢,迅蔓周身,颜面独无,口周苍白无疹。肌肤红点隐隐,继则丹疹密布,压之即无,肌肤皱褶处,尤为明显,可呈暗红条索,压之不褪色,离手复原,红晕如斑,触之灼热。病愈后肌肤脱屑如麸壳,掌跖蜕皮,或可成片脱落。

【辨证论治】

1. 凡初起咽喉肿疼,肌肤丹疹隐隐,伴发热口渴,舌红如朱,形似杨梅,口周青白,苔黄干燥,脉象弦数者,为风热时毒,侵袭肺胃证。治宜泄热解毒,清利咽喉法,方选解毒利咽汤化裁。药用:金银花10g,连翘12g,牛蒡子10g,青果10g,麦冬10g,僵蚕10g,黄芩10g,栀子6g,生甘草12g,生石膏30g(先煎),桔梗6g,水煎服。外用锡类散吹于咽喉。

2. 若咽肿溃烂,疹密肤红,宛如锦纹,舌绛脉数者,为毒热炽盛,气营两燔证。治宜清气凉营,解毒救阴法,方选清气凉营饮化裁。药用:水牛角10g,石斛10g,玄参12g,生地黄30g,牡丹皮10g,赤芍10g,白茅根30g,栀子10g,知母10g,升麻10g,玄参12g,生石膏30g(先煎),水煎服。

3. 若壮热已除,咽烂不敛,午后低热,舌红脉细者,为邪热留恋,余毒伤阴证。治宜清解余毒,养阴生津法,方选解毒养阴汤化裁。药用:生地黄30g,麦冬10g,玄参12g,天花粉10g,知母10g,生甘草10g,石斛10g,北沙参15g,芦根15g,白芍10g,水煎服。

【调养】本病应隔离治疗;患者生活用具、衣被、食具应消毒;禁食辛辣发物、油腻酒酪;注意口腔清洁护理;皮肤大片脱皮时,用消毒剪刀修剪,不可撕剥;保持室内空气洁净、通风;患病期间可多饮绿豆汤、芦根水、金银花露、西瓜汁;可常以淡盐水漱口;饮食以清淡流食为宜。

天　　花

【概述】天花,西医学同名,是一种以肤生脐凹状水疱、脓疱,愈后结疤为特征的烈性传染病。因其先见点,起胀,灌浆,如花发蕾,七日后收靥,脱痂,如花之萎谢,故名天花。根据其发病特点,在中医学文献中又有"豆""痘疮""豆疮""天痘""天行痘""天疮""天行发斑疮""豌豆疮""疫疠疱疮""百日疮""虏寄疮""天行""登豆疮"等名。如晋代《葛洪肘后备急方·治卒霍乱诸疾方》记载:"比岁有病时行,仍发疮头面及身,须臾周匝,状如火疮,皆载白浆,随决随生,不即治,剧者多死。治得差后,疮瘢紫黑,弥岁方灭,此恶毒之气。世人云:永徽四年,此疮从西东流,遍于海中。"本病传染迅速,男女均可罹患。愈后永不复发。体弱者病情严重,可致死亡。病程约2~5周。本病最早记载于晋代《葛洪肘后备急方》(3世纪),最早的人痘预防接种术起源于中国,17世纪初已推广使用至世界多国,1717年传入英国,1796年英国人Jenner发明牛痘接种,1980年世界卫生组织宣布该病灭绝。

因腠理失密,卫外不固,风热毒邪,乘隙袭入;或接触病者沾污的衣服、物件等,毒邪染著,皆能致病。

初起发热恶寒,头痛呕吐,腋下、腰、腹可有粟米大小红疹,集簇成片,状如麻疹,数日后症状减轻,皮疹始于颜面,向四肢扩展,如粟如豆,其色暗红,顶有脐凹,周边红晕。口、咽、眼处亦可受累。1周左右,疱液混浊,其色黄绿,2~4周后脱痂留疤。

【辨证论治】

1. 凡初起发热恶寒,头痛目赤,斑疹隐隐,伴便结溲赤,舌红脉数者,为风热毒邪,乘袭肺卫证。治宜清热解毒,透疹祛邪法,方选桑菊饮化裁。药用:桑叶10g,菊花12g,黄芩10g,薄荷6g(后下),连翘12g,杏仁10g,金银花15g,生甘草10g,知母10g,生石膏30g(先煎),芦根15g,水煎服。

2. 若疹形如痘,顶有脐凹,伴壮热恶寒,心烦口渴,尿赤便秘,舌红脉数者,为热毒之邪,充斥体肤证。治宜清热解毒,透疹凉解法,方选升麻葛根汤化裁。药用:升麻12g,葛根10g,生甘草10g,芍药10g,紫草12g,蝉蜕6g,生大黄10g(后下),牛蒡子15g,大青叶15g,白茅根15g,玄参10g,薄荷6g(后下),金银花20g,水煎服。

3. 若脓疱干涸,结痂黄绿,伴瘙痒剧烈,少气懒言,心烦口渴,舌干少津,脉象细数者,为气阴已伤,余邪未尽证。治宜养阴益气,清解余毒法,方选沙参麦冬汤化裁。药用:北沙参15g,麦冬12g,生甘草10g,石斛15g,天花粉10g,玉竹12g,淡竹叶6g,葛根15g,白芍12g,太子参10g,金银花20g,桑叶10g,水煎服。

【调养】 本病已经灭绝。如有发病,应隔离治疗并做好预防接种;加强护理,保持室内空气清新;本病自始至终有传染性,对其衣被、用具应彻底消毒;忌食辛辣油腻,多饮金银花露、芦根水、绿豆汤等。

白　痦

【概述】 白痦,相当于西医学的晶形粟粒疹、热带汗闭性衰竭,是一种因湿热蕴蒸,肤起晶粟,伴周身衰竭为特征的皮肤病。中医学文献中又有"晶痦""汗粟""枯痦""白疹""白痹"之称。本病在西医学中于1944年由美国人Allen首先报道。中医学文献对此记载较早。如清代唐大烈《吴医汇讲·温证论治》(1798年)记载:"再有一种白痦,小粒如水晶色者,此湿热伤肺,邪虽出而气液枯也,必得甘药补之。若未至久延,气液尚在未伤,乃为湿郁卫分,汗出不彻之故,当理气分之邪。枯白如骨者多凶,气液竭也。"王孟英《温热经纬·叶香岩外感温热篇》(1852年)记载:"有一种白痦,小粒如水晶色者,此湿邪伤肺,邪虽出而气液枯也,必得甘药补之……白如枯骨者多凶,为气液竭也。"本病多见于在气温高、湿度大环境下工作者,或患温热疾患、久病卧床,或机体衰弱的病者。皮损多见于胸、颈、躯干处,腹、髂部亦可发生。

因腠理不密,玄府失固,外受湿热之邪;或暑热湿蒸,闭郁肌肤;或湿邪内存,外受热扰,内外相引,留恋气分,郁蒸肌表等,皆能致病。

初起患处生有晶粟,小似针尖芒针,大若粟米芝麻,先稀后密,渐次延蔓,疱液澄清,状如水晶,密如撒粟,孤立散在,互不融合,疱壁极薄,揩之即破,脂水渗出,略带腥腐。后期周身多汗,以后仅面部、颈部、腋下或肛周多汗,其他无汗部位干燥灼热,或有红色粟疹。

【辨证论治】

1. 凡初起身发白㾦,晶莹透彻,虽汗不解,伴发热身痛,胸脘痞闷,小溲黄赤,苔黄滑腻,脉象滑数者,为湿热留恋,郁蒸肌表证。治宜清泄湿热,透邪外达法,方选薏苡淡竹叶散化裁。药用:薏苡仁 15g,淡竹叶 6g,六一散 10g(包),白豆蔻 10g,连翘 10g,黄芩 10g,茯苓 10g,绿豆衣 6g,佩兰 10g,水煎服。

2. 若久病卧床,㾦色枯白,空壳无浆,色如枯骨,伴乏力气短,面色不华,舌淡少苔,脉虚无力者,为病久不愈,气阴枯竭证。治宜补气养阴,增液复脉法,方选生脉散化裁。药用:人参 10g(单煎),麦冬 10g,五味子 10g,北沙参 10g,石斛 12g,生地黄 30g,太子参 12g,白芍 10g,炙甘草 10g,水煎服。

3. 外用清凉散(六一散 30g,绿豆粉 10g,炉甘石 15g,蛤粉 10g,冰片 1g,分别研细和匀)纱布包扑。

4. 可配合饮用自制五汁饮:西瓜 500g,大鸭梨 1 个,甘蔗 300g,番茄 200g,橘子 200g,分别榨汁,混合摇匀,每服 300ml,早中晚各 1 次。

【调养】除治疗外,应加强室内通风散热,以利汗液蒸干;可多吃西瓜、冬瓜等鲜嫩多汁的水果、蔬菜;贴身衣服以棉织品为好,并保持宽松、清洁;经常洗浴,保持皮肤干净;夏月暑热湿蒸之时,应做好防暑降温工作,尤其高温下工作者,宜多饮绿豆汤、金银花露、绿茶等。

痱 子

【概述】痱子,相当于西医学的红色粟粒疹,是一种因湿热蕴蒸而肤起粟疹的皮肤病。根据其发病特点,中医学文献中又有"痱""痱疮""汗疹""热痱""夏日沸烂疮""痱瘟""痤痱疮""沸疮"等名。《素问·生气通天论》记载:"汗出见湿,乃生痤痱。高梁之变,足生大丁,受如持虚。劳汗当风,寒薄为皶,郁乃痤。"又如明代《外科正宗·杂疮毒门》记载:"痤痱者,密如撒粟,尖如芒刺,痒痛非常,浑身草刺。此因热体见风,毛窍所闭。"清代《外科证治全书·发无定处证》记载:"痱瘟,俗名痱子。夏月汗湿,怫郁毛窍,发痱如疹。"本病多见于炎热夏季,好发于肥胖小儿及妇女的前额、颈周、肘胭、胸背、乳下、臀部、手背及皱襞之处。

因盛夏之时,湿热蕴蒸,阻遏腠理,闭塞毛窍,或汗出不畅,怫郁肌肤,腠理失司等,皆能致病。

初起患处出现成批粟疹或疱疹,针尖大小,排列密集,如撒粟米,四畔绕以红晕,疱液澄清。每随气温增高,湿度加大,汗出不畅时,则疱疹成批出现。若天凉气爽,湿度降低,则可于数日内自行消退,并留有少许细薄白屑,如糠似秕。

【辨证论治】

1. 本病因暑湿郁肤,汗出不畅所致。一般单以外治法,即可收效。选用清凉痱子粉(六一散 30g,枯矾 3g,白芷 10g,甘松 6g,冰片 3g,分别研细和匀)纱布包扑患处。

2. 若痱疹色红,密如撒粟,痒痛非常,尖如芒刺,伴舌红烦渴,小溲黄赤,脉象浮数者,为暑湿怫郁,腠理闭塞证。治宜清热解暑,利尿除湿法,方选清暑汤化裁。药用:金银花10g,连翘12g,天花粉10g,六一散10g(包),车前子10g(包),绿豆衣6g,西瓜翠衣10g,冬瓜皮12g,荷叶6g,水煎服。外治法同前。

3. 可多饮热茶、金银花露、绿豆汤、西瓜汁等。暑热湿蒸之时,可自制清凉解暑饮:绿豆100g(先煎),乌梅15g,金银花20g,菊花10g,薄荷6g,炙甘草10g,加水1 000ml,煎煮20分钟,滤汁,冷藏备用。每服250ml。

【调养】本病除治疗外,应积极预防。凡盛夏酷暑,或高温潮湿环境中,应保持通风散热;衣着宜松软洁净,以棉织品为好;室外工作者,应戴草帽,防止烈日暴晒;经常洗浴,保持皮肤清洁;夏日炎热之时,不宜突然冷水激身,以防汗孔骤闭,汗不得出。

红 汗

【概述】红汗,相当于西医学的色汗症,是一种以汗出色红,沾染衣被为特征的皮肤病,故名。中医学文献中记载的"血汗""脉溢""肌衄""心漏"亦与本病有相近之处。如清代《几希录良方合璧·脉溢》记载:"出汗红色者,血自毛孔中出,即肌衄,又名脉溢,乃虚极有火之症也。"《杂病源流犀烛·诸汗源流》说:"有血汗者,汗出污衣,甚如苏木水渐染,即《内经》之蔑症,则由胆经受热,血遂妄行,又与手少阴气并,故成此症。"本病较为少见,可发于任何年龄。发病部位多局限在腋下、面部。可间断发生,亦能持久难愈,常无自觉症状。

本病常因服用某些药物、饮食或环境影响,使汗液暂时呈红色或粉红而致,一般不需治疗。其他如七情不调,心绪烦扰,血热内蕴,迫汗外溢;或病久失治,心气虚极,脉失收束;或不勤洗涤,汗垢浸渍等,皆能致病。古人有将红汗、血汗混为一谈。实际上红汗仅汗出色红而病轻,与血汗不同。

【辨证论治】

1. 凡汗出色红或粉红,染著衣被,伴失眠多梦,口干心烦,小溲短赤,大便秘结,舌红苔黄,脉象弦数者,为心火内炽,迫汗外溢证。治宜清心导赤,引火下行法,方选导赤散化裁。药用:木通6g,栀子10g,生地黄30g,淡竹叶6g,生甘草10g,锦灯笼10g,车前子10g(包),莲子心3g,生大黄6g(后下),水煎服。

2. 若病久反复,汗出粉红,伴心悸气短,少气懒言,时自汗出,舌质色淡,脉象细弱者,为心气不足,脉失收束证。治宜养心益气,收敛汗液法,方选养心汤化裁。药用:柏子仁10g,浮小麦30g,大枣20枚,炙甘草12g,生龙骨30g(先煎),生牡蛎30g(先煎),炒酸枣仁10g,五味子10g,麦冬10g,党参10g,茯神10g,灵磁石12g(先煎),水煎服。

3. 若因汗垢浸渍,染著体肤者,为湿热秽浊,蕴结于肤证。治宜清热利湿,芳香化浊法,方选藻洗药化裁。药用:干荷叶15g,威灵仙20g,藁本15g,甘松15g,零陵香15g,白芷10g,藿香10g,煎汤洗浴,每日2次。

【调养】除治疗外,应戒除烦恼焦虑,保持心情舒畅;忌食辛辣酒酪、肥甘炙煿;注意个人卫生,勤于洗浴;贴身内衣,应常洗勤换;内衣应以棉织品为好。

血 汗

【概述】血汗,相当于西医学的血汗症,是一种以汗出带血或血液色素混同汗液排出的疾病,故名。中医学文献中亦有"肌衄""心漏""汗血""脉溢"等名称。如《灵枢·营卫生会》记载:"血之与气,异名同类焉。故夺血者无汗,夺汗者无血。"隋代《诸病源候论·妇人杂病诸候》记载:"肝藏血,心之液为汗,肝心俱伤于邪,故血从肤腠而出也。"又如清代《奇症汇·头》记载:"头皮血出如汗,此肝肾之火逆上,因血热甚,所以从发窍直出。盖汗乃血之液,从气化白。《内经》有肌衄一条,因气散不能从化,故肌肤汗血。"本书卷六亦记载:"疫邪内攻,迫血于脉络节次而出,名曰脉溢。盖邪壅于中,卫气散解,因不营行而不能护卫其血,故血外流。"《血证论·汗血》记载:"知阳乘阴而外泄者,发为皮肤血汗矣。"本病常与某些温热病同时发生,如鼠疫、血友病、败血症、黄热病、紫癜等,病情多危重。可发生于任何年龄,血汗多见于眼睑、前额、胸部、外阴等处。本病与红汗有本质的区别,红汗轻浅,血汗危重。

本病多因外受温热毒邪,内入营血,燔营灼血,迫血妄行而致;或病久失治,正不胜邪,心气虚极,脉失收束等,皆能致病。

【辨证论治】

1. 凡病起急骤,汗出如血,其色鲜红,伴高热夜甚,神昏谵语,心烦不眠,肌肤发斑,或潮红水肿,或燎浆水疱、血疱,或伴吐衄,便血崩漏,舌绛少苔,脉象细数者,为温热毒邪,迫血妄行证。治宜清热解毒,凉血止血法,方选消斑青黛饮化裁。药用:青黛3g(包),黄连10g,水牛粉4g(冲服),生地炭15g,大黄炭10g,生侧柏叶15g,白茅根15g,生石膏30g(先煎),知母10g,生地黄40g,牡丹皮10g,赤芍10g,莲子心10g,水煎服,另送服安宫牛黄丸1粒。

2. 若汗出如血,其色淡红,伴少气懒言,低热不退,肌肤枯燥,小溲短赤,大便干结,舌淡脉细者,为心气虚极,脉失收束证。治宜养心益气,清解余毒法,方选脉溢汤化裁。药用:生地黄30g,麦冬10g,五味子10g,连翘10g,太子参10g,人参10g(单煎),玉竹6g,玄参12g,莲子心6g,生山药30g,黄精20g,水煎服。

【调养】本病的治疗,应与原发病同时进行;病者应绝对卧床休息;保持室内清洁通风;患病期间,忌食辛辣炙煿、鱼腥海味;本病多与某些急重的温热病同时发生,病情常属重笃,故治疗尤当慎重;可饮绿豆汤、金银花露、芦根水、茅根水、西瓜汁。

黄 汗

【概述】黄汗,相当于西医学的色汗症,是一种以汗出色黄,甚则染衣为特征的皮肤病,故名。本病在西医学中于 1709 年由英格兰人 Yonge 首先报道。中医学文献对此记载较早，如汉代《金匮要略·水气病脉证并治》记载："黄汗之为病，身体肿，发热汗出而渴，状如风水，汗沾衣，色正黄，如蘖汁。"又如隋代《诸病源候论·黄病诸候》(610 年)记载："黄汗之为病，身体洪肿，发热汗出不渴，状如风水，汗染衣，正黄如蘖汁，其脉自沉。此由脾胃有热，汗出而入水中浴，若水入汗孔中，得成黄汗也。"清代《金匮要略心典》注释："黄汗为水气内遏热气，热被水遏，水与热得，交蒸互郁，汗液则黄。黄芪、桂枝、芍药行阳益阴，得酒则气益和而行愈周。盖欲使营卫大行，而邪气毕达耳。"本病可发生于任何年龄，常见于头面、腋下、鼠蹊等处，病程长久。腋下黄汗者，可伴有腋臭。

因过食膏粱炙煿、肥甘厚味，则湿热内蕴，外蒸肌肤；或腠理不密，卫外失固，外受湿热侵扰，壅遏于表；或热体汗出，复受雨湿淋洒，或冷水沐浴，则水入汗孔，肌腠收敛，毛窍闭塞，荣卫壅遏等，皆能致病。

【辨证论治】

1. 凡汗出沾衣，色黄如柏汁，发热口渴，身体困重，皮肤痒如虫行，小便不利，苔白脉沉者，为营卫郁闭，湿邪壅滞证。治宜调和营卫，宣通郁滞法，方选芪芍桂酒汤化裁。药用：黄芪 15g，桂枝 10g，白芍 10g，防风 10g，蔓荆子 10g，羌活 10g，当归 15g，蝉蜕 6g，米醋 30ml，水煎服。

2. 若汗出色黄，发热口苦，脘闷纳呆，小溲色赤，大便不调，舌红苔黄腻，脉象滑数者，为湿热内蕴，迫汗外溢证。治宜清热利湿，固表止汗法，方选苍术白虎汤化裁。药用：生石膏 30g(先煎)，知母 10g，苍术 10g，茵陈 30g，白术 10g，藿香 12g，佩兰 12g，防风 10g，生黄芪 30g，黄柏 10g，六一散 10g(包)，水煎服。外治可用六一散 30g，枯矾 6g，冰片 1g，分别研细和匀，纱布包扑患处。

【调养】 治疗期间，不宜过食辛辣炙煿、葱蒜酒酪；热体汗出时，应以温水洗浴，切忌冷水淋洒或雨湿淋露；贴身衣服以棉织品为好，并应保持松软洁净；饮食以清淡为宜，可多吃鲜嫩多汁的水果、蔬菜；可多饮绿豆汤、金银花露、芦根水。

偏　汗

【概述】 偏汗，相当于西医学的局限性多汗症，是一种以人体半侧(或左或右)汗出为特征的皮肤病，故名。根据其发病特点，中医学文献中亦有称之为"半身汗""偏沮""汗出偏沮"者。如《素问·生气通天论》记载："汗出偏沮，使人偏枯。"张志聪注："沮，湿也……如汗出而止半身沮湿者，是阳气虚而不能充身遍泽，必有偏枯之患矣。"又如清代《奇症汇·身》记载："一老妇，病虚弱气喘，左身半自头面以下至足，发热自汗，单衣被不能耐；右身半自头面以下至足，厚衣被不能温，如此三年矣。"又如《张氏医通·杂门》亦记载："夏月止半身汗出，皆气血不充，内寒夹饮所致，偏枯及夭之兆也。"本病多见于成年人，常伴有其他慢性疾病，病程较久。偏汗或左或右，上迄头面，下至膝足，境界鲜明。

本病因于久病失养,劳倦过度,营卫失和,外受风邪,腠理不密,玄府失固而致;或由居处卑湿,寒湿入侵,痹阻经络,开合失司,气血受阻等导致。

初起半身汗出,对侧无汗,渐至神情紧张,或情绪激动之时,汗出溱溱,或左或右,冷汗外溢,揩之又出。

【辨证论治】

1. 凡半身汗出,对侧无汗,不能自止,伴乏力倦怠,面色无华,肌肤不温,头昏目眩,舌淡苔白,脉细无力者,为气血亏虚,腠理失固证。治宜补气养血,固表止汗法,方选固卫御风汤化裁。药用:生黄芪30g,桂枝10g,赤芍10g,白芍10g,防风10g,白术10g,当归12g,川芎10g,炙甘草10g,浮小麦15g,炮附子6g,水煎服。

2. 若汗出偏沮,肌肤冰冷,伴筋脉挛急,手足屈伸不利,乏力身重,言语謇涩,舌淡苔腻,脉象沉缓者,为寒湿闭阻,开合失司证。治宜温散寒湿,通行经络法,方选独活寄生汤化裁。药用:羌活10g,独活10g,秦艽10g,川芎12g,当归15g,桂枝10g,茯苓15g,牛膝15g,海风藤15g,桑枝15g,细辛6g,川乌10g,水煎服。

【调养】 除治疗外,应注意劳逸结合;忌食辛辣酒酪;保持心情舒畅,避免情绪波动;汗出过多者,应勤于换洗内衣,保持皮肤清洁,中年以上半身多汗者,应防止中风的发生;可配合针灸治疗;保持大便通畅;饮食以清淡为宜;伴有心脏病、高血压及其他疾患者,应同时治疗。

无　　汗

【概述】 无汗,相当于西医学的无汗症,是一种以全身或局部汗出极少乃至无汗,皮肤干燥粗糙为特征的皮肤病,故名。如《素问·脉要精微论》记载:"阳气有余为身热无汗,阴气有余为多汗身寒,阴阳有余则无汗而寒。"又如金代《伤寒明理论·无汗》亦记载:"无汗之由,又有数种,如伤寒在表及邪行于里,或水饮内蓄,与亡阳久虚,皆令无汗。其伤寒无汗,则腠理致密也;风中于卫,则腠理开而自汗;寒中于荣,则无汗,谓腠理闭也。"本病亦可发于任何年龄,表现为全身或局部皮肤无汗,病程长久,进展缓慢。病者常伴其他疾病。

因先天禀赋不足,精血亏乏,汗出无源,肌肤失荣;或久病失养,阴津内耗,无汗以出;或寒湿邪外束,腠理闭塞,玄府不通等,均可致病。

初起肌肤干燥,形如鱼鳞,汗出减少,久则汗闭,点滴不出,终年皆无。天暑衣厚,烦闷难耐,病情尤甚。

【辨证论治】

1. 凡自幼无汗,点滴不出,伴肌肤干燥粗糙,形似鱼鳞,或如蛇皮,触之棘手,爪甲枯厚,手足发胝,毛发稀少,牙齿枯槁,舌淡脉细者,为精血不足,汗出无源证。治宜养精益血,滋润肌肤法,方选养血润肤饮化裁。药用:当归15g,白芍12g,何首乌12g,阿胶10g(烊化),墨旱莲10g,女贞子15g,黑芝麻30g,肉苁蓉15g,麻仁10g,熟地黄30g,黄精10g,水煎服。

2. 若肌肤无汗,触之灼热,夏日难耐,伴口干咽燥,乏力气短,舌红少苔,脉象细数者,为津液亏乏,肤失润养证。治宜养阴生津,滋益汗源法,方选养阴煎化裁。药用:生地黄30g,麦冬10g,五味子12g,太子参15g,北沙参12g,天花粉12g,生黄芪30g,葛根10g,枇杷叶10g,玉竹10g,杏仁10g,水煎服。

3. 若肌肤无汗,伴骨节痛烦,肢体沉重,头胀如裹,舌淡苔腻,脉象浮缓者,为寒湿束表,汗不得出证。治宜散寒除湿,解表祛邪法,方选麻杏苡甘汤化裁。药用:炙麻黄10g,薏苡仁50g,杏仁10g,炙甘草10g,羌活10g,独活10g,川芎10g,藁本10g,苍术15g,炒白术12g,蔓荆子10g,水煎服。

【调养】除治疗外,应忌除烟酒,勿食辛辣;可多吃鲜嫩多汁的青菜、水果、如番茄、黄瓜、甘蔗、橘子、白菜、菠菜、藕、西瓜、梨、银耳等;伴有其他先天性或全身性疾患,或某些皮肤病或神经系统性疾患者,应同时治疗。

蓝　注

【概述】蓝注,相当于西医学的蓝痣,是一种以肤生结节,其色灰蓝或蓝黑为特征的痣(彩图3-47),如蓝颜色注于皮内,故名。本病在西医学中于1906年由德国人Max Tieche及Josef Jadassohn首先报道。中医学文献对此记载较早,如隋代巢元方《诸病源候论·小儿杂病诸候》(610年)记载:“小儿为风冷乘其血脉,血得冷则结聚成核。其皮肉色如蓝,乃经久不歇,世谓之蓝注。”本病常于出生时即有,或生后不久出现。皮损多为单个出现,偶可多个发生。好发于手背、足部,亦可生于四肢,或可发生于腰臀或尾骶部。偶可见于口腔黏膜、阴道及子宫颈。病程长久,进展缓慢。本病女性患者略多于男性。

因素禀气血不和之体,经脉蹇滞,瘀阻结聚;或气血违和,复受风冷,循行失畅,结聚成核;或孙络之血,滞于卫分,阳气束结等,皆能致病。

初起肤生结节,其色灰蓝,或蓝、或铁青色结节,表面光滑顶圆,匡廓鲜明,或突然增大,周边齐整,生长缓慢。小若粟米绿豆,大似豌豆芡实,经久不变;或痣色蓝黑,生于尻尾处,大若棋子,触之坚实,匡廓清晰,呈分叶状,虽出生时即有,但生长较快者,易于恶变。

【辨证论治】

1. 凡蓝痣生于头面、上肢,其色灰蓝,黄豆大小,为数不多,进展缓慢,或终生不变。此仅气血违和,循脉蹇滞所致,不会恶化。此时舌脉多无异常。治宜调和气血,疏通经脉法,方选桃红四物汤化裁。药用:当归12g,赤芍10g,川芎10g,生地黄20g,桃仁10g,红花6g,制香附6g,木贼10g,路路通6g,水煎服。

2. 若蓝痣生于臀尻尾骶处,触之坚实,其色蓝黑,小若蚕豆,大似棋子,表面光滑或凸凹不平,匡廓鲜明,常有恶变之嫌。伴舌暗瘀斑,脉象涩滞者,为瘀血阻络,酿毒为患证。急宜化瘀解毒,通络散结法,方选化毒内托散加减。药用;浙贝母15g,当归尾12g,山甲珠10g(可用炒三棱10g或炒莪术10g替代),金银花10g,生山楂20g,白及12g,牡丹皮10g,赤芍10g,北豆根6g,水煎服。可配服西黄丸。若生长过快,痣体分叶明显者,应尽早手术切除治疗。

【调养】除治疗外,对生于上肢及面部的蓝痣,应避免挤压揩破,以防染毒成脓;若生于尾骶尻臀处者,常有恶变可能,故平时应减少触摸,或尽早切除为佳,亦可采用冷冻、激光等方法除去,但应保持创面卫生,防止继发感染。

胎 记

【概述】胎记,相当于西医学的蒙古斑,或称新生儿青斑,是一种以新生儿腰骶部出现青紫色斑状损害为特征的皮肤病,故名。根据其发病特点,中医学文献中又有"小儿斑""婴儿青斑""小儿血凝""腹皮青黑""青记"等名。中医学文献对此记载较早,如隋代《诸病源候论·小儿杂病诸候》记载:"卒腹皮青黑候,小儿因汗,腠理则开,而为风冷所乘,冷搏于血,随肌肉处处停之,则血气沉涩,不能荣其皮肤,而风冷客于腹皮,故青黑。"又如清代《婴童宝鉴·小儿血凝》记载:"小儿血凝,为初生下时,肌未成肉,以新棉及厚衣衣之,血被热而不结,变为肌肉,故凝也。其候身上青黯。"《医林改错·通窍活血汤所治症目》亦记载:"血瘀症,长于天庭者多,三十付可愈。白癜、紫癜、紫印、青记,自古无良方者,不知病源也。"本病多见于黄种人,亦可见于黑种人,白种人很少发生。此种色素斑在新生儿出生时即已出现,绝大多数发生于一岁以内。皮损常分布于腰骶部、臀部、胸腹部、腿部等处,初生即有,进展缓慢。此种青斑,往往在3~8岁后可自然减退,或逐渐消失。皮损自然消退后不留任何痕迹。

因新生婴儿,气血未充,经脉违和,循行蹇滞,凝聚体肤;或胎儿娩出,腠理失密,卫外不固,玄府开张,外为风冷所乘,搏于气血,阻遏经络,滞于体肤等,皆能致病。

初起肌肤生有斑片,小如指甲、钱币,大若银元、手掌,甚则连成大片,蔓及腰背、胸腹。其色呈浅灰蓝或青蓝、青褐色,中心色深,边缘渐淡,移行为正常肤色。其形或圆或斜,或如地图,可孤立散在,单个发生,亦可多个存在,匡廓清晰,边周较整。患处皮肤与正常之处,同样柔软,不觉痒痛。

【辨证论治】

本病一般无需治疗,出生后几年自然消退。若10岁以后不退者,多属瘀血阻络,体肤失养证。治宜活血化瘀,通行经脉法,方选通窍活血汤加减。药用:桃仁10g,人工麝香0.1g(包),红花10g,葱白15g,生姜10g,川芎10g,黄酒30ml,生黄芪20g,丹参15g,赤芍10g,大枣10枚,白芷12g,水煎服。

【调养】除治疗外,可在局部施以按摩,则有助于吸收;本病不危及健康,故一般不予治疗。

黑 痣

【概述】黑痣,相当于西医学的色素痣,是一种肤起黑褐色斑点,略隆起于皮面的痣,故名。根据其发病特点,中医学文献中亦有"黑子""黑子痣""痞子"等名。如隋代《诸病源候论·瘿瘤等病诸候》记载:"黑痣者,风邪搏于血气,变化生也。夫人血气充盛,则皮肤润悦,不生疵痕。若虚损,则黑痣变生。然黑痣者,是风邪变其血气所生也。若生而有之者,非药可治。面及体生黑点,为黑痣,亦云黑子。"明代《外科正宗·杂疮毒门》记载:"黑子,痣名也。此肾中浊气混滞于阳,阳气收束,结成黑子,坚而不散……宜细铜管将痣套入孔内,捻六七转,令痣入管,一拔便去。"(这应是最早的环钻)。又如清代《外科证治全书·面部证治》记载:"黑痣,形如霉点,小者如豆,比皮肤高起一线。有自幼生者,有中年生者,系经络之血,滞于卫分,阳气束结而成。用线针拨破痣头,以膏点之,不可太过,恐伤好肉,三四日结痂,其痣自落。"本病多于幼年时发生,直至成年,可逐渐增多。可发生在皮肤任何部位。日晒后其色不加深,数目可增多。

因先天禀赋不足,肾中浊气,混滞于阳,阳气收束,坚而不散;或由风邪搏于血气,变化而生;或因孙络之血,滞于卫分,阳气束结等,皆能致病。

初起患处生有圆形斑点,小若针尖,大如粟米,其色棕褐、蓝黑或黑褐,渐可长大,形如霉点,或似赤豆,比皮肤高起一线。可呈丘疹、结节、疣状、乳头状,多为圆形,常对称分布,多少不等。其上可生有短粗黑毛。

【辨证论治】

本病可施以外治法。可先用胶布一小块,中剪一圆孔,与痣等大,套贴其上,露出痣体,然后外涂水晶膏(10% 氢氧化钠溶液 5ml,加入糯米 1g,静置 1 日后,捣烂成膏)。再盖以小块胶布。数分钟后即感灼痛。10~15 分钟后即可揭去,周边红晕约钱币大小即可。目前可以采用冷冻、激光治疗。

【调养】患病期间,避免揩破患处以防染毒成脓;治疗期间,不宜洗浴,保持局部清洁,可适当外用玉红膏;蚀后痣处,略有凹陷,上结黑痂,不必揭去。待其慢慢生长,约 5~7 日后,疮口平复,痂落肉生,则自然痊愈;若一次未除者,可再重复一次。

疣　目

【概述】疣目,相当于西医学的寻常疣,是一种以肤生赘疣,日久自落为特征的皮肤病。根据其发病特点,中医学文献中又有"千日疮""瘊子""悔气疮""瘊疮""枯筋箭""疣疮"等名。如隋代《诸病源候论·瘿瘤等病诸候》记载:"疣目者,人手足边,忽生如豆,或如结筋,或五个,或十个相连肌里,粗强于肉,谓之疣目。此亦是风邪搏于肌肉而变生也。"又如明代《外科启玄·千日疮》记载:"千日疮,一名瘊疮,又名悔气疮。此疮如鱼鳞,生于人手足上,又名瘊子。生一千日自落,故名之。"清代《外科证治全书·发无定处证》记载:"疣,一名枯筋箭,初起如赤豆,渐渐微槁,日久破裂,钻出筋头,蓬松枯槁,如花之蕊,多生于手足、胸乳之间,系肝虚血燥,筋气不荣。"本病多见于青少年的手指、手背、足缘等处。少数可发生于甲缘处,向下蔓延,使甲板掀起。本病病程较久,大多可在 2~3 年内自行消退。

本病因腠理不密,玄府失固,外染风毒之邪,搏于肌肤,凝聚而成。

初起患处生有针尖大小粟疹,渐增长形若芡实至黄豆,状似圆球,隆出皮面,匡廓清晰,表面粗糙。其色灰黄或污褐,状若乳头或菜花,蓬松枯槁,触之顽韧,揩破出血。数目多少不定。少则一二个,多则数十个,部分可攒集成簇。日久疣体枯槁自落。

【辨证论治】

1. 凡初起疣赘隆出,状似乳头,偶有压痛,揩破出血者,为风毒外束,气血凝滞证。治宜祛风解毒,活血化瘀法,方选驱疣汤化裁。药用:大青叶15g,马齿苋15g,赤芍10g,牡丹皮10g,防风10g,炒三棱10g,山甲珠10g(可用炒三棱10g或炒莪术10g替代),薏苡仁15g,郁金6g,水煎服。外用:木贼15g,香附10g,山豆根10g,灵磁石15g,水煎取汁,趁热外洗,每日2次,每次10~15分钟。

2. 若赘疣久不消退者,可用洁净毫针,自其顶端,直刺达底。至有痛感后,提插捻转。每隔2~3日1次,至愈为止。亦可用艾条点燃,炙烤疣体顶部,至有灼热疼痛感为止。每日1次,亦可采用火针:将针尖烧红后,直刺疣体正中,反复几次,直达疣体底部,隔日重复,直至疣体脱落。

【调养】本病痊愈前,常有疣体突然加大,基底发红,或自觉瘙痒等征兆,需坚持治疗,不久疣体即可脱落;平时不宜自行抠抓挤压,以防染毒成脓;治疗之时,务必除净,以防复发再生。

扁瘊

【概述】扁瘊,相当于西医学的扁平疣,是一种以肤生疣赘,其状扁平,如鱼鳞排列为特征的皮肤病(彩图3-48),故名。本病在中医学中仍可属"千日疮"范围。如清代《洞天奥旨·千日疮》记载:"千日疮生于人之手足上,一名疣疮,一名瘊子,一名悔气疮。状如鱼鳞集,层叠不已,不痛不痒,生千日自落,故又以千日疮名之。"本病多见于青少年的颜面、手背等处。病程经过缓慢,可持续多年不愈。偶有突然自行消失者,愈后偶可复发。

本病由风热毒邪,侵袭肌肤,客于体表,则气血蕴结,凝聚成疣;或腠理不密,卫外失固,邪毒乘隙等,均能致病。

初起患处生有扁平隆起,粟粒至芝麻大小,表面光滑发亮,周围无红晕,触之略硬。其色浅褐、淡红或正常肤色。其状圆形、椭圆或多角形,匡廓鲜明。数目可多可少,可孤立散在,亦能密集分布。亦可沿抓破痕迹,而呈带状分布。

【辨证论治】

1. 凡疣赘突起,散在或密集,偶有微痒,舌红苔白,脉象弦数者,为风热毒邪,凝聚体肤证。治宜清热解毒,祛风散结法,方选化疣汤加减。药用:马齿苋30g,大青叶15g,薏苡仁15g,灵磁石10g(先煎),木贼10g,水煎服。外用:木贼30g,露蜂房30g,蛇床子15g,细辛10g,水煎取汁,趁热外洗,每日1~2次,每次10~15分钟。

2. 若病久不愈,疣色暗褐,触之坚实者,为毒热郁久,阻遏气血证。治宜解毒清热,活血软坚法,方选铲疣汤化裁。药用: 大青叶 15g,薏苡仁 30g,炒三棱 10g,桃仁 10g,姜黄 10g,赤芍 10g,木贼 10g,水煎服。外治法同上。

【调养】本病在治疗期间,若赘疣数目突然增多、颜色转红、隆起明显、瘙痒剧烈等,均是将愈征兆。若继续用药,可迅速痊愈。切不可停止用药而前功尽弃。

鼠　乳

【概述】鼠乳,相当于西医学的传染性软疣,是一种以肤生赘疣,状若鼠乳为特征的皮肤病,故名。根据其发病特点,中医学文献中又称之为"水瘊子"。本病在西医学中于 19 世纪初由英国人 Thomas Bateman 首先报道。中医学文献对此记载较早,隋代《诸病源候论·瘿瘤等病诸候》(610 年)记载:"鼠乳者,身面忽生肉,如鼠乳之状,谓之鼠乳也,此亦是风邪搏于肌肉而变生也。"又如《千金翼方·疮痈》(682 年)亦记载:"鼠乳方,常思根拭去土,勿洗,以附本系之,一日一夜便断消。"本病多见于儿童,青年人偶可罹患。皮损好发于躯干、四肢、肩胛等处(彩图 3-49)。病程较久,一年左右可自行消退。少数可持续多年,愈后不留瘢痕。

因腠理不密,卫外失固,风毒之邪,乘隙侵袭,凝聚于表;或体肤不洁,污秽邪毒,蕴结作祟等,皆可致病。

初起患处生有半圆形隆起,粟粒大小。逐渐增大,甚者可至绿豆大小,平滑光亮,色若珍珠,顶有脐凹,形似鼠乳,初硬后软。数目多少不定,可孤立散在,亦能密集成片,但互不融合。挑破顶端,可挤出白色豆渣样物。

【辨证论治】

本病不需内服药物。外治时,可先将疣体清洁消毒,再以干净的三棱针,自疣体顶端脐窝处轻轻挑破,挤出芝麻大小的白色乳酪样物,再涂以碘酒或碘伏即可。若疣体较多时,可分批挑治,每隔 3~5 日一次。

【调养】除治疗外,应换去内衣,对其衣被也须煮、洗、烫、晒加以消毒;学校、幼儿园、托儿所等集体场所的患病者应同时治疗;不与患者同用毛巾、浴巾等物品;开展卫生宣传教育,加强个人及环境卫生。

痰核结聚

【概述】西医学的皮肤包虫病、皮肤腭口线虫病及皮肤猪囊虫病等,应属于中医学的痰核结聚范畴,是一种因蠕虫寄生于人体皮肉间引起的皮肤病,故名。中医学文献中记载的"痰核""痰痛""结核"亦有与此相近之处。如明代《外科正宗·瘰疬论》记载:"痰痛者,饮食冷热不调,饥饱喜怒不常,多致脾气不能转运,遂成痰结。初起如梅如李,生及遍身。"又如《仙传外科集验方·服药变通》描述本病为："在皮肉之间,如鸡卵浮于水中,可移动,软活不硬,破之亦无脓血。"本病多见于成年人,均有食入不洁病史。皮损常发生在躯干、四肢等处。病程缓慢长久,一般预后尚好。

因食入不洁蔬菜、水果、肉、鱼、虾、蟹、蚌、蛙等,加之饥饱失调,或劳倦过度,则脾胃受损,津液难于上输下归,酿成痰邪,阻于肌肤经脉之间,痰瘀交阻,久而不去等,均可酿成本病。

初起患处生有结节,隆出皮面,常成批长出,小若芡实豌豆,大似梅李核桃,或圆或长,孤立散在,互不融合,皮色不变或淡红,硬如软骨,或软如馒,表面光滑,压之略凹,离手复原,皮核不连,推之可移。

【辨证论治】

1. 凡初起痰核略小,为数尚少,不觉痒痛,推之可移,伴舌淡苔白,脉象弦滑者,为湿痰流注,蕴结皮肉证。治宜化痰软坚,健脾利湿法,方选顺气归脾丸化裁。药用:陈皮10g,浙贝母12g,制香附6g,茯苓12g,法半夏10g,雷丸9g,槟榔10g,青皮10g,姜竹茹6g,白僵蚕10g,胆南星6g,水煎服。

2. 若病程日久,痰核肿大,形若核桃鸡卵,成批发出,触之韧实,时觉麻木疼痛,伴二便不调,舌暗苔腻,脉象涩滞者,为痰瘀交阻,结于皮肉证。治宜消痰化瘀,软坚散结法,方选海藻玉壶汤化裁。药用:海藻12g,浙贝母12g,青皮10g,陈皮10g,法半夏10g,昆布10g,炒三棱10g,山甲珠10g(可用炒三棱10g或炒莪术10g替代),当归尾10g,香榧子10g,使君子15g,地骨皮10g,莪术10g,水煎服。另以化虫丸6g,送服。

【调养】 本病预防极为重要,应加强卫生宣传教育,养成饭前便后洗手的好习惯;不吃未煮熟的肉、鱼、蛙、虾、蟹、蚌等;对感染囊虫的猪肉,应深埋销毁,禁止食用;生吃蔬菜、瓜果要洗净;加强对鱼类、肉类加工管理及检疫制度;皮损浅表者,可结合手术治疗,切开取出即可;若生于脑内者,常伴发癫痫,病情较重,应及时请专科医生治疗。

恶　　肉

【概述】 恶肉,近似于西医学的神经纤维瘤病,是一种以肤起瘤赘,触之柔软,泛发周身,伴神经、骨骼发育异常为特征的皮肤病。中医学文献中记载的"肉瘿""肉瘤""瘤赘""结核"等,均有与本病相似之处。本病在西医学中于20世纪初由德国人Recklinghausen首先报道。中医学文献对此记载较早,3世纪《葛洪肘后备急方·乳痈妒乳诸毒肿方》就记载:"恶肉病者,身中忽有肉,如赤小豆粒突出,便长如牛马乳,亦如鸡冠状,亦宜服漏芦汤,外可以烧铁烙之。"又如隋代《诸病源候论·瘿瘤等病诸候》(610年)记载:"恶肉者,身里忽有肉,如小豆突出,细细长乃如牛马乳,亦如鸡冠之状,不痒不痛,久不治,长不已。由春冬被恶风所伤,风入肌肉,结瘀血积而生也。"本病多见于女性。同一家族中,可累代不绝。皮损始发于出生时或生后不久,肤生咖啡色斑片,近圆形或不规则形,后渐生瘤赘,成年后逐渐增多,可遍布全身(彩图 3-50)。病程长久,难于根除。

因先天禀赋素弱,气血不和;或腠理不密,卫外失固,复受风邪侵扰,则经脉塞滞,气血闭阻,外发体肤等,均能致病。

初起患处生有多个瘤赘,大小多少不定。逐渐扩大增多,小者如粟粒赤豆,大则若梅李鸡卵;少则几十,多者数百。皮色不变,或略带红褐,软若绵,硬似馒,压之即陷,离手复原,皮宽不急,蒂小而下垂。小者形似赤豆而顶圆,大者似牛马乳头,或如鸡冠。病者躯干和四肢处,常先有多个钱币至银元大小褐斑,平摊肤上,抚之不碍手。

【辨证论治】

1. 凡周身散在大小不等瘤赘,皮色如常,触之质软,不觉痒痛,舌淡苔白,脉象细弱者,为气血不和,经脉塞滞证。治宜调和气血,通经活络法,方选血府逐瘀汤化裁。药用:生地黄 30g,桃仁 10g,红花 10g,赤芍 10g,丹参 15g,桂枝 10g,川芎 10g,当归 15g,枳壳 10g,水煎服。配服大黄䗪虫丸,早晚各一丸。

2. 除周身瘤赘外,若伴有神情萎顿,智力低下,发育迟缓者,为先天不足,气血瘀滞证。治宜补养先天,通行经络法。方选归芍地黄汤化裁。药用:当归 15g,熟地黄 15g,赤芍 10g,白芍 10g,山萸肉 10g,核桃仁 20g,山药 15g,牡丹皮 10g,浙贝母 10g,山甲珠 6g(可用炒三棱 6g 或炒莪术 6g 替代),茯苓 12g,补骨脂 10g,水煎服。

【调养】本病一般不需外治,若肿物过大,或影响美容者,可考虑手术切除;本病多有家族病史,故应劝患者可婚勿育;平时不宜挤压抠捏,以防破损,染毒成脓;有癫痫病者当同时治疗;患者子女中约有 50% 可发生本病,故应绝育;出生后身上有大于钱币的咖啡斑 5 个以上者,即有发生本病的可能。

脚　　气

【概述】脚气,相当于西医学的维生素 B_1 缺乏症,又称脚气病,是一种因饮食不当所致以腿脚麻木无力,挛急肿胀,久而厌食心悸,胸闷气喘为特征的皮肤病,故名。在西医学中,1884 年日本人 Takaki 首先提出本病与饮食不调相关。中医学文献对此记载较早,根据其发病特点,又有"缓风""壅疾""脚弱"等名。晋代《葛洪肘后备急方·治风毒脚弱痹满上气方》(3 世纪)记载:"脚气之病,先起岭南,稍来江东,得之无渐,或微觉疼痹,或两胫小满,或行起忽弱,或小腹不仁,或时冷时热,皆其候也。不即治,转上入腹,便发气,则杀人……取好豉一升,三蒸三曝干,以好酒三斗,渍之三宿可饮,随人多少。欲预防,不必待时,便与酒煮豉服之。脚弱其得小愈,及更营诸方服之,并及灸之。"又:"酒若水煮大豆,饮其汁。又,食小豆亦佳。"唐代孙思邈《备急千金要方·风毒脚气》(652 年)亦记载:"夫有脚未觉异,而头项臂膊已有所苦,有诸处皆悉未知,而心膂五内已有所困。又风毒之中人也,或见食呕吐,憎闻食臭,或有腹痛下痢,或大小便秘涩不通,或胸中冲悸、不欲见光明,或精神昏愦,或喜迷忘、语言错乱,或壮热头痛……或复百节挛急,或小腹不仁,此皆脚气状貌也。"本病可见于小儿、青少年、孕妇及哺乳期妇女或辛苦劳作之人。本病病程较久，进展快慢各异，亦有暴发急剧而致死者。

因饮食不调，烹饪失当，水谷精微流失；或禀赋素弱，加之饥饱劳碌，嗜酒过度等，皆能损伤脾胃，运化失职，精微不能输布，肌肤失养；或湿热久羁，下注腿脚，经脉瘀阻等，皆能致病。

初期腿脚麻木酸痛，软弱无力，行动不便，渐至挛急枯瘦，饮食无味，日久脚膝浮肿，足胫肿大，麻木沉重，软弱无力，渐及全身；或胸闷气喘，恶心呕吐，神志恍惚，言语错乱，可致死亡。

【辨证论治】

1. 凡初起足胫无力，麻木酸痛，挛急枯瘦，伴饮食无味，舌红苔黄，脉象弦数者，为湿热伤营，筋脉失养证。治宜清热除湿，和营通络法，方选加味苍柏散化裁。药用：苍术 15g，黄柏 12g，木瓜 12g，独活 10g，防己 10g，牛膝 10g，薏苡仁 50g，黄芩 10g，知母 10g，六一散 10g（包），王不留行 10g，生地黄 30g，水煎服。

2. 若足胫肿胀，逐渐扩展，甚则全身，下肢麻木，步履沉重，软弱无力，伴面色不华，小便不利，舌淡苔白，脉象濡缓者，为水湿之邪，阻遏经络证。治宜健脾除湿，通络散滞法，方选除湿汤加减。药用：茯苓 15g，炒白术 12g，泽泻 10g，冬瓜皮 30g，陈皮 15g，木瓜 12g，车前子 15g（包），生黄芪 15g，防己 10g，生姜皮 15g，益母草 15g，泽泻 10g，水煎服。

3. 若心悸咳喘，胸闷气促，恶心呕吐，不能平卧，甚则神志恍惚，言语错乱，伴舌红苔腻，脉象滑数者，为湿热蕴毒，上扰神明证。治宜除湿清热，解毒开窍法，方选犀角散（《太平圣惠方》）化裁。药用：水牛角粉 4g（冲服），生石膏 30g（先煎），槟榔 10g，麦冬 10g，竹沥 15ml（兑服），葶苈子 10g，杏仁 9g，炙麻黄 6g，沉香粉 3g（冲服），枳壳 10g，茯苓 10g，生甘草 6g，水煎服。另：牛黄清心丸 1 粒，送服。

【调养】 除治疗外，应注意合理膳食，多食糙米、燕麦之类粗粮；注意粗米减少淘洗，合理烹煮；可多食大豆、赤小豆及黑豆、花生、瘦猪肉等。

疮内有石

【概述】 疮内有石，相当于西医学的皮肤钙质沉着症，是一种以皮肤生疮，疮内有石，坚硬如骨为特征的皮肤病，故名。根据其发病特点，中医学文献中又有"肉化石""棠梨泡"之名。本病在西医学中于 1898 年、1899 年由法国人 Giard 和 Duret 先后描述，于 1943 年由美国人 Inclan 首先命名。其临床特点为皮肤内有坚硬的结节、丘疹或肿块，破溃后可排出奶酪色油状砂粒石样物质。中医学对此记载较早，明代窦梦麟《疮疡经验全书·怪症》（1569 年）记载："一人浑身生泡如甘棠梨，破则出水，内有石一片，如指甲大，其泡复生。"又如《医学入门·疮内有石》（1575 年）记载："疮内有石，浑身生疮燎疱，如甘棠梨，每个破出水，内有石一片，如指甲大。"清代《奇症汇·身》（1786 年）记载："有人患身体生泡，如棠梨状，每个出水,内有石一片,如指甲大,其泡复生……不能束津液而化精微,反化肉为石。"《外科证治全书·发无定处证》(1831 年)亦记载:"棠梨泡,周身起泡如甘棠梨状,破则出水,内有石一片如指甲。"本病好发于儿童,以女孩多见,皮损常对称分布于四肢,偶可累及躯干或外阴部。其病程长久,进展缓慢,可达数年以上。

因素禀脾胃虚弱,转输不畅,或饮食失适,湿浊内停,内不能疏泄,外不得透达,湿浊怫郁于体肤;或经脉蹇滞,气血违和;或跌扑损伤,瘀阻肌肤等,均能蕴结成石,酿成本病。

初起患处丘疹、结节,或斑块、肿块,数目多少不定,皮色如常,小如绿豆芡实,大若梅李红枣,或圆或扁,或似半球,表面光滑,或微凹陷,边缘锐利,触之如骨,推之可移,不觉疼痛。日久皮色暗红或紫,周边绕以红晕,推之固定不移,自觉患处疼痛,触之尤甚。久则顶端结痂,其色黑褐,最终破溃,排出砂石,形似乳酪或白垩,溃破之处,愈合甚慢。

【辨证论治】

1. 凡初起肤生硬结,皮色如常或乳白,触之如骨,周边锐利,推之可移,境界清晰,伴大便不调,小溲黄浊,舌苔黏腻,脉象滑数者,为湿浊内停,蕴结肌肤证。治宜除湿化浊,软坚散结法,方选除湿汤化裁。药用:半夏曲 10g,厚朴 10g,苍术 10g,藿香 10g,陈皮 15g,茯苓 12g,夏枯草 15g,生牡蛎 30g(先煎),泽兰 10g,水煎服。外用阳和解凝膏贴敷。

2. 若皮损紫红,红肿高凸,如梅似枣,推之不动,触之痛甚,伴舌红苔腻,脉数有力者,为湿浊化毒,瘀阻经脉证。治宜解毒除湿,通脉化浊法,方选解毒除湿汤化裁。药用:忍冬藤 15g,金银花 12g,连翘 15g,牡丹皮 10g,赤芍 10g,地龙 12g,佩兰 15g,当归 15g,白茅根 15g,六一散 15g(包),水煎服。外用紫金锭搽涂。

3. 溃后不敛者,内服可酌加黄芪、当归,外用生肌玉红膏、生肌散,意在生肌长肉。

【调养】除治疗外,应注意保持患处清洁,以防染毒成脓;肿块过大者,可考虑手术切除治疗。

狐 尿 刺

【概述】狐尿刺,近似于西医学的毛发红糠疹,是一种以初起皮肤毛孔处发红,生有粟疹,继则上覆白屑为特征的皮肤病。中医学文献中又有"狐狸刺"之称。本病在西医学中于1857 年由法国人 Devergie 首先报道。中医学文献对此记述较早,如《诸病源候论·杂毒病诸候》(610 年)记载:"野狐尿棘刺头,有人犯之者,则多中于人手指足指,肿痛焮热。"《千金翼方·杂病》(682 年)记载:"凡热伤疮及狐尿刺,肿痛不可忍,并风寒者,皆烧马屎若生桑木趣得烟多熏之。"清代《外科证治全书·膊臂手三部证治》记载:"此证《大成》书名狐狸刺,《外台》《总录》二书名狐尿刺……初起红紫斑点,肌肤干燥。"本病多见于儿童及青年。皮损常对称生于头面、躯干、四肢伸侧、手背、颈旁、臀部,尤以一、二指背处最为显著(彩图3-51)。患者常有家族病史,日晒后加剧。儿童患病较轻,但可经久不愈。

本病因于气血不和,风邪袭腠,留恋肌肤,则气血失于濡煦而发;或由脾运不健,后天精微难于化生,津液失于敷布,肌肤不得润养等导致。

初起头面部发红,生有细白鳞屑,如糠似粃,状似面游风。逐渐浸淫蔓延,可泛及周身。皮损为帽状针头大小粟疹,触之坚韧,中有毛发穿过,皮损干燥而硬,状如棘刺,摸之如锉棘手,外观状似鸡皮,一、二指背面最为清楚。逐渐扩展,融合成片,其色黄红,匡廓清晰,上覆灰白鳞屑,厚如堆粉,或似蛎壳。肘、膝及指背处尤为明显。多数病者,伴掌跖皮肤肥厚,形如胼胝,甚者干燥皲裂,或指(趾)甲干枯脆裂,毛发稀疏脱落。

【辨证论治】

1. 凡初起病急,皮损蔓延迅速,其色潮红,上覆白屑,自觉瘙痒,伴舌红苔白,脉象浮数者,为气血不和,风邪乘隙证。治宜调和气血,祛风散邪法,方选荆防败毒散化裁。药用:荆芥10g,防风10g,赤芍10g,白芍10g,白鲜皮10g,连翘10g,金银花15g,当归12g,川芎10g,蒺藜10g,蝉蜕6g,水煎服。

2. 若病程日久,皮损泛及全身,其色暗红,肌肤肥厚,干燥粗糙,伴乏力气短,腹胀纳呆,大便不调,舌淡少津,脉细无力者,为脾失健运,津液不布证。治宜健脾助运,输布津液法,方选参苓白术散化裁。药用:党参15g,苍术15g,炒白术各15g,白扁豆15g,陈皮12g,生山药20g,麦冬15g,神曲10g,茯苓12g,鸡血藤15g,黄芪30g,当归15g,莲子12g,水煎服。

【调养】除治疗外,应多吃鲜嫩多汁的水果、蔬菜,如胡萝卜、南瓜、红薯、苋菜、菠菜、盖菜、柑橘、橙、柚子、苹果、枣等;减少或避免日光曝晒,必须外出时,可外涂防晒霜;不宜过度洗烫,适当外用护肤油脂。

多　毛

【概述】多毛,近似于西医学的全身性多毛症,是一种以周身毛发异常增多为特征的疾病,故名。中医学文献中又有"异毛恶发"之称。如隋代《诸病源候论·毛发病诸候》记载:"令毛发不生候,足少阴之血气,其华在发。足太阳之血气盛,则眉美;足少阳之血气盛,则须美;足阳明之血气盛,则发美;手阳明之血气盛,则髭美。诸经血气盛,则眉髭须发美泽。若虚少枯竭,则变黄白悴秃。若风邪乘其经络,血气改变,则异毛恶发妄生也。则需以药傅,令不生也。"本病有先天及后天之别。其中先天性全身性多毛症(俗称毛孩),在出生时周身即有硬毛覆盖,难于彻底根治;后天性全身性多毛症者,多始于青春期。多毛处除掌跖、唇红、乳头、阴茎包皮内板、阴蒂等部位外,全身均可见到毛发异常生长。

本病因禀赋不足,肾精亏虚,虚火妄炎,气血逆乱,则异毛恶发妄生而致;或由热病伤阴,津液亏乏,风邪乘其经络,气血违和而发;或因素禀多毛之体,遗传于后,累代不绝。

【辨证论治】

1. 凡出生后即有全身硬毛,面部形如猫脸,牙齿发育异常,多伴家族病史,累代不绝者,为禀赋不足,肾精亏损,虚火妄炎证。可试用滋阴补肾,清降虚火法,方选知柏地黄汤化裁。药用:盐知母6g,盐黄柏6g,熟地黄30g,山萸肉12g,牡丹皮6g,女贞子12g,菊花6g,玄参

6g,黑芝麻 10g,水煎服。

2. 若多毛始于青春期,常在热病之后,伴舌红口干,大便燥结,小溲短赤,舌红苔净,脉象细数者,为阴津不足,风邪乘袭证。治宜养阴生津,祛风通络法,方选养血润肤饮化裁。药用:生地黄 30g,熟地黄 30g,当归 15g,升麻 6g,天冬 10g,麦冬 10g,石斛 10g,天花粉 12g,生牡蛎 30g(先煎),川芎 10g,水煎服。

3. 本病除内服药物外,可配用祛毛散外搽,以软坚脱毛。药用:生牡蛎 30g,炉甘石 30g,海浮石 15g,月石 10g,冰片 1g,分别研细和匀,纱布包扑患处,每日 2 次。亦可配合应用市售脱毛剂外涂,以巩固疗效。

【调养】 本病应忌食辛辣厚味、肥甘酒酪;常食鲜嫩多汁的水果、蔬菜;改正用手拔毛的不良习惯;不可滥用外涂药物,尤其糖皮质激素药物绝不能滥用。

狐　惑

【概述】 狐惑,近似于西医学的白塞综合征(眼 - 口 - 生殖器综合征),是一种以口腔、前后阴部生有溃疡,并伴有眼疾及全身症状为特征的皮肤病,以其如狐惑所伤,故名。根据其发病特点,中医学文献中又有“狐惑疮”之名。本病在西医学中于 1937 年由土耳其医生 Behcet 首先报道,又称白塞综合征。本病在中医学中记载较早,东汉末年张仲景在《金匮要略·百合狐惑阴阳毒病脉证治》记载:“狐惑之为病,状如伤寒,默默欲眠,目不得闭,卧起不安,蚀于喉为惑,蚀于阴为狐……蚀于上部则声喝,甘草泻心汤主之。蚀于下部则咽干,苦参汤洗之。蚀于肛者,雄黄熏之。”隋代《诸病源候论·伤寒病诸候》(610 年)记载:“伤寒狐惑候夫狐惑二病者,是喉阴之为病也。初得状如伤寒,或因伤寒而变成斯病,其状默默欲眠,目瞀不得卧,卧起不安。虫食于喉咽为惑,食于阴肛为狐。”本病多见于男性青壮年。病变常发生于眼、口、前后阴部,少数可累及颜面、躯干、四肢等处。以口腔溃疡为第一症状者占半数以上,以后大多数伴有生殖器溃疡,眼病变一般发生较晚,绝大多数均有皮肤病变。病程长久,易于反复。

因肝脾二经,湿邪内蕴,郁久化热,上蒸下注,循经走窜;或肝肾阴虚,虚火内扰,经脉失养,外发体肤;或禀赋素弱,湿热蕴结,郁久化毒等,皆能致病。

初起于唇、舌、龈、颊、前后阴部生有溃疡,数目不定,大小不等。小者如粟粒赤豆,大者若梅核葡萄,周边绕以红晕,上覆白膜,疼痛殊甚。逐渐溃疡加大,数目增多。眼部常有白睛暴赤,热泪如汤,羞明隐涩,赤膜下垂,痛痒交作。腿胫部可生有多个黄豆大小硬结,周边红晕,触之痛甚。

【辨证论治】

1. 凡起病较急,患处潮红肿胀,伴溃烂疼痛,咽干口臭,胸满心烦,舌红苔腻,脉象滑数者,为湿热蕴毒,上蒸下注证。治宜清热利湿,泻火解毒法,方选甘草泻心汤及龙胆泻肝汤化裁。药用:生甘草 15g,炙甘草 15g,黄芩 10g,黄连 10g,龙胆 10g,车前子 10g(包),栀子

10g,法半夏 6g,柴胡 6g,泽泻 10g,水煎服。

2. 若病久反复,溃疡时作,双目发红,视物不清,头目眩晕,五心烦热,舌红少苔,脉象细数者,为肝肾阴亏,虚火内扰证。治宜滋养肝肾,清降虚火法,方选滋阴降火汤化裁。药用:生地黄 30g,石斛 10g,玄参 12g,北沙参 12g,盐知母 10g,盐黄柏 10g,天冬 10g,麦冬 12g,地骨皮 10g,水煎服。

3. 若伴有腿胫结节,梅核大小,半在皮下,红肿热痛,触之尤甚,四畔红晕,质地中等,舌红苔黄腻,脉象滑数者,为湿热下注,阻遏经络证。治宜清热除湿,化瘀通络法。方选化瘀苍术散加减。药用:苍术 15g,黄柏 12g,川牛膝 10g,生薏苡仁 60g,王不留行 12g,丹参 15g,牡丹皮 10g,赤芍 10g,草薢 10g,木瓜 10g,忍冬藤 15g,炙甘草 10g,水煎服。

4. 口腔溃疡可外搽冰硼散、锡类散;阴部溃疡可用蛤粉 6g,黄柏 10g,煅石膏 15g,冰片 1g,分别研细和匀,外撒患处。

【调养】患病期间,应卧床休息,饮食宜清淡;忌食辛辣酒酪、油腻腥荤;对眼、口、生殖器部疾患,也可请相应科室的医生会诊;调摄七情,戒除恼怒;可常吃鲜嫩多汁的青菜、水果,如生菜、苦瓜、番茄、苋菜、银耳、冬瓜、西瓜等,以及金银花露、绿豆汤等;保持大便通畅,勿使燥结。

疱　肉

【概述】疱肉,相当于西医学的皮肤猪囊虫病,是一种因食入不洁猪肉,而肤生囊包为特征的皮肤病,故名。根据其发病特点,中医学文献中又有称之为"痰核"者。如明代《杂病证治准绳·虫》记载:"食瓜果与畜兽内脏,遗留诸虫子类而生。"《医学入门·诸虫》亦记载:"诸虫皆因饮食不洁,或饥饱失宜,或过餐腥鲙炙煿,或鳖苋同食,以致中脘气虚不运而成积,积久成热,湿热熏蒸,痰与瘀血凝结,随五行之气变化,而为诸般奇怪之形,若腐草为萤是也。"本病多见于中年男性,病程长久,进展缓慢。农村患病者多于城市。

本病由于饮食不洁,食入生或未熟的含有囊虫的猪肉或被污染的蔬菜、瓜果,加之脾虚弱,湿邪内生,久则复生痰浊,痰浊与虫毒凝聚成核,凝聚流注而致。

初起皮下结节,肤色如常,触之柔软,小似黄豆梅李,大若核桃红枣,逐渐扩大增多,少则数个,多达百余,触之韧实,推之能移。可成批出现,不觉痒痛。经 3~5 年,甚至 10 年左右,可自行硬化或破溃。

【辨证论治】

1. 凡肤上初起结节,皮色如常,紧绷光滑,触之柔韧,如豆如枣,伴头昏乏力,食滞腹胀,舌质淡红,苔白略腻,脉象弦滑者,为湿痰虫邪,阻于经络证。治宜除湿化痰,软坚散结法,方选散结化虫汤加减。药用:法半夏 10g,胆南星 10g,浙贝母 15g,茯苓 15g,山甲片 15g(可用炒三棱 10g 或炒莪术 10g 替代),海藻 20g,陈皮 15g,昆布 20g,榧子 20g,水煎服。

2. 若结节迭起,如梅如栗,触之韧实,自感麻木疼痛,伴头痛眩晕,视物模糊。恶心呕吐、脘腹胀满、食少纳呆,舌暗苔腻,脉象沉滑者,为痰浊虫毒,瘀阻经脉证。治宜涤痰化浊,杀虫解毒法,方选涤痰汤化裁。药用:法半夏 10g,陈皮 15g,茯苓 12g,枳实 10g,胆南星 10g,竹沥水 30ml(冲服),天竺黄 10g,使君子 20g,南瓜子 30g,浙贝母 12g,白芥子 10g,槟榔 10g,全瓜蒌 30g,水煎,并以此药汁送服散结灵 6g。

【**调养**】除治疗外,应加强饮食卫生;搞好粪便管理;严禁出售、食用感染肉类;生吃蔬菜水果要洗净;做好猪肉检疫工作;皮损浅表在外者,可配合手术、激光、冷冻疗法,将其取出或杀死;做好屠宰场的监管工作,不让病肉出门,并深埋,或高温,或其他处理。

第四章　皮肤病命名及分类浅析

随着社会进步,科学发展,人类对皮肤病的认识日臻深入完善。许多过去未被发现的病种,现已记载入册。迄今为止,西医皮科专著记载的疾病已超过 2 000 种。中医对皮肤病的记载亦源远流长。从现存史料分析,可上溯至公元前 14 世纪的殷墟甲骨文。其后《周礼》《五十二病方》《山海经》《云梦秦简》《黄帝内经》《难经》《神农本草经》《伤寒杂病论》《刘涓子鬼遗方》《葛洪肘后备急方》《针灸甲乙经》《诸病源候论》等皆有所载,加之唐初至清末的千余年中,古籍收录的皮外科病名至少在 5 000 种以上。但因年移代革,兵燹战乱,篇卷散佚,简牍断残者,咸有所生,致使许多疾病有名无症,或有症无名,或有症不详,甚至荡然无存,令人扼腕兴叹。这亦给皮肤病的搜集整理工作带来诸多不便。笔者有志于此,将近 50 年来收录的资料加以整理,就皮肤病名及分类方面作一粗浅论述。

一、皮肤病的命名规律

(一) 形色命名

依据皮损的主要形态、颜色特点直观命名,可使人闻其病名,如见形色,易于记诵。这应该是中西医最早使用的方法。如中医的燕窝疮、肉蜈蚣、鹅口疮、鼠乳、象皮腿、猫眼疮、驴眼疮、蛇皮癣、翻花疮、冬瓜腿、白驳风、葡萄疫、红云风、丹毒、青记脸、紫印脸、鱼口、舐唇风、梅核火丹、鸡眼、鸡冠丹、金丝疮、蚂蚁窝、疮内有石、鼍黑斑、黄肥疮、赤白游风、牛皮癣等;西医的叠瓦癣、胶样粟丘疹、扁平苔藓、白化病、黑变病、蟾皮病、小棘苔藓、红斑狼疮、虫蚀状皮肤萎缩、鳞状毛囊角化、鱼鳞病、蓝痣、蜘蛛痣、网状青斑、褐黄病、黑毛舌、皮肤松弛症、色素性玫瑰疹、盘状湿疹、花斑癣、玫瑰糠疹、条纹状角化症、光泽苔藓等。此命名法可能是人类认识疾病最早、最原始、最直观,也是最常用的方法之一。

(二) 部位命名

病名中冠以皮损的好发部位或分布特点,可使人闻其病名,即知病所。如中医的旋耳疮、脐疮、脑后发、人中疔、脐湿疮、胞漏疮、发际疮、手足皲裂、手心毒、眉风癣、羊胡子疮、三里发、臁疮、唇风、甲疽、委中毒、乳头风等。西医依此法者亦不鲜见，不仅有直观的解剖部位，尚可包括组织病理学的病位，再结合形色特点，则更为生动具体。如对称性进行性白斑、单侧痣样毛细血管扩张、带状疱疹、偏侧性疣状痣、局限性角化症、泛发性硬斑病、系统性红斑狼疮、舌痛、指节垫、汗管瘤、面正中黑子病、口角唇炎、掌跖角皮病、连续性肢端皮炎、黑踵、肢端早老症、掌红斑、舌痛症、眶周黑变病、胫前黏液性水肿、甲下胬肉、口周皮炎、角层下脓疱病、手足口病、眼-口-生殖器综合征、皮下脂肪肉芽肿等，均属此范畴。这是在人类认识疾病的较高阶段形成的。其不足之处则在于对某些泛发全身、或无固定发病部位者，无法予以命名。

(三) 病因命名

依据疾病发生的主要病因、病机为名，使人闻其病名，可知病因、病机。如中医的风毒肿、风瘾疹、湿毒疮、花柳病、燥瘑疮、火丹疮、寒疮、热毒流注、湿毒流注、漆疮、燥毒、射工伤、担肩瘤、温毒发斑、蜈蚣伤、风热疮、汗淅疮、日晒疮、灸疮等。西医按此法者，亦为数不少，如火激红斑、猫抓病、念珠菌病、糖尿病性皮肤病、闭塞性血栓性脉管炎、色素失禁症、血吸虫皮炎、恙虫病、化妆品皮肤病、光线性唇炎、蜥蜴咬伤、热荨麻疹、皮肤钙质沉着症等。这是在人类了解到病因、病机的内涵后逐渐形成，显然比形态学的直观命名要深入。此法的不足之处在于对许多不明原因的疾病，无法予以命名。

(四) 病程命名

病名前冠以病程长短、进展速度或能否复发，再结合其他命名法，可使人闻其病名，则知病程长短或轻重缓急。如中医的百日疮、千日疮、走马牙疳、火燎疱、月蚀疮、久病疮、雁来风、暑热疮、急淋等；西医的慢性湿疹、暴发性紫癜、急性淋巴结炎、慢性游走性红斑、复发性多形红斑、持久性回状红斑、复发性口腔溃疡、流行性出血热、亚急性湿疹等，均属此类。这也不同程度反映了人类对疾病规律的认识。

(五) 季节、易感人群命名

以疾病的好发季节、易感人群的年龄、职业特点为名。如中医的夏日沸烂疮、雁疮、时毒暑疖、桃花癣、胎赤、妇人阴痒、男子阴疮、小儿头疮、胎瘢疮、奶癣、奶腥疮等；西医的夏季皮炎、夏令水疱病、冬季痒疹、青少年春季疹、成人硬肿病、战壕足、冲浪运动员结节、幼儿急疹、男性秃发、外阴瘙痒症、婴儿湿疹、老年瘙痒症、冬季瘙痒症、小儿丘疹性肢端皮炎、幼年性黄瘤、职业性皮炎、新生儿红斑、月经疹、妇女多毛等，都是在了解其发病规律后逐渐形成的。

(六) 人名、地名命名

以首先发现、报道者的人名或好发病的地区为名。使人闻其病名，则知其首创者或发病地区。受传统习惯的影响，此法在中医很少使用，在西医则屡见不鲜。如鲍温病、李斯德菌病、太田痣、白塞综合征、马方综合征、里尔黑变病、伊藤痣、巴西芽生菌病、西尼罗河热、沙漠疮、雷诺病、斯威特病、斯蒂尔病、贝克痣、热带溃疡、哈伯综合征、戈谢病、非洲出血热、丛林斑疹伤寒、地中海热等。

(七) 综合命名

用上述两种或两种以上方法综合命名,可以反映疾病的主要形态、颜色、部位、病因、病机、季节等。前述各种命名方法中已有部分属于综合命名,其他如中医的口下黄肥疮、烂喉丹痧、面䵟、胡须顽湿、面游风毒、股间湿癣、水渍手丫疮、小儿赤游丹等,西医的急性发热性嗜中性皮病、离心性环形红斑、持久隆起性红斑、摩擦性苔藓样疹、手足复发性大疱性表皮松解症、丘疹性坏死性结核疹、脂肪营养不良伴黑棘皮病、中毒性黑素皮炎、婴儿急性出血性水肿、口周色素性红斑等,都属于综合命名法。这应是在人类认识的高级阶段逐步形成的。尽管此法的病名较长,难于记诵,但可从多方位描述疾病的特点。在尚无一种完备的命名方法时,综合命名法则优于其他方法。

(八) 其他

上述各种方法,虽非集成,亦粗大略。在人类发现、认识疾病,并加以命名的过程中,由于历史时期、地域条件、医生水平,以及疾病的形态表现、发展阶段、发生部位、预后转归等差异,势必会产生同一疾病可能出现多个病名,此种情况,中西医都存在。如同为小儿丹毒,在历代中医文献就曾有天夺丹、游火、天灶丹、胡次丹等 10 余个病名。同为急性淋巴管炎,曾有红丝疔、血丝疔、红演疔、赤疔等名称,竟多达 20 余个。西医的结节病亦曾有肉样瘤病、冻疮样狼疮等 6 个病名;又如黑踵亦有足跟瘀点、黑趾、跖部假色汗症等多个病名;颜面粟粒性狼疮亦有颜面播散性粟粒性狼疮、粟粒狼疮样结核病等 6 个名称。中西医同称天花,但在中医历史文献中,曾有痘疮、天痘、虏疮、豌豆疮、百日疮、天行发斑疮、疫疠疱疮、登痘疮等 10 余个病名。这亦从不同角度反映了人类认识疾病的历史过程。

二、中西医皮肤病名间的关系

(一) 同名同病

尽管中西医体系的形成有别,其病名间仍有不少名实相同。即二者之间,不仅名称相同,且所指内容一致,二者可以通用。如风疹、麻疹、麻风、丹毒、梅毒、脚垫、头虱、体虱、阴虱、胼胝、雀斑、蝎蜇伤、日晒伤、冻疮、蚊叮咬、蜈蚣蜇伤、多汗、无汗、痛风、多毛、皮痛、手足皲裂、舌痛、鸡眼、汗斑、疥疮、嵌甲、酒渣鼻、水痘、天花、白癜风、腋臭等,即为同名同病。

(二) 同名异病

中西医间,有少数病名虽同,实则迥别。如牛皮癣系指皮肤顽厚,触之韧实,状如牛领之皮为特征的疾病。实际上中医的牛皮癣相当于西医的神经性皮炎,而非银屑病。西医的牛皮癣亦名银屑病,在中医则称为白疕、干癣或松皮癣。又如臁疮系指小腿臁骨(西医称胫骨)处生疮为特征的疾病。西医的臁疮又称为深脓疱疮,属于球菌感染性皮肤病。中医的臁疮,在西医称小腿静脉性溃疡,属于皮肤脉管性疾病。故虽皆称臁疮,中西医间名同而实异。

(三) 异名同病

中西医间大部分病名可以互相沟通。名虽相异,实则相同、相似或相近者至少有半数以上(详见本书附篇)。如蓝注(称蓝痣)、脑湿(皮角)、鼠乳(传染性软疣)、狐惑(白塞综合征)、风瘙痒(瘙痒病)、风瘩瘟(荨麻疹)、风瘾疹(人工荨麻疹)、口吻疮(口周皮炎)、土风疮(丘疹性荨麻疹)、猫眼疮(多形性红斑)、缠腰火丹(带状疱疹)、阴蚀疮(急性女阴溃疡)、面游风(面部脂溢性皮炎)、流火(下肢丹毒)、抱头火丹(颜面丹毒)、热疮(单纯疱疹)等,括号外为中医病名,括号内为西医病名,均属此例。

(四) 一病多名

其意为一个中医病名相当于西医的一类(多个)皮肤病。如中医的天疱疮指皮肤燎浆起疱,小如豌豆芡实,大若梅李鸡卵为特征的疾病,可包括西医的各型天疱疮、疱疹样天疱疮、大疱性类天疱疮、瘢痕性类天疱疮、疱疹样皮炎等多种大疱及疱疹性皮肤病。又如中医的瓜藤缠,系指小腿生有结节,绕胫而发,如瓜藤所缠为特征的疾病,可包括西医的变应性皮肤血管炎、结节性血管炎、结节性红斑、硬红斑、结节性多动脉炎等多种皮肤血管炎类疾病。

(五) 多病一名

系指在中医认为不同病名的多种疾病,在西医则认为是同一疾病的不同发病部位,或不同发展阶段。如中医的白屑风、面游风、眉风癣、钮扣风等,在西医统称为脂溢性皮炎。又如中医的炉头疮、旋耳疮、恋眉疮、乳头风、胎瘢疮、奶腥疮、鼻蜃疮、独骨疮、湿毒疮、下注疮、胞漏疮、掌心风、浸淫疮等,在西医则统称为湿疹。

三、皮肤病的分类

分类学是根据事物特点分别归类的一门科学。同一事物用不同的分类方法,可产生不同的结果。我国最早的药学专著《神农本草经》收录药物 365 种,按其功用分为上品、中品、下品三大类。明代医药巨擘李时珍在《本草纲目》中曾巧妙、科学地运用了一种先进的分类法——进化分类法,把收录的 1 892 种药物按其用药来源及部位,从无生命的水、火、土、金、石,渐至有生命的植物草、谷、菜、果、木,直到动物的虫、鳞、介、禽、兽,最终是人。从表面现象,看到其相互关联的内在本质。由此及彼,由表及里,从无生命到有生命,从简单到复杂,从低等到高等。这种进化论的分类方法,在其他学科领域中的应用也是凤毛麟角。如何启迪后学,效仿李时珍对药物分类那样,把 2 000 余种皮肤病用一种分类方法加以条分缕析,使鳞介咸分,奎张不乱,无论对中医还是西医,都是尚待解决的难题。总结前贤的分类方法,大体有如下几类:

(一) 部位分类法

此法为中西医所采纳,即按照疾病的好发部位加以分类。隋代巢元方《诸病源候论》(610 年)共 50 卷,67 门,1 720 则,涉及常见皮外科疾病 300 余种。书中所涉及的皮外科疾病,就分为毛发病诸候、面体病诸候、目病诸候……四肢病诸候等,这为后世的部位分类法奠定了基础。故清代以前大多数中医著作均选用此法,如《备急千金要方》《外科理例》《疡医大全》《疡科会粹》《外科大成》等。有些著作则分类尤为详尽,其中《外科证治全书》明确分为头、面、眼、项、胸、乳、腋等19个部位。《医宗金鉴》则分为28个部位。此法优点在使人易于查找,如发际疮、掌心风、串腰龙、唇风、眉风癣等,可依发病部位,按图索骥。无论对医生还是病者均有裨益。但此法对于泛及周身或随处可生、无固定部位者,如白癜风、水痘、传染性软疣等,则无法概括。为了弥补此法的不足,古人巧妙地加入了"发无定处部"或"不分部位部"。

(二) 病名分类法

此法为中医所独有,即按照疾病中的疖、癣、疮、风、丹、疱、疹、痈、痘、疽等名称分类,如奶腥疮、旋耳疮、发际疮、湿毒疮、天疱疮等归于疮类;四弯风、白癜风、掌心风、大脚风等均属风类。其优点在于知其病名,则知归属。此法早在隋代《诸病源候论》中就分瘿瘤等病诸候、肿病诸候、疔疮病诸候、痈疽病诸候、瘘病诸候、疮病诸候等,为后世的病名分类法建立了雏形。其后的《外科启玄》《洞天奥旨》等名著都依此法而分。现代名医朱仁康主编的《中医外科学》则明确使用病名分类法,令人耳目一新。此法的不足之处在于对一病多名者,则难于用此法归类。如乳癣、奶腥疮均为婴儿湿疹;砍头疮、发脑疽、脑后发等均为项部痈。还有一些病名如痘风疮(痘、风、疮俱全)、风疹(风、疹皆有)、面尘、瓜藤缠,以及毛发、汗腺、爪甲等疾病,或中医古籍未载的病种,如艾滋病、手足口病等,以及不知病名者,尚无法以此概括,故其犹有未备之处。

(三) 综合分类法

西医各种皮科专著采用的分类方法均是以病因分类法为主。把已知病因的疾病分为病毒性皮肤病、球菌性皮肤病、杆菌性皮肤病、真菌性皮肤病……遗传性皮肤病、内分泌代谢营养障碍性皮肤病等。这种分类法标识着人类对疾病原因的了解、概括及总结,但对大多数不明确切原因的疾病,则此法似嫌不足。故在此基础上加入了形态学分类的内容,如红斑、鳞屑性皮肤病、大疱及疱疹性皮肤病等。即便如此,对于多形态损害的湿疹、变应性皮肤血管炎等,仍未囊括其中。故西医的分类中亦有发病部位分类法(包括解剖学部位、组织病理学部位),如皮肤附属器疾病、黏膜疾病、真皮弹力纤维疾病、血管炎、皮下脂肪组织疾病等。尽管如此,对于一些既不明原因、多形态,又有多发病部位者,尚无法予以分类。故又加入与皮肤有关的综合征类,如腺热综合征、黄甲综合征、皮肤-口腔炎综合征等。可见西医的综合分类法,是以病因学分类为主,在大多数不明原因的情况下,结合了形态学、发病部位等分类法。

总之,从古到今,无论中医还是西医,对于当今西医记载的2 000多种皮肤病的分类,尚不能像明代李时珍那样对1 892种药物用一种方法进行归类。目前文献中所应用的各种分类法,虽有其长,但亦有所短。如何使用一种分类方法概括所有的疾病,则期待于今后才高识妙者,探微索隐,以补先贤之未逮。

附篇　朱仁康皮肤病辨治经验

忆先师朱仁康

先师朱仁康,字行健(1908—2000年),祖籍江苏,我国著名中医皮外科专家。一生跨越两个世纪,励精图治,学习勤勉,不仅在中医皮外科方面造诣颇深,深得江南外科名医章治康之传,更是乐于衷中参西,多所创新。中华人民共和国成立之初于中国中医研究院(现为中国中医科学院)创建中医外科,后将中医皮肤科从外科中独立出来。毕生多有著述。

一、斯是陋室,惟吾德馨

先师生于无锡一普通家庭,其时军阀割据,战乱频作,兵匪横行,民不聊生,朱师家中亦食指浩繁,入不敷出,东挪西凑,苦度日月。尽管如此,其父仍不遗余力培养下一代,设法供兄弟两人上学。先师后因身体孱弱多病,辍学在家。

适逢外科名医章治康为躲避战乱而迁与先师为邻,方圆百里,慕名而来求治者络绎不绝。凡贫困患者,章氏非但分文不取,甚至相赠药金,深得百姓爱戴。朱老家人患疾,经其诊治,无不霍然而愈。两家朝夕相处,章治康与朱父交称莫逆,朱父遂有使两兄弟从师学医之意。先师兄长先从章氏执弟子礼,三载学成,悬壶行医,后从兄长随诊抄方,因而亦尽得章氏薪传之秘。

(一) 在名师指导下苦练基本功

先师学医过程中,一则从小长期与名医相处,耳濡目染,有所熏陶;再则由于长兄提携督促苦练基本功,打下了良好基础。

1. 熟读经典,"内外"兼修　读医书,先师先从《汤头歌诀》《医家四要》等启蒙,初学无门径,弯路走了不少,例如一本《汤头歌诀》,不知背诵了多少遍,却总是前记后忘,渐学会把各类方剂经过分析、对比异同,便能牢记下来,后再读《医方集解》,深入了解方义,功底就更牢固。

在读外科专著方面,由于师承相传,先师极为推崇高锦庭《疡科心得集》一书。明清两代外科书籍虽多,但陈陈相因,有所雷同。先师认为此书一反既往编次惯例,而首创两病或三病骈列立论,辨其异同,条分缕析,既便于辨病(鉴别诊断),更有助于辨证。例如"辨附骨疽、附骨痰论",已能明确地把骨髓炎、骨结核区别开来。又如在脑疽论中,首先提出三陷变局,对全身化脓性感染败血症与脓毒血症,已有深刻认识。如是之处皆发前人所未发,在中医外科史上有很大的贡献。先师对此书曾反复研读,受益匪浅。体会到高氏组方用药,偏重于清热解毒,毕竟疮疡属于火毒,阳证多见,观其所创新方如清营解毒汤、银花解毒汤、羚羊角散等皆属此辈。据此先师认为当时高氏是受到温病学派卫气营血理论的影响所致。

先师熟读《疡科心得集》外,亦参阅了诸多外科名著,如《外科正宗》《外科证治全生集》《医宗金鉴》等,博采众长,吸取精华,充实了师承经验。

此外,先师接受前人"治外必本内,知内以求外"及"治外而不知内,非其治也"的教诲,重视学外科医必须熟谙内科基础,为此先后研读过《素灵类纂》《时病论》《伤寒来苏集》《温病条辨》《本草从新》等书,为先师后来树立整体观,主张疮疡皮肤外科诸症应着重内科,打下基础。

先师学医方式,基本是以师带徒。白天协助长兄临诊、抄方、配药,夜晚攻读书本,常至鸡鸣灯影,不敢偷闲,曾作《十七而学论》以自励。先师深深体会到,这样的学医方式,临床实践与理论知识紧密结合,收获大,进步快,缺点是理论基础差些,不如在医学院那样系统、扎实。目前先理论后临床的学习方式,似有脱节,而且实践技术有所欠缺,值得我们深思。

2. 外治不可废　学外科与其他科不同,必须配合外用药,外科常用红升、白降二丹,乃不可或缺之品,必须亲自动手炼制,掌握好火候(文火、武火、炼取时间等),否则必遭失败。如炼升丹,火候太过则丹药发黑,弃之无用;火候不足则丹药发黄,功效不著。熬煎膏药亦如此。熬油温度在400℃以上,必须滴水成珠,方是火候到的征候,这时下丹,才能熬成乌黑光亮。有好多外用配方膏、丹、散、水、酒等,都有一套工艺方法、先后次序,功效好坏,与此大有关系。先师经过亲自实践,反复试验,很好地掌握了多种外用药物剂型的工艺方法。

外治的另一个重要部分便是开刀。开刀技术,掌握好辨脓法尤为重要。全靠手指按摸,判断有脓无脓,尤以深部脓疡,辨之极难,尚有似脓非脓、气肿、血肿,易于误诊。中医开刀,向以小切口为主,辨脓疡深浅,定切口部位,浅则浅开,深则深刺,恰如其分。反之,过浅则未到脓腔,脓不外泄,过深则伤筋动络,甚至出血过多;开口过小则脓出不畅,造成蓄脓;脓未成熟而切,及脓成而过时不切,均非所宜。这些均要经过反复实践方可取得经验。先师认为,这些外科的基本功对于外科从医者来说,必须打牢,掌握分寸。

(二) 初出茅庐,在临证中读书

由于长兄的谆谆教导及自己的苦学多练,先师仅用三年左右,便初步掌握了医疗技术。为了减轻长兄的重负,先师离开长兄,自立门户,远赴苏州行医。初出茅庐,对过去学医时常见疾病,治好不难,但遇到以前未见疾病,或疑难杂症,深感实践不够,经验不足,又无师可问,只能刻苦攻读,有感孙思邈"读方三年,便谓天下无病可治;及治病三年,乃知天下无方可用。"之言有理。

先师曾言碰到这样的病例,虽事隔五十年,仍常念及,记忆犹新:患者蔡某,男性,农民,二十余岁,遍身起青紫斑块,状如葡萄,两腿青肿,满口牙龈糜烂,血向外溢,不断吐出青紫黑红夹杂的血块,臭秽之气冲人。其家属惶惶然,来所求治。先师自忖行医始,此病从未见过,如何处理,心中无数。初思牙龈属胃,现今腐烂出血不止,想是胃火上炽,遍身青紫斑块,良由邪热伤络,血溢脉外所致。筹思有顷,蓦然想起方书有消斑青黛饮一方,或许尚能合拍。故拟首选犀角尖(镑末),次以金银花露送服,继拟方用鲜生地、川黄连、黑栀、知母、青黛、生石膏、丹皮、赤芍、元参、鲜芦根与服,另以五倍子末外搽牙龈以收敛止血。两剂后复诊,龈血明显减少,周身青紫斑块亦渐消退,仍宗前方,去犀角,加侧柏叶、大青叶等增损,六剂后痊愈。阖家称颂不止,先师深感满意。事后查阅《外科正宗》《医宗金鉴》诸书,此症均称青腿牙疳及葡萄疫,与现代所称坏血病相似。而消斑青黛饮一方,出自《伤寒六书》,治邪热入胃,里实表虚。阳毒发斑之症,亦见合拍。

从此以后,先师便把每天所诊,写成笔记。一般病例简录,疑难病例详记。诊余之暇,细察认证识病,处方用药有无差错,有无药不对症或该用未用,不该却用者,经过思考,以备下次改正。遇疑难或罕见之症,必经多方查书,一求明确诊断,二求想方设法,遇危重症,事关患者生命安危,责任重大,不但详细检查,慎重推敲后遣方下药,且诊后又要考虑下步方案,常致夜不安枕,必待来朝看到患者转危为安,才放下心来。先师多年如一日,曾总结了以下几点启发后人:①边看病,边查书,学以致用,学用结合,逐步提高医疗水平;②既有成功的经验,及时总结;亦有失败的教训,随时改正;③日积月累,便于摸索规律,总结提高;④对患者负责,避免差错。

二、路漫漫其修远兮,吾将上下而求索

先师弱冠之时,学有所成,悬壶苏州,德技双馨,深得当地民众信任,口口相传,渐渐名扬江南。后战争影响,江南沦陷,朱氏举家迁往沪上,开设门诊,主编医报,日日以医为友,以学为伴。

1952年,先师进入上海公费医疗第五门诊部(现上海中医药大学附属岳阳中西医结合医院)工作,与朱治吉、张赞臣、顾伯华等中医外科名家共事,也因这些名医,第五门诊部后被誉为"名中医摇篮"。

随着国家对中医药发展的重视,先后在多地成立了中医研究院、中医药高校等。1956年,中国中医研究院(现为中国中医科学院)受卫生部委托,从全国各地征聘具有真才实学、经验丰富、医德高尚的名中医和医学专家赴京担负研究及教学工作,先师遂前来北京。从此一待便是45年。

1959年,先师受卫生部委派赴朝执行医疗任务,为期两年半,回国后又多年承担了众多医疗保健任务。1963年,先师即任广安门医院外科主任,后于1972年在广安门医院创立了皮肤科,使皮肤科从中医外科分出,成为了独立学科。此时期,先师带领皮肤科一众骨干攻坚克难,在皮肤科疑难杂症的诊疗及一系列重大科研项目上做出了卓越贡献。1978年,时年70岁的先师一马当先,成为中国中医研究院首批硕士研究生导师,我有幸考取了全国首届中医研究生,拜得先师门下,随先师专研皮肤病二十余载,自此改变我的终生。

三、千淘万漉虽辛苦,吹尽黄沙始到金

先师一生勇于探索、勤于钻研,对中医内外科、皮肤科的认识不可谓不深刻,不可谓不前沿,其独特学术思想可供后人揣摩学习。同时还致力于临床研究,取得了一系列丰硕成果,例如课题"克银方治疗银屑病"曾于1983年荣获卫生部甲级科学技术成果奖,临床疗效可观;另外,先师指导下完成的多团队研究成果"名老中医智能模拟应用软件朱仁康中医专家系统 ZRK-82(皮炎湿疹部分)"也荣获了1983年中医研究院科技成果二等奖。

（一）品卿几句言,如添半世功

先师在继承前人的基础上,吸收外来知识,开拓创新,形成了自己独特的诊治方式和学术理论,影响了几代皮肤科人。

1. 中西结合　先师初登医林不久,除从事中医外科专业外,因惑于社会上有中医长于内科,西医长于外科之说,思想有所触动。当时有上海汪洋办的西医函授学校,编有一整套的讲义,先师便抽诊余时间来自学,还涉猎其他西医书籍,得以略窥门径。后认为中西医各有所长,各有所短,何妨中西汇通,采长补短。后来看到唐容川《中西汇通医经精义》一书,深受启发。先从中西病名对照着手,待抗战前夕迁居上海后,即广泛搜集资料,结合自己见解,写成《中西医学汇综》一书,初步体现了其设想。先师在序文中写道:"中西医不可偏废,允宜兼收并蓄,取长补短,融会贯通,共冶一炉。""医学无分中外,拯人疾患,其道则一,他山之石,可以为错。"盖因当时中西医间存在隔阂,各立门户,相互攻讦,有水火不兼容之势,先师深以为憾。后又在其主编的《国医导报》中重申此旨,有中西医长期共存、包容互鉴之意。20世纪30年代发表的《外科新论》及20世纪50年代写的《实用外科中药治疗学》,都是以中西病名对照、中西学说互参的方式来写。

先师常认为中医辨证、西医辨病(当然中医也讲辨病),是目前做好中西医结合工作的两个主要环节。要做到这一点,中西医应互相学习,取长补短,共同提高。

在临床实践中,先师遵循中医辨证论治基本精神,以证为主,既可异病同治,亦可同病异治,衷中参西,洋为中用,古为今用,提高了临床组方用药的针对性及整体性。如扁平疣、带状疱疹,就西医来说是属于病毒性皮肤病,先师采用清热解毒药组成的马齿苋合剂治疗,取得了较好的疗效。又如银屑病,鉴于西医抗肿瘤药物有效,但副作用较大,便根据此病有血热风燥证、血虚风燥证的特点,适当配合清热凉血药或养血润燥药,亦取得较好疗效,且副作用较少。

2. 皮损辨证　先师认为,皮肤病辨证也应落实在皮损,故而,辨别皮肤病,应将辨外症——皮损表现,与辨内症相结合,通过望诊辨别皮损形态、色泽、部位等,司外揣内,从而了解病症的性质等。这种皮肤病特有的辨证方法,先师称其为皮损辨证。例如从部位上看,皮损生于面部属胃经,生于胸胁属肝经,生于鼻部属肺经。同时根据望诊所见其或斑、或疹、或疱、或风团、或结节囊肿、或浸渍糜烂、或见鳞屑、抓痕、皲裂、结痂等形态不同,判断皮肤病的性质和脏腑病变状态。这种辨证方法是对传统辨证方法的延续,亦是基于皮肤专科的辨证方式的创新。

皮肤病虽长久以来隶属于外科,但所谓"形诸于外者,必变动于内",先师认为,看待皮肤病要强调整体观念,不仅要以外治外,更要着重内治法。通过长期大量临床实践,先师确立了皮肤病治疗12法则,自拟经验方上百首,临床疗效显著,应用广泛。例如先师生前常用滋阴除湿法、搜风除湿法、凉营清解法,其对应的滋阴除湿汤、乌蛇驱风汤、皮炎汤在临床使用起来都卓有成效。

(二) 玄音戛然止,人去文还在

先师一生留下了很多著作:1933 年《中西医学汇综》、1936 年《家庭食物疗病法》、1938 年主办《国医导报》(连载《外科新论》《中国药物学新编》)、1954 年《痔疮与瘘管》、1955 年《实用外科中药治疗学》、1958 年《中医治瘘疗法》、1979 年《朱仁康临床经验集》。

为完成弘扬中医皮外科的凤愿,先师于 1982 年邀请全国 15 省市,20 余家医疗教学单位的 30 余位专家学者担任编委兼编写,我亦忝居其中,共同完成《中医外科学》,由先师亲任主编,赵炳南、张赞臣任顾问,历时近 3 年完成一百五十余万字的巨著。1987 年由人民卫生出版社出版问世。该书成为具有系统性、科学性、先进性、实用性为一体的中医皮外科医疗、教学、科研的参考书。是一部继往开来,代表全国中医皮外科水平的巨著,亦是先师晚年对中医皮外科的一大贡献。

四、厚谊常存魂梦里,深恩永志我心中

先师一生为中医呕心沥血,技术上精益求精,享誉海内外。虽盛名彰著,却为人低调谦和、行事认真,凡有登门求医者,皆热忱接待,对于跟诊学生,亦是仔细讲解,有教无类。先师平时喜静,少言寡语,甚爱读书,每次登门求教,先师皆伏案写作,或阅读古籍。三十五年前,我曾收藏先师手迹一份,视若珍宝留存,后值先师一百一十周年诞辰之际,忍痛割爱,将真迹奉还先师家人,以表怀念敬重之心。至今先师已离世二十余载,但其音容笑貌,仍在我心中,历历在目。如今皮科后学兴旺发达,蒸蒸日上,不辜先师昔日之愿!

辨 甲 论 治

甲病可以是甲自身发病,或是全身性疾患引起的指、趾甲改变,或者甲周边皮肤病变累及指、趾甲。因此,观察指、趾甲(特别是指甲)的变化,对于辅助诊断、治疗一些疾病,尤其对某些皮肤病,具有较重要的意义。下面主要就与皮肤病有关的甲病变,在中医辨证论治方面作一介绍。

一、甲的生理

甲(包括指、趾甲)是皮肤的附属器之一,在胎儿 3 个月左右开始生长,至 5 个月左右可长成形。甲每日平均长 0.1mm 左右,其生长速度可受多种因素影响,如青少年及成年人比婴幼儿、老年人快;白天比晚上快;春夏比秋冬快;十指之中,甲的生长速度与指长度成正

比,即手指愈长,甲生长就愈快;中年以后逐渐减慢。若指甲受伤脱落或手术拔除后,新甲自根部生长到甲缘处恢复正常形态,约需 100 天左右。

正常甲板可呈长方形、方形或梯形,甲面饱满,平整而略带光泽,其上可有极细的平行纵纹。甲板平均长度为 12~13mm,宽度不等,厚 0.5~0.8mm。其根部有乳白色的半月弧(亦称甲半月),是甲板的新生部分,大小可因人而异。其中拇指最大、食指、中指、无名指、小指依次减小以至消失。

二、甲的病变

(一) 色泽变化

正常甲板应是透明的,而甲的色泽除甲本身病变外,主要决定于甲床血管的变化。除内在病变可反映在甲板的色泽变化上,外界环境的影响,常能使甲板变色,其他如染色剂、吸烟、化学药品等,均可使甲板变色。对后者一般无需治疗,脱离接触环境,甲板颜色可逐渐恢复正常。

1. 白甲　表现为甲板部分或全部变白,压之不褪色。若甲板出现点状、线状、片状白斑者,称为甲白斑病。白斑常发生于甲半月部,随甲板生长,逐渐前移至甲缘。若系轻微外伤损及经脉,气血不能荣润者,则无需治疗。若为原发白斑,常无全身症状。亦可见于甲剥离症、甲板层状分离症。常由脾胃不和、虫积伤脾、肝脾失和而致,可参考舌、脉而分别采用调理脾胃、健脾驱虫、调和肝脾法,选用香砂养胃丸、肥儿丸、逍遥散等化裁。其他如扁平苔藓、甲癣、服用砷剂等,亦可出现部分白甲,可参考其他皮损或病史而施治。线状白甲可为遗传性,亦可发生于少数甲,可由过度修剪所致。若所有甲板出现白色横线,可为砷、铊中毒或烟酸缺乏症。纵向白线可为毛囊角化病所致。若甲板全部变白者,称全白甲病,患者常有某些先天性疾患,多由先天禀赋不足,甲失荣养而致。本病较少见,可家族性发病,为常染色体显性遗传,累代不绝。除治疗原有先天性疾患外,可配合应用河车大造丸、十全大补丸等,以补先天之不足。其他如麻风、甲癣等病,亦能出现全白甲,此时甲变化为次,其他症状为主,应根据主次辨证论治。

2. 黑甲　表现为甲板出现带状黑色或全甲变黑色、灰色或黑褐色,压之不褪色。若跟指、拇指甲板变黑或黑褐(尤其白种人)常为甲下恶性黑素瘤。艾迪生病患者常伴有黑甲。辨证多为命门火衰或肾水不足。在治疗原有疾病的同时,可配合温补肾阳或滋阴补肾之法,选用左归饮、六味地黄丸化裁治疗。另外,接触煤焦油,服用氯喹等药物,或照射长波紫外线者,均可出现黑甲;甲下色素痣、甲下交界痣等也表现为黑甲,多为单个色素线。多数纵线见于多发痣细胞痣、艾迪生病、色素沉着 - 息肉综合征,均应以治疗原发病为主。若甲板呈黑褐色者,常可由治疗其他疾病而服用免疫抑制剂如环磷酰胺、氟尿嘧啶等所致,色素沉着可呈弥漫或横带状。其他如服用 8- 甲氧补骨脂素(8-MOP)及 X 线治疗,亦可见黑褐色,但不很鲜明。

3. 绿甲　表现为甲板部分或全部变绿,压之不褪色。缺铁性贫血患者,可出现绿色条状纹理,甲面可光滑整齐,亦能呈现扁平甲、匙状甲,同时出现皮肤干燥甲错,角化如革,毛发枯折等,治当以健脾益胃,荣润肌肤为先。若为铜绿假单胞菌感染或白色念珠菌感染者,有时亦能使甲板成为绿色,并伴有甲分离及甲沟炎,有人称之为绿甲综合征。常由湿热毒邪外袭而成。治宜清热解毒,除湿通络法,可选用五味消毒饮、仙方活命饮化裁,外用如意金黄散、蟾酥饼治疗。另外,长期接触肥皂、水湿或从事染织的女工亦可发生绿甲。

4. 黄甲　表现为甲板逐渐变为黄色、橙黄色或黄绿色。除老年人因气血不能濡养,发生退行性变外,亦可见于银屑病、甲真菌病、先天性厚甲病等,均可出现甲板枯厚棕黄;湿疹患者可呈污黄色;甲癣、念珠菌性甲沟炎可使甲板周围呈棕黄色;长期服用四环素可使甲板色黄等。均可根据病史及周身皮损变化而采取相应治疗。此外,若甲板色黄,边缘为黑色,甲板对称性生长减慢变黄,拇指、食指甲板首先受累,病甲肥大,横向弯曲,可出现甲分离。伴有腹胀便溏、乏力气短、饮食无味、面目及肢体浮肿、舌淡脉细等,称为黄甲综合征。多因脾气不足,饮食失节或偏嗜五味,以致中气受损,治宜健脾益气法,可选用补中益气汤、香砂六君子汤化裁治疗。其他如黄疸,可使甲床及甲板变黄,碘仿、聚维酮碘、染料等亦可使甲板外源性色变。

5. 赤红甲　表现为甲板红赤,实际上是甲床的充血,故压之褪色。若发生于饮酒、洗澡之后,为正常现象;若伴有高热,汗出,口渴,舌红苔黄,脉象洪大,为热在气分,可选用白虎汤化裁。其他如系统性红斑狼疮(SLE)、类风湿关节炎、斑秃等可出现红色甲半月;一氧化碳中毒时甲床为樱桃红色;甲下血管球瘤不仅有压痛,且局部呈蓝红色;红细胞增多症,可使甲床呈暗红色,均当以治疗原发病为主。

6. 青紫甲　表现为甲板紫暗,失去光泽。实际上也是甲床的颜色变化,透过甲板反映出来。若伴有肢端发冷,肤色紫红,遇冷尤甚,伴手足冷汗,舌淡青紫,脉沉细弱者,可见于雷诺病、系统性红斑狼疮、冻疮样多形红斑、冻疮、肢端发绀症、硬皮病、网状青斑等。多由寒凝气滞,阻遏脉络。治宜祛寒温经,活血化瘀法,可选用当归四逆汤化裁。青紫甲亦可见于惊风及多种病症,临证中可兹参考。

7. 甲下出血　表现为甲下有瘀点或瘀斑,色紫红或紫黑,压之不褪色。发于趾甲者,可因外伤或鞋靴紧小,急走跋涉;发于指甲者,除外伤原因外,可由于肝火内炽、血热妄行或脾不统血,以致血溢脉外,瘀滞为斑。除甲下出血外,常伴有烦躁易怒,胸闷胁胀,或烦扰不宁,身热夜甚,或腹胀便溏,饮食无味等症状,可参考其舌脉变化,分别采用清泻肝火、凉血止血或引血归脾等法,选取龙胆泻肝汤、清热地黄汤、归脾汤等化裁。其他如某些药物如罗红霉素等可致甲床紫癜,某些内科疾病如恶性肿瘤、高血压、类风湿关节炎、消化道溃疡等亦可在甲板下出现线状、片状出血,且以拇指、食指更为多见。治疗亦当以原发病为主。

(二) 形态变化

1. 脆裂甲　表现为甲板菲薄,发生纵裂、层状分离,或甲板自游离缘起,向甲根部发生裂隙。可见于甲分裂、脆甲等病。常由于肝气横逆、肝虚血燥、肾水不足,或热病伤阴等,使甲失所养而致。常伴有胸闷胁痛,苔薄脉弦;或眩晕耳鸣,舌红少津,脉细弦数;或腰酸腿软,舌红少苔,脉细无力;或口干咽燥,舌绛少津等症状,可分别选用疏肝理气、滋养肝血、补益肾水、养阴生津等法,选取逍遥散、养血荣筋丸、六味地黄丸、益胃汤等方剂化裁。其他如银屑病、扁平苔藓、鱼鳞病、毛囊角化病、天疱疮、低血红蛋白性贫血、黏液性水肿、雷诺病、硬皮病、糖尿病、斑秃、先天梅毒、维生素缺乏等，亦可使甲板菲薄变脆、纵向裂开，以拇指多见，纵裂方向自前向后，前宽后窄，呈楔状，可与纵嵴甲、纵沟甲同时存在。当以治疗原发病为主，亦可配合中医辨证论治。

2. 枯厚甲　表现为甲板增厚，失去光泽，混浊畸形。可见于先天性厚甲病、掌跖角皮病、毛周角化病。兼有腹胀纳呆、苔腻脉滑者，多因脾虚不能输布津液，湿蕴于内而燥现于外。若兼有肌肤干燥、瘙痒脱屑者，多因血燥不能濡养，使甲失荣润而成。可用健脾助运或滋阴养血法，方选苍术膏或养血润肤饮化裁。先天性厚甲常于出生或生后不久即有，表现为手足甲发黄变厚，逐渐更加肥厚，远端翘起，甲板坚硬如石，楔状隆起，紧附甲床，可伴有掌跖多汗、角化，毛囊角化为特征。角化可呈片状或弥漫发生，逐渐加重可有皲裂疼痛，四肢伸侧多有毛囊性角化性丘疹，少数患者可影响视力、智力及发声。若表现为甲缘、侧缘处发痒，日久高低不平，甲下有污黄斑点，失去光泽呈灰白、枯厚、松脆，甚则蛀空，向后蔓延，多为甲癣。若甲板枯厚，有点状凹陷，或兼有纵嵴、横沟、混浊畸形，甚则缺损者，可见于寻常型或脓疱型银屑病。其他如慢性湿疹、麻风、甲真菌病、银屑病、老年人、外伤、杵状甲、毛发红糠疹、毛囊角化病、黄甲综合征等，亦可出现枯厚甲。参考病史及周身皮损的变化，则易于诊断治疗。

3. 勺状甲　表现为甲板发软变薄，周边翘起，其状如勺似匙。可见于反甲（又称匙状甲），可有遗传性、症状性、特发性等不同类型，如某些接触矿物油、碱性物质或其他化学品可为特发性反甲，其他则多因身体羸弱，气血不足或饮食不调，以致后天化源不足，气血不能濡养，旷日持久而成，但常无明显的全身症状。治当补养气血，健脾益胃法，可选用十全大补汤、补中益气汤化裁。此外，患有银屑病、干燥综合征、硬皮病、低血红蛋白性贫血、肢端肥大症、真菌感染、掌跖角皮病、甲状腺功能低下或亢进、扁平苔藓、雷诺病等，亦可出现反甲，可结合周身皮损及症状变化，采取相应治疗措施。

4. 剥离甲　亦称甲分离，多见于成年女性的单个指甲。表现为甲板自游离缘翘起，发白变空，逐渐与甲床分离，活动之则疼痛，但一般不会超过甲板的一半，故不会脱落，而其他症状常不明显，可见于甲剥离症。多由肝气不调，血虚失养而致。根据"肝主筋，其华在爪"的理论，治宜疏肝理气，荣润爪甲，可选用加味逍遥丸化裁。其他如化脓性肉芽肿、天疱疮、大疱性表皮松解症、卟啉病、甲下肿瘤、外伤、某些药物（如四环素、补骨脂素、酚、福尔马林等）、杀虫剂、化妆品等，亦可引起甲剥离。

5. 钩状甲　表现为甲板逐渐增厚，呈山尖状隆起，可增至蚕豆大小，表面粗糙不平，污秽黑色、黑灰或黑绿色，随甲板增长，向前或向旁弯曲成钩状，形似鹰爪鸡距，而全身症状常不明显，可见于钩甲病（又称爪状甲）。常因年事已高或宿有旧疾，因循失治，使经脉不能畅达，瘀血阻滞，甲失所养而成。治宜活血化瘀，疏通经络法，可选用复元活血汤、血府逐瘀汤化裁。其他如先天遗传、甲营养不良、蹈外翻、厚甲病、甲真菌病、持久站立工作、过度修剪、外伤、鞋靴紧小、天疱疮、银屑病、麻风等亦可出现钩甲，可结合病史及周身皮损变化，以治疗原发病为主。

6. 凹点甲　由甲母质的甲形成缺陷所致，其宽度、深度取决于甲母质受损的程度，表现为甲板上有针尖大小的点状凹陷,数目多少不定,互不融合,称为甲凹点(又称顶针状甲)。除少数正常人可有为数不多的凹点外,常见于银屑病、扁平苔藓、白癜风、斑秃、放射性皮炎、甲癣等疾病。其中银屑病的甲凹点最深,斑秃的甲凹点多排列为横行或竖行。湿疹、手癣等排列的凹点多不规则。个别患者可能与遗传相关。结合周身皮损变化,以治疗原发病为主,不必单纯治疗甲病。

7. 横沟甲　是因甲板蛋白形成过程中暂时受阻而成。表现为甲根部或中部出现一条或数条横行凹陷的沟纹,表面失去光泽,状如波浪,逐渐前移至甲缘,此称为甲横沟。常见于热病(如麻疹、肺炎、猩红热等)之后,热邪伤阴,使阴血受损,爪甲失于荣润而成。治宜滋阴养血,荣润爪甲法,结合其病史,可选用益胃汤、一贯煎、麦味地黄汤化裁。此外,患有湿疹、银屑病、甲癣、咬甲癖、甲沟炎、甲横嵴、甲亢、锌缺乏、外伤、肠病性肢端皮炎、习惯性抽搐畸形、X线损伤、过度修剪以及妊娠等,亦可伴有甲横沟。结合周身皮损改变及病史,治愈其原发病,则甲板可随之渐愈。

8. 纵沟、纵嵴甲　表现为甲板中央出现显著的纵形沟纹或嵴状隆起,甲板远端可伴有裂隙或分层,而全身症状常不明显,多见于甲中线营养不良症。多由肝虚血燥或瘀血阻络而成。参照舌脉,治宜滋养肝血或活血通络法,可选用加味逍遥散、复元活血汤化裁。此外,这种甲板营养不良的表现尚可见于外伤、扁平苔藓、斑秃、末梢循环障碍、甲减、线状苔藓、甲下疣、甲营养不良、X线损害,指甲油以及某些机械、化学物质对甲板的损害等。可结合病史及周身皮损表现而以治疗原发病为主。

9. 薄小甲　由于甲母质萎缩而致甲板变薄变小,表现为甲板变薄,色淡无华,或甲板短小,逐渐萎缩,乃至缺如脱落,或出生时即指、趾甲全缺,称为薄甲、小甲、缺甲。可见于缺甲病、脆甲病、先天性或获得性甲萎缩、脱甲病、硬皮病、扁平苔藓、异位性皮炎、先天性色素性外胚层发育不良、大疱性表皮松解症、毛囊角化病、麻风、脊髓空洞症、烧伤、外伤、瘢痕、雷诺病,以及使用阿维A、异维A酸治疗过程中等。多由于先天禀赋不足、肝肾精血亏虚或后天脾胃失养、久病伤及气血、饮食不调等,使气血化生受遏,甲失荣润而致。可根据其甲板及周身皮损的表现,采用滋养肝肾、补益脾胃、益气养血等方法,酌情选取一贯煎、六味地黄丸、补中益气汤、河车大造丸等化裁。

10. 杵状甲　杵状指、杵状甲多同时发生,表现为指、趾末端肥大,呈鼓槌状,甲板增厚,亦明显向纵、横方向增大,呈凸状膨出,向指、趾尖端包围弯曲。可见于希波克拉底甲、厚皮骨膜炎,其他如肺心病、雷诺病、肥大性骨关节病、先天遗传等,均可发生杵状甲。常伴有经久咳嗽,胸闷心悸,舌暗瘀斑,或肢端青紫,指头呈杵状。多由气血不能循行畅达,阻于络脉而成。在治疗其他原有疾病的同时,选用活血化瘀,通经活络法,如桃红四物汤、通窍活血汤等皆可选用。

11. 萎缩甲　表现为甲板变小变薄,乃至消失,但全身症状多不明显,称为甲萎缩,可见于先天性甲发育不良症。多因先天禀赋不足,精血亏损,以致甲失润养而成。治宜补益精血法,可选用河车大造丸、人参养荣丸等化裁。其他如外伤、麻风、硬皮病、扁平苔藓、连续性肢端皮炎、脊髓空洞症、外伤、先天性色素性外胚层发育不良、雷诺病、大疱性表皮松解症、毛囊角化病等,亦可以伴有甲萎缩。应结合其皮损,以治疗原发病为主。

三、关于辨甲方法的探讨

前人对于辨甲虽有论述,但不够系统。为此,笔者按照中医理论的基本原则,提出初步探讨。

(一) 色泽、形态辨证

按照前人的文献记载,是否可以把甲色和形态的变化,责之于相应脏腑及气血的变化。甲板的颜色变化很大程度上取决于甲床。因此观察甲色变化,不仅是甲板本身,更重要的是观察甲床微循环的变化。如:病在卫分,甲色变化常不明显;病在气分,甲多红赤;病在营分,甲多紫红;病在血分,甲多紫黑或甲下出血。气血充沛,则甲部红润饱满;气滞血瘀,则甲色青紫或紫暗,并可伴有钩状甲、枯厚甲;气血两虚,则苍白无华,或发生扁平甲、匙形甲、甲剥离等;气虚失血,则甲色苍白,伴甲下出血;气虚气陷,则甲色淡白,或有匙形甲、扁平甲;气滞气逆,则甲板可发生剥离、纵嵴、纵裂;津亏血燥,则甲板干燥无华,甚则枯厚、干瘪、裂隙。

(二) 病因辨证

参照六淫致病的特点,予以病因辨证。风邪为患,甲色多淡红或青紫,甲板可发生剥离、脆裂、枯厚;寒邪为患,甲色多苍白、紫暗,并可出现萎缩甲、薄小甲、缺甲,以及指、趾端冰冷;火、热邪为患,则甲色多红赤、红绛,甚则甲下出血,亦能发生甲脆裂或枯厚变形;湿邪为患,则甲色污黄、混浊,并可出现甲板增厚或纵横沟纹,甚则甲板脱落、甲床糜烂渗出;燥邪为患,则甲板干枯不泽,甚至脆裂、枯厚;虫邪为患,则甲板可发生白斑、黄斑,并可枯厚、蛀空乃至缺如。

(三) 脏腑、经络辨证

前人对甲与脏腑的内在联系,多局限于肝脏论述。笔者认为,手足十二经脉,均起或止于指、趾甲板附近。脏腑的病变,会在甲板或甲床上反映出来,尽管是极细微的变化,也是有意义的。对于重病、久病就显得更为重要。因此,能否参考中医舌诊及眼科"五轮八廓"学说的方法,探讨脏腑在甲上的相应部位。如:甲前部代表上焦心肺,中部代表中焦脾胃,根部代表下焦肝肾(或两侧代表肝胆、根部代表肾)。观察这些相应部位色泽、形态的变化,以知其内。这也是观其外,以知其内,治其内,以愈其外的道理。

以上仅是笔者关于辨甲方法的初步探讨,临证中可作为整体辨证论治的参考依据。这不仅适用于皮肤科,对于其他各科,也可能具有参考价值。

辨 发 论 治

头发的病变可以是其自身发病,亦可由全身性疾患引起,或是头皮病变累及头发。因此,观察头发的变化,对于辅助诊断、治疗某些疾病,尤其对某些皮肤病,具有较重要的意义。

下面主要就与皮肤病有关的头发病变,在中医辨证论治方面作一介绍。

一、发的生理

头发是皮肤的附属器之一,在胎儿 4 个月左右开始生长,至 6 个月左右可长成形。早在《灵枢·经脉》就记载:"人始生,先成精,精成而脑髓生,骨为干,脉为营,筋为刚,肉为墙,皮肤坚而毛发长。"又如《素问·上古天真论》亦载:"女子七岁,肾气盛,齿更发长……四七,筋骨坚,发长极,身体盛壮。……丈夫八岁,肾气实,发长齿更……"其生长期为 2~6 年,最长可达 25 年。每日生长速度约为 0.3~0.4。此时头发干粗色深,柔软而润,根有毛鞘。其休止期为 2~3 个月,此时发干细而色淡,硬直且燥,根短无鞘。正常人约有头发 10~12 万根,与头皮成 40°~42° 斜插入内。

二、发的病变

(一) 色泽变化

头发的颜色可因人种不同而有黑、白、黄、红、棕等色。我国人属于黄种人,头发应为黑色或棕黑色。毛发颜色的深浅取决于毛干中黑素量、性质以及分布。中医认为肾气充沛及气血旺盛与否,决定了头发的颜色。故前人有"肾主骨髓,其华在发"及"发为血之余"之说。除内在病变外,周围环境的影响,如染发、接触染色剂或化学药品等,均可使头发变色,一般无需治疗,脱离接触环境,可逐渐恢复正常。发色异常有以下几种:

1. 白发　表现为头发部分或全部变白。若中老年人出现白发,称老年性白发,如《素问·上古天真论》记载:"女子……六七,三阳脉衰于上,面皆焦,发始白……。丈夫……六八,阳气衰竭于上,面焦,发鬓颁白……今五脏皆衰,筋骨解堕,天癸尽矣。故发鬓白,身体重,行步不正,而无子耳。"系因肾气已虚,精血不能荣润,故"发鬓颁白"。故隋代《诸病源候论·毛发病诸候》记载:"足少阴肾之经也,肾主骨髓,其华在发。若血气盛则肾气强,肾气强则骨髓充满,故发润而黑。若血气虚,则肾气弱,肾气弱则骨髓枯竭,故发变白也。"若青少年过早出现白发者,称早老白发,常因忧愁思虑,血热内蕴,发失所养而成。少数人黑发可在短时间内迅速变白。治宜凉血清热,滋补肝肾法,方选万寿地芝丸、乌发丸化裁。此外,患有白癜风、斑驳病、斑秃、Vogt- 小柳原田综合征,以及肠伤寒、结核、梅毒、疟疾、垂体或甲状腺等内分泌失调的疾病时,亦可出现白发,此时应以治疗原发疾病为主。

若出生时即有白发者,可见于白化病、白驳病及某些遗传性综合征。若出生时或生后不久,发干间断变白,黑白交替者,称环状发。均系先天禀赋不足所致。目前尚无满意疗法,可试用乌银丸、青娥丸以培补先天,滋养精血。

2. 黄发　部分健康而皮肤白皙的黄种人,头发可略带棕黄,但发荣润而有光泽。隋代《诸病源候论·毛发病诸候》记载:"发黄候,足少阴之经血外养于发,血气盛,发则润黑,虚竭者,不能荣发,故令发变黄。"若发色枯黄,形似柴草者,多为肾气不足,精血亏损或久病失养。治宜补精益肾,养血乌发法,可选用草还丹、首乌延寿丹化裁。若配以菊花散、巫云散外洗,则疗效更佳。

3. 灰发　表现为头发呈灰色或灰白色,常见于颞部出现成片灰发,而后逐日增多,称灰发病。多因先天不足或后天失养,精血不能上华于发。治宜滋肾补脾,养精益血法,可试用还少丹、沉香鹿茸丸、龟鹿二仙膏等化裁。此外,灰发尚可见于甲状腺功能失调、早老、老年性白斑、缺铁性贫血、营养不良、结节性硬化症、白癜风、斑秃以及 Chediak-Higashi 综合征(白细胞异常色素减退综合征)等疾病,应结合其他证候,以治疗原发病为主。

4. 红发　表现为头发呈红色或红褐色。少数正常的黄种人,其头发可略带棕红色。若婴儿蛋白质营养不良、长期服用氯喹、二氮嗪以及砷、铅中毒时,头发常呈红色或红褐色。

(二) 形态变化

1. 枯萎发　表现为头发枯萎无泽,易于折断分裂,形似乱草蓬蒿,称发干萎缩。常因禀赋不足,久病失养,阴虚血燥,而发失荣润。结合其舌脉及兼证,可选用天真丸、二至丸化裁,以滋阴补肾,养血润燥。若配以乌髭借春散外用,则疗效更佳。若小儿头发焦枯,萎软纤细,伴面黄肌瘦,肚大青筋者,常为疳证积滞伤脾,可选用消疳理脾汤,以调理脾胃,消除疳积。若病势重笃,或久病不愈,出现发直干枯者,常为气竭绝证。

2. 穗状发　表现为发结作穗,干枯不泽,多见于小儿,常伴有头大项细,神情委顿,身瘦如柴,大便溏泄,为小儿疳证。可选用参苓白术丸化裁,以扶养脾胃,补益化源。

3. 发迟　表现为头发稀疏萎黄,日久不长,属小儿五迟之一。系由先天不足,禀赋素弱所致。隋代《诸病源候论·小儿杂病诸候》记载:"头发不生候,足少阴为肾之经,其华在发。小儿有禀性,少阴之血气不足,即发疏薄不生。"除加强饮食调养外,可选用胡麻丹、补肾地黄丸,以滋肾养血。

4. 束状发　表现为头发紧缩成束,排列形似毛笔,发根头皮处堆有银白或污黄鳞屑,常见于银屑病、脂溢性湿疹及黄癣。结合头皮及周身皮损,多不难鉴别。应以治疗原发病为主。

5. 脆裂、打结发　脆裂发表现为头发干燥变脆,易于断裂,尤其长发末端,易纵裂成丝,状如羽毛。可见于脆发病、毛发纵裂症。发干易于横断为裂发症,多由发干中含硫量及半胱氨酸、胱氨酸或含硫量高的蛋白质合成减少所致。毛发纵裂症又称"头发分叉",多见于成年长发女性,除因天气干燥,经常吹风洗烫、染发、过度梳理、或先天发育迟缓、智力障碍、洗涤过勤外,常由阴虚血燥而成。可选用滋燥养荣汤、滋阴地黄汤以滋阴润燥,养血柔发。此外,头癣、脂溢性皮炎、甲状腺功能低下、糖尿病、结核病、维生素 A 缺乏症,以及某些肿瘤病患者,亦可出现脆裂发,应以治疗原发病为主。打结发表现为头发干枯,发梢变细,分裂成丝,弯曲如钩,发干打结,扭曲成环,称结毛症。若发干出现不全横断的小结节,其间为似断非断的细丝,梳理时易折,称结节性脆发病。此二者常同时发生。多由脾胃不和,后天失养而成,可选用苍术膏、四君子汤化裁,调理脾胃,以滋化源。

6. 串珠、扭曲发　串珠发表现为发干粗细不匀,扭曲稀少,状若佛珠,易于折断,称念珠状毛发。扭曲发表现为头发干燥扭曲,发硬变脆,易于折断,称扭发。为常染色体显性遗传,男女发病率无明显差别,出生 1~2 周后毛发即可表现异常,此皆由禀赋不足,精血亏虚所致。可试用补益地黄丸、补肾养血汤化裁,以补肾益精,养血润发。

7. **断发**　表现为头发易于折断而参差不齐,或出皮即断,除前述各种伴有断发的疾病外,尚可见于黄癣、白癣、黑点癣。根据病史及皮损表现,可分别予以治疗。

8. **毛发过多**　隋代《诸病源候论·毛发病诸候》记载:"诸经血气盛,则眉、髭、须、发美泽。若虚少枯竭,则变黄白悴秃。若风邪乘其经络,血气改变,则异毛恶发妄生也,则须以药傅,令不生也。"表现为周身毛发增长过多,可见于先天性毳毛增多症(俗称毛孩),为常染色体显性遗传,由基因突变所致,属返祖现象。出生时全身多毛,毳毛多而长,面部尤著。局部先天多毛症发生于骶尾部者,可伴先天脊柱裂。亦有发生于耳郭、肘、指背者,无需治疗。多由肾虚血燥,风邪乘入使然。除使用脱毛剂外,可试用养血润肤饮、养血胜风汤,以养血润燥。后天性全身或局部多毛症,又称症状性多毛症,可见于肾上腺性征异常症、库欣综合征等,应以治疗原发病为主。若长期大量应用某些激素而致毛发过多者,称医源性多毛症,停药后可逐渐自愈,不必单独治疗。

9. **秃发**　正常人每日可落发 20~100 根,若落发过多或所剩无几,称为秃发。各类脱发分述如下:

(1)先天性脱发:表现为出生或生后不久即头发脱落,可见于先天性秃发、先天性少毛症、早老综合征、结节性裂毛综合征等。常因于先天不足或近亲结婚所致。除治疗原发疾病外,可试用苁蓉丸、金锁正元丹化裁,以补肾填精,养血生发。

(2)后天性脱发:凡后天各种因素,如某些皮肤病、急性传染病、内分泌失调、外伤、药物原因等所引起的脱发,均称后天性脱发。可依其病因及临床表现,以治疗原发病为主。

(3)瘢痕性脱发:表现为头皮结疤,发不再生。常见于头皮多种疾患,如黄癣、脓癣、水痘、带状疱疹、痈、疖、瘢痕性类天疱疮、寻常狼疮、秃发性毛囊炎、头部乳突状皮炎、各种理化性损伤、癌瘤、疣赘等,头发多不能再生,形成永久性脱发。其他如生于头皮的扁平苔藓、局限性硬皮病、盘状红斑狼疮、结节病等,除治疗原发病外,若及时配合活血化瘀,疏通经络法,新发庶可再生。

(4)药物性脱发:长期服用砷剂、氨基蝶呤、环磷酰胺等药物,可导致暂时性脱发。在服药同时,或停药之后,加入培补气血之剂,如十全大补汤、八珍汤等,可使头发尽快新生。

(5)环秃:表现为枕部至颞侧头发呈半环状稀疏脱落,多为缺钙表现,常见于小儿,因枕头摩擦所致,一般补充钙质就能自愈。若伴有头大额方、鸡胸龟背者,系脾肾不足,可选用扶元散、补肾地黄丸化裁,以补益脾肾,养血生发。

(6)早秃:表现为秃发始于前额两侧,渐向头顶延伸,头发纤细,萎软不泽。常见于青壮年男子,因血热生风,风动发落而成。治疗可与早老白发相同。

(7)雄激素性脱发:表现为头皮油腻,如涂膏脂,或头皮多屑,痒如虫行,久则前额及颠顶部头发稀疏变细,脱落秃顶。常见于青壮年男子,由血虚生风,发失所养而成。早期可选用神应养真丹、四物坎离丸化裁,以养血息风,滋养肝肾。若配合脂溢洗方外用,则疗效更佳。若病久失治,则发难再生。

(8)症状性脱发:表现为头发枯萎色黄,干燥易折,梳理时大片脱落。常因久病失养、产后失血过多及某些急性热病(如猩红热、伤寒、麻疹等),伤阴耗血,发失所养而得。可根据舌脉及兼证,选用当归补血汤、桑椹膏化裁,以养血益阴,滋肾生发。其他如麻风、梅毒、红斑狼疮、硬皮病、放射性皮炎、头癣、剥脱性皮炎等,亦可使头发部分或全部脱落。清代《奇症汇·头》记载:"一男子染时疮,服换肌散之类,眉毛顿脱,遍身作痒,或时赤晕,乃燥药损其阴血,阳气偏旺而然耳。"除治疗原发病外,可依据舌脉及兼证,配以活血化瘀或补肾养血之法。

(9)假性脱发:表现为头皮有近圆形秃发斑,日久头皮菲薄光滑,皮塌肉陷,可见于扁平苔藓、局限性硬皮病、盘状红斑狼疮、秃发性毛囊炎等。常系由气血瘀滞,头皮失养所致。除治疗原发病外,应尽早配合活血化瘀,疏通经络法,如通窍活血汤、复元活血汤等均可化裁应用。

(10)斑秃:表现为头发突然成片脱落而头皮平滑光亮,患区头发松动,发干上粗下细,易于拔除,甚者全发脱尽,须眉俱落。单灶性斑秃约占斑秃总数 1/5,仅有一个脱发区,局部可有痒痛或触觉感觉异常。多灶性斑秃占半数以上,无明显年龄差异,多个秃发区可互相融合形成网状、蛇形、马蹄形。头发全部脱落者称全秃,波及眉毛、腋毛、阴毛、胡须、睫毛、周身毳毛者,称普秃。常因惊恐焦虑,血热生风而成。如清代《奇症汇·头》记载:"一儒者,因饮食劳役乃恼怒,眉发脱落。薛以为劳伤精血,阴火上炎所致,用补中益气加麦冬、五味及六味地黄丸,加五味子,眉发顿生如故。"治宜凉血息风,滋益肝肾法,可选用乌发丸、斑秃丸化裁。若秃发日久不长,甚则须眉俱落,或查无诱因,无证可辨者,多为瘀血阻络,经脉闭塞。按照"血实宜决之"的原则,选用通窍活血汤化裁。

三、关于辨发方法的探讨

前人对辨发虽有论述,但不够系统。为此,笔者按照中医理论的基本原则,提出初步探讨。

(一)色泽、形态辨证

依据前人文献的记载,是否可把头发的色泽、形态变化,责之于相应脏腑及气血的变化。如气血充沛、肾气旺盛、脾胃和顺,则头发乌黑光亮,如隋代《诸病源候论·毛发病诸候》记载:"足少阴肾之经也。肾主骨髓,其华在发。若血气盛则肾气强,肾气强则骨髓充满,故发润而黑……足少阴之血气,其华在发。足太阳之血气盛,则眉美;足少阳之血气盛则须美;足阳明之血气盛则发美;手阳明之血气盛则髭美。诸经血气盛则眉、髭、须、发美泽。"若脾胃失养,气血乏源,则头发枯萎色黄,或发色灰白、生长迟缓、发结作穗,甚则脆裂、稀疏脱落;禀赋不足,肾气虚弱,则可出现各种先天毛发疾患,如先天白发、灰发、枯萎发、秃发、扭曲发等;气血虚弱,不能上荣,则发黄不泽、枯萎脆裂、稀疏脱落;血热生风,则头皮瘙痒多屑,并可有白发、秃发;瘀血阻滞,则发失荣润而脱落,甚则头皮萎陷;阴虚血燥,则发黄不泽,干枯萎细,脆裂脱落。

(二)病因辨证

参照六淫致病的特点,予以病因辨证。风邪为患,头皮时痒,头发成片或稀疏脱落;湿热上蒸,则头皮脂溢过多,或结黄痂,或头发稀疏脱落;寒邪阻遏,则经脉收引,头皮萎陷,发落不生；燥邪为患，则头发干燥色黄，枯萎不泽，脆裂易断，扭曲变形，甚则脱落；虫邪为患，则头皮瘙痒，头发易断，参差不齐，或秃发不生。

（三）脏腑经络辨证

前人对于头发与脏腑的内在联系，多局限于肾、脾及气血的论述。实际上，头发与多个脏腑及多条经络均关系密切，如足阳明胃、足太阳膀胱、手少阳三焦、足厥阴肝，以及督脉、阳维脉、阳跷脉等，均在发际内有固定的循行部位。故笔者认为，内在脏腑的病变，可以通过其经脉，在其循行部位的头皮或头发上反映出来。尽管是细微的变化，也是有意义的。对于重病、久病，特别是发于头部的某些皮肤病，如斑秃、脂溢性脱发、扁平苔藓、盘状红斑狼疮、局限性硬皮病等，若能根据发病部位，探讨所属经络、气血、脏腑的内在变化，对于提高疗效，肯定会有所裨益。

辨 疱 论 治

疱是指皮肤上发生局限性空腔含有液体的隆起损害，为皮肤病常见的基本损害之一。据笔者统计，在西医学文献中记载的 2 000 多种皮肤病中，可以伴有疱者，竟达 200 种以上。疱可单独出现，亦能与其他皮损如斑疹、丘疹、风团、结节等同时发生，或先后出现。疱的大小不一，形态各异，疱壁、疱底、疱周、疱液亦有差别，或单腔，或多腔，诸此种种，可谓千姿百态。因此，观察疱的变化，对于诊治许多皮肤病，具有较重要的意义。下面就与疱相关的主要皮肤病，按照水疱、脓疱、血疱的不同，依据同病异治、异病同治的原则，在中医辨证论治方面，作一介绍。

一、水疱

水疱系指疱内为水液者。可发生水疱的皮肤病约有 100 种以上。疱液透明清稀，或混浊黏稠。可单独存在，亦能与其他皮损并存，或相继出现。临证中将大于豌豆者，称为大疱；小于豌豆者，称为小疱或小水疱。某些皮肤病可以大小疱相兼者，则以主要表现为主。

（一）小疱

指小如针尖、粟米，至大若芡实、豌豆的水疱。临床上可依据是否疼痛加以区分。

1. 疼痛性小疱　表现为肤生小疱，伴有疼痛、剧痛或痛痒相兼。可孤立散在，亦能集簇成攒，或限局某处，反复发作，或沿皮纹，排列如带。可见于单纯疱疹、生殖器疱疹、带状疱疹、丹毒、手足口病、口蹄疫等多种皮肤病。若疱小壁厚，触之韧实，大小齐整，稀疏散在，分布均匀，紧绷光亮，疱液澄清，疱周肤色如常，或微带红晕。揩破疱壁，津水清稀，疱底肉色红活，疼痛不甚，或时觉痒痛，伴舌红苔白，脉象弦滑者，为湿邪内蕴，外染毒邪证。治宜健脾除湿，解毒止疼法，可选用清脾除湿饮、清肌渗湿汤化裁。若疱大壁薄，紧绷光亮，鼓起有力，表面污秽，大小不匀，触之韧实，密集成群，累累如珠，疱液混浊，甚则夹脓带血，疱周红晕，或焮肿色艳，触之灼手，揩破疱壁，津水黄黏，伴发热口渴，便结溲赤，舌红苔黄腻，脉象滑数者，为湿热蕴毒,外壅体肤证。此虽邪毒壅盛,但正气未伤。治宜清热除湿,解毒止疼法,可选用疱疹汤、甘露消毒丹化裁。

2. 非疼痛性小疱　表现为小疱丛生,痒如虫行,或不觉痒痛。疱可孤立散在,亦能密如撒粟。疱壁坚实,触之不破,如芥如豆,平摊肤上,或半在皮下。限局一处,或泛及周身。常见于湿疹、癣菌疹、汗疱、接触性皮炎、水痘、痱子、淋巴管瘤、丘疹性荨麻疹等数十种皮肤病。若疱出稀疏,撒布均匀,大小整齐,疱壁荣润,充盈饱满,触之韧实,疱内水液,晶莹透彻,揩破水疱,津水清稀,疱周肤色如常,疱底颜色红活,自觉痛痒不甚,伴舌淡水滑,脉象弦滑者,此为病轻邪浅,多为顺证,系脾运不畅,湿郁体肤证。治宜健脾助运,清化湿邪法,可选用五苓散、参苓白术散化裁。若水疱迭起,大小不整,分布不匀,疱壁污浊,鼓起有力,触之坚韧,疱周绕以红晕;疱液混浊,揩破水疱,脂水涓流,黄黏腥臭,浸渍蔓延,或结黄痂,状如松脂,瘙痒不绝,伴口渴溲赤,舌红苔黄腻,脉象滑数者,为湿热相合,怫郁体肤证。此时湿热虽盛,但正气未虚。治宜清热除湿,祛邪止痒法,可选用龙胆泻肝汤、清热除湿汤化裁。若疱似针尖、粟米,剧烈瘙痒,或突然发生,蔓延迅速,可见于疥疮、手足癣、体癣、股癣及蚊虫叮咬等皮肤病。参照病史和其他皮损表现,均不难确诊。可分别采取相应的治疗。

(二) 大疱

可为原发,亦能由小疱演变而来。可与红斑、丘疹、风团等皮损共存,或相继发生。根据疱壁形态,可分为坚实性大疱及松弛性大疱,西医称尼科利斯基征(简称尼氏征)阴性或阳性(俄罗斯皮肤病学家 Vasilyevich Nikolsky)。

1. 坚实性大疱　表现为皮肤燎浆水疱,小如梅李棋子,大若核桃鸡卵,或圆或扁,或如球状,或不规则形,平摊肤上;限局一处,或泛及周身;孤立散在,或集簇成群。可见于大疱性类天疱疮、良性黏膜类天疱疮、儿童类天疱疮、大疱性荨麻疹、大疱性丹毒、卟啉病、接触性皮炎、疱疹样皮炎等数十种皮肤病。若疱出整齐,稀疏散在,分布均匀,疱壁韧实,荣活润泽,紧绷光亮,鼓起有力;疱周肤色如常,或微带红晕,揩破水疱,脂水频流,涓涓不止,清稀透明,绝无腥臭,疱底略赤,肉色红活,扪之有津,少有痒痛,伴舌淡苔腻,脉象弦滑者,为邪浅病轻,正气未虚,此系脾湿蕴结,壅遏体肤证。治宜健脾除湿,解毒祛邪法,可选用茵陈五苓散、除湿胃苓汤化裁。若疱出大小不等,密集成群,分布不匀,疱壁坚韧,污秽不泽,充盈鼓起,疱液混浊,似脓非脓,或夹脓带血,疱周绕以红晕,或焮赤漫肿;揩破疱壁,津水黄黏,腥臭秽浊,或结厚痂,状若松脂,疱底艳赤或紫,或痒或痛,伴身热烦渴,便结溲赤,舌红苔黄腻,脉象滑数者,为湿热毒邪,充斥体肤证。此时邪毒虽盛,但正尚未虚。治宜清热解毒,凉血除湿法。可选用化毒除湿汤、除湿解毒汤化裁。

2. 松弛性大疱　表现为皮肤燎浆起疱,小若樱桃红枣,大如元宵鹅卵,或圆或扁,或不规则状,平摊肤上,孤立散在,或攒聚成群,或集簇为环,或融成一个。如寻常型天疱疮、增殖型天疱疮、红斑型天疱疮、落叶型天疱疮等多种皮肤病。此类疱壁菲薄,松弛萎软,鼓起无力,疱表多有皱纹,未破不坚,推之可移,触之即溃,搓之皮起,破后糜烂,脂水频流,浸渍四窜。此邪虽未去,正气先伤。若大疱迭起,疱壁污秽;疱液混浊,甚则夹脓带血,黄黏腥腐,疱底艳赤紫红；疱周绕以红晕；或焮红漫肿，或痒或痛；伴壮热烦渴，便秘溲赤，舌红绛苔厚腻，脉象滑数者，为湿热毒盛，壅滞体肤证，邪气势盛，正气始虚。治当祛邪为主，兼顾正气，可拟清热除湿，扶正解毒法，选用清瘟败毒饮化裁，少佐太子参等扶正之品。若病久反复，或因循失治，疱液干涸，疱壁焦枯，结痂污秽或黑褐，形如栗皮，疱底绛若猪肝，扪之无津，疱周肤色暗红，触之灼热，伴乏力气短，语声低微，甚则汗出如油，或身有微热，小溲短赤，舌绛少津，光剥无苔，脉象细数者，为邪虽未尽，气阴将竭证，此诚危笃之候。亟须以益气养阴法，或甘寒，或咸寒，皆有选用机会。如增液解毒汤、生脉散等，均能化裁收功。此时存得一分津液，便有一分生机。临证审查舌质是否荣润有津，尤为重要。试观"活"字即为有水之舌，可谓独具匠心。前人有"救阴不在血，而在津与汗；通阳不在温，而在利小便"之遗训，堪称至理名言。若舌有垢苔未尽，示人以余邪犹存，可于方中加入生苡仁、佩兰等除湿清热之品，以除余邪，恐炉烟虽熄，灰中有火。

二、脓疱

脓疱为一局限性的皮肤隆起，内含脓液。可为原发，亦能由丘疹、水疱演变而来。可单独存在，亦能与其他皮损并存或相继出现。其大小不一，形态各异。小者似针尖、粟米，大者若豌豆、红枣。可稀疏散在，限局一处，亦能集簇成群，泛及周身。其形或圆或扁，或如球状，或其形如痘，顶有脐凹，或中有毛发穿过，平摊肤上，或深在皮下，色黄或绿。可见于须疮、浅脓疱性毛囊炎、痤疮、牛痘、天花、脓疱疮、卡波西水痘样疹（Kaposi 水痘样疹）、掌跖脓疱病、连续性肢端皮炎、脓疱性银屑病、角层下脓疱病、酒渣鼻等数十种皮肤病。若脓疱大小整齐，稀疏散在，蔓延迟缓，疱壁光亮，充盈饱满，疱内脓汁，白黄不浊，揩破疱壁，脓汁稠而不黏，绝无腥臭，疱底荣润光泽，疱周肤色如常，或略有红晕，或微觉痒痛，伴舌红苔腻，脉象弦滑者，为湿热内蕴，郁久化毒证，或湿热内蕴，外染毒邪证。治宜清热除湿，解毒祛邪法，可选用解毒汤、除湿汤化裁。若脓疱大小不整，攒聚成群，疏密不匀，进展迅速，延蔓周身，或初为水疱，迅即成脓，疱壁无泽，充盈紧绷，触之不破，平摊肤上，或深在皮下，顶白根赤，疱内脓汁，或黄或绿，或夹带血水；揩破疱壁，出脓黏稠，或兼腥臭，浸渍沿开；疱底色艳如胭脂；疱周焮红漫肿，灼热疼痛；伴壮热口渴，便结溲赤，舌红苔黄，脉象滑数者，为湿热毒邪，充斥体肤证。治宜清热解毒，除湿散结法，可选用五味消毒饮、五神汤化裁。

三、血疱

血疱为一局限性的皮肤隆起，内含血水，多由水疱、丘疹转化而成。血疱常与红斑、丘疹、结节等并存。小者似豆，大者如枣。或圆或扁，或如球状，或不规则形。可见于寻常型天疱疮、大疱性药疹、变应性皮肤血管炎、卟啉病、夏令水疱病、大疱性丹毒、儿童良性大疱性皮病、丘疹性荨麻疹、暴发性紫癜等多种皮肤病。若血疱迭出，大小不一，密集成群，或融成一个，紧绷充盈，疱壁菲薄，四畔焮赤，揩破疱壁，出血色绛而稠，疱底深红或紫，伴壮热口渴，甚则神昏谵语，舌绛脉数者，为热毒炽盛，迫血妄行证。治宜凉血清热，解毒祛邪法，可选化斑汤、消斑青黛饮化裁。若疱出稀少，大小齐整，分布均匀，疱壁光亮润泽，晶莹饱满，四畔肤色如常,或微带红晕,疱破血水滋流,淡红清稀;疱底粉红,病久反复;伴乏力气短,腹胀纳呆,二便不调,舌淡脉细者,为脾不统血,溢于肌肤证。此时邪虽不盛,而正气已虚。治当补益脾气,引血归经法,方选归脾汤、八珍汤化裁。

四、关于辨疱方法的探讨

前人对于辨疱虽有论述,但不够系统。为此,笔者按照中医理论的基本原则,提出初步探讨。

(一) 色泽、形态辨证

1. 疱壁　凡疱小壁厚,充盈饱满,鼓起有力,光泽荣润,触之韧实者,为病轻邪浅,邪不甚而正未虚;疱大壁薄,丰满充实,紧绷鼓起,污浊不洁,触之不破者,为病甚邪深,邪虽炽盛而正尚未虚;若疱壁菲薄,表面皱纹,松弛萎软,绝无光泽,甚则晦暗焦枯,鼓起无力,推之可移,未破不坚,触之即溃,搓之皮起,无论疱大疱小,邪气轻重,总是正气先虚。

2. 疱周、疱底　凡疱周肤色如常,或微有红晕者,为病轻邪浅,尚未化热;若四畔艳赤紫红,或焮肿如馒,为邪炽毒盛;凡疱底微赤,肉色红活,扪之有津,为邪浅病轻,正尚未虚;若疱底紫绛,色如猪肝,扪之无津,为邪笃病甚,多属危候。

3. 疱液　凡疱液晶莹透亮,色淡清稀,绝无腥臭,为湿邪虽盛,尚未化热证;若津水黄黏,腥臭污秽,甚则夹脓带血,为湿热蕴毒证;若疱液为脓,黄白相兼,清稀不浊,为湿邪化热证;黄绿相兼,甚则带血,黏稠腥臭,为湿热毒盛证;若血疱透明,血水清稀色淡,绝无混浊,为脾失统摄证;血水黏稠腥臭,其色深绛,为热毒迫血妄行证。

(二) 病因辨证

参照六淫致病的特点,予以病因辨证。湿邪为患,常为水疱。湿邪化热,疱液由清变浊,疱底、疱周转赤,疱壁污秽,此为病进;热邪渐退,疱液由浊变清,疱底、疱周皮色转淡,疱壁光泽,此为病退;湿热夹毒,瘀阻肌肤,则疱壁污秽,疱底、疱周肤色紫绛,疱液混浊,夹脓带血,此为湿热毒盛,壅滞体肤;火热毒炽,阴津大伤,则疱壁焦枯,疱液干涸,疱底色绛,扪之无津,四畔艳赤,或焮红漫肿。

(三) 脏腑、经络辨证

根据藏象学说的理论及病机变化的规律,凡水疱者,多责之于脾,即"诸湿肿满,皆属于脾"。根据"心主血、肝藏血、脾统血"的理论,血疱可责之于心、肝、脾;根据"肺开窍于鼻""脾开窍于口""脾主四肢"的理论,鼻周有疱,先责之于肺(如单纯疱疹、酒渣鼻等):口周有疱,先责之于脾胃(如单纯疱疹、须疮、口周湿疹等);掌跖有疱,当责之于脾胃(如掌跖脓疱病、连续性肢端皮炎、慢性湿疹、汗疱等)。五脏六腑均有经络行于体表,若经络循行部位上有疱,可责之于相应的脏腑,如胸胁部的带状疱疹,多为肝胆湿热。

综上所述,观察疱的变化,应观察其发生部位、分布、大小,以及疱壁、疱底、疱周、疱液的色泽形态。若再结合伴有的其他皮损及全身表现,查其外,以知其内。治其内,以愈其外。辨疱可以作为整体辨证论治的参考依据,这不仅适用于皮肤科,对于其他各科伴有疱的疾病,也有一定的参考价值。

辨 汗 论 治

汗的病变可以是汗腺自身发病,亦可由全身性疾患引起,或是皮肤病变累及汗腺。因此,观察汗的变化,对于辅助诊断、治疗某些疾病,尤其对某些皮肤病,具有较重要的意义。下面主要就与皮肤病有关的汗的病变,在中医辨证论治方面做一介绍。

一、汗的生理

汗液由汗腺分泌排泄,在胎儿 5~6 个月时,掌跖部始有汗腺生成,7~8 个月时,汗孔生成雏形。由于汗腺的结构及功能不同,可分为小汗腺及大汗腺。成人约有小汗腺 200 万 ~500 万个,可因人种、性别、年龄、部位不同而异。除唇红、龟头、包皮内板、阴蒂外,小汗腺遍及全身。一般四肢屈侧较伸侧为密,上肢多于下肢,儿童的密度大于成人。其中掌跖密度最大,可达 650 个 /cm²。大汗腺仅分布于腋下、脐、鼻翼、鼠蹊及前后阴部周围。此外,外耳道耵聍腺、眼睑麦氏腺、乳晕乳轮腺,亦属大汗腺的变形。少数人的发际、面颊、头皮、下腹部等处,亦可有少量的大汗腺。

二、汗的病变

(一) 颜色变化

正常汗液应为无色透明,若汗液颜色发生变化时,多属色汗症。除内在病变外,药物、饮食、环境、情绪均可使汗液颜色变化。

1. 黄汗　《金匮要略·水气病脉证并治》记载:"黄汗之为病,身体肿,发热汗出而渴,状如风水,汗沾衣,色正黄如柏汁,脉自沉,何从得之? 师曰:以汗出入水中浴,水从汗孔入得之。"表现为汗出色黄如柏汁,染着衣被。好发于颜面、腋下、鼠蹊等处,常因营卫壅闭或湿热郁肤而致。根据舌脉及兼证,可选芪芍桂酒汤、加味玉屏风散化裁,以宣通壅闭,清热利湿。若腋汗色黄,伴有臭味者,可按腋臭论治。

2. 红汗　前人亦有将色汗症称为血汗者,如清代《外科证治全书·发无定处》记载:"凡人夹肢窝出汗,衣服染黄者亦称为血汗,因虚而致。"表现为汗出色红或粉红而无其他症状。除应用碘化物、氯法齐明、利福平等药物,可暂时出现红汗而不必单独治疗外,一般红汗多由心火内炽,迫汗外溢所致。根据"汗为心之液"的原理,可选用导赤散、导赤各半汤化裁,以清心导赤,引火下行。

3. 棕汗　表现为汗出棕色或棕褐色。除经常便秘者,因肠道转输失职,实热外蒸肌肤发生棕汗,可用麻仁滋脾丸润肠通便。若伴有尿色变黑,鼻、颊、额及外阴皮肤呈青灰或黑褐色,耳郭软骨增厚呈蓝黑色者,称褐黄病。此系先天不足,禀赋素弱所致。目前尚无满意疗法,可试用覆盆子丸、助神丸化裁,以补肾填精,滋养先天。

4. 血汗　表现为汗出带血,或血液色素混同汗液排出,亦称为脉溢。如清代《外科证治全书·发无定处》记载："血汗，一名脉溢，周身毛窍汗出如血。盖心主血又主汗，虚极有火则见血汗，脉溢汤主之。"常发生于眼皮、前额、胸部、外阴等处。可见于鼠疫、血友病、败血症、紫癜、黄热病、月经异常等病症。多因热毒内盛，迫血妄行，或心气虚极，脉失收束所致。除治疗原有疾病外，根据舌脉及兼证，可选用消斑青黛饮，以凉血解毒，或脉溢汤化裁，以养心复脉。

5. 其他　汗的颜色常可受药物、饮食、环境影响，如亚甲蓝可使汗液呈青色，铜盐可使汗液呈青绿色，一般无需单独治疗。若皮肤或毛孔上有产色细菌或真菌，或衣被染料溶于汗液内，亦可产生蓝汗、紫汗、绿汗等，可统称为假色汗症。若选用澡洗药外洗，常收较好的疗效。

（二）气味变化

汗液的气味常与种族、年龄、性别、饮食及个体差异有关。

臭汗表现为汗腺分泌有特殊的臭味，亦称"臭汗症"；若汗液分解后放出臭味，称"味臭汗症"。

1. 腋臭　隋代《诸病源候论·瘿瘤等病诸候》记载："人腋下臭，如葱豉之气者，亦言如狐狸气者，故谓之狐臭，此皆血气不和，蕴积，故气臭。腋下常湿，仍臭生疮，谓之漏液，此亦是气血不和，为风邪所搏，津液蕴瘀，故令湿臭。"表现为腋下汗出，带有恶臭，味如野狐，常伴家族病史而累代不绝，女性多见，始于青春期。严重者可波及乳晕、脐周、前后阴部，外耳道多有柔软的耵聍。此系先天禀赋，秽浊内蕴，外发体肤。除勤于洗涤外，应治以芳香化浊，解毒除秽法。若外搽腋香散，常收卓效。

2. 尿汗症　表现为汗液带有尿臊气，干涸后析出结晶如霜。常见于严重的尿毒症、糖尿病及痛风患者。此多属湿浊内盛，外蒸体肤，除治疗原有疾病外，根据舌脉及兼证，可选氤氲汤化裁，以芳香化浊，淡渗利湿。

3. 足臭　表现为足部多汗，皮肤浸渍变白，伴有恶臭，触鼻难闻。可见于足部臭汗症、足癣、掌跖多汗症。此多因湿热内蕴，秽浊下注而成。除勤于洗涤外，可选三妙散内服，软脚散外搽，以清除湿热，芳香辟秽。

4. 其他　汗液气味常受饮食、药物及某些疾病的影响。如服用含有麝香、白芷等药物，或葱、蒜、酒等辛辣厚味之品，汗液中常可有暂时异味，一般无需单独治疗。其他如某些温热病及尿毒症、糖尿病、肝性脑病患者的汗中，可各有其臭味。此常由秽浊毒邪，外发体肤所致。除治疗原有疾病外，可根据舌脉及兼证，选用藿朴夏苓汤、白术苡仁汤化裁，以芳香化浊，解毒辟秽。

（三）汗量变化

汗量的多少可受温度、湿度、精神、饮食、药物、机体状态等多种因素影响。常温下正常人每日出汗约1.5L，高温或剧烈运动时，每日可多达5~6L。故《灵枢·五癃津液别》有"天暑衣厚则腠理开，故汗出"之说。

1. 多汗症　表现为安静状态下，局部或全身汗出过多。《伤寒论·213条》记载："阳明病，其人多汗，以津液外出，胃中燥，大便必鞕，鞕则谵语，小承气汤主之。"多汗者常易并发褶烂、毛囊炎、痱子、疖等皮肤病。

（1）全身性多汗症：某些遗传性综合征，如 Spanlang-Tappeiner 综合征、Riley-Day 综合征（赖利 - 戴综合征）、Schafer 综合征、Franceschetti-Jadassohn 综合征、Transitional 综合征等，除周身浔浔汗出外，常伴有掌跖角化，及骨骼、眼、甲等先天异常。多由先天不足，禀赋素弱所致。目前尚无满意疗法。可试用大造丸、斑龙丸化裁，以补肾填精，滋养精血。某些感染性疾病，如疟疾、肺炎、结核、肠伤寒、败血症及皮肌炎、系统性红斑狼疮、甲亢、糖尿病、肥胖症、酒精或铅、砷慢性中毒等，亦常伴全身性多汗。此多系湿热内蕴，外蒸肌肤而成。除治疗原有疾病外，根据舌脉及兼证，可选用白虎加苍术汤、燃照汤化裁，以清除湿热。

（2）局限性多汗症：表现为身体某些部位多汗而其他部位无汗。多见于青年人，常与精神因素有关。如清代《奇症汇·胸》记载："一人别处无汗，独心孔一片有汗，思虑多则汗亦多，病在用心，名曰心汗，宜养心血，以艾煎汤，调茯神末治之。"

①手足汗：表现为掌跖部位漐然汗出，涓涓不止。《伤寒论》第 208 条记载："阳明病……手足漐然汗出者，此大便已鞕也，大承气汤主之。"若伴有四末不温，冷汗外溢，肤色青紫者，可见于雷诺病、肢端红痛症、肢端发绀病、掌跖多汗症、系统性红斑狼疮、掌跖角皮病、冻疮、冻疮样多形红斑、进行性系统性硬化症等。常因寒凝气滞，脉络瘀阻所致。除治疗原有疾病外，可选用当归四逆汤、阳和汤化裁，以温经散寒，活血通脉。若掌跖或趾间渍渍汗出，皮肤浸渍变白，甚则有水疱、糜烂，角化过度，或有臭味者，可见于 Schafer 综合征、汗疱症、角质松解症、剥脱性角质松解症、掌跖角皮病、手足癣、手足多汗症等。此多因脾胃湿热，旁溢四肢，或湿热毒邪，染著手足而致。除治疗原有疾病外，可选芩连平胃散、泻黄散内服，泡洗方外用，以清除湿热毒邪。

②腋汗：表现为腋下浔浔汗出，常伴手足多汗，但无臭味，每于神情不安时加剧。唐代《备急千金要方·解毒并杂治》记载："治漏腋，腋下及足心手掌，阴下股里常如汗湿臭者，六物傅方。"此属心气不足，汗液外泄所致。可选生脉散、养心汤化裁，以养心益气，收敛汗液。若腋下汗出，伴有臭味者，可按腋臭治疗。若腋下生有米粒大小灰色丘疹，中有毛孔，质硬而光滑，腋毛稀缺，自觉瘙痒者，称大汗腺性痒疹。此属湿热内蕴，结聚体肤。可选化坚二陈汤、海藻玉壶汤化裁，以清热利湿，软坚散结。

③头面汗：表现为头面、口周等处蒸蒸汗出，每于进食辛辣厚味时加剧。《伤寒论》第236 条记载："阳明病，发热汗出者，此为热越，不能发黄也。但头汗出，身无汗，剂颈而还，小便不利，渴引水浆者，此为瘀热在里，身必发黄，茵陈蒿汤主之。"可见于味觉性多汗症、Frey 综合征等。此属阳明蕴热，上蒸头面。可选白虎汤、白芷石膏汤化裁，以清阳明之热。若面部多汗与职业相关，每于夏季汗出或炙烤时加剧，皮损为半透明囊肿性小结节，呈淡蓝或淡棕色，天冷时渐自愈者，称小汗腺汗囊瘤。此系暑热毒邪，蕴于体肤。可选清暑汤、清热解毒汤化裁，以清热解毒，凉血祛暑。

④鼻汗：表现为鼻部持续多汗，可伴红斑、丘疹、毛细血管扩张。明代《医林绳墨·汗》记载："或有鼻汗者，凡遇食饮汤饭，则鼻上多汗，此肺虚乘热也，宜以益肺凉血，可用人参固本丸。"可见于鼻红粒病、玫瑰痤疮、Haber 综合征。此由肺经蕴热，外发于鼻。可选枇杷清肺

饮、泻白散化裁,以清肺泄热,凉血解毒。

⑤胫前汗:表现为胫前多汗。若伴胫前多毛及肿块隆起,触之韧实者,称胫前黏液性水肿。此属湿热下注,凝聚体肤。可选二妙散、加味二妙丸化裁,以清热除湿,活血散结。

⑥阴汗:表现为前后阴部汗出沾衣,常伴瘙痒。《金匮要略·水气病脉证并治》记载:"肾水者……阴下湿如牛鼻上汗。"又如明代《医林绳墨·汗》亦记载:"阴汗者,谓至阴之处,或两腿挟中,行走动劳,汗出腥秽。"若肛周多汗瘙痒,常因情志不调及过食辛辣而加剧者,可见于肛门瘙痒症、肛周湿疹、痔疮等。多因大肠湿热下注所致。除治疗原发病外,可选苦参汤外洗,并内服槐角丸、地榆芍药汤化裁,以清利大肠湿热。若前阴多汗瘙痒或伴黄汗者,可见于外阴瘙痒症、阴囊湿疹、阴囊神经性皮炎、毛囊角化病等,多属肝经湿热下注而成。除治疗原发病外,可用止痒洗方外洗,龙胆泻肝汤化裁内服,以清利肝经湿热。

2. 闭汗症 指全身或局部皮肤的汗液分泌减少或消失。

(1)全身性闭汗症:表现为全身皮肤少汗或无汗,常伴全身不适,易于疲劳,夏日烦热难耐,肌肤干燥粗糙。《素问·脉要精微论》记载:"阳气有余为身热无汗,阴气有余为多汗身寒,阴阳有余则无汗而寒。"某些先天性遗传性疾病,如 Rothmund-Thomson 综合征、Refsum 综合征、Rud 综合征、Francois 综合征、Levi 综合征,以及先天性秃发、先天性外胚叶发育不良、先天性单纯性无汗症、鱼鳞病等,除汗腺发育不全外,常伴毛发、牙齿、骨骼、甲、智力等发育障碍。此系先天不足,精血亏虚所致。目前尚无满意疗法。可试用全鹿丸、补天育麟丹化裁,以补肾填精,滋养精血。其他如黏液性水肿、无汗症、深部粟粒疹、红皮病、银屑病、天疱疮、大疱性表皮松解症、皮肌炎、进行性系统性硬化症、干燥综合征、蕈样肉芽肿、黑棘皮病、麻风、烟酸缺乏症、维生素 A 缺乏症等,均可能伴有全身性闭汗。此多因肝肾不足,津亏血燥而成。除治疗原发病外,可选用滋燥养荣汤、生血润燥汤以滋益肝肾,养血生津。其他如尿崩症、慢性肾炎、糖尿病、蛋白质营养不良、低钙血症、直立性低血压、多发性骨髓瘤等,亦可伴有闭汗,应以治疗原发病为主。

(2)局限性闭汗症:表现为皮肤局部汗液减少或消失,常伴肌肤甲错,干燥粗糙。某些伴有皮肤萎缩的疾病,如特发性斑状萎缩、盘状红斑狼疮、扁平苔藓、局限性硬皮病、萎缩硬化性苔藓等,以及某些皮肤发生肥厚、角化类的疾病,如神经性皮炎、异位性皮炎、皮肤淀粉样变、痒疹、汗孔角化症、可变性红斑角化症、毛囊角化病、维生素 A 缺乏症、烟酸缺乏症、进行性对称性红斑角化症、银屑病、皲裂性湿疹、手足皲裂、鱼鳞病、毛发红糠疹、黑棘皮病、瘢痕疙瘩等,其他如放射性皮炎、血色病、Horner 综合征、股外侧皮肤神经炎、后天性脱发、麻风、梅毒等,都可能在其皮损处伴有闭汗。均应以治疗原发病为主。

某些闭汗可呈带状、线状或与经络循行分布区域近似,如线状皮炎、线状苔藓、线状扁平苔藓、局限性硬皮病等,均可在皮损发生部位伴有闭汗。其他如脊髓灰质炎、颈交感神经麻痹、多发性硬化症、糖尿病性神经病等,亦可出现节段性闭汗。此多因经脉闭阻,气血壅滞而成。除治疗原发病外,可配合针灸及选用活络效灵丹、活血散瘀汤化裁,以疏通经脉,活血祛瘀。

三、关于辨汗方法的探讨

前人对辨汗虽有论述,但不够系统。为此,笔者按照中医理论的基本原则,提出如下初步探讨。

(一) 颜色、气味辨证

除去服食某些药物、食物会影响汗的颜色、气味外,依据前人的文献记载,是否可把汗液颜色、气味的变化,责之于内在脏腑、气血的变化。如汗出色黄,或伴臭秽,多属湿热秽浊,内蕴外蒸;汗出色红,多为心火内炽,迫汗外溢,或心气虚极,脉失收束;汗出棕黑,常为先天不足,精血亏虚;汗出如血,多为热毒壅盛,迫血妄行;冷汗清稀外溢,多是阴寒内盛,或寒湿闭阻;汗出味臊,可见于严重的尿毒症、糖尿病、痛风。

(二) 病因辨证

参照六淫致病特点,予以病因辨证。风邪为患,则多汗而肌肤时痒;湿热为患,汗出色黄,或伴臭味;寒邪为患,肌肤青紫,冷汗外溢,或经脉收束,少汗、无汗;燥邪为患,肌肤无汗,干燥粗糙,甚则甲错;热邪为患,腠理开张,汗出蒸蒸;气血瘀滞,玄府不通,则少汗或无汗;秽浊为患,则汗出臭秽,或黄或黏。

(三) 脏腑经络辨证

前人对于汗与脏腑的内在联系,多局限于心、肺。实际上,汗与五脏六腑、十二经络、气血津液,特别是皮肤本身,均有密切联系。如脾主四肢、阳明主面,故掌跖、头面部的汗症,常可责之于脾胃;肺开窍于鼻,鼻部的汗症多责之于肺;心之经脉,行于腋下,故腋汗多责之于心;心、肾之经脉分别达于手、足之心,故掌、跖之汗症,亦可求之于心、肾;肝之经脉行于前阴,故阴部汗症,多责于肝。

人体十二经络,奇经八脉,均有其特定的循行部位。故笔者认为,内在脏腑的病变,可以通过其经脉,在其循行部位的皮肤或汗液上反映出来。尽管是细微的变化,也是有意义的。对于重病、久病,特别是影响汗腺的某些皮肤病,如硬皮病、干燥综合征及某些遗传性综合征等,若能根据皮损发生的部位及汗液变化,探讨所属经络、气血、脏腑的内在病变,对于提高疗效,肯定会有所裨益。

辨 斑 论 治

斑是皮肤病中常见的皮损之一。凡是点大成片,摊于皮肤之上,抚之不碍手,斑斑如锦纹者,均可称之为斑。根据斑的颜色、形态、分布以及全身症状,可辨证论治如下。

一、红斑

凡弥漫潮红及大片红斑者,除局部皮损外,可伴有身热夜甚、便秘溲赤、舌红脉数等温热发斑的全身症状。如常见的系统性红斑狼疮、红皮病、红斑性肢痛病、红痱病、接触性皮炎、药物性皮炎等,多由热郁阳明,逼迫营血,伤阴灼液,外发肌肤而成,发病多较急。此类红斑多属热、属实,故又可称为阳斑。这与温热病中的吐衄发斑是同源异流,均系血热为患。故阳斑之治,亦不可耗血动血,急当用清胃解毒,凉血化斑之法,慎勿提透。

根据温病学说中卫、气、营、血的传变规律及治疗原则,现代名医朱仁康仿犀角地黄汤(方中犀角现已禁用)及化斑汤之意,曾拟皮炎汤一方,用生地、丹皮、赤芍清营凉血;知母、生石膏、生甘草相伍,清泻阳明实热;因阳斑初起,气分多有余邪未尽,故加金银花、连翘、淡竹叶清热解毒,以期透营泄热,转气而解。

对于风热之邪所致的猫眼疮(多形红斑),因内有血热,郁于肌肤。初起常有外感表证,继而,手、足背上可出现黄豆或蚕豆状暗红色斑疹或丘疹,边缘隆起,中心略凹陷,生有水疱,状如彩虹,故名为猫眼疮。治宜散风清热,活血消斑,方用《医宗金鉴》中的升麻消毒饮化裁,常见功效。

二、紫斑

因气血不和或气滞血瘀者,多可出现紫斑、紫红斑。清代名医王清任,曾以通窍活血汤治疗"紫印脸""青记脸"等皮肤紫斑。此外,常见的紫斑还有紫癜、青腿(葡萄疫)、血胤疮、紫印脸、冻疮、寒疮(冻疮样多形红斑)等多种皮肤病。

因血分蕴热,迫血妄行,血溢成斑者,其临床特点是发病较急,初起红斑,可渐转紫红斑、紫斑,压之不褪色。如过敏性紫癜、色素性紫癜性皮病、血小板减少性紫癜、坏血病等。治宜清热凉血,解毒化斑法,方选《伤寒六书》中的消斑青黛饮,多能奏效。

亦有脾失统摄而发为紫斑者。其临床特点是发病缓慢,反复不已,常伴有腹胀便溏、乏力气短、纳谷不馨等脾胃气虚等症状。治当补脾益气,引血归经,方选归脾汤,多可收功。

若由寒邪外束,致使寒凝血瘀而成紫斑者,多发于肢端、耳边等处。除上述冻疮、寒疮之外,尚可见于闭塞性血栓性脉管炎、坏死性血管炎、肢端红痛症、雷诺病等多种疾患。治宜温经散寒,活血化瘀法,可选用《伤寒论》中的当归四逆汤化裁。

三、黑斑

发于头面部的黑斑,常呈棕黑色,以鼻为中心,呈蝶形或地图形,对称分布于面颊、口唇或前额。如蝴蝶斑(黄褐斑)。多由肝郁气滞,郁热灼阴,血弱失华而致。治宜疏肝解郁,活血化瘀法,可选用逍遥散化裁。

亦有发于前额、耳后、颈侧、前臂等处的黧黑䵟黵、面尘(黑变病)。《医宗金鉴·外科心法要诀》云:"此证一名黧黑斑,初起色如尘垢,日久黑似煤形,枯黯不泽,大小不一。小者如粟粒、赤豆,大者似莲子、芡实,或长或斜或圆,与肤相平。"此类黑斑多因命门火衰,虚阳上浮使然,诊必参以舌脉及兼证。治宜温肾壮阳,引火归原,可选用右归丸或桂附八味丸化裁。

若因肾水不足,虚火上炎所致的疠疡风(西瓦特皮肤异色病),可选用六味地黄丸、知柏地黄丸以滋阴补肾,清降虚火。

因脾不运化,不能化生精微而致气血亏虚,肌肤失养者,可选用《外科证治全书》中的加味归脾汤治疗。因痰饮内停,水湿不化而致面色黧黑(黑皮哮喘)者,可用木防己汤治疗。

发于新生儿腰背、臀部的蓝黑色斑片,可大如手掌,境界明显,边缘整齐,压之褪色,离手复原。多因形体未充,气血阻滞而成。每随其年龄增长,气血渐旺,可自行消失,故无需治疗。亦有出生后不久,发于一侧眼睑、颧颞,并可累及同侧白睛者,黑斑可呈蓝黑或黑灰色的青记脸(太田痣),发展缓慢,无自觉症状。多因先天禀赋不足而瘀血内停,可选用《医林改错》中的通窍活血汤。

四、白斑

凡皮肤色素脱失,发生局限性乳白色斑片,境界清晰,表面光滑,不起鳞屑者,称为白斑。《医宗金鉴·外科心法要诀》曰:"此症自面及颈项,肉色忽然变白,状类斑点,并不痒痛。"此多由风邪袭腠,气血失和所成。常见的白驳风(白癜风)即属此类。治宜养血疏风,调和气血法,方选除驳丸化裁。药用:熟地、鸡血藤、黑芝麻、何首乌、当归养血和血;茜草、紫草、姜黄、白鲜皮凉血祛风,行气活血。诸药合用,常收良效。外治用白驳酊,药用:补骨脂、姜黄、冰片、人参、当归、透骨草、丹参、黄芪、酒精。摩擦或拍打患处至红后外涂。内外治疗结合更好。

综上所述,诊治皮肤之斑,首当辨其色,再察其阴阳虚实及形态分布,兼顾及全身症状,参以舌脉,治之多可取效。

此外,尚需辨明斑、疹之别。所谓疹,系指高出皮肤,抚之碍手,形如粟米,或状若云头者。疹之成因,多由风寒或风热束肺,内闭于营。即病在心营肺卫而偏于表。治当宣肺达邪,透疹为要。常见有风痧、风痦瘟等疾患,可选用消风散化裁。

临证中亦有先出疹而后又成斑者,实际上仍为疹,切不可混同为斑。斑宜清化,慎勿提透;疹宜透发,切忌补益。若确系斑疹并见者,则当以化斑为主,兼以透疹,可选化斑透疹汤加减。

视斑疹之色泽形态,亦可判断疾病之浅深。以红色斑疹为例,当以色泽红润稀疏而活,如洒皮面,为邪浅病轻,属顺;若红艳紫赤,色深稠密,紧束有根者,为邪热炽盛,锢结难解;若色红隐隐,四边色赤,为火邪内伏,当用清凉透发;若斑疹色淡,隐而不显,或外红内白,多属虚、属寒,或气血两亏之证,宜用温补之法。

皮炎汤在皮肤病中的应用

皮炎汤是著名中医皮外科专家朱仁康研究员的经验方,可治疗因血热壅盛,外发体肤而引起的多种皮肤病,临床应用,常收卓效。今介绍如下,以供同道参考。

一、方剂组成

皮炎汤由生石膏30g(先煎),生地30g,丹皮10g,赤芍10g,知母10g,金银花20g,连翘10g,淡竹叶6g,生甘草10g组成,水煎服。可随证加减如下。

①热毒偏盛：证见皮损呈大片焮红艳赤，平摊肤上，或微隆起，触之灼热，瘙痒或痛，甚则燎浆起疱，夹带血水，伴壮热恶寒，舌绛苔黄，脉象洪数，可见于红皮病、系统性红斑狼疮、接触性皮炎、皮肌炎、药疹、植物 - 日光性皮炎等。此时应酌加水牛角粉、大青叶、青蒿、紫草等。②湿热偏盛：证见皮损呈大片焮赤漫肿，其上燎浆水疱，紧绷光亮，鼓起有力，揩破疱壁，津水黄黏，腥臭秽浊，或结厚痂，状如松脂，伴身热不扬，腹胀便溏，舌红苔腻，脉象滑数，可见于接触性皮炎、天疱疮、日晒伤、多形性日光疹、疱疹样皮炎等。此时应酌加滑石、泽泻、黄芩、茵陈、生苡仁等。③瘀滞偏盛：证见皮损呈暗红斑片，或肤生紫癜，小如粟米，大若银元，或圆或斜，匡廓鲜明，定处不移，或反复发作，伴舌暗瘀斑，脉象涩滞，可见于过敏性紫癜、固定性药疹、瘀滞性皮炎、色素性紫癜性皮病等。此时应酌加川牛膝、桃仁、丹参、水红花子、当归尾等。④气阴两伤：常由邪热久羁，或病势重笃，邪虽未退，而气阴先伤，证见皮损呈大片潮红，干燥灼热，绝无润泽，其上迭起细碎鳞屑，如糠似秕，抚之即落，伴低热口干，乏力倦怠，少气懒言，小溲短赤，舌红少津，脉象细数，可见于红皮病、系统性红斑狼疮、皮肌炎、接触性皮炎、药疹、日晒伤、火激红斑、斑块状银屑病等。此时应酌加太子参、麦冬、五味子、生山药、石斛等。

二、临证举隅

例 1　染发皮炎

肖某，女，45 岁。初诊日期：1993 年 7 月 8 日。主诉：头面皮肤肿胀，伴瘙痒渗水 2 日。现病史：4 天前用染发剂，2 天后觉头面皮肤灼热瘙痒，焮红肿胀，迭起水疱，湿烂渗液。检查：头皮、前额、面颊部皮肤潮红焮肿成片，匡廓鲜明，触之灼热。其上水疱丛生，如芥如豆，密似撒粟。疱壁紧绷，鼓起有力，揩破湿烂，津水黄黏。疱底色赤，扪之湿润，或结黄痂，形如松脂。双睑肿胀，两目开启受限，白睛色赤，热泪如汤，伴小溲黄赤，舌红苔腻，脉象滑数。中医诊断：风毒肿。西医诊断：染发皮炎。证属：湿热内蕴，外染毒邪。治法：清热解毒，除湿消肿。方选皮炎汤化裁。药用：生石膏 30g(先煎)，生地黄 30g，牡丹皮 10g，赤芍 10g，知母 10g，金银花 10g，连翘 10g，淡竹叶 6g，六一散 10g(包)，泽泻 10g，白茅根 15g，黄芩 10g，水煎服，7 剂。外用：生地榆 30g，马齿苋 20g，黄柏 15g，水煎取汁，冷敷患处。每次 5 分钟，每日 2 次，7 剂。复诊时患处肿消过半。原有水疱及湿烂处大多干涸，瘙痒明显减轻。唯头皮、前额处仍有新起水疱，四畔潮红微肿，舌脉同前。知方药中的，余邪尚存，遂将六一散加至 15g，白茅根加至 20g，外用同前，再进 5 剂而愈。

按：此例因禀性不耐，湿热内蕴之体，外染毒邪，湿热毒邪相合，内不得疏泄，外不得透达，怫郁体肤，故水疱丛生，湿烂渗液，津水黄黏，参之以苔腻脉滑，知系湿热毒邪作祟。以六一散易甘草，另加白茅根、泽泻、黄芩等，配以湿敷法，意在加大解毒消肿、除湿清热之力。

例 2　固定性药疹

杨某，男，32 岁。初诊日期：1992 年 7 月 7 日。主诉：阴茎背侧红肿、渗水 1 周。现病史：素有头痛失眠，常服止痛片、安眠药片。3 周前发现阴茎背侧有硬币大小紫红斑，每于服药后颜色加深，定处不移。1 周前因患感冒，加服 APC(复方乙酰水杨酸片)后，患处红肿，中有水疱。检查:阴茎背侧龟头与包皮交界处,有5分硬币大小紫红斑片,匡廓鲜明,轻度肿胀,四畔绕以红晕,中心生有水疱,鼓起无力,未破不坚,触之即溃,糜烂津水,基底潮红。自觉排尿灼热。伴发热恶寒,头疼乏力,小溲黄赤,舌尖红甚,脉象弦数。中医诊断:石火丹。西医诊断:固定性药疹。证属:火毒下注,热盛肉腐。治法:泻火解毒,清热凉血。方选皮炎汤化裁。药用:生石膏30g(先煎),生地黄30g,牡丹皮10g,赤芍10g,知母10g,金银花10g,连翘10g,淡竹叶6g,生甘草10g,木通6g,水煎服,7剂。外用:栀子20g,黄柏30g,生地榆15g,水煎取汁,冷敷患处,每次5~10分钟,每日3次,7剂。复诊时肿胀渐消,其色变淡,糜烂渗出已止。唯留浅在溃疡,基底仍红,疼痛时作。舌红溲赤及排尿灼热感有减。遂于前方加入栀子10g,六一散12g易生甘草,再进7剂,外治同前。药后患处仅留少许淡紫斑片,其他症状均愈。复进5剂,并嘱之勿再服致敏药物,随访未发。

按:本例素禀血热之体,复受药毒,毒热相合,循经下注,故皮损发于阴茎,自觉排尿灼热,伴舌红溲赤,知系火毒下注。方中加木通,有导赤散之意。二诊时病虽有减,但排尿灼热,舌红溲赤如故,知热毒未尽,遂以六一散易生甘草,加栀子,意在使邪自小便而解,故收效甚捷。

例3 日晒伤

李某,女,25岁。初诊日期:1993年8月5日。主诉:肩背皮肤发红肿胀,迭起水疱2天。现病史:5天前去海滨游泳,前天返回后,日晒部位发红肿胀,水疱丛生,灼热刺痛,触之尤甚。检查:肩背、上臂外侧等暴露部位皮肤嫩赤漫肿,紧绷光亮,触之灼热干燥,其上燎浆水疱,小若梅李棋子,大若核桃鸡卵。疱液淡黄澄清,疱周绕以红晕。疱壁菲薄,鼓起无力,揩破津水,涓涓不止。疱底艳赤,扪之无津。伴低热口干,乏力倦怠,少气懒言,小溲短赤,舌红少津,脉象细数。中医诊断:日晒疮。西医诊断:日晒伤。证属:热毒灼肤,伤阴耗气。治法:清热解毒,益气养阴。方选皮炎汤化裁。药用:生石膏30g(先煎),生地黄30g,牡丹皮10g,赤芍10g,知母10g,金银花10g,连翘10g,淡竹叶6g,生甘草10g,太子参12g,麦冬10g,五味子10g,水煎服,5剂。外用:六一散30g,枯矾15g,冰片2g,研细外用,纱布包扑。复诊时患处红斑消退,水疱干涸。肩背处残留少许细碎皮屑,形似糠秕,抚之即落。唯觉乏力倦怠,头疼恶心。遂以生脉散、淡竹叶石膏汤化裁,数剂而愈。

按:本例虽因腠理不密,卫外失固,复受光毒,热毒灼伤,体肤嫩赤,燎浆水疱,但据其少气懒言、乏力倦怠、舌红少津等可知,此热毒未去,气阴已伤。故仿生脉散之意,加入太子参、麦冬、五味子而收功,可谓标本兼顾。

例4 重症玫瑰糠疹

郭某,男18岁。初诊日期:1992年8月18日。主诉:周身泛发红斑,伴血疱2周。现病史:2周前右腋下出现5分硬币大小近圆形红斑一个。以后于躯干、四肢处泛发成批同样较小皮疹及水疱、血疱等损害。检查:胸背、腰腹、四肢近端密集指甲大小椭圆形斑片,其色红绛,平摊肤上,边缘微隆,匡廓鲜明,长轴与皮纹一致,表面细碎白屑,状如麸秕。前臂、腿胫、掌跖处散在紫癜如指甲大小,间有血疱、水疱,形若芡实、豌豆,孤立散在,四畔艳赤。疱液混浊,疱壁污秽不泽,鼓起有力,揩破疱壁,滋流血水。口腔黏膜轻度糜烂,少许渗血,伴壮热口渴,咽喉疼痛,颈周瘰核肿大,便结溲赤,舌绛苔黄,脉数有力。中医诊断:风热疮。西医诊断:重症玫瑰糠疹。证属:热毒炽盛,燔营灼血。治法:泄热解毒,清营凉血。方选皮炎汤化裁。药用:生石膏30g(先煎),生地黄30g,牡丹皮10g,赤芍10g,知母10g,金银花10g,连翘10g,淡竹叶6g,生甘草10g,生大黄10g(后下),水牛角粉6g(冲),大青叶15g,水煎服,7剂。复诊时热退便通,疹色转淡,水疱、血疱干涸,唯紫癜尚存,舌脉同前。知病势虽去过半,但恐炉烟虽熄,灰中有火,遂将水牛角粉、生大黄剂量减半,调理数剂,渐康复如初。

按:本例多由血热内蕴,外受风热侵扰,依据疹色红绛,兼有水疱、紫癜、血疱等,参以舌脉,确信为热毒炽盛,燔营灼血,但仍有壮热口渴、咽喉肿痛、舌苔黄干等症,知透热转气之机未失。再加大青叶、水牛角粉以凉血解毒,更添生大黄,不仅解毒通便,釜底抽薪,尚可凉血清热,化瘀通络。

化瘀苍术散在皮肤病中的应用

化瘀苍术散是笔者在前人苍术散的基础上,加入清热除湿,活血化瘀的药物而成,可治疗因湿热下注,阻遏经络而引起的诸种皮肤病,效果较好。今介绍如下,供同道参考。

一、方剂探源

苍术散最早见于元代危亦林《世医得效方》(1345年)由苍术、黄柏各等分组成,原作散剂,水煎温服,治疗"一切风寒湿热,令足膝痛,或赤肿,脚骨间作热痛,虽一点,能令步履艰苦,及腰膝臀髀大骨疼痛,令人痿躄,一切脚气,百用皆效"。其后1481年朱丹溪《丹溪心法》首将苍术、黄柏称作二妙散,治"筋骨疼痛,因湿热者"。因朱丹溪为金元四大家之一,名声显赫,故朱氏二妙散遂成为清热燥湿的名方,而最早的苍术散却鲜为人知。

明代虞抟《医学正传》(1515年)将苍术散中加入牛膝,煮糊为丸,称为三妙丸,主治"湿热下流,两脚麻木,或如火烙之热"。这是苍术散最早的化裁应用。清代《医宗金鉴》(1742年)将苍术散中加入槟榔,研为细末,称三妙散,仅供外用,干撒肚脐,治疗脐痈"出水津淫成片,止痒渗湿,又治湿癣,以苏合油调搽甚效"。清代罗国纲《罗氏会约医镜》(1789年)将虞氏三妙丸改作散剂,水煎服用,治证与之相同,亦名三妙散。至此,古代三妙散有两种,一为内服,一为外用,二者均为苍术散化裁,但药物组成有别。至清代林珮琴《类证治裁》(1839年)又将苍术散改作丸剂,称为二妙丸,以治疗"湿火",并在二妙丸加入牛膝、防己,治疗"有气如火,从脚下起入腹,属湿郁成热",这亦是二妙丸的最早化裁应用。

中华人民共和国成立后《全国中药成药处方集》又将苍术散中加入薏苡仁、怀牛膝,泛水为丸,称为四妙丸,治疗湿热下注,两脚麻木,下肢痿弱,筋骨疼痛,足胫湿疹痒痛等病症。

笔者根据苍术散有燥湿清热之功,专除下部湿热,以及湿热下注,常能阻遏经络的特点,将苍术散中加入活血化瘀及清热除湿药物,故名为化瘀苍术散。

二、药物组成及化裁

药物组成: 苍术 10g, 黄柏 10g, 川牛膝 10g, 薏苡仁 30g, 泽泻 10g, 白茅根 30g, 生地黄 30g, 牡丹皮 10g, 赤芍 10g。水煎服。

化裁应用: ①瘀滞偏盛: 证见皮肤生有瘀点、瘀斑、溃疡、坏死, 或有静脉曲张、结节、肿块, 触之痛甚, 伴舌暗苔腻。或有瘀点, 脉象涩滞者, 可加入泽兰、丹参、穿山甲(可用炒三棱或炒莪术替代)、王不留行。②湿邪偏盛: 证见腿脚浮肿, 紧绷光亮, 压之有凹, 或糜烂浸渍, 脂水频流, 淫淫作痒, 舌苔厚腻, 脉象弦滑或滑数者, 可酌加冬瓜皮、茯苓皮、防己、玉米须、萆薢、泽泻、车前子、木瓜。③热毒偏盛: 证见皮肤焮红, 色如涂丹, 触之灼热, 疼痛不已, 臀核肿大, 伴壮热恶寒, 舌绛苔黄, 脉象弦数或洪数者, 可酌加忍冬藤、牛蒡子、紫草、板蓝根。④气血不足: 证见疮口紫暗平塌, 肉色灰白, 出脓清稀, 久不收敛, 伴乏力倦怠, 少气懒言, 舌淡脉细者, 可酌加当归、熟地黄、黄芪、人参、炒白术、生山药、鸡血藤。

三、临证举隅

例1 过敏性紫癜(葡萄疫)

郭某, 男, 12岁, 初诊日期: 1988年6月14日。主诉: (父代诉)双下肢反复出现紫红色出血点两个月余。现病史: 两个月前因食鱼虾后, 双小腿出现少许针尖大小红色瘀点, 压之不褪色。渐成紫红斑片, 一周后皮损消退, 旋即又作, 数目增多, 并向上蔓延, 至膝以上, 反复不已。自感关节疼痛, 疲乏无力, 劳累后加剧。检查: 两胫前后密集瘀点及瘀斑, 小者如针尖、粟米, 大者似榆钱、指甲, 微微隆出皮面, 多数密集成簇, 少许融合成片, 其色紫红, 压之不褪色。化验血、尿常规, 均未见异常。小溲黄赤, 大便尚调, 舌红苔黄腻, 脉象滑数。中医诊断: 葡萄疫。西医诊断: 过敏性紫癜。证属: 湿热阻络, 血溢成斑。治法: 清热利湿, 活血通络。药用: 苍术 10g, 黄柏 10g, 川牛膝 10g, 薏苡仁 30g, 泽泻 10g, 白茅根 15g, 生地黄 30g, 牡丹皮 10g, 赤芍 10g, 水煎服7剂。复诊: 服药后紫斑渐退, 留有褐色斑片, 无新起皮损。唯关节仍有疼痛, 舌脉同前。遂于前方中加入络石藤 10g, 鸡血藤 12g, 服7剂后, 皮损基本消退, 关节疼痛减半。后又于前方稍事加减, 再进14剂, 遂告痊愈, 随访半年未复发。

例2 小腿湿疹(湿臁疮)

周某, 男, 26岁。初诊日期: 1988年8月18日。主诉: 双小腿瘙痒渗水10天。现病史: 10天前因游泳后, 双小腿皮肤瘙痒, 迭起粟粒大小疙瘩, 瘙痒不绝, 其色淡红, 搔破之后, 脂水频流, 浸淫四窜。自服氯苯那敏(扑尔敏), 并以花椒、盐水洗搓, 病情更甚。检查: 两小腿前后均密集粟粒至绿豆大小丘疹、丘疱疹, 部分糜烂浸渍, 基底色红, 或上结黄痂, 状似松脂, 小溲黄赤, 大便尚可, 舌红苔腻, 脉象滑数。中医诊断: 湿臁疮。西医诊断: 小腿湿疹。证属: 湿热下注, 外袭体肤。治法: 清热凉血, 除湿通络。药用: 苍术 10g, 黄柏 10g, 川牛膝 10g, 薏苡仁 30g, 泽泻 10g, 白茅根 30g, 生地黄 30g, 牡丹皮 10g, 赤芍 10g, 茯苓皮 12g, 水煎服7剂。外用: 生地榆 20g, 马齿苋 20g, 水煎取汁, 冷敷患处, 每日3次, 每次10~15分钟。1周后复诊, 皮损渐消退, 渗水已少, 瘙痒明显减轻, 唯舌苔仍腻。知方药对症, 湿热尚存。遂于前方加入六一散 10g,再进 7 剂,外治同前。药后瘙痒已止,残留少许皮损,其色已淡。又于前方略加化裁,复进 7 剂,终告痊愈。

例 3　结节性红斑(梅核火丹)

耿某,女,23 岁。初诊日期:1987 年 9 月 13 日。主诉:双小腿起肿核伴疼痛 3 周。现病史:3 周前冒雨跋行后,发热恶寒,周身不适,肌肉酸疼,关节肿痛,自服感冒冲剂及解热止痛片,虽热势有减,但双小腿突生有梅核大小硬结,绕胫而发,色红且痛,行走不便。检查:双小腿对称生有十余个结节,以胫前居多,小若梅李,大似红枣,半在皮下,绕胫而生,如瓜藤所缠,皮肤紧张,周边红晕,触之痛甚。月经正常,小溲色赤,舌暗红,苔黄腻,脉象涩滞。中医诊断:梅核火丹。西医诊断:结节性红斑。证属:湿热下注,阻遏经络。治法:清热除湿,化瘀通络。用药:苍术 10g,黄柏 10g,川牛膝 10g,生苡仁 30g,泽泻 10g,白茅根 30g,生地 30g,丹皮 10g,赤芍 10g,当归尾 12g。水煎服 7 剂。一周后复诊,双胫结节消退近半,其色由红转暗,苔腻渐化,脉象如故。知方药中的,前方中加地龙 10g,再服 7 剂。三诊时,仅残留少许皮损,原有结节处呈黄褐色斑片,触摸及行走时已不疼痛,舌脉已近正常,至今未再复发。

例 4　变应性皮肤血管炎(瓜藤缠)

方某,女,32 岁。初诊日期:1988 年 4 月 12 日。主诉:双小腿反复起红疙瘩伴水疱、溃疡半年。现病史:半年前不明病因,于双小腿处生有红斑,上起粟疹,大小不一,形状不定,或如豆瓣,或似绿豆,周边紫红,压之不褪色,偶有水疱、血疱,溃后血水滋流,溃烂不敛,伴足踝肿胀,关节疼痛,曾做病理检查,符合“变应性皮肤血管炎”。检查:两臀部、腿胫尤其足踝部,多有绿豆至芡实大小紫红斑片,压之不褪色,上生丘疹或风团,偶见有水疱及血疱,个别已成溃疡,滋流血水。大便略干,小溲黄赤,月经愆期,白带较多,舌暗红,苔黄腻,脉象涩滞。中医诊断:瓜藤缠。西医诊断:变应性皮肤血管炎。证属:湿热下注,瘀阻经脉。治法:清热除湿,化瘀通络。药用:苍术 10g,黄柏 10g,川牛膝 10g,生苡仁 30g,泽泻 10g,白茅根 30g,生地 30g,丹皮 10g,赤芍 10g,王不留行 12g,丹参 15g。水煎服 7 剂。外用龟甲散、生肌散各半,香油调敷溃疡处。1 周后复诊,足踝肿胀有减,原有水疱、血疱大多干涸,疮口已不再滋流血水,余症同前。知方药对症,瘀滞未通,故去泽泻易泽兰 10g,加山甲珠 10g,再进 14 剂。两周后复诊,原有红斑、丘疹、风团大多消退,留有色素沉着斑。后又于前方中加入当归、鸡血藤等,调理月余,皮损消退,月经正常。随访半年未发。

例 5　丹毒(流火)

姜某,男,56 岁。初诊日期:1988 年 7 月 26 日。主诉:左小腿红肿疼痛 3 天。现病史:素有足癣,经常搔抓。3 天前左小腿突发红肿疼痛,伴壮热恶寒(T39.8℃),头疼恶心。检查:左胫至踝部,大片焮红肿赤,色如涂丹,匡廓鲜明,皮面紧绷光亮,其上燎浆大疱,触之灼热,左鼠蹊部臖核肿痛,便结溲赤,舌绛苔腻,脉象洪数。中医诊断:流火。西医诊断:丹毒。证属:湿热内蕴,外染毒邪。治法:清热凉血,解毒除湿。药用:苍术 10g,黄柏 10g,川牛膝 10g,泽泻 10g,生苡仁 30g,白茅根 30g,生地 30g,丹皮 10g,赤芍 10g,板蓝根 15g,忍冬藤 15g,生大黄 6g。水煎服 5 剂。外用紫金锭,水调涂擦。5 天后复诊:体温正常,大便已通,患处疼痛减半,皮损色淡,水疱渐消,肿胀始退,苔腻未化。遂以前方再进5剂,停用外涂药。三诊时皮损基本消退,留有色素沉着斑,其上多有皮屑,揩之即落,舌脉已如常人。遂嘱其服用中成药二妙丸1周。病愈后至今未见复发。

例6　硬结性红斑(腓腨发)

方某,女,46岁,门诊病历。初诊日期:1988年8月22日。主诉:双小腿反复起暗红斑块3年。现病史:3年前开始,两小腿后腓腨部起豌豆至红枣大小肿块3个,深在皮下,渐渐隆出,偶有消退,劳累加剧。个别皮损曾软化破溃,疮口紫暗,根脚肿硬,脂水浸渍,久不收敛,愈后结疤。检查:双小腿后各有红枣大小肿块数个,皮色紫暗,触之略硬,不觉疼痛,皮核相连,匡廓不清,并留有几个乌梅大小萎缩性瘢痕,伴面色不华,乏力气短,舌淡苔黄腻,脉细无力。中医诊断:腓腨发。西医诊断:硬结性红斑。证属:气血不足,湿热瘀阻。治法:补益气血,祛邪通络。药用:苍术10g,白术10g,黄柏10g,怀牛膝12g,熟地30g,赤芍10g,丹皮10g,泽泻10g,生苡仁30g,白茅根30g,黄芪30g,全当归15g。水煎服14剂。两周后复诊,硬结开始缩小,形如豌豆,舌脉如故。前方去泽泻,加王不留行10g,鸡血藤15g,再进14剂。硬结明显缩小,苔腻渐化,舌色淡红,脉近正常。知方药对症,继用前方,略有增减,再调治两月余,硬结全消。

例7　小腿静脉性溃疡(臁疮)

于某,男,58岁。初诊日期:1988年6月28日。主诉:右内踝溃疡3个月。现病史:5年前开始,右小腿出现静脉曲张,患肢皮肤瘙痒时痛,久行、久立后加剧。3个月前不慎揩破皮肤,溃烂成疮,滋流脓水,久不收敛。检查:右小腿青筋团聚,状如蚯蚓,内踝前上方有红枣大小溃疡,周边暗红,疮口凹陷,四周隆起,触之僵硬,疮底灰白晦暗,直达骨面,渗水污浊灰绿,臭秽难闻,疮周皮色紫黑粗糙,状似苔藓,小溲黄赤,舌暗红,苔黄腻,脉象滑数。中医诊断:臁疮。西医诊断:小腿静脉性溃疡。证属:湿热下注,瘀滞经脉。治法:清热除湿,化瘀通络。药用:苍术10g,黄柏10g,川牛膝10g,生苡仁30g,泽泻10g,白茅根30g,生地30g,丹皮10g,赤芍10g,萆薢10g,全当归15g。水煎服14剂。外用:银朱6g,章丹12g,铜绿3g,松香25g,分别研细和匀,香油调敷患处,每日换药一次。除治疗外,嘱其睡卧时抬高患肢,减少站立、行走。半月后复诊,疮面溃脓已少,肉色转粉。知邪去正复,于前方加黄芪30g,再进14剂,外治同前。三诊时疮口开始收敛,

肉色转红,少许渗血,脓腐渐尽,舌色淡红,苔腻始化。遂于前方中将生地改熟地,川牛膝改怀牛膝,另加丹参15g,鸡血藤15g。再进14剂。外治改用生肌散、生肌玉红膏贴敷。四诊时疮口已基本平复,原有小腿静脉曲张亦较前有所好转。前方再进14剂,疮愈。

例8　色素性紫癜性皮病(血疳)

钟某,男,34岁。初诊日期:1987年5月16日。主诉:双小腿出现瘀血点伴瘙痒两周。现病史:两周前不明原因,发现自踝至膝处生有针尖大小红点,压之不褪色,逐渐增多,集簇成群,向膝部蔓延,匡廓不清,近日其色转暗。检查:自踝至膝均有瘀点,针尖大小,集簇成群,其色棕褐,边缘瘀点色红,如撒辣椒粉样,压之不褪色,抚之不碍手,小溲色黄赤,舌红苔腻,脉象滑数。中医诊断:血疳。西医诊断:色素性紫癜性皮病。证属:湿热下注,经脉瘀

阻。治法：清热利湿,化瘀通络。药用：苍术 10g,黄柏 10g,川牛膝 12g,生地 30g,丹皮 10g,赤芍 10g,生苡仁 30g,白茅根 30g,泽泻 10g。水煎服 7 剂。1 周后复诊,无新起皮损,原有皮损均呈棕褐色,瘙痒减轻,苔腻渐化,小溲转黄,脉仍滑数。知方药中的,仍宗前方,再进 14 剂。三诊时皮损基本消失,留有少许黄褐斑片,苔腻已化,脉如常人。遂告病愈。

四、讨论

文中所列举 8 种不同的皮肤病,在其各自的发展过程中,都出现了湿热下注,瘀阻经脉的相同病机。因此,根据中医"异病同治"的原则,不同的疾病在出现相同的病机时,可采用相同的治疗法则。虽然其用药略有所异,但都是本方的化裁应用。临证时又当灵活加减变通。如例 1 过敏性紫癜患者,根据皮损及舌脉表现等,确为典型湿热下注,瘀阻经络证。故迳用本方获效,而并未因其出血而妄加止血药。后因其关节疼痛未除,故又加入络石藤、鸡血藤,以通行经络而愈。例 2 小腿湿疹患者,因皮损有糜烂浸渍,知其湿邪为甚,故原方加入茯苓皮,复诊时皮损减轻,苔腻未化,湿热尚存,加入六一散,意在加强清热利湿。例 3 结节性红斑、例 4 变应性皮肤血管炎患者,根据皮损及舌脉等兼症,知其以经脉瘀滞为主,故于原方中加入当归尾、丹参、王不留行等,以加强化瘀通脉而收功。例 5 丹毒患者,除湿热下注,经脉闭阻外,尚有化火蕴毒征兆,故于原方中加入板蓝根、忍冬藤、生大黄,意在清热凉血,泻火解毒。例 6 硬结性红斑患者,病久反复,兼有气血不足之证,故改用熟地、怀牛膝,并加白术、黄芪、当归等,意在扶正祛邪。例 7 小腿静脉性溃疡患者,初诊时以湿热下注,腐秽未除为主,故于原方加入白鲜皮、全当归以助清热除湿,活血通络,并配合外用提毒祛腐之剂。待脓腐已尽,湿热清除时,再议托疮生肌,补益气血。

除上述 8 种皮肤病外,好发于小腿的其他皮肤病,如结节性血管炎、白色萎缩、闭塞性血栓性脉管炎、风湿性环状红斑、下肢静脉曲张、静脉曲张综合征、静脉功能不全、血栓性静脉炎等,都有可能由湿热下注,瘀阻经脉引起,故本方的适用范围就更可推而广之了。

中成药在皮肤病中的应用

中成药种类繁多。笔者统计,到目前为止,品种已达 1 万种左右,包括丸、散、膏、丹、酒、锭、栓、胶囊、颗粒剂等 50 余个剂型,其中以丸剂为最多。这些中成药多为内科所设,皮科应用甚少,致使一些皮科医生常有"无药可用"之感。为此,根据中医"同病异治、异病同治"的原则,兹对应用皮科以外的中成药引申治疗皮肤病的经验介绍于下。

一、解表剂

1. 辛温解表剂　具有辛温解表,发散风寒的功能。适于风寒外束,卫阳被遏引起的皮肤病。证见肤生红斑、丘疹、风团,色淡红或瓷白,发无定处,时有瘙痒,受风冷则加剧,可伴发热恶寒、鼻流清涕、舌淡、苔白、脉象浮紧。如寒冷性荨麻疹、血管神经性水肿、冷红斑、寒冷性多形红斑、冬季瘙痒症等。可选用风寒感冒颗粒、荆防败毒丸、九味羌活丸、都梁丸、桂枝合剂、香苏调胃片、榄葱茶、午时茶颗粒、川芎茶调丸等。

2. 辛凉解表剂　具有辛凉解表,发散风热之功。适于风热外束,邪客肺卫引起的皮肤病。证见肤生红斑、丘疹、丘疱疹或风团、水疱,周边红晕,或焮赤隆起,触之灼热,瘙痒或痛,可伴发热重、恶寒轻、咽干口渴、鼻流浊涕、小溲黄赤、舌红、苔黄、脉象浮数。如麻疹、猩红热样红斑、风疹、手足口病、传染性红斑、幼儿急疹、热性荨麻疹、中毒性红斑、玫瑰糠疹等。可选用银翘解毒丸、羚羊感冒片、桑菊感冒片、羚翘解毒丸、桑菊银翘散、柴胡冲剂、风热感冒颗粒等。

3. 祛暑解表剂　具有祛暑解表,化湿和中之功。适于暑热夹湿,气机阻滞引起的皮肤病。证见肤生红斑、丘疹、丘疱疹、水疱、脓疱,搔破湿烂,基底鲜红,夏季加重,淫淫作痒,可伴头身困重、脘闷纳呆或腹痛吐泻,苔腻,脉滑。如红色粟粒疹、晶形粟粒疹、胃肠型荨麻疹、急性湿疹、掌跖脓疱病、传染性湿疹样皮炎、癣菌疹、脓疱疮、自家过敏性皮炎等。可选用藿香正气丸、暑湿感冒颗粒、清暑益气丸、绿荷饮、梅苏丸、千金丸、保济丸、祛暑丸等。

4. 表里双解剂　具有解表清热,通里攻下之功。适于内有蕴热,外受风邪所致表里俱实证皮肤病。证见肤生红斑、丘疹或丘疱疹、脓疱、水疱、粉刺、紫癜,四畔红晕,触之灼热,瘙痒或痛,可伴壮热恶寒、头痛口渴、便结溲赤、舌红、苔黄、脉象弦数。如荨麻疹、湿疹、寻常痤疮、带状疱疹、丹毒、自家过敏性皮炎、脂溢性皮炎、脓疱疮、神经性皮炎、虫咬性皮炎、过敏性紫癜、药疹、单纯疱疹等。可选用防风通圣丸、时疫清瘟丸、清暑解毒丸、芎菊上清丸、小柴胡丸、少阳感冒颗粒、清瘟解毒丸等。

5. 扶正解表剂　具有扶正解表,固卫御风之功。适于表虚失固,外受风邪引起的皮肤病。证见肤生红斑、风团,其色淡红或瓷白,发无定处,时作瘙痒,时自汗出,遇风冷后瘙痒加剧,可伴面色不华、倦怠乏力、舌淡苔白、脉缓无力。如寒冷性荨麻疹、血管神经性水肿、冬季瘙痒症、寒冷性多形红斑、肢端红痛症、红疳病、老年性瘙痒病等。可选用玉屏风散、参苏丸、参苏感冒片、参苏理肺丸、防感片、荆防败毒丸等。

二、清热剂

1. 清热解毒剂　具有清热泻火,凉血解毒之功。适于血热内蕴,外染毒邪所致的皮肤病。证见肤生红斑、丘疹、丘疱疹或水疱、脓疱、溃疡,周边红晕,灼热疼痛,肿起高突,热如火燎,可伴壮热烦渴、便结溲赤、舌红苔黄、脉象洪数。如丹毒、接触性皮炎、药物性皮炎、脓疱疮、寻常痤疮、痈、疖、须疮、蜂窝织炎、带状疱疹、单纯疱疹、手足口病、秃发性毛囊炎、掌跖脓疱病、阿弗他口腔炎、浅表性毛囊炎等。可选用牛黄解毒丸、连翘败毒丸、牛黄西羚丸、神犀丸、清瘟解毒丸、黄连上清丸、三黄丸、片仔癀、栀子金花丸等。

2. 清肺胃热剂　具有清泻肺胃实热,解表泻火之功。根据"肺开窍于鼻""阳明主面"的理论,适用于肺胃蕴热,上蒸鼻面所致的皮肤病。证见鼻面部生有红斑、丘疹或粉刺、脓疱、囊肿、结节,瘙痒或痛,可伴发热口渴、便干溲赤、舌红苔黄、脉象洪数。如寻常痤疮、酒渣鼻、口周皮炎、单纯疱疹、鼻红粒病、面部脓皮病、面部脂溢性皮炎、阿弗他口腔炎、剥脱性唇炎、慢性唇炎、口角唇炎、颜面丹毒等。可选用清肺抑火丸、泻白丸、牛黄清胃丸、清胃黄连丸、黄连上清丸、牛黄清热散、上清丸、黄连清胃丸等。

3. 清肝胆湿热剂　具有清泻肝胆湿热或实火之功。适于肝胆湿热或实火，循经上蒸下注所致的皮肤病。证见肤生红斑，丘疹，或水疱、大疱，散在或集簇成攒，疱壁坚实或松弛，疱液澄清或混浊，揩破湿烂，基底鲜红，脂水频流，浸淫四窜，可伴瘙痒或痛、发热口渴、大便不调、小溲黄赤等，舌红，苔腻，脉滑数。如带状疱疹、耳部湿疹、阴囊湿疹、女阴湿疹、尿布皮炎、传染性湿疹样皮炎、癣菌疹、自家过敏性皮炎、单纯疱疹、天疱疮、类天疱疮、疱疹样皮炎、染发皮炎等，可选用龙胆泻肝丸、泻青丸、利胆丸、清肝丸、茵胆平肝胶囊、利胆片、当归龙荟丸等。

三、祛风湿剂

具有祛风散寒，除湿通络之功。适于风寒湿邪，闭阻经络所致的皮肤病。证见肤生红斑、丘疹、结节、水疱，伴瘙痒或疼痛，或肌肤麻木，抓之不仁，或游走不定，或定处不移，舌苔白或腻，脉象弦滑。如变应性皮肤血管炎、结节性红斑、股外侧皮神经炎、寒冷性多形红斑、硬皮病、关节型银屑病、痛风、湿疹、丘疹性荨麻疹、类风湿关节炎、皮肤瘙痒病等。可选用豨桐丸、木瓜丸、豨莶丸、祛风舒筋丸、愈风丹、除湿片、风湿镇痛片、风湿关节片、活络丹等。

四、清化湿热剂

具有清热化湿，通络逐瘀之功。适于湿热下注，瘀滞经脉所致的皮肤病。证见下肢生有红斑、丘疹或水疱、结节、溃疡、紫癜，病程缠绵，易于复发，伴瘙痒或痛、小溲黄赤、舌红、苔腻、脉象滑数。如小腿湿疹、慢性丹毒、变应性皮肤血管炎、皮肤淀粉样变、神经性皮炎、结节性痒疹、结节性红斑、硬红斑、色素性紫癜性皮病、过敏性紫癜、臁疮、胫前皮肤瘙痒病等。选用二妙丸、三妙丸、四妙丸、萆薢分清丸、达原丸、小温中丸、当归拈痛丸等。

五、消导剂

具有健脾和胃，消食导滞之功。适于脾胃不和，饮食积滞所引起的皮肤病。证见肤生红斑、丘疹或水疱、丘疱疹，搔破滋水，伴瘙痒时作、纳谷不馨或腹痛呕吐、大便不调，舌苔厚腻，脉象滑数。如胃肠型荨麻疹、泛发性湿疹、慢性湿疹、脂溢性湿疹、汗疱疹、天疱疮、类天疱疮、异位性湿疹、沙土皮炎、丘疹性荨麻疹、婴儿湿疹等。可选用胃苓丸、枳实导滞丸、开胸顺气丸、保和丸、山楂内消丸、越鞠保和丸、启脾丸、资生丸等。

六、清热泻下剂

具有清热泻下，釜底抽薪之功。适于毒热内盛，外发体肤所致的皮肤病。证见肤生红斑、丘疹或水疱、脓疱、溃疡，四周红晕，焮赤肿胀，灼热疼痛，伴壮热恶寒、口渴喜冷饮、便结溲赤，舌红，苔黄，脉象洪数。如丹毒、带状疱疹、单纯疱疹、疖、痈、疮、毛囊炎、脓疱疮、阿弗他口腔炎、疱疹性口腔炎、重症多形红斑、秃发性毛囊炎、掌跖脓疱病、脓疱型银屑病、脓疱性细菌疹、手足口病等,可选用大黄清胃丸、牛黄解毒丸、连翘败毒丸、栀子金花丸、四消丸、牛黄清火丸、清宁丸等。

七、化痰剂

具有除湿化痰,通络散结之功。适于痰湿之邪,阻遏经络所致的皮肤病。证见肤生结节或肿块,隆出皮面或半在皮下,肤色如常,多无痒痛,或溃后不敛,日久皮塌肉陷,萎缩结疤,伴舌淡腻苔、脉象弦滑。如硬红斑、皮肤猪囊虫病、毛鞘囊肿、结节性红斑、神经纤维瘤、粟丘疹、瘰疬性皮肤结核、脂肪瘤、粉瘤等。可选用橘红丸、千金化痰丸、半贝丸、竹沥达痰丸、清肺抑火丸、消食化痰丸、杏苏二陈丸、止嗽扫痰丸、二陈丸等。

八、疏肝解郁剂

具有疏肝解郁,畅达气血之功。适于肝郁不舒,气血违和所致的皮肤病。证见面部生有褐斑、黑斑或红斑,匡廓鲜明,压之不褪色,形若地图,或似蝴蝶,或爪甲凸凹不平,边缘翘起,伴胸满胁痛、烦躁易怒、妇人有经血不调和乳房胀痛,舌苔薄白,脉象弦细。如黄褐斑、黑变病、盘状红斑狼疮、胸壁静脉炎、带状疱疹后遗神经痛、系统性红斑狼疮、慢性荨麻疹、结节性血管炎、斑秃、乳腺增生、乳房湿疹,以及甲剥离症、甲纵沟、勺状甲、甲营养不良等。均可选用加味逍遥丸、柴胡舒肝丸、舒肝止痛丸、舒肝丸、舒肝调气丸、开郁舒肝丸、越鞠二陈丸、六郁丸、舒肝和胃丸、平肝舒络丸等。

九、凉血止血剂

具有清热泻火,凉血止血之功。适于热毒内蕴,迫血妄行,外发体肤所致的皮肤病。证见肤生大片红斑、丘疹,焮赤肿胀,触之灼手,或生水疱、血疱、瘀点、瘀斑,压之不褪色,可伴壮热烦渴、神昏谵语、便结溲赤,舌绛脉数。如过敏性紫癜、药疹、火激红斑、色素性紫癜性皮病、染发皮炎、重症玫瑰糠疹、暴发性紫癜、红斑狼疮、皮肌炎、变应性皮肤血管炎、自家过敏性皮炎、接触性皮炎、红皮病、银屑病、漆性皮炎、日晒伤、多形性日光疹、大疱性表皮松解症等。可选用清热地黄丸、荷叶丸、四红丸、槐角丸、地榆槐角丸、凉血地黄丸、止红肠辟丸、八宝五胆药墨、失血奇效丸等。

十、活血化瘀剂

具有活血化瘀,通行经络之功。适于气血瘀滞,经脉蹇滞引起的皮肤病。证见肤生红斑、丘疹、风团,其色紫红或暗红,或血疱、紫癜,或结节、囊肿,皮损肥厚,纹理粗重,抚之碍手,或结瘢痕,肿起高突,或皮塌肉陷,周边紫暗,皮损瘙痒或痛,或触之韧实,伴舌暗瘀斑,脉象涩滞。如寻常型银屑病、扁平苔藓、囊肿性痤疮、淤积性紫癜、红斑狼疮、硬皮病、白癜风、皮痛、瘙痒病、甲剥离症、过敏性紫癜、乳腺增生、神经纤维瘤、眶周色素沉着、眼 - 口 - 生殖器综合征、甲板营养不良、斑秃、神经性皮炎、黄褐斑、黑变病、色素性紫癜性皮病、带状疱疹后遗神经痛、胸壁静脉炎、结节性红斑、硬红斑、皮肌炎、扁平疣、结节性痒疹、皮肤淀粉样变、变应性皮肤血管炎、瘢痕疙瘩、酒渣鼻、慢性荨麻疹、股外侧皮神经炎、闭塞性血栓性脉管炎等。可选用血府逐瘀丸、鳖甲煎丸、少腹逐瘀丸、独圣活血片、化癥回生丹、三七活血片、失笑散、大黄䗪虫丸、复方丹参片、复方紫参颗粒、丹七片等。

十一、补益剂

1. 补阳温里剂　具有强壮命火,温补脾肾之功。适于命门火衰,脾肾阳虚所引起的皮肤病。证见肤生红斑、丘疹、风团,其色暗淡,或肤生紫癜、溃疡,紫暗平塌,肉色灰白,触之冰冷,日久不敛,或皮塌肉陷,萎缩结疤,硬化如革,伴四末不温,肢端发绀,面色㿠白,神疲倦怠,腰膝酸软,食少便溏,舌淡,脉细。如雷诺病(现象)、寒冷性多形红斑、冷球蛋白血症、瘰疬性皮肤结核、冻疮、肢端发绀病、红斑狼疮、硬皮病、斑秃、压疮、淤积性溃疡、闭塞性血栓性脉管炎、眼 - 口 - 生殖器综合征、黑变病、过敏性紫癜、冷红斑、寒冷性荨麻疹、变应性皮肤血管炎等。可选用金匮肾气丸、全鹿丸、理中丸、参杞全鹿丸、蛤蚧补肾丸、海马三肾丸、苁蓉健肾丸、龟龄集、附子理中丸、苁蓉补肾丸等。

2. 补阴剂　具有滋阴补肾,清降虚火之功。适于阴虚火旺,虚火上炎所致的皮肤病。证见肤生红斑、褐斑、黑斑,或丘疹、结节、脓疱、溃疡,皮损多见于头面,病程长久,可伴周身乏力,潮热盗汗,颧红口干,五心烦热,舌红少苔,脉象细数。如黄褐斑、黑变病、干燥综合征、红斑狼疮、眼 - 口 - 生殖器综合征、扁平苔藓、阿弗他口腔炎、舌痛、裂纹舌、地图舌、皮肌炎、瘰疬性皮肤结核、颜面播散性粟粒性狼疮、酒渣鼻样结核疹等。可选用六味地黄丸、知柏地黄丸、杞菊地黄丸、麦味地黄丸、扶正养阴丸、龟甲养阴片、归芍地黄丸、金贞麦味地黄丸、归肾丸、大补阴丸、滋补肝肾丸等。

3. 补气剂　具有益气和中,健脾助运之功。适于气虚不足,脾失运化所致的皮肤病。证见肤生红斑、丘疹、风团、紫癜,其色暗淡无华,病程长久,反复不愈,劳累后加剧,伴乏力自汗,面色萎黄,神疲倦怠,食少便溏,舌淡脉细。如慢性湿疹、多汗症、慢性荨麻疹、过敏性紫癜、红斑狼疮、皮肌炎、皮肤结核、压疮、斑秃、冬季瘙痒症、多形红斑、脂溢性秃发、硬皮病、血小板减少性紫癜、老年性皮肤瘙痒病等。可选用补中益气丸、参芪膏、六君子丸、香砂六君子丸、无比山药丸、屏风安心胶囊、五加参颗粒、益气聪明丸、参苓白术丸、四君子丸等。

4. 补血剂　具有养血补血,润泽肌肤之功。适于血虚血亏,肌肤失养引起的皮肤病。证见肤生红斑、丘疹、风团,其色淡红,或肌肤干燥粗糙,纹理粗重,层层脱屑,时有瘙痒,或毛发枯槁,斑剥脱落,或爪甲凸凹不平,干枯脆裂,伴面色㿠白、失眠多梦,舌质淡,苔薄白,脉细。如慢性荨麻疹、干燥综合征、白癜风、皮肌炎、硬皮病、脂溢性秃发、黄褐斑、黑变病、黄发、早秃、甲板营养不良、扁平苔藓、变应性皮肤血管炎、色素性紫癜性皮病、痒疹、股外侧皮神经炎、老年性皮肤瘙痒病、神经性皮炎、白发、斑秃、甲剥离症、甲纵裂、20甲营养不良、脆甲病、血小板减少性紫癜、红斑狼疮、寻常型鱼鳞病等。可选用归芍地黄丸、阿胶补血膏、鸡血藤膏、补肝丸、当归补血丸、养血当归精、归参补血片、补肾养血丸、天王补心丹、四物丸等。

以上介绍的多是内科中成药在皮肤科中的应用。临证可依据方药组成,结合皮科特点,进行皮损及周身辨证,综合分析。对于一种皮肤病根据其表现,选用1种或2种以上中成药同时应用,效果更佳。

论张仲景对皮肤科的贡献

伟大的东汉医学家张仲景,集汉代以前医学精粹著成的《伤寒杂病论》(包括《伤寒论》《金匮要略》),被后世奉为圭臬,故焚膏继晷,皓首精研者,代有其人。尤为难能可贵的是,仲景虽非皮肤专科医生,但在其著作里记载了许多鲜为世人瞩目的皮肤病,有些甚至是世界最早报道者。这为中医皮肤科的发展,起到了奠基的作用。下面就其记载的皮肤病及伴有皮肤表现的内科疾病,作一简要介绍。

一、关于急性女阴溃疡的记载

急性女阴溃疡(ulcus vulvae acutum)好发于青年女性,是一种以外阴部突发疼痛性溃疡为主要表现的皮肤病。本病在西医学中于1918年由奥地利著名皮科专家Lipschütz首先报道,并认为这是一种独立的疾病。故又称为Lipschütz溃疡。

实际上中医学对本病的记载远早于西医,且历代多有论述,并有阴蚀疮、阴蚀疽、阴蚀、蚀疮、阴伤蚀疮、蚌疽等名称,从多个角度反映了本病的特征。秦汉时期《神农本草经》记载:"石硫磺,味酸温,主妇人阴蚀疽、痔、恶血、坚筋骨、除头秃,能化金、银、铜、铁奇物。"然而记述最早者,应首推《金匮要略·妇人杂病脉证并治》:"少阴脉滑而数者,阴中即生疮,阴中蚀疮烂者,狼牙汤洗之。"这里包括了本病的病机、脉症、治法、方药等。特别是在狼牙汤的使用方法中,介绍了"以绵缠筯如茧"(用棉花缠在筷子上,如蚕茧大小)以便"浸汤沥阴中"的治疗方法,这亦可算是世界上最早的医用棉签了。因此,急性女阴溃疡的最先报道者,应归功于中国汉代的张仲景,而不是奥地利的Lipschütz。

二、关于眼 - 口 - 生殖器综合征的记载

眼 - 口 - 生殖器综合征(oculo-oral-genital syndrome)是一种以口、外生殖器溃疡和虹膜炎为主要表现的三联综合征。本病在西医学中于1937年由土耳其著名皮科专家Behcet首先作为一种独立的疾病报道,故又称白塞综合征(Behcet syndrome)。

中医学最早由张仲景《金匮要略·百合狐惑阴阳毒病脉证治》记载的狐惑病,是一种以咽喉口腔、前后二阴部蚀烂性溃疡及眼部损害为主要临床表现的疾病。临证之中,中医诊断为狐惑病者,西医往往诊断为白塞综合征;而西医诊断为白塞综合征者,亦符合中医的狐惑病,二者十分接近。张仲景首次把不同部位的损害联系在一起,并定名为狐惑病。既有内服的汤剂、散剂,又有外用的洗剂、熏剂。这比Behcet的记载早1700余年,堪称世界首例。

三、关于股外侧皮神经炎的记载

股外侧皮神经炎(lateral femoral cutaneous neuritis)好发于肥胖的青中年男子,是一种以

股前外侧皮肤感觉异常(其中以麻木不仁为出现得最早、最多的症状。)为主要特征的疾病。可由寒冷、潮湿、挤压或某些疾病为诱因。本病在西医学中于 1895 年由德国著名神经学家 Bernhardt 首先描述,故又称 Bernhardt 病。

股外侧皮神经炎应属于中医血痹病范畴。血痹首载于《灵枢·九针论》:"邪入于阴则为血痹。"但内容过简。汉代《金匮要略·血痹虚劳病脉证并治》对血痹病列专题讨论。在《素问·血气形志篇》"形乐志苦,病生于脉"和《素问·风论》"卫气有所凝而不行,故其肉有不仁"的基础上,仲景记载血痹病好发于"骨弱肌肤盛"的"尊荣人"。这些人体丰于外,气痹于内,加之以"重因疲劳汗出,卧不时动摇,加被微风,遂得之"。其发病症状为"外证身体不仁,如风痹状"。这与西医对本病的认识,十分相近。临证之中,西医诊断的股外侧皮神经炎,符合中医的血痹病。应用仲景的黄芪桂枝五物汤,再配合"针引阳气",确实可以达到"令脉和,紧去则愈"。关于这方面的记载,张仲景远早于 Bernhardt。

四、关于色汗症的记载

色汗症(chromhidrosis)系由大汗腺分泌的着色汗液,常由产生色素的细菌引起,多局限在面部、腋下,以黄色为多见。小汗腺色汗则为罕见,多为药物引起,如碘化物使汗液淡红,亚甲蓝使汗液青色,氯法齐明使汗液呈红色等。本病在西医学中于 1709 年由英格兰人 Yonge 首先描述。

汉代《金匮要略·水气病脉证并治》记载:"黄汗之为病,身体肿,发热汗出而渴,状如风水,汗沾衣,色正黄如柏汁,脉自沉,何以得之? 师曰:以汗出入水中浴,水从汗孔入得之,宜芪芍桂酒汤主之……若汗出已,反发热者,久久其身必甲错;发热不止者,必生恶疮。"这些内容记载了包括黄汗的病名、症状、体征、病因、病机、诊断、鉴别诊断、治疗、方剂、药物、转归等丰富的内容。尤其以"汗沾衣,色正黄如柏汁"描述其症状,非常生动形象。临证之中,应用芪芍桂酒汤治疗黄汗,确有实效。张仲景在 1 700 余年前就有这样精辟的论述,确实难能可贵。

五、关于色素沉着类皮肤病的记载

1. 眶周色素沉着(periorbital hyperpigmentation) 又称眶周黑变病(periorbital melanosis),俗称黑眼圈,是一种以眼眶周围过度色素沉着为特征的皮肤病。1918 年德国人 Peters 最先报道。本病可归咎于恶病质、眼疲劳、胆管疾病、月经不调、遗传等多种因素。

中医学文献对本病的记载,远早于西医学文献。汉代《金匮要略·血痹虚劳病脉证并治》记载的大黄䗪虫丸证中,就有"两目黯黑"的表现。笔者认为"两目黯黑"就是当今西医的眶周着色过度。张仲景不仅记述了其病因、病机、症状、体征,还有治则、治法、方剂、药物等。由于大黄䗪虫丸疗效确切,被誉为治疗瘀血内停、祛邪而不伤正的首选药物,沿用至今 1 700 余年而长盛不衰。本药治疗由内有瘀血所致的两目暗黑,效果尤佳。关于本病的最早记述者,仍当归功于张仲景。

2. 黑皮哮喘(melanodermic asthma) 原属伴有皮肤表现的内科疾病,近年来被西医皮肤病学者列为单独的皮肤病。其特点是在原有哮喘的发病前 3~4 天,面部及周身皮肤呈弥漫性黑色素沉着,色痣变大,数目增多,其治疗仍当以原发哮喘为主。

中医学记载本病最早者,仍当首推《金匮要略·痰饮咳嗽病脉证并治》:"膈间支饮,其人喘满,心下痞坚,面色黧黑,其脉沉紧,得之数十日,医吐下之不愈,木防己汤主之。"这种伴有面色黧黑的支饮喘满,实际上就是 1 700 余年前的黑皮哮喘。张仲景远在汉代就注意到这种咳逆喘满与面部黑素沉着间的联系。临证之中应用木防己汤不仅可使喘满得到有效的治疗,而且面色黧黑亦能因之改善。临证应用确有奇效。

3. 其他伴有色素沉着的疾病　除前述诸病外,其他如里尔黑变病、黄褐斑及某些肿瘤、贫血、肝硬化等多种疾病都可伴有色素沉着。早在《素问·至真要大论》就有:"岁阳明在泉,燥淫所胜……嗌干面尘,身无膏泽。"这里的面尘,即面色如蒙尘垢,是典型的面部色素沉着,亦近于"皮肤垢浊病"。张仲景在《伤寒论》第 219 条有"三阳合病……口不仁,面垢……",《金匮要略·脏腑经络先后病脉证》有"鼻头色微黑者,有水气",《金匮要略·百合狐惑阴阳毒病脉证治》有"面目乍赤、乍黑""目四眦黑",《金匮要略·黄疸病脉证并治》有"目青面黑""额上黑"等,都是面部色素沉着的记载。尽管这些只是内科病伴有的皮肤表现,但近年来西医皮肤病学者将之作为独立的皮肤病收载,统称为"其他全身性疾病伴发黑素沉着"(hypemelanosis in other systemic disorders)。张仲景虽非皮肤专科医生,但他对皮肤却观察得如此认真仔细,描述得翔实可靠,对后世皮肤科的研究工作,起到巨大的推进作用。

六、关于面部脂溢性皮炎的记载

脂溢性皮炎(seborrheic dermatitis)系发生于皮脂溢出部位的一种炎症性皮肤病,通常自头面部向下蔓延。

本病在西医学中于 1887 年由德国人 Unna 首先报道。中医学称发于面部的脂溢性皮炎为面游风。如清代《外科证治全书·面游风》记载:"初起面目浮肿,燥痒起皮,如白屑风状,次渐痒极,延及耳项……"然而记述最早者,仍为《金匮要略·果实菜谷禁忌并治》:"正月勿食生葱,令人面生游风。"在这简短的记述中,可知面游风的好发部位、发病季节、诱因等。仲景远在汉代就提出了本病的饮食禁忌,这与当今西医学的认识是一致的。西医学对本病的最早记述年代,估计不会先于张仲景。故张仲景应属于世界最先描述者。

七、关于荨麻疹的记载

荨麻疹(urticaria)是一种由于皮肤、黏膜小血管扩张及通透性增强而出现的局限性水肿反应。因最初发现接触荨麻而起疹,故名。

本病在西医学中最早于 1769 年由苏格兰人 William Cullen 首先报道。中医学记载本病历代皆有,包括隐疹、隐轸、隐胗、瘾疹、风痦瘟等名。早在《素问·四时逆从论》就有"少阴有余病皮痹隐轸。"(轸:二十八星宿之一,形容疹布肤上,如星列天空)张仲景在《金匮要略·中风历节病脉证并治》记载:"邪气中经则身痒而瘾疹",在《金匮要略·水气病脉证并治》亦指出:"风气相搏,风强则为隐疹,身体为痒,痒为泄风,久为痂癞。"这里包括了荨麻疹的病因、病机、症状、转归等内容，并强调了与风邪相关，为后世研究提供了宝贵的理论依据。

八、关于角化性皮肤病的记载

角化性皮肤病或角皮症（keratoderma）是指以表皮角化过度为主要变化的某些疾病。患处皮肤表现为角化增生、粗糙肥厚、干燥鳞屑等，如鱼鳞病、掌跖角化病、汗孔角化症等，均可有此表现。

张仲景在其著作中生动地记述了某些伴有明显皮肤角化性改变的疾病，如《金匮要略·血痹虚劳病脉证并治》有关大黄䗪虫丸证中的"肌肤甲错"、《金匮要略·妇人杂病脉证并治》中的"肌若鱼鳞"、《金匮要略·水气病脉证并治》中的"久久其身必甲错"、《金匮要略·疮痈肠痈浸淫病脉证并治》中的"其身甲错"等。虽不能确定为何种皮肤病，但张仲景远在汉代就记载了皮肤角化性的改变，并使用包括大黄䗪虫丸在内的活血化瘀药物，为后世治疗角化性皮肤病，开创了新的途径。

九、关于湿疹的记载

湿疹（eczema）是由多种因素引起的一种具有明显渗出倾向的皮肤炎症反应。湿疹一词依据形态于543年定为eczema，源于希腊语ekzein，本义为水沸之状。

中医文献记载的浸淫疮与急性湿疹极为相似。虽然《素问·玉机真脏论》《素问·气交变大论》均有浸淫病的记载，但与当今的湿疹相距较大。至汉代《金匮要略·脏腑经络先后病脉证》及《金匮要略·疮痈肠痈浸淫病脉证并治》中，均提到浸淫疮的症状，尚有黄连粉治疗。隋代《诸病源候论》、唐代《备急千金要方》均对浸淫疮的症状作了补充，使之渐臻完善："浸淫疮者，浅搔之，蔓延，长不止。瘙痒者，初如疥，搔之转生汁，相连著是也。"（《备急千金要方》）故当今大多数学者都认为浸淫疮是张仲景对急性湿疹的最早记述。

十、关于雷诺现象的记载

雷诺现象（Raynaud phenomenon）是一种以阵发性肢端寒冷苍白、发绀、发红为特征的三相反应。本症在西医学中于1862年由法国著名内科学家Raynaud首先描述。

雷诺现象应属中医厥证的范畴，早在《素问·厥论》就有专篇论述。但当时还无苍白、发绀、发红的三相反应。张仲景概括了各种厥证的病机："凡厥者，阴阳气不相顺接便为厥。厥者，手足逆冷者是也。"（《伤寒论》337条）张仲景的记载包括手足厥逆、四肢厥冷、肢厥、肢冷等。尽管厥证有寒、热、虚、实之别，但笔者以为当归四逆汤证的手足厥寒，与雷诺现象更为近似。因为不仅当归四逆汤是治疗雷诺现象的首选方剂之一，而且"脉细欲绝"与肢端小动脉痉挛更有接近之处。

十一、关于后天性秃发的记载

后天性秃发（alopecia acquisita）是指由后天各种原因（如内分泌障碍、药物、外伤、某些传染病、慢性疾病、皮肤病等)引起的秃发,被西医皮科统称为后天性秃发,又称获得性秃发。

早在《素问·五脏生成》就有"多食苦,则皮槁而毛拔……多食甘,则骨痛而发落"的记载。张仲景在《金匮要略·血痹虚劳病脉证并治》亦有"夫失精家少腹弦急,阴头寒,目眩,发落"的论述。说明张仲景在诊治全身消耗性疾病时,已注意到毛发的变化。他所设的小建中汤、桂枝加龙骨牡蛎汤等方剂,亦为后天性秃发的治疗,开拓了思路。

十二、其他可有皮肤表现的内科疾病

皮肤科中许多疾病可伴有内科表现;内科或其他科的疾病,亦可出现皮肤症状。这些"交界病"在张仲景的著作中,亦可见到。

1. 虚劳病　张仲景记载的虚劳病包括了气血之虚、脏腑之损、形体之劳和神气之伤。笔者认为某些皮肤病(如结缔组织病及有关免疫性疾病、免疫缺陷病、内分泌及营养代谢障碍性疾病、遗传性疾病等)都可能在其发展阶段中出现虚劳病的表现。张仲景的理、法、方、药及辨证施治原则,对其同样适用。

2. 汗症　张仲景著作中论述的自汗、盗汗、手足汗、额上汗、不汗出等汗症,及可发汗、不可发汗、当发汗、可小发汗等治法、方药、禁忌等事宜,虽非为皮肤科所专设,但对于皮肤病中的无汗症、多汗症的辨证论治亦有指导意义。

3. 阴阳毒　张仲景记载的阴阳毒病,系感受疫毒所致,具有来势迅猛的特点。究竟近似于西医何种疾病,因年深久远,症状欠详,难于确定。笔者根据"面赤斑斑如锦文,咽喉痛,唾脓血""面目青,身痛如被杖"等特点,及用药中有升麻、雄黄等线索,分析阴毒、阳毒可能与西医的传染性红斑、流行性斑疹伤寒、病毒性出血热等皮肤病有相近之处,是否可能,只是主观臆断,有待今后证实。

综上所述,张仲景在《伤寒杂病论》中记载了许多皮肤病和有皮肤表现的内科疾病。他在省疾问病之时,不仅注意到内科症状,而且还注意观察面部、五官诸窍、躯干等处的皮肤、黏膜乃至毛发的细微变化。张仲景精细的诊察、翔实的记载、效验的方药以及辨证施治的大法,为中医皮肤科的发展开创了先河。

银屑病的辨证论治

本病是一种以红斑、丘疹鳞屑为主要表现的皮肤病。目前其病因尚不十分明了,其中有遗传、感染、代谢障碍、内分泌失调、免疫失调等多种因素。本病易于复发,难于根除,且其发病率近些年来有逐渐上升趋势。

中医在本病治疗中,有许多独到之处,特别是应用中医中药的毒副作用小、复发率低、药物价廉、服用简便等优点,是许多西药所不能比拟的。中医学文献对本病的记述较早,如隋代《诸病源候论·疮病诸候》记载:"干癣,但有匡郭,皮枯索痒,搔之白屑出是也。"明代《疡医证治准绳·干癣》记载:"干癣者,但有匡阑,皮枯索痒,搔之白屑起是也。"清代《外科大

成·白疕》亦记载："白疕,肤如疹疥,色白而痒,搔起白疕,俗呼蛇虱。由风邪客于皮肤,血燥不能荣养所致。"其他如《外科证治全书》《医宗金鉴》《疮疡经验全书》《疯门全书》等中医典籍中记载的"马皮癣""松皮癣""银钱癣"等,都有许多与本病近似之处。从目前国内文献的许多报道及古代记载的症状来看,大多都以寻常型银屑病为主。目前日本医学界对银屑病仍沿用隋代《诸病源候论》中的病名,称为"干癣"。世界各国有关其他各型银屑病治疗的报道相对较少。下面就寻常型银屑病、关节病性银屑病、脓疱性银屑病及红皮病性银屑病的辨证施治,分别加以探讨。

一、寻常型银屑病

本类型最为常见,约占各类型银屑病的 90%~95% 以上,男女之间患病率基本相等。发病年龄可以从两个月左右婴儿至 80 岁老人,其中以青壮年为多。从我国发病情况来看,北方多于南方,冬季高于夏季,城市多于农村。发病率有逐年上升的趋势。皮损为全身性,多见于头皮、四肢伸侧、躯干等处对称发生,亦能局限于身体某处而长久静止不变。基本损害为红斑或斑丘疹,表面覆以银白色鳞屑,其下可有呈现半透明的湿润薄膜。刮去薄膜,可有血露现象。发于头皮者,毛发可呈束状,但少有脱发。甲板常有凹点呈顶针状。根据其症状特点,可按中医辨证分型治疗。

(一) 血热风燥证

症状特点:本证多见于本病的进行期,由于平素血热内蕴,外受风邪,血热生风,风盛化燥。皮损常波及耳、乳、脐、阴部及躯干、四肢伸侧、头皮等处。以丘疹斑块为主,上覆银白鳞屑,剥之即落,露出淡红发亮半透明薄膜,刮除此膜可有点状出血现象(Auspitz sign)。因隆出皮面者,中医称之为疹,治宜透疹法为主。其特点为皮损多呈点滴或钱币状,基底鲜红,鳞屑较厚,周边绕以炎性红晕,进展较快,不断有新起皮损,伴心烦口渴,便秘溲赤,舌红苔黄,脉象弦数或滑数。

治法:清热解毒,祛风透疹。

处方:银翘散化裁。

用药:金银花、连翘、牛蒡子、荆芥穗、紫草、芦根、淡竹叶、薄荷、桔梗、甘草等;口渴尿赤者,加栀子、白茅根、生石膏;大便干结者,加生大黄、大青叶;瘙痒剧烈者,加白芷、蝉蜕、炒蒺藜、威灵仙;皮损基底鲜红者,加丹皮、赤芍;鳞屑干厚者加虎杖、牛蒡子。

此间治疗应以清热解毒的卫分、气分药物,疹以透为主,是治疗关键,一般不用外治法,仅以内服为主。个别需用外治法时,应选用性情平和的止痒润肤剂,如玉黄膏等。治疗期应避免外受风寒侵扰;饮食以清淡为宜;戒除烟酒;勿食羊肉、狗肉;扁桃体经常发炎者,应切除;忌食辛辣刺激食物;少用热水烫洗;不涂刺激性药物。一般经过 8~10 周可以达到临床痊愈。即使临床痊愈后,也应在饮食、生活起居等上述方面加以注意。避免复发。一般皮损消退后可再服 5~10 周药物加以巩固疗效。

(二) 血虚风燥证

症状特点:本证常见于本病静止期或消退期。由于风燥日久,伤阴耗血,或平素血虚,外受风邪,伤营耗血,或初起血热,病久耗伤营血,乃致阴虚血燥,肌肤失养,叠起白屑。皮损多为钱币状、斑块状,基底色淡、皮肤干燥,叠起白屑,此时新皮损不多,原皮损自颈胸向下渐愈,斑块状皮损自内向外渐愈。伴舌淡苔净,脉象弦细。

治法:养血活血,滋阴祛风。

处方:三参汤化裁。

用药:生地、丹参、玄参、桃仁、当归、麦冬、北沙参、熟地、白芍、火麻仁、北豆根等。瘙痒甚者加白鲜皮,威灵仙;血虚便秘者,加肉苁蓉,倍用当归、玄参,口渴尿赤者,加天花粉、葛根、白芍。

此时治疗仍应以内服药为主。斑疹同见者,以化斑为主,兼以透疹。斑宜清化,疹宜透达,是治疗大法。避免感冒;忌用热烫洗;忌食辛辣刺激;皮损干燥皲裂,脱屑层层者,可外涂润肌膏。

(三) 血燥伤阴证

症状特点:本证常见于本病进行期或静止期。皮损呈大斑块状,鳞屑较多,基底鲜红或淡红,甚则干裂出血。根据《素问病机气宜保命集·病机论》的记载:"诸涩枯涸,干劲皴揭,皆属于燥。"本证又有血热化燥及血虚化燥之别。

1. 血热化燥者,因于平素血热内蕴,外受风热毒邪,外发肌肤。皮损呈大斑块状,多分布在躯干、四肢伸侧。基底色红,触之灼手,甚则招动出血,干裂疼痛,伴口燥咽干,便秘溲赤,舌红苔干,脉象弦数。

治法:清热解毒,凉血化斑。

处方:化斑汤加减。

用药:水牛角、生地、丹皮、赤芍、白鲜皮、升麻、紫草、大青叶、玄参、知母、生石膏。皮损干裂出血者,加火麻仁、杏仁、槐花;大便干结者,加生大黄、芒硝;口渴思饮者,倍用生石膏,加葛根、天花粉。外治可用紫草膏。此时患者内热炽盛,切忌酒酪油腻、辛辣炙煿;饮食应以素食为主,多吃鲜嫩多汁的水果、蔬菜;不宜过多洗烫;保持室内空气新鲜。

2. 血虚化燥者,多由素禀血虚之体,外受风毒之邪,或血热风燥,久病不已,化燥伤营,肌肤失养,津液不能敷布等,皆能致病。皮损为大斑块状,主要分布于躯干、四肢伸侧,基底色淡,抚之干燥粗糙,迭起细碎鳞屑,抚之即落,甚则皲裂,时作瘙痒,舌淡苔净,脉象弦细。

治法:养血祛风,润燥止痒。

处方:养血润肤饮加减。

用药:当归、丹参、生地、白鲜皮、桃仁、熟地、北沙参、白芍、蝉蜕、何首乌。血虚便秘者,加当归、肉苁蓉;口渴者加天冬、麦冬、玉竹、石斛、天花粉;瘙痒者,加皂刺、白鲜皮。此时外治可用玉黄膏、润肌膏、止痒润肤霜或外用猪脂膏以保护皮肤。亦可自制润肤膏:当归20g,紫草15g,丹皮10g,白蔹10g,甘松6g,冰片5g,血竭10g,香油500ml,白蜡100g,先以香油浸泡前五味,3日后微火加热,熬焦去渣,后入血竭、冰片,再入白蜡,候凉成膏,外涂患处,或制成油纱条外用亦可。

除治疗外,可进行适当洗浴;饮食可进含蛋白较多的食品,如海参、鸡蛋、木耳、核桃、芝麻等,以助养血润燥;不宜食用辛辣炙煿,以防伤阴化燥。

(四) 血瘀生风证

症状特点:病程长久,反复不已,多年不愈,皮损紫暗,肥厚如革,状似牛领之皮,爪之韧实,鳞屑较厚,或似蛎壳,伴舌暗瘀斑,脉象涩滞。

治法:活血化瘀,祛风止痒。

处方:活血祛风汤化裁。

用药:当归尾、蒺藜、桃仁、红花、赤芍、刂皮、生地、丹参、槐花、白鲜皮。瘙痒不绝者,加皂刺、王不留行;病久不愈者,加莪术、苏木、川牛膝、炒三棱;舌暗瘀斑甚者,加莪术、水蛭。外治时,可用红粉膏外涂。前人虽无"血瘀生风"之论,但许多病程日久,皮损色暗,迭起鳞屑,生风化燥,瘙痒不绝者,如银屑病、扁平苔藓、神经性皮炎、结节性痒疹等伴有血瘀症状者,应活血化瘀,少佐祛风止痒药,临床确有实效。故"血瘀生风"说应有一定道理,供同道参考。

除治疗外,应注意调摄适宜,严防感冒引起复发;戒除烟酒、生葱、辣椒等;适当沐浴,切忌过度烫洗,尽管浴后可去掉鳞屑,但过度烫洗,反而使脉络充盈,皮损变红,不利于皮损消退,温度以不超过体温为宜。

二、关节病型银屑病

本型发病约占银屑病的 1.25% 左右,往往在寻常型银屑病久治不愈之后,或反复发作、症状恶化时表现出,除了有典型银屑病损害之外,常伴有关节改变,特别是手指小关节,疼痛肿胀,甚则关节变形,并有骨质损坏。这与中医的痹证十分近似。风、寒、湿三气合而为痹,又根据《素问·痹论》的记载:"所谓痹者,各以其时重感于风寒湿之气也。"又:"痹在于骨则重,在于脉则血凝而不流,在于筋则屈不伸,在于肉则不仁,在于皮则寒。"此型亦可与脓疱型银屑病合并发生。多由正虚于内,又外受湿热之邪,或内有湿邪,蕴热化毒,内不能疏泄,外不得透达,怫郁于肌肤腠理之间。又因湿邪重浊滞腻,湿热胶结,如油入面,则更是缠绵不愈,如《素问·生气通天论》记载:"地之湿气,感则害皮肉筋脉。"因此,在治疗之时,应以祛湿为主,因临证表现之不同可分为两种证候。

(一) 湿热久羁证

症状特点:关节红肿疼痛,屈伸不利,或伴有典型银屑病皮损,或有脓疱型银屑病皮损特点,伴舌红苔黄腻,大便不调,脉象濡数。

治法:清热化湿,解毒通络。

处方:宣痹汤化裁。

用药:生苡仁、滑石、防己、丝瓜络、白鲜皮、木瓜、伸筋草、白术、茯苓。疼痛较甚者,加姜黄、海桐皮;关节红肿甚者,加赤芍、知母;肢体浮肿者,加防己、冬瓜皮;屈伸不利者,加海桐皮、泽兰;上肢病甚加桑枝、桂枝;下肢病甚加川牛膝、鸡血藤。

此时除治疗外,当慎避风寒;睡卧时抬高患肢;治疗银屑病用药不宜过于苦寒,治疗关节痛不宜过于温燥。调摄饮食,寒温适宜,忌食辛辣温燥之品。

(二) 肝肾不足证

症状特点：皮损色淡，鳞屑不多，除腰酸腿软，筋骨萎弱，周身乏力外，多有关节变形，骨质破坏，伴舌淡脉细，因久病不愈，内舍于肝肾，则骨痹筋挛。

治法：调补肝肾，兼祛湿邪。

处方：健步壮骨丸化裁。

用药：陈皮、锁阳、豹骨、熟地、山萸肉、女贞子、旱莲草、龟甲、伸筋草、鸡血藤；腰膝酸软者，加狗脊、骨碎补、杜仲、肉苁蓉；关节变形者，加补骨脂、伸筋草；少气懒言者加生山药、黄精；筋骨萎弱者，加杜仲、川断。

此时治疗应突出补益肝肾，强壮筋骨，兼以祛邪；饮食上应适时给予血肉有情之品，使得补而不燥，滋而不腻；生活起居之中应慎避风寒，注意保暖；适当洗浴温泉、药浴，保持经脉畅达，气血循行不悖，庶可有痊愈之望。

三、脓疱型银屑病

本型多见于中年人，可发病即起脓疱，小如针尖，大若赤豆，成片集簇，可互相融合成片，反复不已。此为无菌性化脓，不宜过用苦寒，否则化燥伤阴，可酌加生苡仁、冬瓜仁等。常因外受湿热之邪，或内有湿邪，蕴久化热生毒，湿热毒邪，外发体肤而成。若病久不已，亦可由湿热转为寒湿。

(一) 湿热蕴毒证

症状特点：皮损为针尖至粟米大小黄色脓疱，起病急骤，集簇成片，基底色红。伴发热口渴，关节肿痛，损及甲板者，可有肥厚污浊，扭曲变形皮肤皱褶处湿烂脓痂，舌红苔腻，脉象濡数。

治法：清热祛湿，解毒凉血。

处方：除湿胃苓汤化裁。

用药：苍术、黄柏、厚朴、陈皮、生甘草、金银花、茯苓、泽泻、野菊花、连翘、丹皮、赤芍、生苡仁。高热不退者加生石膏、水牛角粉；胸脘痞闷，舌苔垢腻者加茵陈、藿香、佩兰；大便不调者加白扁豆、厚朴花；脓疱迭起者，加白芷、冬瓜仁；腹胀便结者，加枳实、生大黄；胃纳不佳者，加砂仁、木香；脓疱溃后，出脓黄黏者，加草河车、虎杖。

除治疗外，应注意卧床休息，保持室内空气新鲜及皮损表面的洁净，适当用生理盐水擦拭，保持潮润；忌用热水洗烫；忌食辛辣油腻，肥甘炙煿；可多饮绿豆汤、苡米粥；饮食以清淡为宜；不滥用外涂药物。

(二) 脾虚湿盛证

症状特点：皮损多在掌跖，基底淡红，上有针尖至粟粒大小脓疱，疱壁坚实，不易溃破，伴甲板变形，食不甘味、大便不调，舌淡水滑，脉象濡缓。

治法：健脾除湿，清解余毒。

处方：防己黄芪汤加减。

用药：防己、黄芪、白术、茯苓、白扁豆、生山药、莲子肉、金银花、连翘、生姜、泽泻。脾虚腹胀者,加党参、厚朴;脓疱渗溢者,加生苡仁、冬瓜仁;食不甘味者加陈皮、鸡内金;脓疱集簇成群者,加野菊花、地丁;腿脚浮肿者,加泽泻、生苡仁;伴咳喘者,加麻黄、杏仁。

此时治疗当以健脾除湿,扶正祛邪。保持皮损干净,忌接触肥皂、碱、洗涤剂等;饮食上除忌食辛辣厚味,辛馨炙煿外,可多吃山药、苡米、绿豆、赤小豆、莲子等,以扶脾胃之气。

四、红皮病型银屑病

本型约占 1.5% 左右,多由寻常型银屑病治疗不当引起,如滥用糖皮质激素类药物;或过用刺激性药物;或食入油腥海味、辛辣炙煿,使血热蕴毒,外发肌肤而成。这与卫气营血学说的热入营血有近似之处。但热入营血之发斑为血溢脉外,红斑压之不退为出血;此种为气分之热波及营血,红斑触之灼手而压之可退,离手复原,为充血。因此在治疗时,尤其需注意"犹可透热转气"。即在清热凉血之时,需加入卫分、气分之药,以使营血之热外出,否则引邪深入,病必不除。

症状特点:周身皮肤呈弥漫性红色,触之灼手,上有鳞屑层层,或焮赤肿胀,鳞屑干燥、皲裂,伴有高热烦渴,便秘溲赤,舌质红绛,脉象细数。

治法:清气凉营,解毒化斑。

处方:化斑解毒汤加减。

用药:生地、丹皮、赤芍、紫草、生石膏、连翘、升麻、地骨皮、白薇、鳖甲、金银花、水牛角、玄参、知母。便秘溲赤者,加生大黄、麦冬;神昏谵语者,加莲子心、栀子,送服安宫牛黄丸;口渴引饮者,加麦冬、知母;皮损焮赤者,倍加生地、知母;小溲赤少者,加鲜芦、茅根;壮热不退者,加服紫雪。

此时已属急重之症。忌食辛辣油腻、肥甘酒酪;多吃鲜嫩多汁的水果、蔬菜;饮食以清淡为宜;可多饮绿豆汤、金银花露;水果蔬菜中以冬瓜、西瓜、苦瓜、苋菜为宜;适当涂以护肤油脂,保持皮肤潮润,可自配清凉润肤油:当归 15g,紫草 50g,丹皮 15g,冰片 5g,香油 500ml,浸泡 3 日后,制成油纱条外用。重症卧床不起者,要注意保护眼、口、鼻等处黏膜;保持室内空气清新。

若病日久,伤营耗血,或经治好转,皮损多呈淡红,脱屑层层,瘙痒时作,时短气乏力,舌淡脉细者,又当养阴益血,润肤祛风法。可选用养阴益荣汤化裁。药用当归身、丹参、赤芍、白芍、生地、白鲜皮、苦参、玄参、北沙参、玉竹、天花粉、地骨皮。大便秘结者,倍用火麻仁,加肉苁蓉;口渴喜饮者,加麦冬、石斛;午后低热者,加地骨皮、知母。此时可适当外用护肤油脂,但刺激性不宜过强。加强饮食调养,如银耳、核桃、西瓜、梨、桃、葡萄、西红柿、胡萝卜等皆可选用;保护皮肤、忌用热水洗烫;免受风寒,防止复发;忌食辛辣厚味。

面部黄褐斑的辨证论治

黄褐斑是发生于面部的一种色素沉着性皮肤病。本病多见于孕妇,未婚男女亦可罹患,部分患者可伴有内分泌失调或其他慢性病。皮损由浅褐至深褐色不等,常呈蝶形对称分布于颜面。局部无自觉症状,日晒后加剧,患者常因影响美观而十分焦虑。

中医对本病记述较早,晋代《葛洪肘后备急方》称"䵟𪒟";隋代《诸病源候论》称"面黑皯",并对病因、病机有所论述;唐代《备急千金要方》称"面皯""䵟𪒟";《外台秘要》称"面皯黯",并配用面膏、面脂以治疗;明代《外科理例》指出本病好发于女子,多与情志不调有关;《外科正宗》称为"黧黑斑";至清代《外科大成》提出有内外治法;《外科证治全书》则认为"黧黑斑""面尘""黧黑皯𪒟"三者是同病异名;《医宗金鉴》称为"黧黑皯𪒟",并对其预防护理有详尽的说明。后世亦有因其颜色、形状而名为"褐斑""褐黄斑""蝴蝶斑";因多见于孕妇而名为"妊娠斑";因伴有肝郁气滞而名为"肝斑"。尽管名称虽多,却反映了前人从不同角度对本病的认识。

本病的病因、病机较复杂,凡七情内伤、肝郁气滞、饮食劳倦、妇人经血不调等,均可酿成褐斑,故临床常可分证候治疗。

一、肝郁气滞证

凡情志失调,则肝气郁结,失其条达畅茂之性,气机紊乱,气血悖逆则酿成褐斑。故《医宗金鉴·外科心法要诀》认为本病源于"忧思抑郁,血弱不华,火燥结滞而生于面上,妇女多有之"。证见:浅褐色至深褐色斑片,大小不定,匡廓易辨,边缘不整,呈地图或蝴蝶状,对称分布于目周、颜面,伴有胁肋胀痛,胸脘痞闷,烦躁易怒,纳谷不馨,口苦善太息,女子月事不调,经前皮损多颜色加深,两乳作胀,脉象弦滑,舌苔薄白。治宜疏肝解郁,理气清斑法,方选柴胡疏肝散化裁。胸闷乳胀加郁金、橘叶、青皮、炒川楝;舌红口苦加龙胆、栀子;有瘀血者加桃仁、丹皮,甚者加大黄䗪虫丸。

二、肝脾不和证

凡肝病及脾或脾虚肝乘而致肝脾同病。肝脾失和,气血不能上华于面,乃变生褐斑。证见:栗皮色地图状斑片,边缘不整,匡廓较清,两颧、目下、颜面、鼻周、口周对称发生,伴两胁胀痛,脘腹痞闷,食欲不振,烦躁易怒,腹胀便溏,妇人经血不调,脉象弦滑,舌苔白腻。治宜疏肝健脾,荣润肌肤法,方选逍遥散化裁。妇人经血不调者,加丹参、益母草;经来血块者,加桃仁、红花;两乳胀痛者,加青橘叶、玫瑰花、桃花、丹参、青皮;腹胀便溏加党参、炒山药。

三、痰湿内停证

凡劳倦过度,饮食不节,偏嗜五味,则损伤脾土,土虚不能制水,则化湿生痰,阻碍气机,酿成黑斑。故《诸病源候论·妇人杂病诸候》曰:"面黑皯者,或脏腑有痰饮,或皮肤受风邪,皆令气血不调,致生黑皯"。证见:灰黑色或褐色斑片,状如蝴蝶或地图,对称分布于鼻翼、前额、口周,境界模糊,自边缘向中心逐渐加深。伴胸胁支满,头昏目眩,呕吐清水痰涎,脘部有振水声,形体素盛今瘦,小便不利,脉象弦滑,舌淡水滑,苔白腻。治宜温阳健脾,利湿祛痰法,方选苓桂术甘汤化裁。伴头晕目眩者,加泽泻;呕吐痰涎者,加生姜、半夏;心下痞坚,面色黧黑者,用木防己汤。

四、肾水不足证

素有禀赋不足、房室过度或久病伤阴,则肾阴受损,水亏不能制火,虚火上炎以致酿成褐斑。故《外科正宗·杂疮毒门》云:"黧黑斑者,水亏不能制火,血弱不能华肉,以致火燥结成斑黑,色枯不泽。"证见:黑褐色斑片,大小不定,形状不规则,匡廓鲜明,多以鼻为中心,对称分布于颜面,形如云片,甚者可呈假面具状。伴有耳鸣盗汗,健忘失眠,腰酸腿软,五心烦热,形体消瘦,男子遗精,女子不孕,舌红少苔,脉象细数。治宜滋阴补肾,清降虚火法,方选六味地黄丸化裁。伴阴虚火旺者,宜滋阴降火,方选知柏地黄丸;遗精盗汗酌加金樱子、白薇、地骨皮、芡实;失眠多梦加生龙骨、生牡蛎。

总之,本病的病因较为复杂,凡使气血不和,痰湿内停,虚火上炎等皆可酿成褐斑,如《诸病源候论·妇人杂病诸候》曰:"五脏六腑十二经血,皆上于面。夫血之行俱荣表里,人或痰饮渍脏,或腠理受风,致血气不和,或涩或浊,不能荣于皮肤,故变生黑皯。"五脏之中又与肝、脾、肾三脏关系更为密切。

除内服药物外,可自配增白面膜:生山药 50g,茯苓 40g,生白术 30g,冰片 5g,丹参 20g,当归 15g,生晒参 15g,山柰 10g,玫瑰花 15g,食用淀粉 80g,分别研细和匀。每用 10~15g,以牛奶或鸡蛋清调成糊状,温洗面部后敷上,约半小时后揭去,每日 1 次。内外合治则疗效更佳。外治法目前主要以药物面膜为主,选取具有化瘀通络、嫩肤增白、养容驻颜、滋润肌肤等功效的药物,如丹参、红花、桃仁、紫草、当归、川芎、茯苓、白术、薄荷、白芷、葛根、赤芍、白丁香、人参叶、淡竹叶、黄芪等,可以用贴膜、揭膜、倒膜、涂膜等方式进行面膜治疗,则疗效更佳。

瘙痒症的辨证论治

瘙痒症,是一种只有瘙痒而无任何原发损害的皮肤病。本病以阵发性皮肤瘙痒为主要特征,短者数分钟即过,长者可达数小时,多于夜间为甚而难以遏止。清代《外科证治全书·发无定处》记载:"痒风,遍身瘙痒,并无疮疥,搔之不止。"这与西医学的概念一致。中医学文献里亦有"风瘙痒""风痒""爪风疮"等病名。患者常因瘙痒无度而夜寐不安,以致"昼不精,夜不瞑"。今可将本病分为如下证候治疗,宋代《妇人大全良方·妇人贼风偏枯方论》记载:"古人有云:医风先医血,血行风自灭是也。治之先宜养血,然后祛风,无不愈者。"这是"治风先治血,血行风自灭"的最早记述。临证中可分为血热、血虚、血瘀而生风者,当以凉血、养血、活血法多收功效。以风邪致痒者,可依此法。

一、血热生风证

多见于青壮年人。好发于夏季。常由于心绪烦躁、过食辛辣酒酪、鱼腥海味,或禀性不耐,穿着皮毛、羽绒制品等原因诱发,使血热内蕴,生风致痒。证见皮肤瘙痒焮红,抓破之处呈条状血痕,每当遇热、烦躁或饮酒后,则瘙痒加剧。伴有口干心烦,渴喜冷饮,大便干结,小溲短赤,舌红苔黄,脉象弦数等。治宜凉血清热,消风止痒法。方选止痒息风汤化裁。

例1　刘某,男,27岁,1980年7月26日初诊。主诉:周身皮肤瘙痒一个月余。病史:一个月前,因食羊肉并饮酒后,周身皮肤瘙痒,夜间为甚,遇热加剧。曾用中西药物治疗未愈。检查:周身皮肤抓痕累累,尤以前胸、后背为甚。皮肤焮红,抓痕周围尤其显著,触之灼热。未见原发皮肤损害。小溲黄赤,大便二日未行,舌质红绛,苔薄黄,脉弦数。诊断:风瘙痒(皮肤瘙痒症)。证属血热生风,风盛作痒。治宜凉血清热,消风止痒法,方选止痒息风汤化裁。处方:生地30g,丹参12g,丹皮、赤芍、玄参、白鲜皮、生甘草、蒺藜各10g,蝉蜕6g,煅龙骨、煅牡蛎(均先煎)各15g,水煎服7剂。1周后复诊,病已痊愈。外治可用:紫草10g,冰片5g,炉甘石粉20g,赤石脂15g,甘油60ml,75%酒精200ml,加蒸馏水至1 000ml,每日外涂患处,日二次。

二、血虚生风证

多见于年迈体弱之人,好发于寒冷季节。多见于老年瘙痒症。夏季多有自愈倾向。常由于血虚不能养肤,风从内生。证见皮肤干燥瘙痒,迭起细薄鳞屑,如糠似秕。体肤遍布抓痕,常搔抓之处,皮肤肥厚,或呈苔藓样变。经热水洗浴后,瘙痒虽可暂时缓解,但旋即又作,彻夜难眠。伴有心悸失眠,面色无华,头昏目眩,舌淡,脉细等。治以养血润燥,消风止痒法,可选用养血润肤饮化裁。

例2　杜某,女,68岁,1982年11月25日初诊。主诉:周身皮肤瘙痒2年。病史:两年前冬季开始,周身皮肤瘙痒。初起仅限于双胫前,渐及周身。曾服用氯苯那敏等药,虽见效一时而终不能根治。后改温泉浴,可获暂时缓解,但浴毕瘙痒又作。检查:周身皮肤干燥松弛,弹力减弱。躯干处抓痕甚多。胫前皮肤多有细薄白屑,状似糠秕,揩之即落,有少许抓痕及血痂。无原发损害。舌淡少苔,脉细无力。诊断:风瘙痒(老年性瘙痒症)。证属血虚风燥,风胜作痒。治宜养血润燥,消风止痒法,方选养血润肤饮化裁。处方:生地、熟地各20g,天冬、麦冬、天花粉、蒺藜、蝉蜕、桃仁各10g,何首乌、当归身各12g,水煎服7剂。服药后,瘙痒明显好转,夜间已能入睡。惟大便略干,并时有头昏目眩。上方加麻仁10g,当归身改为15g。服7剂后,已愈过半。续于前方稍事加减,又进20余剂,终获痊愈。外治可用:丹参30g,冰片5g,紫草15g,香油500ml,浸泡3日后,外涂患处,日2次。

三、血瘀生风证

可发于任何年龄,不分季节。瘙痒多限于腰围、足背、手表带等受挤压部位。常因于瘀血阻络,肤失所养,而风从内生。证见患处抓痕累累,瘙痒无度,夜间尤甚。搔抓之处,常有紫红色条索状痕迹。伴有舌质紫暗,或有瘀斑,脉象涩滞。治宜活血化瘀,消风止痒法,可选活血祛风汤加减,古人尚无"血瘀生风"之说,但临床实践确有血瘀致痒者,以活血化瘀法加祛风药,常收卓效,故将此论点提出,供同仁参考。

例3　刘某,女,24 岁,1984 年 4 月 16 日初诊。主诉:腰围、足背等处皮肤瘙痒 3 个月有余。病史:3 个多月前,自腰部结扎腰带处、左腕表带、足背系鞋带处,以及臀部久坐后,皮肤瘙痒,难以忍受。常欲宽衣解带,不敢久坐。瘙痒之处,每至抓破流血,方觉舒适,伴有月经愆期,左小腹刺痛。经来色暗,常有血块。检查:腰围、左腕、双足背、臀部,均有紫红色条状抓痕及血痂。腰围处有片状色素沉着,未见原发损害。左下腹轻度拒按,可触及核桃大小包块,中等硬度,活动不明显。舌质暗红,边尖有瘀斑,脉涩滞。诊断:血风疮(皮肤瘙痒症)。证属气血瘀滞,风从内生。治宜活血化瘀,祛风止痒法,方选活血祛风汤化裁。处方:当归尾12g,赤芍、桃仁、红花、荆芥、蝉蜕、丹皮、蒺藜各 10g,制香附 6g,水煎服 5 剂。药后瘙痒有减,惟压迫时久,瘙痒又作。知系瘀血未除之故。遂于前方去红花、丹皮,加入炒三棱、莪术各 10g。7 剂服后,瘙痒大减。患者知方药对证,又自购 10 余剂继服。月余复诊,不仅瘙痒已除,经血正常,左下腹中包块亦已消除。外治同上证。

四、风盛郁肤证

多发于春季,病程较久。多见于春季瘙痒病。常因外受风邪,日久未经发泄,怫郁于肌肤腠理而致。证见周身皮肤瘙痒,痒无定处。经年累月,搔抓不止。患处皮肤肥厚,甚则苔藓样变,状若牛颈项之皮,舌红苔薄黄,脉弦细。治宜搜风清热,败毒止痒法,可用乌蛇驱风汤化裁。

例4　秦某,男,45 岁,1982 年 3 月 5 日初诊。主诉:周身皮肤瘙痒 5 年。病史:5 年前春季,因冒风行走,当夜开始皮肤瘙痒,发无定处。曾服用异丙嗪、氯苯那敏及中草药等,仅有暂时效果。遂改洗温泉浴,汗出瘙痒减轻,旋即复作,受风尤甚,常致彻夜不眠。检查:皮肤干燥,抓痕累累。颈周、腰背处有片状色素沉着,触之肥厚,舌尖红,苔薄黄,脉弦细。诊断:风瘙痒(皮肤瘙痒症)。证属风邪久羁,郁热化毒。治宜搜风清热,败毒止痒法,方选乌蛇驱风汤。处方:乌蛇 12g,蝉蜕、荆芥、防风、羌活、白芷、黄连、黄芩、连翘、生甘草各 10g,水煎服 7 剂。药后瘙痒有减,可以忍受,效不更方。连服半个月后,自述瘙痒已愈近半。遂于原方,略加进退。经治月余,基本控制。3 个月后随访已愈。外治可用:当归 20g,薄荷 6g,荆芥穗 15g,甘油 30ml,冰片 3g,75% 酒精 200ml,加蒸馏水至 800ml,外用,日 2 次。

五、风湿郁肤证

好发于长夏之季,以青壮年为多。多见于夏季瘙痒症。常由恣食肥甘炙煿、膏粱厚味,则湿邪内蕴,复因外受风邪,郁于体肤。证见皮肤瘙痒,抓后起水疱、丘疱疹,疱破脂水频流,湿烂浸淫,舌苔白腻,脉弦滑。治以祛风胜湿,和中止痒法。方选祛风胜湿汤加减。

例5　郑某,男,46 岁,1983 年 9 月 25 日初诊。主诉:周身皮肤瘙痒 4 个月余。病史:4 个月前,因食入变质鱼虾后,腹泻 1 周。经治好转,但周身皮肤瘙痒,以胸背、四肢处为甚,夜间瘙痒尤剧,抓破处有少许渗水,时有腹胀便溏,胃纳不佳。检查:躯干、四肢伸侧皮肤,抓痕累累。搔破处有少许渗出。未见其他原发损害。舌质淡红,苔白腻,脉弦滑。诊断:血风疮(皮肤瘙痒症)。证属湿阻中焦,外受风邪。治宜祛风胜湿,和中止痒法,方选祛风胜湿汤化裁。处方荆芥、防风、羌活、陈皮、白术、川芎、炙甘草各10g,蝉蜕6g,茯苓皮12g,水煎服7剂。药后瘙痒已减,腹胀便溏、胃纳呆滞亦有改善。惟搔破处仍有渗水。遂于前方加冬瓜皮12g,连服12剂后,诸症悉除。外治可用:炉甘石粉30g,冰片5g,苦参15g,白鲜皮10g,75%酒精500ml,泡2日后外用,日2次。

六、风寒束表证

多见于寒冷季节,多见于冬季瘙痒症。好发于头面、颈周、双手等暴露部位。常因腠理不密,卫外失固,阳气不能温煦,则风寒之邪外袭。证见皮肤瘙痒,遇寒则甚,逢暖或汗出则减轻或痊愈。舌淡苔薄白,脉浮缓或浮紧。治以祛风散寒,调和营卫法,可选用桂枝麻黄各半汤化裁。

例6　刘某,女,21岁,1984年1月6日初诊。主诉:周身皮肤瘙痒3个月余。病史:3个月前开始,突发周身皮肤瘙痒,以颜面、颈项、双手背等暴露部位尤甚。每遇风冷则加剧,逢暖、汗出则缓解或暂愈,故外出常包裹头面。曾服用过赛庚啶、氯苯那敏等未效。检查:面颊、颈周、手背、前臂等处。散在抓痕,无原发皮损。舌淡红,苔薄白,脉浮缓。诊断:风瘙痒(冬季瘙痒症)。证属风寒外束,荣卫不和。治宜祛风散寒,调和荣卫法,方选桂枝麻黄各半汤化裁。处方:炙麻黄、桂枝、白芍、炒杏仁、生姜、炙甘草、防风、荆芥各10g,大枣10枚,水煎服5剂。药后瘙痒减半,惟遇风冷时,偶有发作。遂于前方去荆芥,加黄芪15g,白术10g,连进半个月而愈,至今未发。外治可用:当归15g,干姜30g,紫草15g,樟脑10g,荆芥穗15g,75%酒精500ml,泡3日后外用,日2次。

七、肝肾阴虚证

多见于中年男女,好发于肛周、阴囊、外阴等处。常由肝肾阴虚,风从内生,故阴部作痒。证见患处瘙痒,初起局限,逐渐蔓延。经久搔抓,则皮肤肥厚,状若苔藓,甚则红肿湿烂,舌红少苔,脉弦细。治以补益肝肾,养血息风法,可选养血息风汤化裁。除内服外,并可配合燥湿祛风,清热止痒之剂外洗。可用止痒洗方化裁,配合内服药。

例7　赵某,女,35岁,1985年5月12日初诊。主诉:阴部瘙痒半年。病史:半年前不明原因阴部突然瘙痒,白带不多。曾去妇科检查,未见滴虫。曾用氟轻松、曲安奈德等外涂,瘙痒仍作,渐延及肛门周围。由于夜间痒甚,常用高锰酸钾溶液外洗,方可暂时止痒。检查:阴唇部皮肤肥厚浸渍,肛周皱襞肥厚,状若苔藓,未见其他原发损害。舌红少苔,脉弦细。诊断:阴痒(外阴、肛门瘙痒症)。证属肝肾阴虚,风从内生。治宜滋益肝肾,养血息风法,方选养血息风汤化裁。处方:当归、何首乌各12g,川芎、白芍、玄参、蒺藜、炙甘草、白鲜皮、荆芥各10g,水煎服7剂。外用止痒洗方:豨莶草60g,苦参30g,地肤子15g,明矾6g,水煎外洗7剂。每日早、晚各1次。1周后复诊,瘙痒已止近半。继以前法,连用半个月,瘙痒已除。外治可用:当归30g,白鲜皮10g,何首乌20g,甘油50ml,樟脑5g,75%酒精500ml,泡3日后外用,日2次。

白癜风的辨证论治

　　白癜风为一种原发性的、局限性或泛发性的皮肤黏膜色素脱失症,周围皮肤色素增多或正常,白斑处没有红斑、丘疹、鳞屑及萎缩等其他改变,病程日久,白斑范围内的毛发亦可变成白色。病变可发于任何部位,常见于面部、颈部、臂部、手背、腰腹部、骶尾部、生殖器官周围,多对称分布。一般皮肤色深者发病率较高,我国人群中患病率约为 0.1%~2.7%,男女大致相等,青少年更易发病。患者一般无痛感、痒感及其他不适感,也不会带来其他系统性的损害。但因其常发生于暴露部位,严重影响美观,给患者心理带来很大的压力,影响心理健康,故成为医生及患者十分关切的课题。

　　白斑初起为点状白斑或圆形、椭圆形或不规则形的斑片,可逐渐发展扩大,彼此融合成较大斑片,泛发全身,呈地图样改变。亦可较小或散在的斑片长期存在而发展缓慢。春夏季节,日光紫外线较强烈,正常皮肤受紫外线的作用而颜色加重但患处皮肤色素不加重,因而皮损表现更加显著。黑色素可抵抗紫外线对皮肤的伤害,而白斑处黑色素脱失,故易引起日光性皮炎,局部发红灼痛,甚至出现红斑、水疱,皮损夏天发展较快,冬天发展相对较缓。

　　西医对白癜风病因的认识尚未完全确定。通过大量的实验研究,发现几个方面的因素与白癜风的发病关系较密切。首先是细胞免疫功能低下在白癜风患者中较为突出,其次是神经精神因素似乎起了很重要的作用。白癜风的发病与加重常与精神刺激、思虑过度等心理因素有关,而且白癜风患者常伴有睡眠不安、夜寐梦多、精神倦怠等情志改变。再者认为表皮黑色素细胞功能亢进,而致过多地消耗而衰退。还有人发现微量元素的改变尤其是铜离子的降低,降低了黑色素合成关键酶——酪氨酸酶的活性,从而影响色素的形成。另外,遗传因素也使患者亲属中的发病率高于一般人群。目前比较共识的因素为:①遗传因素;②神经精神因素;③黑细胞自毁因素;④免疫失调因素;⑤细胞因子因素;⑥自由基因素;⑦微量元素缺乏因素,以上各种学说均有一定依据,但也各有片面性。一般认为具有遗传因素的个体,在多种内外因素的影响下,表现为免疫、神经精神、内分泌、代谢等紊乱,从而导致黑素细胞的破坏、使黑素体生成、黑化障碍而导致色素缺失。

　　根据白斑的发病部位,分为四型:局限型——为白斑局限于某一部位,单发或群集;散发型——白斑散在分布于多个部位,多对称分布;节段型——白斑按神经分布区部位分布;泛发型——白斑广泛分布于全身,彼此融合大片。

　　根据病程发展,分为进行期、静止期与恢复期。进行期白斑逐渐增多、扩大,边界模糊,原先正常的皮肤受到外在刺激如摩擦、搔抓后容易出现白斑;静止期皮损稳定,境界清楚;恢复期首先在白斑中央出现岛屿状褐色斑点,并逐渐扩大融合。

　　中医文献对白癜风早有记载。称本病为"白癜""白驳""白驳风"。最早对该病的记载见于隋《诸病源候论·瘿瘤等病诸候》:"白癜者,面及颈项身体皮肉色变白,与肉色不同,亦不痛痒,谓之白癜。"唐代《备急千金要方》记载:"九江散主白癜风……日再,其病入发令发白。服之百日愈,发还黑。"观察到病久毛发变白。《外科真诠·发无定位》谓:"白驳风……其色驳白,形如云片,亦无痛痒。"《圣济总录·白驳风》首称"白驳风",描述其"轻者仅有白点,重者数月内,举体斑白……毛发亦变,终年有瘥"。

中医对于白癜风的病因,多从外因、内因两方面论述。外因如《医宗金鉴》言"由风邪相搏于皮肤,致令气血失和"所致;有风热之邪客于肌腠;亦有风湿之气搏于肌肤,致使气血失和,血不荣肤,肌肤失养而产生白斑;或为跌扑损伤之后,局部瘀血凝滞,发为白斑。内因为七情内伤、五志不遂、过度劳倦、惊恐精神紧张等因素,使气血运行不畅,气滞血凝,或久而伤及肝肾,肝肾虚弱,气血不足,不能荣养肌肤而变生白斑。

综合上述病因,中医对白癜风的辨证相应分为以下证候,并提出各自的治疗原则及基本的方药。

一、风热郁肤证

多见于白癜风急性期,起病急,白斑进行性扩大及增多,白斑略呈粉红色,边界模糊不清,可有轻度瘙痒感,多分布于额、面、鼻、口唇周围等部位,可伴有口干欲冷饮,心烦易怒,便干溲黄,舌红苔黄,脉象细数。此为风热侵袭,正邪相搏,化热入血,热邪搏于肌肤,气血不和而生白斑。治以祛风清热,凉血消斑法,方选凉血地黄汤加减。用生地、地榆、黄连、黄芩等凉血清热;以荆芥、防风、升麻祛风;以归尾、川芎、赤芍活血化瘀,疏通经脉。诸药配伍,使邪热自去,肌肤气血调和而白斑可愈。外治可自配白驳酊:补骨脂30g,姜黄20g,樟脑5g,冰片5g,人参15g,生黄芪10g,当归12g,透骨草10g,75% 酒精500ml,浸泡1周后外用,日2次。内服外用相合,效果更好。

二、风湿蕴结证

风湿之邪搏于肌肤,气血不能正常地运行而濡养肌肤,除见白斑外,常可伴有肢体困重乏力,纳呆腹胀,胸闷呕恶,舌淡苔白腻,脉滑,治以祛风除湿,理气活血法,方选祛风胜湿汤加减。药用苍耳子、浮萍、威灵仙、苍术、土茯苓以祛风除湿,配以当归、赤芍、川芎、柴胡等以理气活血。

三、瘀血阻络证

清代《医林改错》论述"白癜风,血瘀于皮里。"认为白癜风为瘀血阻滞所致,临床确有某些白癜风继发于跌扑损伤及手术之后,白斑周围颜色深褐,局部可有刺痛感,女子见经行不畅,经色紫暗,伴有血块,舌质暗,有瘀点或瘀斑,脉象沉涩。治以活血化瘀,疏经通络法,方用通窍活血汤化裁,加入川牛膝、丹参、苏木等活血化瘀,方中加入补骨脂、白芷则效果更佳。外治同前。

四、肝郁气滞证

有些白癜风为精神刺激所致,即为情志不遂,肝气郁滞,失于条达,气血不和而发病,伴有两胁胀满,嗳气吞酸,急躁易怒,脉象弦细。治以疏肝理气,和血通经法,以柴胡疏肝散加减。用柴胡、香附、郁金等疏肝理气,以当归、赤芍、鸡血藤等活血通络,使血气通畅,能荣润肌肤则白斑可消。外治同前。

五、气血不足证

脾失健运,不能运营气血,外达肌肤,肌肤失养,变生白斑,伴有面色无华,倦怠乏力,纳呆便溏,舌质色淡,边有齿痕,舌苔薄白,脉细弱无力。治以健脾益气养血之法,方选八珍汤化裁。药用茯苓、白术、黄芪、陈皮等健脾益气,以当归、生地、芍药等养血,使气血充足而能荣养肌肤。外治同前。

六、肝肾不足证

若病程较长而皮损发展缓慢,或处于皮损的静止期与恢复期,证见白斑边界清楚,周围皮肤颜色略暗,伴腰膝酸软,头晕耳鸣,神疲乏力,舌淡苔白,脉象沉细,为肝肾虚弱,精血不足,不能荣养肌肤。治以滋补肝肾,养血活络法,方选一贯煎化裁,加用补骨脂、桑椹、女贞子、仙灵脾、黑芝麻、核桃仁、熟地等以滋补肝肾,以当归、桃仁、鸡血藤等活血养血通络。

补骨脂是中药中对白癜风具有特殊疗效的一味药。经过现代科学研究,其具有促进光敏感的作用,内服或外用后,经紫外线照射,可明显加快白斑处色素的恢复。从补骨脂中提炼而来的制斑素,用以肌注,或是外用补骨脂的酒精浸泡液——补骨脂酊,都能达到一定的疗效。

同样具有光敏感作用的中药还有马齿苋、白芷,可用单味白芷煎水内服,或将其加入上述各方药之中,都能提高疗效。

外用药还可选菟丝子、山栀子、白芷、潼蒺藜、乌梅、夹竹桃等任一种,以酒精浸泡后涂搓患处。

另外,中医的梅花针疗法,耳穴压治疗法、耳针疗法、艾灸疗法都有一定的疗效。

脾胃学说在皮肤病治疗中的运用

在《黄帝内经》中,就已有脾胃与皮肤病发病关系的记载。如《灵枢·经脉》云:"胃足阳明之脉……是主血所生病者……口喝唇胗";隋代《诸病源候论》、唐代《备急千金要方》、宋代《圣济总录》、金代《脾胃论》、明代《外科正宗》、清代《医宗金鉴》等书,均对此有所阐述。

中医重视脾胃学说,并且可以此为指导治疗皮肤病。脾胃的每一生理功能失调所发生的病理变化,均与皮肤病息息相关。故调理脾胃在皮肤科中尤为重要。目前热门研究领域——人体微生态和中医的脏腑理论,尤其是"脾胃学说"最为相近。微生态学研究发现,人体的皮肤、眼睛、鼻腔、口腔、肺、肠道、阴道等都有大量微生物存在,当这些微生物种群发生变化时,相应的器官就会发生病变,这与藏象学说不谋而合。胃肠道中存在着大量的人体微生物菌种,脾胃功能失调会影响益生菌和致病菌的数量和活力,进而发生了一系列菌群失调症状,又可诱发进一步的过敏状态及一些相关的皮肤疾病。因此调理脾胃功能可恢复正常肠道天然屏障功能。

本文即以脾胃的生理功能为纲,阐述其发生病变时与皮肤病的病因、病机、诊断、治疗、预后的关系。为脾胃学说在皮肤病治疗中的应用广开思路。

一、脾主湿而恶湿

皮肤病因于湿邪为患者甚多。凡禀赋素弱,劳倦过度,饮食失宜,均能使脾失健运,水湿内停,酿成内湿,浸淫肌肤,走窜四肢而外发皮肤病。若多饮茶酒,可生茶湿、酒湿;过餐鱼腥海味、油腻荤腥、五辛发物,可成湿热;恣食生冷瓜果,可损伤脾阳,亦可使运化不利,酿成湿邪。凡此种种皆是内湿成因。若地居卑湿、坐卧湿地、水湿浸渍、雨后湿蒸等,亦可致湿邪自外入内。内湿可招致外湿;外湿可引动内湿,互为因果。湿邪虽有内外之分,而内湿尤关紧要。

凡属湿邪为患者,轻则起水疱、丘疱疹,四畔红晕,疱底色赤,搔破溢水,局限一处;重则浸淫四串,脂水频流,出水黄黏,涓涓不止,泛发全身,或起大疱,浸渍糜烂,瘙痒不止;若湿热相结,则皮肤燎浆起疱;湿热俱盛,则大片发红浸淫,流水黄黏腥臭。湿为阴邪,其性重浊滞腻,不易速去。凡脾湿为患者,多是缠绵不已。湿性下趋,伤于湿者下先受之,常见有脚湿气、下注疮、足疮、湿臁疮等;唯湿热熏蒸,亦能浸淫上腾,发为旋耳疮、羊胡疮等;若是血热脾湿,浸淫肌肤可发为浸淫疮(包括急性湿疹、脂溢性湿疹及慢性湿疹急性发作)、黄水疮、天疱疮,其皮损多是红斑水疱,黄水淋漓,味腥而黏,或结痂、糜烂、蜕皮,瘙痒难忍。

浸淫疮因湿热者居多,而单纯脾湿为患者,亦为数不少。

例1　柴姓患者,男,38岁,3年前冬令,双小腿起两片集簇的丘疱疹,瘙痒流水,久治不愈。二年后播散至两前臂,入冬尤甚。来诊时皮损播散至胸、腹、背部。平素脘腹疼痛,喜温喜按,大便溏薄,拒食生冷,腹胀纳呆。诊其舌淡水滑,苔白腻,脉滑缓。西医诊为泛发性湿疹。中医诊为浸淫疮。病由脾阳不足,水湿内生,走窜肌肤,故浸淫成疮。治以温阳健脾,芳香化湿之法,用除湿胃苓汤加减化裁。服廿余剂后,不仅皮损痊愈,且腹痛已止,大便成形,胃纳见馨,几如常人。

凡湿热之邪浸淫肌肤,发为大疱性皮肤损害者,中医统称天疱疮,包括西医所称各型天疱疮、类天疱疮、家族良性天疱疮、疱疹样皮炎、新生儿脓疱病等。均有用清理脾胃湿热之法而收效者。其他如带状疱疹、女阴溃疡、下肢溃疡等病,单纯以脾湿为患者,亦可见到。

二、脾主化生气血、转输津液

脾胃为气血化生之源。饮食入口,全赖胃腑受纳腐熟,其间精微,又靠脾脏吸收输布。后天化源不竭,则营血充足、毛发乌黑、皮肤润泽。若后天化源不足,脾燥津亏,或胃强脾弱,则气血化生受碍,津液敷布无权,亦可变生皮肤诸病。

(一) 化源竭乏，中土无以敷布

若禀赋不足，偏嗜五味，营养不良，或久病失养，皆能使后天化源竭乏，内不能和调于五脏六腑，外不能洒陈于荣卫经脉，使肌肤失养而发病。《素问·五脏生成》就有"多食苦，则皮槁而毛拔……多食酸，则肉胝䐃而唇揭"的记载。

此类皮损多是干燥粗糙。在躯干、四肢伸侧及颈后有毛囊角化性丘疹、毛发枯槁易折。触之多有蟾皮感；指甲多凹陷变脆，角膜干燥，口角糜烂裂隙；下唇干燥脱屑，舌体有对称红斑及萎缩，可包括西医所称的维生素 B_2 缺乏症、维生素 A 缺乏症、症状性脱发等病。其治疗自可补益脾气，加强饮食调养。俾后天化源充足，中土自有敷布，庶可振愈之望。

(二) 脾燥津亏，不能为胃行津

凡禀赋素弱，恣食辛辣，热病伤阴，亡血失精，或妄用汗、吐、下法，皆可使气血内伤，从而脾燥津亏。证见皮肤憔悴，毛发枯焦，口唇燥裂，爪甲脆折或毛囊角化，红斑鳞屑。《素问病机气宜保命集·病机论》云："诸涩枯涸，干劲皴揭，皆属于燥。涩枯者，水液气衰，血不荣于皮肉，气不通利，故皮肤皴揭而涩。"脾阴不足，则胃燥独行其令；脾气不濡，则胃气乃厚。中医认为西医所称的毛发红糠疹、掌跖角皮病、毛周角化病、小棘毛壅病、寻常型鱼鳞病、汗孔角化症、毛囊角化病等，都有因脾燥津亏而成者。可选苍术膏治疗。用大量苍术，配以当归、白鲜皮浓煎取汁，并加入蜂蜜熬膏，频频呷服，可有养血润燥，消风止痒之功。倘脾阴得生，自能为胃行其津液，皮损痊愈，自不待言。

(三) 胃强脾弱，失其转输之能

有禀赋不足，胃强脾弱，不能转输津液，使肌肤失荣者，皮损多呈枯燥脱屑，肥厚增生，常可使用健脾助运法而获愈。

例 2 郭姓患儿，一岁半。自出生两个月后即患湿疹。颜面时起红斑丘疹，常感腹胀便溏，食量虽大，但完谷不化。诊其形体消瘦，面色㿠白，头皮、颜面、腹部、两腿均有成片丘疱疹，呈淡褐色，渗出不多，皮肤枯燥脱屑，呈苔藓化改变，触之如革。舌淡苔白，脉细而滑。西医诊为婴儿湿疹，中医诊为奶癣。证属胃强脾弱，湿困脾土，失其转输之职。治以健脾助运，兼理湿邪。用化湿汤、参苓白术散加减，先后调理 30 余剂后，不仅皮损消退，且夜能安寐，大便成形。

患儿禀赋不足，胃强则多食而量大；脾弱则完谷不化。清阳不升则浊阴不降，故腹胀飧泄。中土敷布无权则津液不达肌腠，是以湿困于内而燥显于外。今健运中土，则脾气转强，水谷得化；内湿消除，则输津于肤，外燥自解。

三、脾为生痰之源

脾胃为仓廪之官，功主受纳腐熟，吸收输布。若劳倦过度、饥饱不节、思虑忧愁、过食肥甘等，皆能损伤中土，使津液难于上输下归而酿成痰邪。痰之为物，流动莫测，因痰邪为患的皮肤病，屡见不鲜。《外科正宗·瘰疬论》云："痰病者，饮食冷热不调，饥饱喜怒不常，多致脾气不能转运，遂成痰结。初起如梅如李，生及遍身。"痰核为病，所发甚广，上迄头颈胸背，下至腰腹两腿；可单发或多发，小如粟粒黄豆，大若梅李鸡卵。形状可呈半球形、椭圆形、圆形等不一。皮色不变,触之质软而有弹性,无压痛,可移动,表面光滑,境界清晰。《仙传外科集验方·服药变通》称本病"在皮肉之间,如鸡卵浮于水中,可移动,软活不硬,破之亦无脓血。"西医所称的表皮样囊肿、皮肤猪囊虫、脂肪瘤、多发性毛根鞘囊肿等病,均可属中医痰核范畴。

中医根据《医宗必读》所论"治痰不理脾胃,非其治也",常用化痰软坚,健脾利湿法治疗痰核为患。可于化痰药中加入软坚散结者,如浙贝母、夏枯草、郁金、法半夏、生牡蛎等。《外科正宗》中的海藻玉壶汤、顺气归脾丸等,均是可选方剂。

四、脾主统摄血液

脾气有统摄血液运行之功,故《妇人良方》薛按:"血者,水谷之精气也,和调五脏,洒陈六腑。在男子化为精,在妇人上为乳汁,下为血海。故虽心主血、肝藏血,亦皆统于脾。"若饮食不节,寒温不适,劳倦过度,皆能损伤脾气,致使血失统摄,外溢成斑。常见患紫癜病者,皮损多发于小腿伸侧,呈针尖至榆钱大小瘀斑,中心紫暗平塌,压之不褪色,边缘淡红微肿。甚者可延及躯干或上肢,病程长久,反复不已。全身症状可有面色萎黄、倦怠乏力、腹痛便溏、舌淡脉细等。治当益气摄血,引血归脾。中医常采用归脾汤化裁收功。紫癜病可包括西医所称的过敏性紫癜、淤积性紫癜、血小板减少性紫癜、毛细血管扩张性环状紫癜、进行性含铁血黄素沉着症、色素性紫癜性皮病等。临证中虽因血热外溢、瘀血阻滞者居多,然由脾不统血者,亦非罕见。

例3 单姓患者,男,36岁。一年来双下肢反复起紫斑。检查:双小腿散在针尖大小紫色点,部分簇集成片,压之不褪色。查血小板计数正常。患者面色萎黄,肢冷倦怠,腹冷痛而便溏,喜温喜按,舌淡,脉沉而细。西医诊为过敏性紫癜。中医诊为紫斑。证属脾肾阳虚。血失统摄之责在脾,脾阳不振之根在肾。命火不温则脾土不暖,失其统摄则血溢成斑。治以温阳健脾,补火生土,则标本兼顾,血归其经。故用附子理中汤加味,服10剂而病愈。由此可见《脾胃论·脾胃盛衰论》所云:"夫脾胃不足,皆为血病"确是深有其理。

五、脾主身之肌肉

人身肌肉全赖中气化生的水谷精微濡养。故《黄帝内经》称"脾主身之肌肉""阳明主肉"。胃强则容纳五谷,脾健则化生精微。中气盛则善食而不伤,过时不馁,肌肉壮满;中气虚则食少而易滞,逾刻则饥,羸瘦无力。故肌肉之病变,多与脾胃相关。

如肌痹(皮肌炎)一病,早期多属阳明实热,晚期多因太阴寒湿。

例4 吴姓女孩,12岁。两周来鼻尖、两颊部起红色皮疹,周身肌肉疼痛拒按,以上臂及两股尤甚。伴有高热汗出,口渴饮冷,腹胀便秘,不恶寒反恶热。查其面部皮损呈暗紫色红斑水肿,伴毛细血管扩张,双手背亦散在钱币大小紫红色斑疹,双前臂及大腿肌肉明显压痛。面赤如醉,汗出涔涔然。舌苔白黄相兼而少津,脉数有力。西医诊为皮肌炎,中医诊为肌痹。证属阳明蕴热,熏灼肌肤使然。故投以白虎承气汤化裁。服廿余剂后,鼻尖、双颊、手背皮疹消失。肌肉疼痛,发热汗出,口渴饮冷等证亦去近半。再进30余剂,病已基本缓解。

《素问·长刺节论》云："病在肌肤,肌肤尽痛,名曰肌痹。"凡饮食不节、饥饱失常或冷热不调,均能损伤脾胃。胃为阳土,多气多血,喜润恶燥。若素禀阳盛之体者,胃热恒多,肌痹早期多属阳明实热羁留,熏灼肌肉,发病多急。其治自当以清泄阳明为先,轻者白虎,重则承气,皆能奏效。

若邪热久羁不除,壮火散气,常因过服寒凉克伐,或久病耗伤正气等,则可按"实则阳明,虚则太阴"的规律自阳明实热转成太阴寒湿。脾虚则肌肉无以滋荣,故多酸痛无力,手指及肘关节多有萎缩斑片。晚期肌肉消瘦无力或萎缩,甚者挛缩畸形。全身症状可伴腹痛便溏,短气乏力,舌淡脉细等。似此脾虚患者,非大剂参芪则不能瘥其病,断不可妄投寒凉,再行诛伐无过。

由是观之,同一肌痹,因于阳明者多实多热;因于太阴者多虚多寒。《素问·太阴阳明论》所谓"阳道实,阴道虚"亦即此理。五脏藏精气而不泄,其病多虚;六腑传化物而不藏,其病多实。仲景急下存阴,其治在胃;东垣大升阳气,其治在脾。能明辨脾虚胃实之理,则于脾胃学说可思过半矣。

六、脾主四肢,开窍于口

脾贵健运不息,胃贵下行不滞。脾升则摩荡善运,谷消而不泄;胃降则空虚善纳,食下而不呕。气血化源充沛则四肢健强,轻劲多力,故曰"脾主四肢。"

发于四肢的皮肤病,常可与脾胃病变相关联。如四弯风(异位性皮炎)一病,多发于四肢屈侧,尤以肘、腘为甚。皮损对称分布,呈苔藓样改变。常因于禀赋不足,脾失健运,酿成内湿,浸淫四肢成疮。临床常用化湿汤以健脾化湿而收效。其他如病疮(手、足心湿疹、掌跖脓疱病)、湿臁疮(小腿湿疹)、连续性肢端皮炎、角层松解症、蚂蚁窝(汗疱症)、皲裂疮(手足皲裂),以及西医所称的掌跖角皮病、掌跖脓疱病等,都有用调理脾胃法而治愈的机会。

脾开窍于口,其华在唇四白;足阳明胃经"环唇夹口,下交承浆"。中气健旺则口唇红润光泽,食甘其味;脾胃失常,则可发为口唇周围病变。

例5　李姓男孩,13岁,一年来,口唇干燥脱屑,皲裂出血,糜烂结痂,灼热疼痛,进食不利。西医诊为剥脱性唇炎。中医诊为唇风。证属脾胃湿热,久郁化火,伤阴化燥。治以清热润燥,养阴益胃法,用甘露消毒丹化裁。5剂后明显好转,再进7剂,诸病悉除。

凡遇口唇周围皮肤疾患,皆应首先考虑脾胃失常。如热疮(单纯疱疹)、羊胡疮(须疮)、口周皮炎、口角炎、慢性唇炎、口周湿疹、鹅口疮等病,多由脾胃积热或湿热上蒸所致。

七、调养脾胃,重视忌口

损伤脾胃成因虽多,然由饮食不节、寒温不适者最为常见。故《难经·十四难》云："损其脾者,调其饮食,适其寒温。"可见调理饮食对保护脾胃、预防发病,在皮肤科中尤关重要。许多皮肤病都是由于禀赋不足,食禁所发。如湿疹、皮炎、过敏性紫癜、荨麻疹等,均可因食入腥发动风、油腻酒酪之品而作。无怪乎《外科正宗·杂忌须知》强调:"凡病虽在于用药调理,而又要关于杂禁之法……鸡、鹅、羊肉、蚌、蛤、河豚、虾、蟹、海腥之属,并能动风发痒……

不减口味,后必疮痒无度。大疮须忌半年,小疮当禁百日。"

例6　章姓患儿,患湿疹三年。全身散在丘疱疹,部分渗出糜烂,抓痕累累。经治疗后基本痊愈。一个月后因食鱼腥发物,皮疹复作,瘙痒渗水不止,继服中药而病瘥。由于注意饮食调养,两年未发。半个月前饮牛奶之后,小腿又起小片丘疱疹。经调理用药,再次病愈。并再三告诫,令其节饮食、适寒温、禁食鱼虾等发风动气、伤脾生湿之品,始能根除,亦"三分治疗,七分调养"之谓也。

由此可见,调理脾胃,重视忌口,亦体现了中医"治未病"的思想。这对治疗和预防皮肤病,尤其对某些食物过敏而发病者,至关紧要。

膳食宜忌与皮肤病的康复

膳食宜忌与疾病的康复有十分重要的关系。在治疗过程中,不仅要重视用药程度,还应注意膳食的宜忌。早在《素问·五常政大论》中就记载:"病有久新,方有大小,有毒无毒,固宜常制也。大毒治病,十去其六,常毒治病,十去其七,小毒治病十去其八,无毒治病,十去其九,谷肉果菜食养尽之,无使过之,伤其正也。"这说明药物有大毒、常毒、小毒、无毒之分,去病亦相应有六分、七分、八分、九分之别。药不及病,固然无济于事,但药过其量,亦必伤正。因此,治病不能完全依赖药物,必须注意膳食调养,择其所宜,避其所忌。正如《素问·脏气法时论》所说:"毒药攻邪,五谷为养,五果为助,五畜为益,五菜为充,气味合而服之,以补益精气。"疾病的康复,需仰赖谷、肉、果、菜等气味平正的饮食来补益精气。由此可知药食对病体的康复各有所长。尽管如此,古人认为五味摄入,亦当适度,不可过多,如《素问·宣明五气》曰:"辛走气,气病无多食辛;咸走血,血病无多食咸;苦走骨,骨病无多食苦;甘走肉,肉病无多食甘;酸走筋,筋病无多食酸。"说五味虽能补养五脏之气,但过食反而伤气。这一点对于任何疾病的康复都非常重要。本文仅就皮肤病康复与膳食宜忌的关系加以论述。

皮肤病的病因,常与风、湿、热邪相关。其中风为百病之长,善行而数变。风邪为患,常见肌肤瘙痒,发无定处,倏隐倏现。若兼热邪,则皮损色赤,迭起粟疹或痦瘟,常见病如风痦瘟(荨麻疹)、风瘙痒(皮肤瘙痒病)、风瘾疹(皮肤划痕症)、风热疮(玫瑰糠疹)、风毒肿(药疹)、风痔(肛周湿疹)、赤白游风(血管神经性水肿)等。此时,鱼、虾、蚌、蟹等动风生热之品,以及生葱、生蒜、韭、薤白和胡椒、茴香、辣椒等物,皆当慎用;宜服食清淡寒凉之品,尤以素者为佳,如白菜、菠菜、油菜、生菜、藕、黄瓜、丝瓜、茄子、甘蓝、菜花等蔬菜,少佐瘦猪肉、鸭肉、兔肉等;烹饪方法可选生炒、凉拌、清蒸、清炖、滑炒等法;水果可选梨、枣、海棠、葡萄、洋桃、甘蔗等为宜。若风寒相兼,则皮损色淡,外红内白,轻度隆起,瘙痒时作,遇寒尤甚,如白寒疮(寒冷性多形红斑)、四肢厥冷(雷诺现象、雷诺病)、冻疮(冻疮)、白疹(冷性荨麻疹)、风瘾疹(皮肤划痕症)等。此时,不宜吃生冷,可选用性味辛温之品,如芫荽、茴香、雪里蕻、生姜、薤白、胡椒、青椒、辣椒、萝卜等,以助发散风寒;烹饪方法可用粉蒸、红烧、生炒,但不宜凉拌;鲜果可选山楂、荔枝、芒果、龙眼、石榴等。若兼湿邪者,则皮损常有水疱,淫淫作痒,揩破湿烂,脂水浸渍,如浸淫疮(急性湿疹)、湿毒疮(亚急性湿疹)、水疥(丘疹性湿疹)等。此时,当忌食肥甘厚味、油腻酒酪、茶酒五辛,可选用具有淡渗利湿之功的冬瓜、茭白、白菜、黄瓜、芹菜、莴苣、荠菜、瓮菜,佐以瘦肉(猪、牛、鸭皆可);烹饪法可用凉拌、素烧、炖、蒸、生炒、滑炒等;鲜果以西瓜、柚子、梨、桃、荸荠、猕猴桃、橘、柑等为佳。若兼燥邪,则皮肤肥厚枯燥、瘙痒脱屑,如皲裂疮(皮肤皲裂)、蛇皮癣(寻常型鱼鳞病)、爪风疮(皮肤瘙痒病)、白疕(寻常型银屑病)、火丹疮(红皮病)、火赤疮(红斑型天疱疮)、牛皮癣(神经性皮炎)等。此时,应忌服辛辣炙煿、茶酒燥热之品;宜食鲜嫩多汁、滋阴养血之品,如银耳、黑木耳、南瓜、蛇瓜、菠菜、牡蛎、海参、蹄筋、番茄、胡萝卜、木耳菜、苋菜等。烹饪方法可用清炒、软炸、酥炸、清蒸、红烧、焖、炖等方法,但应少用芳燥性味的调料,以免伤阴耗液。鲜果中以芒果、桃、香蕉、龙眼、荔枝、椰子、桑椹、葡萄、白兰瓜、哈密瓜、菠萝等为好。

湿邪为患者,轻则起水疱、丘疱疹,重则浸淫成片。湿热相合,上下走窜,则皮肤成片发红、燎浆水疱、疱破湿烂,浸渍蔓延,津水黄黏,随处可生,瘙痒不绝。如黄水疮(脓疱疮)、浸淫疮(急性湿疹)、下注疮(小腿湿疹)、四弯风(异位性皮炎)、胞漏疮(阴囊湿疹)、缠腰火丹(带状疱疹)、旋耳疮(耳部湿疹)、黄肥疮(口水皮炎)等。此时,最忌热水洗烫;其他如鱼、虾、蟹、蚌、蛋、牛乳、羊乳等肥甘之品,以及生葱、辣椒、胡椒、韭菜、芥末等,此时应用,可变生湿邪,加重病情,则在所当忌;宜食健脾助运、淡渗利湿之品,如冬瓜、绿豆芽、山药、百合、慈菇、茭白、豆腐、腐竹、豆芽菜、豌豆等,佐以少许瘦猪肉;烹饪方法可选用生炒、凉拌、滑炒、清炖、清蒸等,但口味不宜过重;谷类中可选用白扁豆、绿豆、黄豆、苡米等,均为上乘;鲜果中可选西瓜、梨、洋桃、柚、杨梅、樱桃、橙子等。若湿邪久羁,渗水过多,反能伤阴化燥,湿邪留恋不除,则皮损肥厚,纹理粗重,水疱深在,干燥蜕皮,甚可皲裂,如掌心风(手部湿疹)、旋耳疮(耳部湿疹)、病疮(手部湿疹)等。此时,当忌肥甘酒酪、辛辣炙煿;可选甘寒养阴之品,如菠菜、白菜、油菜、银耳、黑木耳、荠菜、海参、蹄筋、山药、瘦猪肉、猪皮、猪肾、鸭肉等;烹饪方法可用清蒸、凉拌、清炒、滑炒、清炖;鲜果则以椰子、桃、李子、荔枝、龙眼、桑椹、菠萝、草莓为佳。

火热之邪为患,可走窜肌肤,燔灼营血,表现为患处焮肿如馒,红赤高凸,触之灼热,疼痛不已,匡廓鲜明,伴壮热恶寒,便结溲赤等,如丹熛(丹毒)、火丹疮(红皮病)、抱头火丹(颜面丹毒)、缠腰龙(带状疱疹)、热疮(单纯疱疹)、梅核火丹(结节性红斑)等。此时,最忌辛辣厚味、茶酒五辛,以及性味辛热之咖啡、浓茶、酒、羊乳、狗肉、雀卵、虾、鳝鱼、辣椒、胡椒、生葱、生蒜、韭菜、薤白等,均不适宜;当以清淡素食品为主,如冬瓜、白菜、绿豆芽、苦瓜、黄瓜、莴苣、苋菜、藕、小蓟、大蓟、蛇豆、生菜等,皆可选用;以生吃、凉拌、清蒸、汆汤、清炖的烹饪方法为好,最好不用煎、炒、烹、炸、烤等方法;其中葱、蒜、花椒、大料、辣椒、干姜、肉桂、料酒等调味佐料,亦当少用或不用。因其性味多属辛温、辛热,恐助热化火,故在所当慎;鲜果类可选西瓜、梨、枇杷、山楂、橙、柚、海棠等为佳,但亦不可多食。

寒为阴邪,性主收引,经脉闭阻,气血不畅。表现为患处肌肤青紫,或兼冷痛,触之不温,遇寒则甚,逢暖可解,伴舌淡脉迟、溲清便溏等,如冻瘃(冻疮)、肢厥(雷诺病)、白疹(寒冷性荨麻疹)、白寒疮(寒冷性多形红斑)、风瘙痒(皮肤瘙痒病)等。此时,最忌生冷之物,故寒凉酸苦品,如田螺、猪肠、鸭肉及苦瓜、冬瓜、莴苣、黄瓜、凉薯、藕、大蓟、小蓟、豆芽、苋菜、生菜等,均宜慎用;可选服性味辛甘温热之类食品,以温通经脉,驱散寒邪,如羊肉(配白萝卜)、狗肉、羊肾、牛肉、鹿肉、山鸡,以及韭菜、茴香、南瓜、胡萝卜、红薯、蒜苗、辣椒等;采用炖、焖、炸、煨、烧、烤等烹饪方法,温热而食,或佐以肉桂、干姜、生姜、花椒、胡椒、辣椒、茴香、料酒等,效果更佳;水果中梨、西瓜、等性味寒凉之物,当以少吃为佳,可选山楂、桃、龙眼、荔枝、桑椹、草莓等,但不宜过食。

燥邪为患,津液不布,气血失荣,表现为毛发枯槁,爪甲不荣,肌肤干燥,皲裂肥厚,瘙痒脱屑,甚则肌肤甲错,状如干鱼,伴舌干少津,脉细无力,便结溲赤等,如蛇皮癣(寻常型鱼鳞病)、皮枯索泽(皮肤干燥症)、皲裂疮(手足皲裂)、牛皮癣(神经性皮炎)、掌心风(手足部皲裂性湿疹)、爪风疮(皮肤瘙痒病)、白疕(寻常型银屑病)等。此时,最忌辛辣燥烈食品以及羊肉、狗肉、韭菜、胡椒、辣椒等,以免再耗阴液;可选取酸甘化阴之品,或性味甘寒,滋养阴液之类,如番茄、茄子、菠菜、荠菜、藕、佛手瓜、苋菜、银耳、牡蛎、鸭肉、猪肉、鳖、鲮鱼等;烹饪方法可用凉拌、熬、煮、炖、滑炒、清蒸等,必要时汤、汁同服,慎用煎、炸、烤、烧等法;鲜果类可选鲜嫩多汁的西瓜、甘蔗、荸荠、椰子、无花果、桑椹、芒果、葡萄、猕猴桃、枣等。

以上所述,仅是略举其纲。临证之时,若改变单纯靠药物治病,当配以药膳。与之所宜,禁其所忌,调理饮食,重视忌口,不仅可提高疗效,甚则可以减少复发。正如《外科正宗·杂忌须知》记载:"凡病虽在于用药调理,而又要关于杂禁之法,……牛、犬、腥羶、腌腊、熏藏之物,俱能作渴;生干瓜、果、梨、柿、菱、枣生冷等类,又能损胃伤脾;鸡、鹅、羊肉、蚌、蛤、河豚、虾、蟹海腥之属,并能动风发痒;油腻、煎、炒、烹、炙、咸、酸、厚味等件,最能助火生痰;赤豆、荞面动气发病,恼怒急暴,多生痞满。饮食太过,必致脾殃;疮愈之后,劳役太早,乃为羸症。入房太早,后必损寿;不避风寒,复生流毒;不减口味,后必疮痒无度。大疮须忌半年,小疮当禁百日,此诚为知命君子也。"

膀胱气化之我见

历代《黄帝内经》的注释者,对于《素问·灵兰秘典论》中"气化则能出矣"一句,均认为仅指膀胱功能而言。如王冰注:"位当孤府,故谓都官。居下内空,故藏津液,若得气海之气施化,则溲便注泄,气海之气不及,则闷隐不通,故曰气化则能出矣。《灵枢经》曰:肾上连肺,故将两脏。膀胱是孤之府,则此谓也"。

其他注家如吴崑、张景岳、张志聪、马莳、高士宗、姚止庵等,以及近代一些注家,均持此见。并且将此句断句为:"心者,君主之官,神明出焉。……三焦者,决渎之官,水道出焉。膀胱者,州都之官,津液藏焉,气化则能出矣。"

但我认为这远远不是作者的原意。此句断句应为:"心者,君主之官,神明出焉;……三焦者,决渎之官,水道出焉;膀胱者,州都之官,津液藏焉。气化,则能出矣。"此"气化,则能出矣"当通管十二官,非仅指膀胱而言。

首先从文理角度分析，自"心者……神明出焉"，至"膀胱者……津液藏焉"为止，每一官皆是以"焉"为结尾。"气化则能出"一句，以"矣"为结尾。若仅指膀胱一官，应为"气化则能出焉"。由此可知"气化则能出"，当另为一句，非独为膀胱而设。且每一官均以"出焉"而结尾，膀胱亦以"藏焉"为终了。

其次，从医理角度分析，作者对每一官的职能，皆是由气化学说、整体观念立论。即：心虽为君主，非气化无以出神明；肺为相傅，非气化无以出治节，……膀胱为州都，非气化无以藏津液。且恐人误解气化仅指膀胱，故曰"膀胱者，州都之官，津液藏焉"。以"气化，则能出矣"为结尾。紧接又提出"凡此十二官，不得相失也"。此文所涉，似与皮科无关，然人体四肢百骸、五脏六腑、阴阳气血、筋骨皮毛等，皆同寓于此"气化"之中，气化一分不尽人不死，气化一分不到人即病。明此气化之旨，于皮肤病的辨证论治，可思过半矣。但后世注家，多不解其意，以致贻误于今，实属憾事！

谈白虎汤四大症

白虎汤为汉代张仲景《伤寒论》首载，是治疗阳明经证的主方。后人依据先贤的文献记载及临证用方经验，将白虎汤的应用归纳为"大热、大烦渴、大汗出、脉洪大"，即今之所谓"白虎汤四大症"。然细考张仲景《伤寒论》《金匮要略》中有关白虎汤的三条原文，似有不合：

1.《伤寒论》第176条："伤寒脉浮滑，此以表有热，里有寒，白虎汤主之。"

2.《伤寒论》第219条："三阳合病，腹满身重，难以转侧，口不仁，面垢，谵语遗尿。发汗则谵语，下之，则额上生汗，手足逆冷。若自汗出者，白虎汤主之。"

3.《伤寒论》第350条："伤寒脉滑而厥者，里有热，白虎汤主之。"

从以上原文来看，"烦渴"并非白虎汤的主症。而白虎加人参汤在仲景著作中凡六条，却无一不有"渴"字：

1.《伤寒论》第26条："服桂枝汤，大汗出后，大烦渴不解，脉洪大者，白虎加人参汤主之。"

2.《伤寒论》第168条："伤寒若吐若下后，七八日不解，热结在里，表里俱热，时时恶风，大渴，舌上干燥而烦，欲饮水数升者，白虎加人参汤主之。"

3.《伤寒论》第169条："伤寒无大热，口燥渴，心烦，背微恶寒者，白虎加人参汤主之。"

4.《伤寒论》第170条："伤寒脉浮，发热无汗，其表不解者，不可与白虎汤，渴欲饮水，无表证者，白虎加人参汤主之。"

5.《伤寒论》第222条："若渴欲饮水，口干舌燥者，白虎加人参汤主之。"

6.《金匮要略·痉湿暍病脉证治》："太阳中热者，暍是也。汗出恶寒，身热而渴，白虎加人参汤主之。"

以上六条原文中，分别以"大烦渴不解""大渴，舌上干燥而烦，欲饮水数升""口燥渴""渴欲饮水""身热而渴"来形容其烦渴程度,且六条之中,无一不有"渴"字;凡有"渴"字者,无不用白虎加人参汤。由此可知,"大烦渴"为白虎加人参汤的主症之一,而所谓"大热、大烦渴、大汗出,脉洪大"这四大症,按照仲景著作原文的记载,实际应为白虎加人参汤所有。而临证之中,医家遇此四大症时,投以白虎汤者居多,应用白虎加人参汤者较少,实非仲景原意。白虎汤中原有粳米,其性味甘平,有补中益气,健脾和胃,养阴生津,除烦止渴之功,为本方必不可少之药,体现了张仲景"保胃气,存津液"的主旨。若热势鸱张,津液伤甚,表现为大渴、燥渴、烦渴等,仅靠粳米则功效单薄,此时应加入人参。《神农本草经·上品》谓:"人参,味甘微寒,主补五脏,安精神,定魂魄,止惊悸,除邪气,明目,开心益智,久服轻身延年。"此时人参"味甘微寒"正合养阴清热生津之理。后世医家多谓人参"性味甘温",似与此相悖逆,其实不然。《本草纲目》:"言闻(李言闻,李时珍之父)曰:人参生用气凉,熟用气温,味甘补阳,味苦补阴。"故白虎加人参汤选用生晒参,其效最佳,临证中屡试皆验。皮肤病治疗中,应用白虎汤的机会甚多,诸如皮炎、药疹、银屑病、红斑狼疮、红皮病、天疱疮等,皆有表现为阳明气分热证之时,以肌肤焮赤肿胀、压之褪色、触之灼手为特征,常伴有大热、大汗出、大烦渴、脉洪大、小溲短赤等症。此时若以白虎汤化裁,固然可以奏效。然明此大烦渴为阴津受损之理,急当加入人参,或佐以益胃汤之属,则可收效更捷。若判定津液是否来复,当观其小便颜色、是否口渴及皮损变化。所谓"热病救阴尤易,通阳最难;救阴不在血,而在津与汗;通阳不在温,而在利小便。"由是观之,仔细玩味,通晓古方真意,方能临证不惑。

《诸病源候论》对皮肤科的贡献

《诸病源候论》又名《诸病源候总论》《巢氏病源》,由隋代巢元方等人奉诏编著,成书于公元610年。是我国现存首部论述病因、证候学的专书。全书50卷,分为67门载列证候论1 720条。叙述了多种疾病的病因、病理、证候等,包括了内、外、皮、妇、耳、鼻、喉、儿、传染病等科。内中涉及的皮外科疾病300余种,许多是国内甚则是世界首载,今择其要者简述。

一、时代背景

581年隋文帝杨坚取代北周称帝,至589年灭陈,统一中国。其疆域东、南至海;北至大漠;西至新疆;西南至云南、广西,以及越南北部;东北至辽河。国号隋,建都大兴(今西安),隋文帝、隋炀帝、隋恭帝三代,共计38年。因建国后苛捐杂税、大兴土木、无偿劳役、开驰道、筑长城、挖运河等残酷剥削压迫,各地农民起义,至618年由唐高祖李渊灭隋兴唐。

《诸病源候论》则于610年由巢元方奉诏主持此书编写。

巢元方为隋代医学家,籍贯不详,曾于大业中(605—616年)任太医博士,主持集体编写此书。

二、《诸病源候论》对皮肤科的贡献

书中所记载的许多皮肤病是全国乃至世界首先报道,今择其要者,简述于下:

1. 蓝痣(blue nevus)　蓝痣系真皮层黑素细胞局限增生所形成的良性肿瘤。普通蓝痣又称 Jadassohn-Tieche 蓝痣,又称天蓝痣(nevus ceruleus)。绿豆至黄豆大小,呈蓝色、灰蓝,或铁青色结节,顶圆,表面光滑,境界清楚,生长缓慢,不会恶变,女性多见,好发于手、足背部。

①在西医学中于 1906 年由德国人 Josef Jadassohn(1863—1936 年)及 Max Tieche(1878—1936 年)首先报道。

② 610 年《诸病源候论·小儿杂病诸候》记载:"小儿为风冷乘其血脉,血得冷则结聚成核。其皮肉色如蓝,乃经久不歇,世谓之蓝注。"为世界首载,比西医学早 1 000 余年。

2. 疥疮(scabies)　疥疮系由蛛形纲疥目的疥螨在人体表皮内引起的接触性传染性皮肤病。疥螨属蛛形纲,疥目,种类较多,寄生于人体者属"人形疥螨",可侵犯动物,世界各国都有发生。该病多始于指缝,渐及腕、肘、腋、脐、腰、膝、外阴等处,奇痒。久则于外阴部生有疥疮结节。

①在西医学中于 1687 年由意大利人 Diacinto Cestoni(1637—1718 年)首先发现疥疮由疥螨引起。

②公元前 10 世纪我国殷墟甲骨文就有"疥"的记载。战国《山海经》《五十二病方》、秦汉《神农本草经》均有记载。东汉王充《论衡》已指出疥疮由疥虫传染引起。3 世纪《葛洪肘后备急方》、4 世纪《刘涓子鬼遗方》已用雄黄、雌黄等外用治疗疥疮。5 世纪末《本草经集注》以硫磺外治疥疮,沿用至今。610 年《诸病源候论·疮病诸候》记载:"湿疥者,小疮皮薄,常有汁出,并皆有虫,人往往以针头挑得,状如水内病虫。"为世界上最先发现疥虫的记载,比西医学早 1 000 余年。

3. 连续性肢端皮炎(acrodermatitis continua)

连续性肢端皮炎是一种慢性、复发性、无菌性、脓疱性皮肤病。初发于指、趾远端,皮肤变红、脱屑、脓疱、糜烂、疼痛,可至甲板脱落,反复不已。外伤或感染常为诱因。

①在西医学中于 20 世纪初由法国人 Henri Hallopeau(1842—1919 年)首先报道。

② 610 年《诸病源候论·四肢病诸候》记载:"代指者,其指先肿,焮焮热痛,其色不黯,然后方缘爪甲边结脓。极者,爪甲脱也。亦名代甲,亦名糟指。"比西医学早 1 000 余年。

4. 传染性软疣(molluscum contagiosum)　传染性软疣是一种由传染性软疣病毒所引起的传染性疾病。其特点为皮肤上发生特征性的丘疹或结节,绿豆大小,表面蜡样光泽,顶有脐凹,可挤出乳酪样软疣小体。

①在西医学中于 19 世纪初由英国人 Thomas Bateman(1778—1821 年)首先报道。

② 610 年《诸病源候论·瘿瘤等病诸候》记载:"鼠乳者,身面忽生肉,如鼠乳之状,谓之鼠乳也,此亦是风邪搏于肌肉而变生也。"为世界首载,比西医学早 1 000 余年。

5. 皮角(cutaneous horn)　常在寻常疣、脂溢性角化、光线性角化等病基础上发生。多见于中年以上男性的头面等日晒暴露部位。皮损为圆锥形角质增生,小如豆粒,大若羊角,表面光滑或粗糙,基底宽硬,呈肤色、淡黄,或褐色,病程缓慢,无自觉症状,部分可以癌变。

①在西医学中于 1670 年由丹麦人 Thomas Bartholin(1616—1680 年)首先报道。

②610 年《诸病源候论·瘿瘤等病诸候》记载:"脑湿,谓头上忽生肉如角,谓之脑湿。言脑湿气蕴蒸冲击所致也。" 为世界首载,比西医学早 1 000 余年。

6. 寻常型银屑病(psoriasis vulgaris)　寻常型银屑病是以肤生丘疹、斑块,上有银白鳞屑,刮除鳞屑可有半透明薄膜,刮除此膜可有点状出血的常见病。

①西医学历史上将银屑病与麻风混淆了几个世纪,使之被迫接受麻风治疗。1809 年英国人 Robert Willan(1757—1812 年)首先将银屑病列为独立疾病,使之脱离麻风。19 世纪奥地利人 Hebra(1816—1880 年)与其学生、同事德国人 Auspitz(1835—1886 年)对本病做出准确的描述:银白鳞屑、薄膜现象、血露现象(Auspitz sign)此标准沿用至今。1841 年被世界公认为独立疾病。1879 年德国人 Köbner(1838—1904 年)提出本病有同形反应。1956 年中华医学会正式启用 "银屑病" 为学术病名。

②610 年《诸病源候论·疮病诸候》记载:"干癣,但有匡廓,皮枯索痒,搔之白屑出是也。皆是风湿邪气客于腠理,复值寒湿与血气相搏所生。若其风毒气多,湿气少,则风沉入深,故无汁,为干癣也。" 将本病定名为 "干癣",为世界首载,比西医学早 1 000 余年,日本仍沿用此名至今。

7. 掌跖脓疱病(palmoplantar pustulosis)　掌跖脓疱病是一种局限于掌跖的慢性复发性疾病,在红斑的基础上,周期性发生无菌性小脓疱,伴角化、鳞屑和皲裂。

①在西医学中于 1888 年由英国人 Radcliffe Crocker(1846—1909 年)首先提出。

②晋代《葛洪肘后备急方》《刘涓子鬼遗方》已有 "病疮" 的记载。610 年《诸病源候论·疮病诸候》记载:"病疮者,由肤腠虚,风湿之气,折于血气,结聚所生。多著手足,递相对,如新生茱萸子。痛痒抓搔成疮,黄汁出,浸淫生长拆裂,时瘥时剧。" 比西医学早 1 000 余年。

8. 皮肤异色病(poikiloderma)　是指有皮肤异色现象(色素沉着、色素减退、毛细血管扩张、表皮轻度萎缩)的皮肤病。

①在西医学中于 19 世纪由爱尔兰人 Arthur Jacob(1790—1874 年)首先报道血管萎缩性皮肤异色病(poikiloderma vasculare atrophicans)。1868 年德国人 Rothmund(1830—1906 年)首先报道了先天性皮肤异色病(congenital poikiloderma)。20 世纪由法国人 Civatte(1877—1956 年)首先报道西瓦特皮肤异色病(Civatte poikiloderma)。

②610 年《诸病源候论·瘿瘤等病诸候》记载:"病痏候,病痏者,人有颈边、胸前、腋下,自然斑剥点相连,色微白而圆,亦有乌色者,亦无痒痛,谓之病痏风。此亦是风邪搏于皮肤,血气不和所生也。" 比西医学早 1 000 余年。

9. 慢性单纯性苔藓(lichen simplex chronicus)　又称神经性皮炎(neurodermatitis)是以阵发性剧痒和皮肤苔藓样变为特征的慢性炎症性皮肤病。好发于青中年的颈项、四肢及躯干,患处经常搔抓,如牛领之皮。

①1883 年由法国人 Emilie Vidal 首先记载。

②610年《诸病源候论·疮病诸候》记载:"摄领疮,如癣之类,生于颈上痒痛,衣领拂着即剧,云是衣领揩所作,故名摄领疮也。"

10. 固定性药疹(fixed drug eruptions) 为药疹中常见的一种,皮损为圆形或椭圆形红斑、鲜红斑、紫红斑,日久呈紫黑或黑色。指甲至钱币大小,好发于口唇、外阴、躯干、四肢等处。数目多少不定,易于原处复发。

①在西医学中于1890年由美国人Hutchinson首先报道。

②610年《诸病源候论·丹毒病诸候》记载:"石火丹者,发通身似缬,目突如粟是也,皮色青黑。"又《诸病源候论·小儿杂病诸候》:"石火丹候,丹发通身,目突起如细粟大,色青黑,谓之石火丹也。"为世界首载,比西医学早1 000余年。

11. 结节性红斑(erythema nodosum) 结节性红斑为炎症性脂膜炎,为下肢伸侧疼痛性红斑、结节。好发于春秋季,多见于青年女性。

①在西医学中于1798年由英国人Robert Willan(1757—1812年)首先提出。

②610年《诸病源候论·丹毒病诸候》记载:"室火丹,初发时必在腓肠,如指大,长二三寸瘦,色赤而热是也。"为世界首载,比西医学早1 000余年。

12. 复发性发热性结节性脂膜炎(relapsing febrile nodular panniculitis) 本病表现为皮下疼痛性结节、高热,侵犯内脏者多预后不良,部分可转为恶性淋巴瘤。结节可溃破。

①在西医学中于1892年由德国人Pfeiffer(1846—1921年)首先提出。

②3世纪《葛洪肘后备急方·治痈疽妒乳诸毒肿方》记载:"恶核病者,肉中忽有核如梅李,小者如豆粒,皮中惨痛,左右走,身中壮热,瘭恶寒是也,此病卒然而起,有毒入腹杀人。"610年《诸病源候论·瘿瘤病诸候》记载:"恶核者,肉里忽有核,累累如梅李,小如豆粒,皮肉燥痛,左右走身中,卒然而起。此风邪夹毒所成。其亦似射工毒,初得无常处,多恻恻痛,不即治,毒入腹,烦闷恶寒即杀人。久不差,则变作瘘。"比西医学早1 000余年。

13. 神经纤维瘤病(neurofibromatosis) 表现为出生时可有咖啡斑,此后肤生多个肿瘤,有蒂或无蒂,小如豆粒,大似桃李,甚则成百上千,进展缓慢。

①在西医学中于20世纪初由德国人Von Recklinghausen(1833—1910年)首先报道。

②3世纪晋代《葛洪肘后备急方·治痈疽妒乳诸毒肿方》记载:"身中忽有肉,如赤小豆粒突出,便长如牛马乳,亦如鸡冠状,宜服漏芦汤,外可以烧铁烙之,日三烙,令稍焦,以升麻膏傅之。"。610年《诸病源候论·瘿瘤等病诸候》记载:"恶肉者,身里忽有肉,如小豆突出,细细长乃如牛马乳,亦如鸡冠之状,不痒不痛,久不治,长不已。由春冬被恶风所伤,风入肌肉,结瘀血,积而生也。"比西医学早1 000余年。

14. 鲜红斑痣(nevus flammeus) 鲜红斑痣是由新生的血管畸形组成的良性肿瘤。多见于婴幼儿枕部。女性较多见。又称毛细血管扩张痣(nevus telangiecticus)、葡萄酒样痣(port-wine nevus)。

①在西医学中最早于1843年由美国人Nathaniel Hawthorne(1804—1864年)首先描述。

②610年《诸病源候论·瘿瘤等病诸候》记载:"面及身体皮肉变赤,与肉色不同,或如手大,或如钱大,亦不痒痛,谓之赤疵。此亦是风邪搏于皮肤,血气不和所生也。"又《诸病源候

论·小儿杂病诸候》记载："赤疵候,小儿有血气不和,肌肉变生赤色,渐长大无定,或如钱大,或阔三数寸是也。"为世界首载,比西医学早 1 000 余年。

15. 逆剥(hang nails) 俗称倒刺,是甲皱裂的近端、侧缘开裂而翘起的小块三角形表皮。

①在西医学中最早于 16 世纪英国人首先提出为 hang nails。

② 610 年《诸病源候论·四肢病诸候》记载："手足逆胪候,手足爪甲际皮剥起,谓之逆胪。风邪入于腠理,血气不和故也。"又《诸病源候论·手逆胪候》记载："手逆胪者,经脉受风邪,血气否涩也。十二经筋脉,有起手指者,其经虚,风邪客之,使血气否涩,皮胪枯剥逆起,谓之逆胪。"

16. 皮痛(dermatalgia) 皮痛又称皮肤神经痛(neurmalgia Cutis),表现为皮肤无明显损害,却有疼痛感。可局限于某处,呈点、线、带状分布,程度不一,多阵发,有烧灼、冷冻、刺痛、跳痛等感觉。

①在西医学中于 1864 年由美国人 Silas Weir Mitchell(1829—1914 年)首先提出。

② 3 世纪《葛洪肘后备急方·治痈疽妒乳诸毒肿方》记载："气痛之病,身中忽有一处,如打扑之状,不可堪耐而左右走身中,发作有时,痛静时便觉其处冷如霜雪所加。"610 年《诸病源候论·肿病诸候》记载："气痛候,人身忽有一处痛如打,不可堪耐,亦乍走身间,发作有时,痛发则小热,痛静便如冰霜所加,故云气痛。亦由体虚受风邪所侵,遇寒气而折之,邪气不出故也。"比西医学早 1 000 余年。

17. 接触性皮炎(contact dermatitis) 接触性皮炎是指皮肤或黏膜单次或多次接触外源性物质后,在接触或以外部位发生的炎症性反应。表现为红斑、丘疹、水疱、大疱,或痒或痛。

①在西医学中于 1700 年由意大利人 Bernardino Ramazzini 首先报道。

② 610 年《诸病源候论·疮病诸候》记载："漆疮候,漆有毒,人有禀性畏漆,但见漆便中其毒,喜面痒,然后胸臂胜膊皆悉瘙痒。面为起肿,绕眼微赤。诸所痒处,以手搔之,随手辇展,起赤痞瘰。痞瘰消已,生细粟疮甚微。有中毒轻者,证候如此。其有重者,遍身作疮。小者如麻豆,大者如枣杏……"为世界首载,比西医学早 1 000 余年。

18. 寻常性鱼鳞病(ichthyosis vulgaris) 为常染色体显性遗传,表现为出生时或生后不久,四肢伸侧出现淡褐至深褐色菱形或多角形鳞屑,紧贴皮面,边缘游离,形若鱼鳞或蛇皮。

①在西医学中于 1808 年由英国人 Robert Willan(1757—1812 年)首先报道。

② 610 年《诸病源候论·面体病诸候》记载："蛇身候,蛇身者,谓人皮肤上如蛇身而有鳞甲。世谓之蛇身也。此由血气否涩,不通润于皮肤故也。"《诸病源候论·妇人杂病诸候》记载："蛇皮者,由风邪客于腠理也。人腠理受于风,则闭密,使血气涩浊,不能荣润,皮肤斑剥,其状如蛇鳞,世呼蛇体也,亦谓之蛇皮也。"为世界首载,比西医学早 1 000 余年。

19. 粟丘疹(milium) 粟丘疹为起源于表皮或附属器的良性肿物。多见于女性,好发于下睑,呈白黄色丘疹,光滑坚实,以针挑开为白色皮脂样物,如米渣。

①在西医学中于 1903 年由法国人 Balzer 和 Bouguet 首先报道斑块型粟丘疹。

② 610 年《诸病源候论·面体病诸候》记载："嗣面者,云面皮上有滓如米粒者也。此由肤腠受于风邪,搏于津液。津液之气,因虚作之也,亦言因傅胡粉而皮肤虚者。粉气入腠理,

化生之也。"为世界首载,比西医学早 1 000 余年。

20. 斑秃(alopecia areata) 斑秃是一种突发的局限性脱发,皮肤正常,无自觉症状。

①在西医学中,古希腊人 Hippocrates(公元前 460—前 377 年)曾记载脱发,但未言及斑秃。1664 年波兰人 John Jonston(1603—1675 年)首先使用 alopecia area(脱发区)一词。1763 年法国人 Sauvagesde Lacroix(1706—1767 年)首先使用 alopecia areata(斑秃)一词。1817 年英国人 Thomas Bateman(1778—1821 年)首次对本病进行了临床描述。

②《素问·五脏生成》记载:"多食苦,则皮槁而毛拔……多食甘,则骨痛而发落。"《难经·十四难》记载:"损于皮毛,皮聚而毛落。"《金匮要略·血痹虚劳脉证病治》记载:"夫失精家少腹弦急,阴头寒,目眩,发落,脉极虚芤迟,为清谷,亡血,失精。"

《黄帝内经》《难经》《金匮要略》虽都有"毛拔""发落""毛落"记载,但未有斑状秃落的症状描述。610 年《诸病源候论·毛发病诸候》记载:"人有风邪在于头,有偏虚处,则发秃落,肌肉枯死,或如钱大,或如指大,发不生,亦不痒,故谓之鬼舐头。"为世界首载,比西医学早 1 000 余年。

21. 硬肿病(scleredema) 是因酸性黏蛋白在真皮大量聚积和胶原纤维增粗引起皮肤肿胀、硬化的一种结缔组织病。表现为颈、肩、背皮肤弥漫性非凹陷性肿胀硬化,多可自然痊愈。发病前有急性感染史者起病快,消退快。有糖尿病病史者为胰岛素依赖型,无糖尿病病史者,女多于男。

①在西医学中于 1753 年由意大利人 Carlo Curzio 首先描述其症状。1876 年美国人 Pitford(1842—1901 年)首先报道其临床特征。1902 年德国人 Buschke(1868—1943 年)首先将其定为独立疾病。

② 610 年《诸病源候论·肿病诸候》记载:"流肿,凡有两候,有热有冷。冷肿者,其痛隐隐然,沉深著臂膊;在背上则肿起,凭凭然而急痛。若手按及针灸之,即肿起是也。"为世界首载,比西医学早 1 000 余年。

22. 鳞状细胞癌(squamous cell carcinoma) 鳞癌起源于表皮或附属器角质形成细胞的恶性肿瘤。可发生于皮肤或黏膜或某些癌前病变的基础上,少数为原发性。可因紫外线、化学物质、瘢痕、癌前病变、外伤、慢性溃疡、免疫抑制剂等。好发于中老年男性暴露部位。最初由浸润性斑块、结节、疣状,质地韧实,迅速生长,菜花样增生,溃疡恶臭,污秽充血,可使人发热、恶病质。

①在西医学中,1775 年英国人 Percivall Pott 首先描述了烟囱工人的阴囊鳞癌。1875 年德国人 Volkmann 报道了皮肤癌与煤焦油相关,称之为焦油角化病(tar keratosis)。1889 年英国人 Jonathan Hutchinson 首先报道了角化棘皮瘤(自愈性原发性鳞状细胞癌)。

② 610 年《诸病源候论·疮病诸候》:"反花疮者,由风毒相搏所为。初生如饭粒,其头破则血出,便生恶肉,渐大有根,脓汁出,肉反散如花状,因名反花疮。几诸恶疮,久不瘥者,亦恶肉反出,如反花形。"

23. 酒渣鼻(rosacea) 又称玫瑰痤疮(acne rosacea)是一种发生于鼻及鼻周的慢性炎症性疾病。临床可分为①红斑与毛细血管扩张期;②丘疹脓疱期;③鼻赘期。

多见于30~50岁中年人，女多于男，严重者男多于女。确切病因不明，可与精神情志病、内分泌障碍、嗜食辛辣、烟酒、幽门螺杆菌或毛囊虫感染相关。

①在西医学中，本病最早于14世纪由法国医生 Guy De Chauliac（1300—1386年）报道。

②610年隋代《诸病源候论·面体病诸候》记载："酒皶候，此由饮酒，热势冲面，而遇风冷之气相搏所生，故令鼻面生皶，赤疱匝匝然也。"

24. 汗孔角化症（porokeratosis of Mibellis） 是一种少见的，起源于遗传的慢性进行性角化不全性皮肤病。男性多见，始于幼年，可以癌变。本病以边缘堤状或疣状隆起，中央轻度萎陷，组织学上存在角质样板层（cornoid lamella）为特点。可分为多种类型。

①在西医学中，1893年意大利人 Mibellis（1860—1910年）首先报道本病。

②610年隋代巢元方《诸病源候论·疮病诸候》记载："乌啄疮，四畔起中央空是也。此亦是风湿搏于血气之所变生。以其如乌鸟所啄，因以名之也。"

25. 西瓦特皮肤异色病（Civatte poikiloderma） 是一种以网状色素沉着斑中间杂有毛细血管扩张及轻度萎缩的淡白色斑点为特征的皮肤病。多见于更年期前后女性，始发于面、颈、耳后、颈侧及上胸等暴露部位。

①在西医学中，于20世纪由法国人 Civatte（1877—1956年）首先报道西瓦特病。

②610年隋代巢元方《诸病源候论·瘿瘤等病诸候》记载："疬疡候，疬疡者，人有颈边、胸前、腋下，自然斑剥点相连，色微白而圆，亦有乌色者，亦无痛痒，谓之疬疡风。此亦是风邪搏于皮肤，血气不和所生也。"

26. 带状疱疹（herpes zoster） 是一种以肤起红斑，水疱攒集，伴有疼痛，每多缠腰而发为特征的急性皮肤病。

①在西医学中，本病于古罗马时期由 Celsus（公元前25年—公元50年）最先命名。

②610年隋代《诸病源候论·疮病诸候》记载："甑带疮者，绕腰生，此亦风湿搏于血气所生，状如甑带，因以为名。又云：此疮绕腰匝则杀人。"

27. 单纯疱疹（herpes simplex） 是一种在热病过程中，口鼻周围发生疱疹的皮肤病。

①在西医学中，1713年英国人 Richard Boulton 首先将古罗马人描述的具有接触传染性的疱疹命名为单纯疱疹。

②晋代《刘涓子鬼遗方·黄连膏方》就有"治热疮，黄连膏方：黄连、生胡粉各三两，白蔹二两，大黄二两，黄柏二两。上五味为末，用猪脂，以意调和涂之。"610年隋代《诸病源候论·疮病诸候》记载："热疮候，诸阳气在表，阳气盛则表热。因运动劳役，腠理则虚而开，为风邪所客。风热相搏，留于皮肤则生疮。初作瘭浆，黄汁出，风多则痒，热多则痛。"

中医对天疱疮的贡献

天疱疮（pemphigus）一词来源于希腊语（pemphix）表示皮肤水疱或大疱。

本病是一组慢性、复发性的表皮内棘刺松解性大疱性皮肤病。使用天疱疮一词最早首推古希腊医师 Hippocrates(公元前 460—前 377 年)和古罗马医师 Galen(129—199 年)。此后诸多医学家都曾使用过天疱疮这一病名。但从其描述症状分析,与当今对天疱疮的定义相去甚远,均非当今真正意义的天疱疮。故将西医、中医对天疱疮认识的历史整理如下:

一、西医简史

1. 1777 年爱尔兰人 MacBride 记录了两例真正意义的天疱疮。

2. 1791 年德国人 Wichmann(1740—1802 年)首先将"天疱疮"一词用于患者,准确描述了松弛性大疱及口腔溃疡。

3. 1881 年德国人 Auspitz(1835—1886 年)首先描述了天疱疮表皮细胞的破坏。

4. 1884 年法国人 Gazenave(1795—1877 年)认识到本病为特殊的快速扩散形式的疾病。

5. 1886 年奥地利人 Neumann(1832—1906 年)首先描述了增殖型天疱疮。

6. 1926 年美国人 Senear(1889 年生)及 Usher(1899 年生)结合天疱疮、红斑狼疮的特征,提出了红斑型天疱疮。

7. 1943 年法国人 Civatte(1877—1956 年)提出了天疱疮的组织病理学特征,并标记为"棘层松解症",将天疱疮与其他疾病区分。

8. 1953 年德国人 Lever 在临床与组织病理学上将大疱性类天疱疮与天疱疮明确区分。

9. 1964 年德国人 Beutner 和美国 Jordon 使用免疫荧光技术,报告了寻常型天疱疮血清中自身抗 IgG 抗体,认为本病系免疫性疾病。

10. 1967 年 Beutner、Jordon 还证实了大疱性类天疱疮血清及皮肤中的自身抗体。

二、中医简史

1. 1481 年元代朱丹溪较早使用天疱疮一词,《丹溪心法·诸疮痛》:"天疱疮,用防风通圣散末及蚯蚓泥略炒,蜜调敷,极妙。"从内容、方法、疗效来分析,与当今天疱疮非为一病。

2. 1519 年明代汪机《外科理例·天疱疮》:"一儿十余岁,背侧患水疱数颗,发热脉数,此肺胃风热所致,名曰天泡疮。以荆防败毒散加芩、连,外去毒水,以荆防散敷之,又四剂而愈。"书中共载 3 例小儿,2 例成人天疱疮患者。从症状描述,均有焮热、疼痛、水疱、脉数等症,用清热解毒剂治疗,一周内均愈,应属于感染所致脓疱疮之类,而非当今的天疱疮。

3. 1528 年明代薛己《外科发挥》虽有"天泡疮"病名及小儿、成人的治愈病例,但均无皮损描述,亦非当今意义的天疱疮。

4. 1569 年明代窦梦麟《疮疡经验全书·天疱疮图说》:"天泡疮,此疮之发,不拘老幼,皆受酷暑热毒之气,蒸入肌肉。出生一疱,渐至遍体,漫烂无休,合家相染,此症需要净汤淋洗,切勿以秽气触之。"《疮疡经验全书·天疱疮》:"火赤疮者,气血虚残,邪毒攻发,初生赤色,燎浆走彻,成脓生泡,黄水时出,沾破皮肤,或如火烧疼痛。"此处所述天疱疮仍当属于脓疱疮,而非天疱疮。

5. 1571 年明代薛己《外科枢要·论天疱疮》:"天泡疮,属元气不足,邪气所乘,亦有传染而患。……眉间痒,或毛落……有蚀伤眼目,腐烂玉茎,拳挛肢体者……"这亦非当今的天疱疮。

6. 1602 年明代王肯堂《幼科证治准绳·天泡疮》："天泡疮,状如水泡,属肺胃二经风热,若发热煣痛,邪在表也……热渴便秘,邪在内也,用加味清凉散。此肌肤之症,当去毒水。"《疡医证治准绳·天疱疮》："天泡疮者,即丹毒之类而有泡者……为火热客于皮肤间,外不得泄,怫热血液,结而成泡,如豌豆疮,根赤头白,或头亦赤,随处而起。"以上二者,依据症状及治法,均系脓疱疮,而非天疱疮。

7. 1604 年明代申斗垣《外科启玄·天疱疮》："天疱疮是手太阴肺经受暑热湿蒸之气所生。肺主皮毛,故遍身燎浆白疱,疼之难忍。皮破赤沾,用淀粉煅赤,丝瓜叶汁调擦即愈,多服香茹饮。"从外治、内服及症状描述,仍为脓疱疮。

8. 1617 年明代陈实功《外科正宗·杂疮毒门》："天泡者,乃心火妄动,脾湿随之,有身体上下不同,寒热天时微异。上体者风热多于湿热,宜凉血散风;下体者湿热多于风热,宜渗湿为先。"此虽未言及皮损特点,但其所论病机以心火脾湿为主,与当今中医对天疱疮的认识相符。所立方剂解毒泻心汤适于心火旺盛者(黄连、防风、荆芥、栀子、黄芩、牛蒡子、滑石、玄参、知母、生石膏、甘草、木通、灯心草);清脾甘露饮适于脾经湿热郁遏者(白术、茯苓、栀子、茵陈、麦冬、生地黄、黄芩、枳壳、苍术、泽泻、连翘、甘草、玄明粉、淡竹叶、灯心草)。此二方至今仍为治疗天疱疮的有效方剂。自此后古人对天疱疮的认识,描述与当今逐渐相近。

9. 1624 年明代张景岳《景岳全书》："天泡疮,形如水泡,皮薄而泽,或生头面,或生遍身,乃太阴阳明风热所致,故见于皮毛、肌肉之间。"此处的皮损描述近似于天疱疮或类天疱疮。

10. 1665 年清代祁坤《外科大成·天疱疮》："天疱疮者,初起白色,燎浆水疱,小如芡实,大如棋子,延及遍身。"此时尚未提及松弛性大疱及口腔损害(中医将口腔损害如天疱疮、扁平苔藓等归入"口糜"之中)。

11. 1694 年清代陈世铎《洞天奥旨·天泡疮》："天泡疮生于头面遍身,手足之间……因肺气虚而犯之也,其症燎浆白疱,皮破赤沾。"此描述亦相当于寻常型天疱疮,"皮破赤沾"相当于尼科利斯基征阳性。

12. 1732 年清代程国彭《外科十法·天泡疮》："天泡疮,肿起白泡,小者如绿豆大,大者如蚕豆大,连片而生,或生头顶,或生耳前后,宜用黄柏散敷之立瘥。"此处的症状、治法更像是脓疱疮。

13. 1742 年吴谦《医宗金鉴·外科心法要诀》："此证由心火妄动,或感酷暑时临,火邪入肺,伏结而成。初起小如芡实,大如棋子,燎浆水疱,色赤者为火赤疮;若顶白根赤,名天疱疮。俱延及遍身,煣热疼痛,未破不坚,疱破毒水,津烂不臭,上体多生者,属风热盛,宜服解毒泻心汤;下体多生者,属湿热盛,宜服清脾除湿饮。"此论述多宗《外科正宗》之说,以心火、脾湿、肺热为主要病机,贴切实用,与当今大法相合。其中"未破不坚"描述了松弛性大疱及尼科利斯基(Nikolsky)征阳性(Nikolsky,俄国人,生于 1855 年),早于西医。

14. 1760 年清代顾世澄《疡医大全》列举了《外科正宗》《外科启玄》《证治准绳》《冯氏锦囊秘录》等书对天疱疮的症状描述、内外治法。

15. 1770年清代魏之琇《续名医类案》曾记述了前人治愈的数例成人、小儿天疱疮。从症状描述、用药分析,仍然不是当今的天疱疮。

16. 1806年清代高锦庭《疡科心得集·辨天疱疮翻花疮论》:"天疱疮者,形如水疱,皮薄而泽,或生于头面,或生于遍身。由天行少阳相火为病,故名天泡。为风热客于皮肤间,外不得泄,沸热血液,结而成泡。宜清热凉血,热解则愈。"概述了天疱疮的病因、病机、症状及治疗原则,至今仍有指导意义。

17. 1831年清代时世瑞《疡科捷径·天疱疮》:"天疱疮由时气生,燎浆水疱遍身成,治分上下风湿热,解毒清脾疮自平。"概述了此病病因、病机及治则,与当今相贴近。

18. 1831年清代许克昌、毕法《外科证治全书·发无定处证》:"初起小如芡实、大如棋子,燎浆水泡,色赤者为火赤疮,顶白、根赤者名天泡疮。或生头面,或生遍身,燃热疼痛,未破不坚,泡破毒浸烂不臭,乃太阴、阳明风热所致……天泡疮由风热毒气客于皮肤,搏于血气而生。始如汤烫作泡,一破浆出成疮。"此时的描述已近于现代的认识,对于松弛性大疱,尼科利斯基征阳性者描述准确详尽。

19. 1838年清代邹岳《外科真诠·天泡疮》:"天泡疮初起白色,燎浆水疱,小如芡实,大如棋子,延及遍身,疼痛难恶,由肺受暑热,秽气伏结而成。"此说亦无新意,仅重复前人之言。

综上所述,人类对天疱疮的认识,无论中医、西医都是由此及彼,由表及里,逐渐加深。西医较早使用天疱疮一词,从古希腊人Hippocrates至1777年爱尔兰人MacBride描述的真正天疱疮,历时近两千年,随时代的发展及科学的进步,西医对天疱疮研究的深度超过中医,尤其近些年来免疫学说的进展,对天疱疮认识更加深入。

中医学对于天疱疮的认识也同样是逐渐加深的。自1481年元代朱丹溪使用天疱疮这一病名,实际上只是感染性疾病,到1617年明代陈实功,历经近二百年,认识到天疱疮的病因病机,有治疗方剂,对于皮损的描述,从紧张性大疱"小如芡实,大如棋子"至1694年《洞天奥旨》的"皮破赤沾",1742年《医宗金鉴》的"未破不坚,疱破毒水津烂不臭",都是对松弛性大疱及尼科利斯基征阳性的生动描述,而俄国人Nikolsky生于1855年,此时中医早有描述了。由于历史原因,古人著作中提及的天疱疮,曾使用"疱""泡""皰""皯"等不同写法,大同小异。其中"皰""皯"为"疱"的异体字。为尊重历史事实,仍按原著中的写法引用。

从使用天疱疮病名到认识天疱疮病机用了二百年,描述松弛性大疱及尼科利斯基征阳性用了三百年。而1617年陈实功的治疗方剂,至今还在使用。在研究手段上,中医应向西医学习;在治疗方法上,西医应向中医学习。只有互相学习,取长补短,才可以共同提高。

中医对梅毒的贡献

据医史学家的研究与考证,在15世纪以前欧洲医生从未见过梅毒,医案中也无人描述过类似疾患,病理学家在做尸检及病理解剖时也从未发现有梅毒病变患者。梅毒(syphilis)

的名称来源于古希腊神话中的一个牧童 Syphilus,他以牧羊为生,幸福地生活着,不幸旱灾来临,他的羊群饥饿而死。他非常怨恨太阳神,于是他用秽语亵渎了太阳神,太阳神降罪,使他生了一种恶疮,于是流行于欧洲这种不知原因的性传播疾病被冠以 Syphilis。直到 18 世纪梅毒(syphilis)这个诊断名称才正式出现于医案中。

关于梅毒的发现有不同意见,但是均与哥伦布航海及发现新大陆有直接关系。资料记载哥伦布于 1492 年奉西班牙女皇 Isabella 之命,组织远洋探险船队,寻找海上丝绸之路,此次发现了不为人知的美洲大陆,并把当地居民叫作印地安人(Indian)。当地居民患有一种地方病——梅毒。1493 年哥伦布率船队胜利返航,他的船员也把欧洲从未见到过的梅毒带回了西班牙,而船队中另一艘船转向北行,进入法国的贝约尼港,随船前来的水手正患梅毒,于是在西班牙及法国几乎同时发生梅毒。当时西班牙大城市流行这种恶性传染病,被命名为侵蚀病。而后的数年间随着各国间战争的爆发和人口的流动,到了 1497 年梅毒几乎蔓延整个欧洲。

大约在 1497 年,葡萄牙商人 Vasco Da Gema 率商船队,经过好望角到达印度 Calcuf(1498 年)经商,而将欧洲流行的梅毒传入印度,继而向整个亚洲蔓延。梅毒从印度传入我国广东的时间大约是 1505 年,16 世纪初梅毒在我国才出现,随即迅速蔓延流行,医案及医书中始有记载。

今天所存在的我国医书中,中医书籍最早记载"杨梅疮"是《岭南卫生方》,原书已佚,现存有明代娄安道的增补本及日本校刻的再次增补复刻本。本书主要辑录宋、元时期医学著作中有关我国岭南地区(今广东等地)多发病瘴、疟等证治资料。此外还记述了"蛊毒",药毒及杨梅疮等病的疗法。在卷之中记有"治杨梅疮方",且方中有用轻粉治疗的记录。《岭南卫生方》记载:"治杨梅疮方(一名木棉疮、一名天疱疮)。胡麻、蔓荆子、枸杞子、荆芥、牛蒡子、山栀子、防风、黄连、大黄各二钱,黄柏、苦参、山豆根、轻粉、白蒺藜各一钱,精制为末,水煮面为丸,如梧桐子大,每服重二钱……敷药方:银朱、轻粉各一钱,黄蜡、清油各一两,先将黄蜡同油煎化,后入朱粉二味,和匀成膏。入银磁罐收贮,随疮大小,敷搽二三次,疮痂即脱。"据考证释继洪为 13 世纪人,此时尚无梅毒记载,而今天所见之刻印本,从序言中可知,此书已非原版,而是 16 世纪初年所集,可能是后人附载此书之最末。

在 16 世纪初(1522 年),《韩氏医通》是明确记载梅毒的医书:"近时霉疮亦以霞天膏入防风通圣散治愈,别著杨梅疮论方一卷,滇壶简易方一纸为远近所传,用者辄效"。1525 年明代薛己在他所著《外科心法》卷 5 及卷 6 中记有杨梅疮、下疳、淋病的病案。1528 年在《外科发挥》亦记载患杨梅疮的病例且用轻粉(汞剂)及草薢汤(土茯苓)等药治疗。此外该书首次记载二期梅毒疹的黏膜症状:"男子咽间先患,波及全身,服轻粉之剂稍愈,已而复发……上腭溃蚀与鼻相通……"16 世纪明代汪机所著的《石山医案》《外科理例》中曾详细记述杨梅疮的病案,同时对梅毒的传染来源亦有较正确的认识,云:"又问何以能相染也? 予曰:其人内则素有湿热,外则表虚腠疏……或与同床为而疮汁所渍,邪气乘虚而入,故亦染生此疮。"《续医说》记载有梅毒是从广东开始。云:"弘治(1488—1505 年)末年,民间患恶疮,自广东人始,吴人不识,呼之广疮。又以其形似谓之杨梅疮。"

1596 年李时珍在《本草纲目》第十八卷土茯苓条下对 16 世纪初梅毒的流行也有详细的描述："昔人不知用此,近时弘治、正德年间,因杨梅疮盛行,率用轻粉药取效,毒留筋骨,溃烂终身,至人用此,遂为要药。诸医无从考证,往往指为萆薢及菝葜,然其根苗迥然不同,宜参考之。但其功用亦颇相近,盖为萆薢、菝葜之类也。"又"杨梅疮古方不载,亦无病者。近时起于岭表,传及四方。盖岭表风土卑炎,岚瘴熏蒸,饮啖辛热,男女淫猥。湿热之邪积蓄既深,发为毒疮,遂致互相传染,自南而北,遍及海宇……医用轻粉、银朱劫剂,五七日即愈。盖水银性走而不守,加以盐、矾刀为轻粉、银朱,其性燥烈,善逐痰涎。涎乃脾之液,此物入胃,气归阳明,故涎被劫,随火上升,从喉颊齿缝而出,故疮即干瘁而愈。若服之过剂,及用不得法,则毒气窜入经络筋骨之间,莫之能出。痰涎既去,血液耗涸,筋失所养,营卫不从,变为筋骨挛痛,发为痈毒疳漏。久则生虫为癣,手足皲裂,遂成废痼。唯土茯苓气平味甘而淡,为阳明本药。能健脾胃去风湿。脾胃健则营气从,风湿去则筋骨利。故诸证多愈。此亦得古人未言之妙也。"

因此,从《续医说》和《本草纲目》的记载,确知 16 世纪初梅毒在我国流行甚广,而且应用轻粉、朱砂之类汞剂治疗,时有汞剂中毒发生,由于历史条件限制,有些病例可能为晚期梅毒的临床症状,也误以为汞剂中毒所致。所以当时应用土茯苓治疗本病也很盛行。

在 16 世纪以后,我国所有外科医书中,大都记述了梅毒。约 1569 年以署名窦汉卿所著《疮疡经验全书》记载了先天梅毒,云:"婴儿患此者,皆父母胎中之毒也。"1604 年明代申斗垣《外科启玄》,内容图文并茂,详尽记述二期梅毒疹的多形性(如杨梅癣疮、翻花杨梅疮、阴杨梅疮、杨梅痘、杨梅圈疮等)以及三期梅毒、先天梅毒等。书末附有"杨梅疮部",涉及治疗梅毒的汤剂、丸剂、洗剂、搽剂、霜剂、熏剂、粉剂、散剂等多个剂型及食疗,内容丰富。1587 年龚廷贤著《万病回春》、1617 年陈实功著《外科正宗》,对杨梅疮、鱼口、便毒病例记述颇详,对二期及三期梅毒已有清楚认识。书中不仅对梅毒有专论,且有治验附录。并指出"初起先从涩淋,次传筋骨作痛,后发其疮,亦宜攻利……疮从交媾不洁,乃生下疳,小水涩滞不通,当行导利。上部作痒疮多,消风清热;下部作疼痒甚,泻湿为先。红紫毒盛疮高,凉血解毒;淡白毒轻疮薄,攻利兼行。"又如《外科启玄·杨梅结毒》记载:"杨梅结毒,此疮结毒于生梅疮之后,或数年,三五十年,皆因毒未发之净也,亦有父母生而遗及子孙,……杨梅疳毒,因生梅疮后,托里不尽,其毒复作,在上者鼻内蚀烂,至于塌陷破坏面目口鼻;在下者,则蚀其谷道坏烂,或蚀其玉茎至于断落,多丧其生也。"其他书籍如 1556 年徐春甫《古今医统》,1565 年楼全善《医学纲目》,1575 年李梃《医学入门》,1665 年祁坤《外科大成》等,亦有所载。

1632 年陈司成(明代医家,字九韶,浙江海宁人,八代业医,少时科举,后承家业,长于治疗梅毒)著《霉疮秘录》,是我国第一部论述梅毒最完整的专著,本书汇集历代方论,结合家传及个人多年治疗梅疮临证经验编成。内容包括总例、或问、治验、方法、宜忌五部分。系统论述梅毒的传染途径、起因、发病症状及治法,记述病案 29 例,选辑验方 49 首,并有药食禁忌。书中论及梅毒起于岭南,传染途径有性交传染或非性交传染、遗传等,记载了各期梅毒症状、隔离治疗等,突出预防为主,并使用重金属治疗的方法治疗梅毒。

1831年清代许克昌《外科证治全书》提出"杨梅疮""杨梅内疳"等名："内因者,因欲火猖动,不能发泄,致败精湿热滞留为患……外因者,由娼妇阴器瘀浊未净,辄与交媾,致淫精邪毒,感触精宫为患,最不易愈。如治得法,亦必发出便毒秽疮下疳,以泄其毒始愈。"是对梅毒起因及治疗的总结。

1928年英国Alexander Fleming(1881—1955年)发明的青霉素,逐渐取代了传统重金属药物,成为治疗梅毒的首选。

中医对天花的贡献

天花(smallpox)是由天花病毒所致,以肤生脐凹状水疱、脓疱,愈后结疤为特点的烈性传染病。

世界上对天花的最早记载为公元3世纪《葛洪肘后备急方·治伤寒时气温病方》："比岁有病时行,仍发疮头面及身,须臾周匝,状如火疮,皆戴白浆,随决随生,不即治,剧者多死。治得瘥后,疮瘢紫黑,弥岁方减,此恶毒之气。世人云:永徽四年,此疮从西东流,遍于海中,煮葵菜,以蒜齑啖之,即止。初患急食之,少饭下菜亦得,以建武中于南阳击虏所得,仍呼为虏疮,诸医参详作治,用之有效方。"详尽记述了天花的来源,症状及救治。此后五百年阿拉伯医生Rhazes(854—925年)才对天花有所描述。

根据其发病特点,中医文献里又有"天痘""天行痘""豌豆疮""虏寄疮""天行发斑疮"等多个名称,从多个不同角度记述了天花的特点,610年隋代《诸病源候论·时气病诸候》："夫热病疱疮者,此由表虚里实,热气盛则发疮,重者周布遍身,若疮色赤头白,则毒轻,色紫黑,则毒重。其形如登豆,故又名登豆疮。"又如《诸病源候论·温病诸候》亦载:"热毒盛,则生疱疮,疮周布遍身,状如火疮,色赤头白者毒轻,色黑紫暗者毒重,亦名登豆疮。"

中医不仅对天花记载最早,在预防上更是功不可没。1713年清代朱纯嘏《痘疹定论》记载:宋真宗宰相王旦(957—1017年)之子女皆因天花夭折,后老来又得一子,恐其再染同病,便四处寻访,遍求名医,得知峨眉山人茂臻禅师擅长此术,且屡试皆验,百无一失。遂延请至京,为其子接种,将人痘痂阴干研细纳鼻中,这种"鼻苗种痘法"在唐代已趋成熟,在四川、河南一带已有施行。接种后七日发热,十二日后结痂,终未染病,宣告成功。此后在国内逐渐推广。

清初董含《三冈识略·种痘》记述:"安庆张氏传种痘法,云已三世。其法,先收稀痘浆,贮小磁瓶,遇欲种者……取所贮浆染衣,衣小儿。"这应是最早的人痘接种记载,当时种痘已有家传。据言安徽旌德县的江希舜(字孺慕,约1585—1668年)精于幼科,著《痘疹元珠》,首创种痘良法,当是最早在旌德传播人痘接种的医家。

清朝皇帝康熙执政后十分重视人痘预防天花的推广。民间流传,康熙是顺治的第三子,顺治24岁时突然死亡,据说顺治皇帝是因天花而死,而康熙得以继位的原因中有一点是因他已经得过天花。因此,有关幼儿种痘的方法被收入国家钦定的医学教科书,官方的提倡和推广也使得接种的技术提高了许多。

康熙早期,实行种痘政策,张扶翼《望山堂文集》记载:康熙三年(1664 年),湖南黔阳已然流行人痘接种了。该年夏季,痘师宋泰来设坛种痘,一次为 50 余名儿童接种人痘,获得良好效果。所用方法还是比较原始的痘衣法,即取天花患儿的被褥给未出痘的儿童铺用,约七八日至十四五日内小儿出现发热,一二天后见苗,40 余名儿童出痘并痊愈,未出痘者十之二三。其"续种之法,恒令一二儿铺之,使递相衍",以防痘苗中断,一旦苗种断了,须找专门的痘师选苗和续种。

康熙中晚期,人痘接种快速传播。1695 年清代张璐《张氏医通》描述了当时种痘法推广的情形:"迩年有种痘之说,始自江右,达于燕齐,近则遍行南北。"并记载使用不同方法:"其种痘之苗,别无他药,惟是盗取痘儿标粒之浆,收入棉内,纳儿鼻孔,女右男左,七日其气宣通,热发点见,少则数点,多不过一二百颗,亦有面部稍见微肿,胎毒随解,大抵苗顺则顺,必然之理。如痘浆不得盗,痘痂亦可发苗,痘痂无可窃,则以新出痘儿所服之衣与他儿服之,亦能出痘。"

至乾隆时,人痘接种的方法更趋成熟。1741 年清代张琰《种痘新书》是现存最早的种痘专著。该书大力提倡接种人痘:"余行痘科数十年,往往见苗顺者十无一死,苗凶者,十只八存,种痘之家,医人必取吉苗,苗吉则痘无不吉矣。……余遍历诸邦,经余种者不下八九千人,屈指记之,所莫救者不过二三十耳。若天行时疫,安有如是之吉乎?是以余劝世人,凡有子女,断不能免痘疹,当时疫未临之际,宜预请医人种痘,斯为最得计也。若疫气临门,方请人种,恐疠疫之气预染,医者固不敢妄种,即种亦难收全美。"

人痘接种术,包括清代吴谦等所著的《医宗金鉴》所载,可分以下几种:①痘衣法:将出痘小儿的内衣,移于欲种痘的小儿,使其感染;②痘浆法:将痘粒之浆,以棉花蘸染,即塞入鼻孔;③旱苗法:以痘痂阴干研细,用银管吹入鼻内;④水苗法:以痘痂调湿,纳入鼻孔。

痘衣法、痘浆法都比较原始,预防效果不很可靠,旱苗法和水苗法效果要更好一些。后期,随着经验的不断积累,人们研究出一种"熟苗"法,即将痘苗接种七次,精加选炼为熟苗,也就是所谓"火毒汰尽,精气独存"。熟苗经过一代代的接种,"毒力"几乎被淘汰殆尽,而那种能引起身体产生抗病的作用,却仍能保存下来。

17 世纪开始,人痘接种术逐渐流传至俄国、印度、朝鲜、日本、阿拉伯及欧洲、非洲多国。1717 年传入英国,在此启发下,英国医生琴纳(Edward Jenner 1749—1823 年)发现挤奶员患牛痘者,不再感染天花,于 1796 年用牛痘给人接种成功。在 1744 年(清乾隆九年),杭州人李仁山去日本长崎,把种痘法传授给折隆元、堀江元道两人。1752 年(清乾隆十七年),《医宗金鉴》传入日本,于是种痘法在日本也流传起来。1980 年 5 月,世界卫生组织宣布天花在全球消失。

变态反应性皮肤病的中医治疗

抗原物质作用于机体后可致机体反应性发生改变,当再次遇到相同抗原时产生对机体有利的反应称为免疫反应,对机体不利的反应称为变态反应或超敏反应(hypersensitivity)或

过敏反应(anaphylaxis)。与皮肤病相关者可分为四型,就相关的中医治疗分述如下:

一、Ⅰ型变态反应

亦称速发型或 IgE 依赖型,其抗体为 IgE,发病特点为反应发生快,消失快。

1. 皮损特点 皮肤瘙痒,迅即出现风团,发无定处,小若粟粒赤豆,大似蚕豆银元,蔓延融合,微隆出皮面,形若豆瓣,瘙痒剧烈,消退后不留痕迹,据此表现,符合中医风邪致病的特点。

2. 证治概要

①风热外束证:多见于胆碱能性荨麻疹、热接触性荨麻疹、人工荨麻疹、日光性荨麻疹等。凡肤生风团,遇热汗出,或食入辛辣,或日光照射,或心绪烦扰时加剧,风团小如粟米赤豆,大若蚕豆红枣,疹色红赤,四畔绕以红晕,触之灼热,周边可有卫星状疹,压之褪色,离手复原,伴瘙痒剧烈,口渴溲赤,舌红苔黄,脉象浮数者,为风热外束证。治以祛风清热,辛凉透疹法,方选银翘散、桑菊饮化裁。药用:金银花 20g,连翘 10g,牛蒡子 10g,黄芩 10g,荆芥穗 10g,芦根 15g,桑叶 10g,菊花 10g,薄荷 6g(后下),生甘草 10g,水煎服。若疹色艳赤,抓之即起,呈条索状者,加丹皮 10g,赤芍 10g;若发热汗出,舌红口干者,加生石膏 30g(先煎),知母 10g。

②风寒束表证:多见于冷接触性荨麻疹、血管性水肿等。凡肤生风团,其色瓷白或淡红,中心略紫,四畔苍白,逢寒则剧,遇暖则解,常伴恶寒发热,头身疼痛,无汗或少汗,舌淡苔白,脉象浮紧或浮缓者,为风寒束表证。治宜祛风散寒,辛温解表法,方选葛根汤化裁。药用:葛根 12g,炙麻黄 9g,桂枝 10g,杏仁 9g,生姜 10g,炙甘草 10g,荆芥穗 10g,防风 10g,炒蒺藜 9g,大枣 12g,水煎服。伴胸闷气憋,声音嘶哑者,倍用杏仁,加射干 10g,僵蚕 10g,紫菀 12g;伴肢冷便溏者:加干姜 12g,炮附子 6g,炒白术 15g;伴汗出清稀者,加生黄芪 20g,辛夷 10g。

二、Ⅱ型变态反应

亦称细胞毒型或细胞溶解型超敏反应,其抗体主要为 IgG、IgM。

1. 皮损特点 肤生瘀点、瘀斑、血疱、黏膜出血;或肤生水疱,大疱,糜烂渗出等。据此特征,符合中医脾不统血或湿热熏蒸证。

2. 证治概要

①脾不统血证:多见于药物所致溶血性贫血、血小板减少性紫癜等。凡肤生紫癜,呈瘀点或瘀斑,小若针尖粟米,大似指甲钱币,其色淡紫,孤立散在或集簇成群,或融合成片,或有黏膜血疱、鼻衄、便血、尿血、妇人月经过多,伴食少便溏,腹胀倦怠,乏力气短,面色无华,肢冷不温,舌淡脉细者,为脾失统摄,血不归经证。治宜健脾益气,引血归经法。方选归脾汤化裁。药用:人参 10g(单煎),炒白术 15g,炙黄芪 20g,炒山药 30g,陈皮 20g,茯苓 20g,阿胶珠 15g,当归 12g,大枣 15g,龙眼肉 30g,炙甘草 10g,水煎服。伴便血或黑便者,加阿胶 20g(烊化),伏龙肝 30g(先煎),炮姜炭 15g;妇人崩漏者,加阿胶 20g(烊化),蒲黄炭 15g,桑寄生 20g;伴尿血者加白茅根炭 15g,棕榈炭 10g。

②湿热熏蒸证：多见于天疱疮，大疱性类天疱疮等。凡口腔黏膜或皮肤生有水疱、大疱，小若黄豆芡实，大似栗子核桃，疱壁菲薄，松弛萎软，未破不坚，触之即溃，或疱壁韧实，紧绷光亮，鼓起有力，揩之不破，疱液色黄，腥黏带臭，或有血疱，糜烂渗出，瘙痒或痛，伴大便不爽，小便黄赤，舌红苔黄腻，脉象滑数者，为湿热蕴结，熏蒸体肤证。治宜清热燥湿，调理脾胃法，方选芩连平胃散化裁。药用：黄芩10g，黄连8g，苍术12g，厚朴10g，陈皮15g，六一散12g(包)，车前子15g(包)，茯苓15g，泽泻10g，白茅根15g，藿香12g，佩兰12g，水煎服。伴口舌糜烂者，加栀子10g，连翘10g；疱底鲜红者，加丹皮10g，大青叶15g；疱液浑浊者，加生苡仁50g，黄柏12g；糜烂渗出者，加马齿苋15g，败酱草20g。

三、Ⅲ型变态反应

又称免疫复合物型或血管炎型变态反应。抗体主要为IgM、IgG。

1. 皮损特点　多形性损害，如红斑、丘疹、风团、水疱、紫癜、血疱、坏死、结节、溃疡等，一般都是两种以上同时存在，病程长久，易于反复，符合中医瘀证的特征。

2. 证治概要

①瘀血阻络证：多见于荨麻疹性血管炎、过敏性紫癜、变应性皮肤血管炎等。凡肤生风团，小若蚕豆，大似手掌，匡廓鲜明，形若地图，持久不退，色泽暗红，可中有紫癜；或肤生紫癜，小如针尖粟米，其色紫暗，集簇成攒，亦能沿开，融合成片，压之不褪色，自觉瘙痒或烧灼，或有发热恶寒，关节疼痛，舌暗瘀斑，脉象涩滞者，为瘀血阻络，外受风邪证。治宜活血化瘀，通络祛风法，方选血府逐瘀汤化裁。药用：生地30g，桃仁10g，红花10g，川牛膝10g，荆芥穗10g，防风10g，柴胡12g，桔梗10g，枳壳10g，川芎6g，炙甘草10g，水煎服。伴关节疼痛者，加络石藤10g，伸筋草10g；病久反复者，加苏木10g，丹参15g；瘙痒不止者，加蝉衣6g，皂刺10g。

②湿热瘀阻证：多见于药物血清病样综合征、狼疮性肾炎，变应性皮肤血管炎等。凡肤生瘀点或瘀斑，压之不褪色，密集成簇或融合成片，其色紫暗，或肤生结节，半在皮下，小如粟粒，大若豌豆，若瓜藤所缠，质地坚硬，四畔红晕，可有触痛；或有坏死溃疡，结痂色黑，久不愈合，伴舌暗红苔黄腻，脉象滑数者，为湿热下注，瘀阻脉络证。治宜清热除湿，化瘀通络法。方选四妙散化裁。药用：苍术15g，黄柏12g，川牛膝10g，薏苡仁50g，丹参15g，当归尾12g，王不留行10g，泽兰10g，茯苓15g，益母草15g，牡丹皮10g，六一散10g(包)，水煎服。若溃疡久不愈合者，加生黄芪30g，炒白术12g；坏死结痂者，加败酱草15g，马齿苋20g；下肢皮损多者，加怀牛膝10g，白茅根15g，茜草10g。

四、Ⅳ型变态反应

亦称迟发性超敏反应，发生迟缓，消退缓慢，与血清抗体无关。

1. 皮损特点：以瘙痒、渗出、皮疹多形性，易于反复发作为特征，符合中医湿邪为患的特征。

①湿热蕴结证：多见于急性湿疹，亚急性湿疹，接触性皮炎等。凡肤生红斑，其上密集丘

疹,丘疱疹,小如粟米,大如赤豆,或集簇成群,密如撒粟,基底色红,剧烈瘙痒,抓破溃烂,脂水滋流,涓涓不止,黄黏味腥,四畔蔓延,浸淫走窜,或结黄痂,形若松脂,反复不愈,伴小溲黄赤,舌红苔黄腻,脉象滑数者,为湿热蕴结,外发体肤证。治宜清热凉血,除湿止痒法。方选清热除湿汤化裁。药用:生地黄30g,黄芩10g,龙胆10g,六一散10g(包),车前子10g(包),茯苓15g,泽泻10g,牡丹皮10g,赤芍10g,白茅根15g,木通6g,水煎服。基底潮红湿烂者,加栀子10g,冬瓜皮60g,玉米须30g;结痂如脂者,加黄连8g,黄柏10g;基底色红者,加大青叶15g,紫草10g。

外用:生地榆60g,马齿苋50g,黄柏40g,水煎取汁,冷敷患处。

②阴伤湿恋证:多见于慢性湿疹。凡皮损肥厚浸润,色泽棕红、或带灰色,可伴色素沉着,纹理粗重,上覆糠状鳞屑,触之如革,周边或可留有少许水疱、丘疱疹,伴舌红少苔,脉象细滑者,为阴伤湿恋,肌肤失养证。治宜滋阴除湿,祛邪止痒法,方选滋阴除湿汤化裁。药用:生地黄30g,当归10g,玄参10g,泽泻10g,牡丹皮10g,赤芍10g,茯苓15g,地肤子10g,炙甘草10g,水煎服。若皮损干燥皲裂者,加北沙参15g,麦冬12g,火麻仁15g;残留小水疱者,加薏苡仁50g,炒白术15g。外治可用:紫草20g,当归15g,白芍20g,生甘草10g,炙甘草10g,白蔹12g,香油500ml,浸泡三日后外涂患处,日二次。

综上可见,Ⅰ型变态反应为速发型,多符合中医风邪致病特点;Ⅱ型变态反应为细胞毒型,多符合中医脾不统血及脾虚生湿的特点;Ⅲ型变态反应为免疫复合物型,多符合中医瘀血阻络、湿热瘀阻证;Ⅳ型变态反应为迟发型,多符合中医湿邪为患的特点。

特殊荨麻疹的治疗举隅

荨麻疹是由于皮肤、黏膜小血管扩张及渗透性增加出现的局限性水肿型反应,一般2~24小时消退。本病的特点是经常反复,可达数月,近20%的人一生中至少发作一次。病因比较复杂,有3/4患者找不到病因。食物、吸入、感染(细菌、病毒、寄生虫)、药物、昆虫、物理(冷热、日光)、精神、内分泌、内科疾病(心脏、肝胆、肾脏、SLE、糖尿病)、遗传等,均可成为诱因。

荨麻疹中医属于"瘾疹""风瘩瘤"范畴,其病因病机多由风邪作祟,临床常见的荨麻疹多可见风热、风寒两个证候。风寒证多秋冬发病,遇冷加剧,遇热缓解;风热证多春夏发病,遇热加剧,遇冷减轻。此外,尚有很多特殊类型者,简述如下:

一、血管性水肿

表现特点:急性局限性水肿,多见于皮下组织疏松处(眼睑、口唇、包皮、耳郭、舌),紧绷光亮,境界不清,无凹陷,严重者可伴喉头水肿。

病例:女性,32岁。口唇肿胀反复发作2个月。2个月前无明显诱因,每于傍晚突然出现口唇及牙龈肿胀麻木,口唇及下颌肿胀光亮,伴有局部灼热、严重时疼痛,每天发作1次,数小时后可自行消退,饮热食可诱发。刻下症见:面部无明显皮疹,舌胖有齿痕,苔白薄,脉滑略数,二便调,睡眠可。为风热蕴肤,兼有脾虚证。治疗以消风清热,健脾透疹法,方选透疹汤加减。方药:黄芩10g,生地黄30g,荆芥10g,防风10g,蝉蜕6g,赤芍10g,生白术12g,浮萍6g,生甘草10g,茯苓12g,炒僵蚕10g,丹参10g,白芷10g。患者口服2周后,一周发作皮疹1~2次,较前明显减轻。上方生地黄改为20g,加山药30g,生薏苡仁30g,再服月余病愈。

二、寒冷性荨麻疹

表现特点:可发于任何年龄,常因冷水、雨水、低温环境,始发于暴露部位,继发全身,甚则休克,可伴家族史。疹色瓷白或淡红,扁平隆起,遇风冷则重,得暖则解。

病例:女性,65岁。周身起风团反复10个月余,加重3个月。患者周身起风团伴瘙痒自冬季开始,每于室外或遇风冷出现,尤其四肢暴露部位多现,皮损为淡红色风团,小似蚕豆,大若手掌,瘙痒难耐,二便调,无口渴,舌淡红,苔薄白,脉细无力。为卫外失固,风寒袭表证,治宜补气固表,散寒祛风法。方选固卫御风汤化裁。药用:生黄芪15g,炙黄芪15g,桂枝10g,大枣10g,生姜10g,炙甘草10g,荆芥10g,防风10g,炒白术12g,蝉蜕6g,白芍10g,杏仁9g。两周后病情缓解,稍事加减,再服两周痊愈。随访半年,终未复发。

三、人工荨麻疹

表现特点:对外来机械刺激引起生理反应强,产生风团,抓后更甚。多在皮肤受压、搔抓后诱发。朱仁康教授对本病有精辟的分析:"此血热内蕴,热盛生风,风盛则痒。搔抓则外风引动内风。"初起皮肤瘙痒,并无疹疥,抓之随手而起,呈条索状抓痕,色泽鲜红,隆出皮面,瘙痒加剧,治法应为"治风先治血,血行风自灭。"其理论来源于1237年宋代陈自明《妇人大全良方》:"古人云,医风先医血,血行风自灭是也。"

病例:男性,32岁。周身瘙痒,并无疹疥,搔之即起条索状风团,反复月余。诊其舌红苔黄,脉象弦数,皮肤划痕(++),伴心烦易怒,小溲黄赤,大便时干,为血热内蕴,热盛生风证。治宜清热凉血,祛风止痒法,方选皮炎汤化裁。药用:生地黄30g,牡丹皮10g,赤芍10g,金银花20g,连翘10g,生石膏30g(先煎),知母10g,淡竹叶6g,荆芥穗10g,蝉蜕6g,大青叶15g,生甘草6g,水煎服。7剂后诸症减半,唯舌红苔黄,溲赤如故,遂与前方去淡竹叶、蝉蜕,加黄芩10g,白茅根15g,水煎服,再进2周病愈,随访半年,未复发。

四、胃肠型荨麻疹

表现特点:风团色泽淡红,隆出皮面,或近于肤色,形似豆瓣,瘙痒不甚。伴有腹痛、恶心、呕吐、腹胀、腹泻等胃肠症状。

病例:男性,49岁。周身风团瘙痒反复发作3个月。四肢躯干,可见蚕豆至手掌大小红色风团,瘙痒明显。伴有腹泻,脘腹胀满,时有呕吐,口苦口臭,大便黏腻,舌红,苔黄厚腻,脉象滑数。为脾胃湿热,风邪外袭证。治宜理中化湿,疏风清热法,方选芩连平胃散、藿香正气散加减。药用:藿香 12g,佩兰 10g,苏梗 10g,厚朴 10g,苍术 12g,陈皮 15g,姜半夏 8g,荆芥 10g,防风 10g,浮萍 6g,黄芩 10g,黄连 6g,薏苡仁 30g,枳实 10g,蝉蜕 6g,地肤子 12g,水煎服。服药两周后,脘腹胀满及腹泻,口苦口臭,舌苔厚腻均有好转,风团发作减轻,每周仅发作一次,知方药对证,上方去蝉蜕、薏苡仁,加羌活 10g,苍术 12g,水煎服,继用两周,基本痊愈。

五、热性荨麻疹(包括胆碱能荨麻疹)

表现特点:常于受热后、情绪激动、剧烈运动或嗜食辛辣后,风团明显加剧,色红艳赤,密如撒粟,或如豆粒,集簇成群,抚之碍手,触之灼热,压之褪色,离手复原,瘙痒剧烈,严重者可伴喉头水肿,胸闷气憋。

病例:女性,25 岁。周身风团,遇热尤剧,或伴晕厥,反复发作 3 年。患者每于闷热环境中,则现头面、躯干发热,大片红色风团,手掌大小,瘙痒剧烈,严重时出现呼吸困难,胸闷气憋,甚则晕厥。近来反复发作,周身时有红色风团,粟粒至蚕豆大小,四畔绕以红晕,触之灼热,压之褪色,离手复原,瘙痒剧烈,部分风团融合成片,纳眠尚可,大便略干,舌红苔黄,脉象弦数。为风热之邪,外束肺卫证,治宜疏风清热,透疹止痒法,方选银翘散、麻杏石甘汤加减。方药:金银花 12g,连翘 10g,黄芩 10g,牡丹皮 12g,赤芍 12g,生石膏 30g(先煎),知母 10g,荆芥 10g,防风 10g,炙麻黄 6g,苦杏仁 9g,生甘草 10g,射干 10g,僵蚕 6g,水煎服。服药两周后,风团基本消退,瘙痒减轻,唯大便略干,舌红苔黄未减,前方去射干、僵蚕,加芦根 15g,熟大黄 10g(后下),继服 2 周,诸证悉除,随访 1 年未作。

六、慢性荨麻疹(包括压力性荨麻疹、荨麻疹性血管炎)

表现特点:风团反复发作,病程日久(连续 6 周以上)。好发于挤压部位,风团色暗,或许久不退(超过 24 小时以上),或风团发生、消退,均无明显诱因,或舌暗瘀斑,或舌脉如常,似乎无证可辨者,常为瘀血作祟。

病例:女性,35 岁。周身风团反复 1 年,查躯干及四肢近端多有风团,可持续 2~3 日不退,形如豆瓣,或似地图,扁平隆起,轻度浸润,色鲜红或暗红,中心略低,伴有轻度色素沉着及少许细碎鳞屑,时有发热或关节疼痛,自觉瘙痒,伴舌暗红苔薄黄,脉象弦数,每于经前加重,为风热久羁,瘀血阻络证,治宜搜风清热,凉血活血为法,方选乌蛇方化裁。药用:乌蛇 15g,荆芥穗 10g,牡丹皮 10g,赤芍 10g,丹参 15g,连翘 10g,炒蒺藜 9g,黄芩 10g,蝉蜕 6g,酒大黄 6g,紫草 10g,生甘草 10g,水煎服,7 剂。皮损消退过半,瘙痒减轻,知方药对证,前方稍事加减,继服 3 周后,基本痊愈。

滋阴除湿法的确立

湿疹是一种临床常见的皮肤病,由多种因素所致,具有明显渗出倾向的皮肤炎症反应。

379

皮疹呈多样性,慢性期则浸润肥厚,瘙痒剧烈,易于复发。中医虽将湿疹统称为湿疮,但根据其发病部位、病程等的不同有详细的分类。泛发全身,浸淫遍体者,称"浸淫疮",如《金匮要略·疮痈肠痈浸淫病脉证并治》中记载,"浸淫疮,从口流向四肢者可治;从四肢流来入口者不可治",叙述了浸淫疮遍发全身、瘙痒渗出的特点;遍身红粟,瘙痒者,称为"粟疮";搔之出血者称"血风疮"。根据发病部位的不同,发于耳,名"旋耳疮";发于乳头,称"乳头风";发于手部,为"病疮";发于脐者,称"脐疮";阴囊部的湿疹称为"胞漏疮""肾囊风""绣球风";胫骨古称骺骨,故发于胫前的湿疹被称为"湿臁疮"。同时,根据病程的发展,亦有急性、慢性、亚急性的不同情况。

湿疹一般从湿、热论治,如《医宗金鉴·外科心法要诀》中"浸淫疮,此证初生如疥,搔痒无时,蔓延不止,抓津黄水,浸淫成片,由心火、脾湿受风而成。"将湿疹的病因归纳为心火、脾湿二端。湿疹急性进行期时,浸水黄黏瘙痒,基底红赤,糜烂渗出,即是湿热并重,两者要有轻重之分,若流水清、稀、淡,为湿重;若黄黏腥臭,为热甚。辨清湿与热的主次,能更好提升临床疗效。

湿疹名湿,但"燥证"亦不鲜见。湿疹化燥的因素较多,首先,湿疹渗出明显甚则涓涓不止,损耗阴津,久可伤阴化燥;其次,治疗湿疹,在急性进行期时,多以龙胆泻肝汤为治,其中苦寒药居多,过用亦可化燥伤阴;再者,在亚急性湿疹的治疗上,常用健脾除湿法,利湿过多亦可伤阴。

化燥伤阴必然会表现在皮损上。《外科真诠》中有一病名为掌心风,干燥、肥厚、皲裂,《外科启玄》中将其称之为"皲裂成疮,招动出血",皮纹裂开流血。患者手心纹理粗重、表面肥厚,状如胼胝,皮损辨证属于燥,伴舌红少津,此时应治以滋阴润燥。若仅是手足部干燥,可养胃阴,如益胃汤、增液汤;干燥发于全身可用滋燥养荣汤;其他如皮肤如鱼鳞病、淀粉样变等全身干燥、皲裂或有丘疹、结节者,可用清燥救肺汤,甘寒养阴。

"阳化气,阴成形",皮肤病与阴津的联系紧密,如叶天士《温病条辨》中所讲"存得一分津液便有一分生机",可见养阴的重要性。试观"水""舌"为"活",古人造字中便蕴含了人体津液与生命息息相关的体现。正常舌面应扪之有津,荣润红活;若舌干无津,提示内阴已伤,需要滋阴。湿疹急性期,往往舌红苔黄腻,所谓"湿热相合,如油入面",虽化燥伤阴,但湿邪仍存,甚至脾胃受损,中土不运,湿邪更甚。皮损表现干燥、皲裂,舌苔反腻。此时舌苔水滑非津液充沛,而是湿邪阻滞,呈现内湿外燥。即湿邪内存未尽,皮损伤阴燥裂。

此时仅利湿,则恐阴伤血耗;仅养阴,则恐湿滞更甚。针对这一复杂矛盾,朱老确立了滋阴除湿大法,自拟滋阴除湿汤。滋阴,润皮肤之燥;除湿,除内滞之湿。朱老指出:滋阴除湿之法,看似矛盾,以为滋阴可能助湿,利湿可能伤阴,对于渗水日久伤阴耗血之证,生地、元参、当归滋阴养血不致助湿;茯苓、泽泻除湿而不伤阴。对反复不愈的慢性湿疹,疗效较好。药物各有归经,可选择性地养阴、除湿并行不悖,相得益彰。《外科正宗》曾有滋阴除湿汤以治鹳口疽,古今二者虽均名为滋阴除湿汤,然药味迥别,所治各异,但其法相同,其理一也。

中医对银屑病的贡献

银屑病属于丘疹鳞屑性疾病,具有发病率高,易于反复,病程长久等特点。青壮年患者占半数以上,白种人,特别是北欧发病率可高达 3%。

一、西医对银屑病的认识

1. 历史上欧洲人曾将银屑病与麻风混淆了几个世纪。许多银屑病患者被误诊为麻风,被强迫接受残忍的治疗,当时的教会宣称其法律上已死亡。1313 年菲利普四世曾处死许多患者。

2. 1809 年现代皮科奠基人英国的 Robert Willan(1757—1812 年)首先将银屑病作为独立疾病进行描述,使之脱离麻风范畴。

3. 奥地利人 Hebra(1816—1880 年)与其学生、同事德国人 Auspitz(1835—1886 年)先后对银屑病做出完整、准确的描述。以 Auspitz 命名的三联征:银白鳞屑、薄膜现象、血露现象(Auspitz sign)成为诊断的经典依据,沿用至今。1841 年银屑病被公认为独立疾病。

4. 1879 年德国人 Köbrer(1838—1904 年)提出本病可有同形反应(isomorphic response 或 Köbner's phenomenon),又称人工银屑病(psoriasis factitia)。

5. 1956 年中国皮肤病学会正式启用银屑病作为学术病名。

二、中医对银屑病的认识

中医对银屑病的记载由来已久,由于历史的原因,文献零散,缺少系统整理。今就现存文献择其要者简述如下:

1. 610 年《诸病源候论·疮病诸候》:"干癣,但有匡郭,皮枯索痒,搔之白屑出是也。"①首先命名为干癣;②境界清楚,瘙痒,搔之起白屑为本病特征;③此后唐、宋时代多宗其说;④日本至今仍沿用"干癣"之名。

2. 1602 年《疡医证治准绳·蛇虱》:"遍身起如风疹、疥、丹之状,其色白不痛,但搔痒,抓之起白疕,名曰蛇虱。"①首先命名蛇虱;②丘疹大小不一,色红,上有银白鳞屑,伴瘙痒,搔抓起白屑。

3. 1604 年《外科启玄·白壳疮》:"白壳疮即癣也。"①首提白壳疮;②形态学命名,蛎壳状。

4. 1617 年《外科正宗·顽癣》:"马皮癣,微痒,白点相连。"①命名为马皮癣;②点滴状,伴瘙痒。

5. 1665 年《外科大成·白疕》:"白疕,肤如疹疥,色白而痒,搔起白疕,俗呼蛇虱。"①首提白疕,与蛇虱同病异名;②丘疹,银白鳞屑,搔起白屑(《说文解字》:"疕,头疡也。")。

6. 1694 年《洞天奥旨·白壳疮》:"白壳疮,生于两手臂居多,或有生于身上者,亦顽癣之类。"①相当于蛎壳状银屑病;②补充《外科启玄》之简。

7. 1742年《医宗金鉴》:"松皮癣,状如苍松之皮,红白点相连,时时作痒。"①首提松皮癣;②相当于寻常型斑块状或点滴状静止期银屑病。

8. 1796萧晓亭《疯门全书·银钱疯》:"银钱疯,块如钱大,内红外白,刺之无血,白色如银,先发于身,后上面部。"①本书为麻风专著,将钱币状银屑病列入麻风,这与历史上欧洲人相似;②首名银钱疯。

9. 1831年《外科证治全书·发无定处证》"白疕,一名疕风,皮肤燥痒,起如疹疥而色白,搔之屑起,渐至肢体枯燥坼裂,血出痛楚。"①首提疕风,并与白疕同病异名;②相当于静止期,点滴状或斑块状银屑病,干燥粗糙,皲裂出血。

10. 1838年《外科真诠·白疕》:"白疕,俗名蛇虱,生于皮肤,形如疹疥,色白而痒,搔起白皮。"①白疕,蛇虱,同病异名;②丘疹,鳞屑,伴瘙痒,搔起白皮;③与1665年《外科大成》观点相同;④此文献引用至1841年世界公认前。

历史长河中,因地域广阔,信息缺少,交通不便等因素,诸医家从不同角度观察记录了本病的多种皮损形态(包括寻常型点滴状、钱币状、斑块状、蛎壳状……)

前人对银屑病的命名包括了干癣、蛇虱、白壳癣、马皮癣、白疕、松皮癣、银钱疯、疕风……反映了古人从形态学命名对本病的认识过程。随时代发展,尽管许多医家认识到了本病出现的一病多名的情况,但其共同点都有丘疹、斑块、银白鳞屑、搔起白皮、瘙痒等症状。

附:附篇附方
(按拼音顺序排序)

(1)八珍汤(《丹溪心法》)当归　赤芍　川芎　熟地　人参　茯苓　甘草　砂仁　生姜　大枣

(2)八珍汤(《瑞竹堂经验方》)当归　白芍　川芎　熟地黄　人参　白术　茯苓　炙甘草　生姜　大枣

(3)白虎承气汤(《重订通俗伤寒论》)生石膏　生大黄　生甘草　知母　元明粉　陈仓米

(4)白虎加苍术汤(《类证活人书》)知母　苍术　炙甘草　生石膏　粳米

(5)白虎汤(《伤寒论》)生石膏　炙甘草　知母　粳米

(6)白术苡仁汤(《医醇賸义》)白术　荷叶　苍术　生苡仁　赤芍　薄荷　茯苓　天花粉　当归　连翘　甘草

(7)白芷石膏汤(《症因脉治》)白芷　生石膏　知母

(8)斑龙丸(《医方集解》)鹿角胶　鹿角霜　鹿茸　熟地黄　菟丝子　肉苁蓉　柏子仁　附子　当归　枣仁　阳起石　朱砂

(9)斑秃丸(《朱仁康临床经验集》)生地黄　山药　枸杞子　女贞子　桑椹子　神曲　蚕沙

(10)补肾地黄丸(《医宗金鉴》)熟地黄　山药　山萸肉　茯苓　牛膝　丹皮　泽泻　鹿茸

(11)补肾养血汤(《伤科大成》)熟地黄　补骨脂　菟丝子　丹参　茺蔚子　肉苁蓉　枸杞子　当归　杜仲　白芍　山萸肉　红花　胡桃肉

(12)补天育麟丹(《辨证录》)鹿茸　人参　山萸肉　熟地　肉苁蓉　巴戟天　白术　黄芪　淫羊藿　山药　芡实　当归　蛇床子　菟丝子　柏子仁　肉桂　麦冬　五味子　锁阳　紫河车　腽肭脐　蛤蚧　黄连　砂仁

(13)补益地黄丸(《太平圣惠方》)熟地黄　肉苁蓉　鹿角　五味子　远志　桂心　巴戟天　菟丝子　石龙芮　天冬

(14)补中益气汤(《脾胃论》)黄芪　炙甘草　人参　白术　当归身　陈皮　升麻　柴胡

(15)参苓白术散(《太平惠民和剂局方》)人参　茯苓　白术　白扁豆　苡米　山药　甘草　莲子　砂仁　桔梗

(16)参苓白术丸(《太平惠民和剂局方》)莲子肉　生苡仁　砂仁　桔梗　白扁豆　茯苓　人参　甘草　白术　山药

(17)苍术膏(《医宗金鉴》)苍术　蜂蜜

(18)苍术膏(《朱仁康临床经验集》)苍术　白鲜皮　当归

(19)柴胡疏肝散(《景岳全书》)陈皮　柴胡　川芎　枳壳　芍药　香附　甘草

(20)蟾酥饼(《疡医大全》)樟脑　朱砂　蟾酥　乳香　没药　雄黄　巴豆霜　轻粉　麝香　寒水石　枯矾　胆矾　蜗牛

(21)沉香鹿茸丸(《传信适用方》)沉香　附子　鹿茸　肉苁蓉　菟丝子　熟地黄

(22)除驳丸(《皮科便览》)生地　熟地　当归　川芎　浮萍　姜黄　何首乌　白鲜皮　蝉蜕

(23)除湿解毒汤(《朱仁康临床经验集》)苍术　陈皮　茯苓　泽泻　猪苓　六一散　丹皮　赤芍　金银花　连翘

(24)除湿汤(《眼科纂要》)连翘　滑石　车前子　枳壳　黄芩　黄连　木通花粉　甘草　陈皮　茯苓　荆芥　防风

(25)除湿胃苓汤(《医宗金鉴》)苍术　厚朴　陈皮　猪苓　泽泻　茯苓　白术　滑石　防风　栀子　木通　肉桂　甘草　灯心

(26)苁蓉丸(《三因极一病证方论》)肉苁蓉　磁石　山萸肉　桂心　山药　牛膝　茯苓　黄芪　泽泻　鹿茸　远志　熟地黄　石斛　覆盆子　五味子　萆薢　补骨脂　巴戟天　龙骨　菟丝子　杜仲　附子

(27)大黄䗪虫丸(《金匮要略》)大黄　黄芩　甘草　桃仁　杏仁　虻虫　蛴螬　芍药　干地黄　干漆　水蛭　䗪虫

(28)大造丸(《扶寿精方》)紫河车　龟甲　黄柏　杜仲　牛膝　麦冬　生地黄　砂仁　天冬　茯苓　人参

(29)当归补血汤(《兰室秘藏》)黄芪　当归

(30)当归四逆汤(《伤寒论》)当归　桂枝　芍药　细辛　炙甘草　通草　大枣

(31)导赤各半汤(《症因脉治》)木通　生地黄　甘草　黄连　麦冬

(32)导赤散(《银海精微》)木通　甘草　栀子　黄柏　生地　知母　淡竹叶　灯心

(33)地榆芍药汤(《素问病机气宜保命集》)苍术　地榆　芍药　卷柏

(34)二妙散(《丹溪心法》)苍术　黄柏

(35)二至丸(《医方集解》)女贞子　旱莲草

(36)防己黄芪汤(《金匮要略》)防己　黄芪　白术　甘草　大枣　生姜

(37)肥儿丸(《太平惠民和剂局方》)神曲　黄连　肉豆蔻　使君子　炒麦芽　槟榔　木香

(38)扶元散(《医宗金鉴》)人参　白术　茯苓　熟地黄　茯神　黄芪　山药　炙甘草　当归　白芍　川芎　石菖蒲

(39)附子理中丸(《太平惠民和剂局方》)附子　人参　白术　干姜　甘草

(40)复元活血汤(《医学发明》)柴胡　天花粉　当归　红花　甘草　穿山甲　大黄　桃仁

(41)覆盆子丸(《御药院方》)覆盆子　远志　杜仲　柏子仁　枸杞子　地肤子　破故纸　山萸肉　山药　胡桃仁

(42)甘露消毒丹(《温热经纬》)滑石　茵陈　黄芩　石菖蒲　木通　川贝母　射干　连翘　薄荷　白豆蔻　藿香

(43)甘露消毒丹(《医效秘传》)滑石　茵陈　黄芩　石菖蒲　木通　川贝　射干　连翘　薄荷　白豆蔻　藿香

(44)桂枝麻黄各半汤(《伤寒论》)桂枝　芍药　炙甘草　生姜　大枣　麻黄　杏仁

(45)归脾汤(《校注妇人良方》)人参　白术　黄芪　茯苓　龙眼肉　当归　远志　酸枣仁　木香　炙甘草　生姜　大枣

(46)龟鹿二仙膏(《医便》)鹿角　龟甲　枸杞子　人参

(47)海藻玉壶汤(《外科正宗》)海藻　贝母　陈皮　青皮　川芎　当归　半夏　连翘　海带　独活　甘草

(48)河车大造丸(《景岳全书》)紫河车　龟甲　黄柏　杜仲　牛膝　天冬　麦冬　熟地黄

(49)红粉膏(《朱仁康临床经验集》)当归　白芷　姜黄　甘草　轻粉　红粉　冰片　白蜡

(50)胡麻丹(《中医儿科学讲义》1964年版)当归　生地黄　何首乌　黑胡麻　白芍　牡蛎

(51)化斑解毒汤(《外科正宗》)生石膏　知母　玄参　人中黄　黄连　升麻　连翘　牛蒡子　甘草　淡竹叶

(52)化斑汤(《温病条辨》)生石膏　知母　生甘草　玄参　粳米　犀角

（53）化斑透疹汤（《皮科易览》）生地　丹皮　赤芍　金银花　牛蒡子　紫草　知母　蝉蜕　玄参

（54）化毒除湿汤（《疡科心得集》）当归尾　泽兰　生苡仁　丹皮　赤芍　金银花　枳壳　通草

（55）化坚二陈丸（《医宗金鉴》）陈皮　半夏　甘草　僵蚕　黄连　茯苓

（56）化湿汤（《朱仁康临床经验集》）苍术　陈皮　茯苓　泽泻　炒麦芽　六一散

（57）还少丹（《仁斋直指方》）山药　牛膝　茯苓　山萸肉　茴香　续断　菟丝子　杜仲　巴戟天　五味子　楮实　远志　熟地黄　肉苁蓉

（58）活络效灵丹（《医学衷中参西录》）当归　乳香　没药　丹参

（59）活血祛风汤（《朱仁康临床经验集》）当归尾　赤芍　桃仁　红花　荆芥　蝉蜕　蒺藜　甘草

（60）活血散瘀汤（《医宗金鉴》）当归　赤芍　桃仁　大黄　川芎　苏木　丹皮　枳壳　瓜蒌仁　槟榔

（61）藿朴夏苓汤（《退思庐感证辑要》）藿香　厚朴　半夏　茯苓　杏仁　生苡仁　白蔻仁　猪苓　豆豉　泽泻

（62）加味二妙丸（《杂病源流犀烛》）当归尾　防己　萆薢　苍术　黄柏　川牛膝　龟甲

（63）加味归脾汤（《外科证治全书》）人参　白术　当归　黄芪　枣仁　木香　甘草　远志　龙眼肉　柴胡　栀子

（64）加味逍遥丸（《审视瑶函》）当归　白术　茯神　甘草　白芍　柴胡　栀子　丹皮

（65）加味玉屏风散（《医宗金鉴》）黄芪　防风　白术　生石膏　茵陈

（66）健步壮骨丸（《丹溪心法》原名健步虎潜丸）黄柏　龟甲　陈皮　知母　熟地　白芍　锁阳　干姜　虎骨

（67）解毒汤（《焦氏喉科枕秘》）黄连　牛蒡子　桔梗　连翘　当归　生地　白芍　丹皮　青皮　枳壳　前胡　甘草　玄参　金银花　地丁

（68）金锁正元丹（《太平惠民和剂局方》）五倍子　茯苓　补骨脂　巴戟天　肉苁蓉　葫芦巴　龙骨　朱砂

（69）菊花散（《东医宝鉴》）菊花　蔓荆子　侧柏叶　川芎　白芷　细辛　桑白皮　旱莲草根茎花叶

（70）苦参汤（《疡科心得集》）苦参　蛇床子　白芷　金银花　野菊花　黄柏　地肤子　菖蒲　猪胆汁

（71）凉血地黄汤（《血证论》）生地　当归　玄参　甘草　黄连　黄芩　栀子

（72）苓桂术甘汤（《金匮要略》）茯苓　桂枝　白术　炙甘草

（73）六味地黄丸（《小儿药证直诀》）熟地黄　山萸肉　山药　泽泻　丹皮　茯苓

（74）龙胆泻肝汤（《兰室秘藏》）龙胆　生地黄　当归　柴胡　车前子　泽泻　木通

（75）龙胆泻肝汤（《医宗金鉴》）龙胆　生地黄　当归　泽泻　车前子　木通　黄

芩　栀子　甘草　连翘　黄连　大黄

(76)麦味地黄丸(《寿世保元》)生地黄　山萸肉　山药　茯苓　丹皮　泽泻　五味子　麦冬

(77)脉溢汤(《外科证治全书》)人参　黄芪　当归　茯神　麦冬　石莲肉　生地黄　五味子　朱砂

(78)木防己汤(《金匮要略》)木防己　生石膏　桂枝　人参

(79)洵洗方(《朱仁康临床经验集》)王不留行　明矾

(80)疱疹汤(《皮科便览》)马齿苋　大青叶　丹皮　赤芍　栀子　车前子　罂粟壳

(81)皮炎汤(《朱仁康临床经验集》)生地　丹皮　赤芍　知母　生石膏　金银花　连翘　淡竹叶　生甘草

(82)枇杷清肺饮(《医宗金鉴》)人参　甘草　枇杷叶　桑白皮　黄连　黄柏

(83)芪芍桂酒汤(《金匮要略》)黄芪　芍药　桂枝　苦酒

(84)青娥丸(《太平惠民和剂局方》)胡桃肉　补骨脂　杜仲　大蒜

(85)清肌渗湿汤(《疮疡经验全书》)苍术　白术　升麻　甘草　泽泻　栀子　黄连　车前子　厚朴　茯苓　当归　川芎　青皮　木通　苦参　柴胡

(86)清脾除湿饮(《医宗金鉴》)苍术　白术　茯苓　黄芩　栀子　茵陈　枳壳　泽泻　连翘　生地　麦冬　甘草　元明粉

(87)清热地黄汤(原名犀角地黄汤,出自《备急千金要方》)生地黄　丹皮　赤芍　犀角

(88)清热解毒汤(《张氏医通》)黄连　栀子　连翘　当归　赤芍　生地　金银花　甘草

(89)清热利湿汤(《皮科易览》)六一散　栀子　木通　黄芩　车前子　草薢　生地　丹皮　赤芍

(90)清暑汤(《外科证治全生集》)连翘　天花粉　赤芍　金银花　甘草　滑石　车前子　泽泻

(91)清瘟败毒饮(《疫疹一得》)生石膏　生地　黄连　栀子　桔梗　黄芩　知母　赤芍　玄参　连翘　淡竹叶　甘草　丹皮　犀角

(92)祛风胜湿汤(《朱仁康临床经验集》)荆芥　防风　羌活　蝉蜕　茯苓皮　陈皮　金银花　甘草

(93)全鹿丸(《景岳全书》)全鹿　人参　白术　茯苓　甘草　当归　川芎　生地黄　熟地黄　黄芪　天冬　麦冬　枸杞子　杜仲　牛膝　山药　芡实　菟丝子　五味子　锁阳　肉苁蓉　补骨脂　巴戟天　胡芦巴　续断　覆盆子　楮实　秋石　陈皮　川椒　小茴香　沉香　青盐

(94)燃照汤(《霍乱论》)滑石　豆豉　栀子　黄芩　佩兰　厚朴　半夏　白豆蔻

(95)人参养荣丸(《太平惠民和剂局方》)白芍　当归　陈皮　黄芪　桂心　人参　白术　炙甘草　熟地黄　五味子　茯苓　远志

(96)如意金黄散(《外科正宗》)天花粉　黄柏　大黄　姜黄　白芷　厚朴　陈皮　甘

草 苍术 天南星

(97)软脚散(《集验良方拔萃》)川芎 白芷 细辛 防风

(98)润肌膏(《医宗金鉴》)当归 紫草 香油 奶酥油 黄蜡

(99)三参汤(《皮科便览》)丹参 玄参 苦参 生地 火麻仁 北豆根 桃仁 当归 白芍

(100)三妙散(《罗氏会约医镜》)苍术 黄柏 牛膝

(101)桑椹膏(《素问病机气宜保命集》)桑椹子 蜂蜜

(102)神应养真丹(《三因极一病证方论》)当归 天麻 川芎 羌活 白芍 熟地黄

(103)肾气丸(《金匮要略》)干地黄 山药 山萸肉 泽泻 茯苓 丹皮 桂枝 炮附子

(104)升麻消毒饮(《医宗金鉴》)当归尾 赤芍 金银花 连翘 牛蒡子 栀子 羌活 白芷 红花 防风 甘草 升麻 桔梗

(105)生脉散(《内外伤辨惑论》)人参 麦冬 五味子

(106)生血润燥汤(《医学启蒙》)当归 生地 熟地 天冬 麦冬 茯苓 桃仁 升麻 紫石英 阿胶 瓜蒌仁

(107)十全大补汤(《太平惠民和剂局方》)人参 肉桂 川芎 熟地黄 茯苓 白术 炙甘草 黄芪 当归 白芍

(108)十全大补丸(《太平惠民和剂局方》)人参 肉桂 川芎 熟地黄 茯苓 白术 炙甘草 黄芪 当归 白芍

(109)顺气归脾丸(《外科正宗》)陈皮 贝母 香附 乌药 当归 白术 茯苓 黄芪 酸枣仁 远志 人参 木香 甘草

(110)四君子汤(《太平惠民和剂局方》)人参 白术 茯苓 炙甘草

(111)四物坎离丸(《医学入门》)生地黄 熟地黄 当归 白芍 知母 黄柏 侧柏叶 连翘 槐子

(112)桃红四物汤(《医宗金鉴》)当归 赤芍 生地黄 川芎 桃仁 红花

(113)天真丸(《御药院方》)羊肉 肉苁蓉 当归 天冬 山药

(114)通窍活血汤(《医林改错》)赤芍 川芎 桃仁 红花 生姜 老葱 大枣 麝香

(115)万寿地芝丸(《御药院方》)生地黄 天冬 菊花 枳壳

(116)五苓散(《伤寒论》)猪苓 茯苓 白术 泽泻 桂枝

(117)五神汤(《外科真诠》)茯苓 金银花 车前子 地丁 牛膝

(118)五味消毒饮(《医宗金鉴》)金银花 野菊花 蒲公英 紫花地丁 紫背天葵

(119)乌发丸(《朱仁康临床经验集》)当归 黑芝麻 女贞子 旱莲草 桑椹子 侧柏叶

(120)乌蛇驱风汤(《朱仁康临床经验集》)乌蛇 蝉蜕 荆芥 防风 羌活 白芷 黄连 黄芩 金银花 连翘 甘草

(121)乌银丸(《御药院方》)牛膝 覆盆子 荜澄茄 巨胜子(黑芝麻) 肉桂 茯

苓　白芷　菊花　旋覆花　旱莲草

（122）乌髭借春散（《御药院方》）没食子　百药煎　五倍子　诃子　何首乌　当归

（123）巫云散（《御药院方》）明矾　五倍子　百药煎　青胡桃皮　石榴皮　诃子皮　木瓜皮　猪牙皂角　何首乌　细辛

（124）仙方活命饮（《校注妇人良方》）穿山甲　白芷　天花粉　皂角刺　当归尾　甘草　赤芍　乳香　没药　防风　贝母　陈皮　金银花

（125）香砂六君子汤（《增补万病回春》）香附　白术　茯苓　姜半夏　陈皮　白豆蔻　厚朴　砂仁　人参　木香　益智仁　炙甘草　生姜　大枣

（126）香砂养胃丸（《杂病源流犀烛》）香附　砂仁　木香　枳实　豆蔻仁　厚朴　藿香　白术　陈皮　茯苓　半夏　甘草　生姜　大枣

（127）逍遥散（《太平惠民和剂局方》）柴胡　当归　白术　白芍　茯苓　炙甘草　煨姜　薄荷

（128）消斑青黛饮（《伤寒六书》）青黛　黄连　生石膏　知母　玄参　生地　甘草　栀子　柴胡　人参　犀角

（129）消风散（《太平惠民和剂局方》）荆芥　甘草　川芎　羌活　僵蚕　防风　茯苓　蝉蜕　藿香　人参　厚朴　陈皮

（130）消疳理脾汤（《医宗金鉴》）神曲　麦芽　槟榔　青皮　陈皮　莪术　三棱　胡黄连　芜荑　黄连　芦荟　使君子　甘草

（131）泻白散（《杂病源流犀烛》）桑皮　地骨皮　甘草　粳米　人参　茯苓　知母　黄芩

（132）血府逐瘀汤（《医林改错》）当归　牛膝　红花　生地黄　桃仁　枳壳　赤芍　柴胡　甘草　桔梗　川芎

（133）宣痹汤（《温病条辨》）防己　杏仁　滑石　生苡仁　连翘　栀子　半夏　蚕沙　赤小豆

（134）延寿丹（《世补斋医书》）何首乌　豨莶草　桑椹子　黑芝麻　金樱子　旱莲草　菟丝子　杜仲　牛膝　女贞子　桑叶　金银藤　生地

（135）养血荣筋丸（《北京市药品标准》）当归　赤芍　威灵仙　松节　白术　赤小豆　鸡血藤　续断　伸筋草　补骨脂　陈皮　何首乌　桑寄生　透骨草　党参　木香

（136）养血润肤饮（《外科证治全书》）当归　升麻　生地黄　熟地黄　天冬　麦冬　天花粉　红花　桃仁　黄芩　黄芪

（137）养血胜风汤（《医醇賸义》）生地黄　白芍　枣仁　川芎　桑叶　枸杞子　黑芝麻　五味子　柏子仁　菊花　当归　大枣

（138）养血息风汤（《皮科易览》）黄芪　当归　白芍　川芎　熟地　荆芥　防风　红花　白芷

（139）养心汤（《仁斋直指方》）黄芪　茯苓　茯神　当归　川芎　甘草　半夏曲　柏子仁　枣仁　五味子　人参　肉桂　远志

(140)养阴益荣汤(《皮科易览》)生地　白芍　丹参　玄参　麦冬　黄精　知母　地骨皮　石斛　火麻仁

(141)腋香散(《皮科便览》)密陀僧　生龙骨　红粉　木香　白芷　甘松　冰片

(142)益胃汤(《温病条辨》)北沙参　麦冬　生地黄　冰糖　玉竹

(143)一贯煎(《续名医类案》)北沙参　麦冬　生地黄　当归　枸杞子　川楝子

(144)银翘散(《温病条辨》)金银花　连翘　桔梗　薄荷　牛蒡子　淡竹叶　荆芥穗　豆豉　甘草　芦根

(145)茵陈五苓散(《金匮要略》)茵陈　泽泻　猪苓　茯苓　白术　桂枝

(146)氤氲汤(《温热论》)清豆卷　藿香　佩兰　青蒿　栀子　连翘　滑石　通草　郁金　石菖蒲

(147)右归饮(《景岳全书》)熟地　山萸肉　山药　枸杞子　杜仲　炙甘草　肉桂　炮附子

(148)玉黄膏(《朱仁康临床经验集》)当归　白芷　姜黄　甘草　轻粉　冰片　白蜡

(149)澡洗药(《御药院方》)干荷叶　威灵仙　藁本　藿香叶　零陵香　茅香　甘松　白芷

(150)增液解毒汤(《朱仁康临床经验集》)生地　玄参　麦冬　石斛　北沙参　丹参　赤芍　天花粉　金银花　连翘　鳖甲　龟甲　生甘草

(151)张天师草还丹(《医垒元戎》)地骨皮　生地黄　石菖蒲　牛膝　远志　菟丝子

(152)止痒润肤霜(经验方)当归　丹参　红花　甘油　硼砂　凡士林

(153)止痒洗方(《朱仁康临床经验集》)豨莶草　苦参　地肤子　明矾

(154)止痒息风方(《朱仁康临床经验集》)生地　玄参　当归　丹参　蒺藜　炙甘草　煅龙骨　煅牡蛎

(155)知柏地黄丸(《医方考》)知母　黄柏　熟地　山药　山萸肉　丹皮　茯苓　泽泻

(156)脂溢洗方(《朱仁康临床经验集》)苍耳子　苦参　王不留行　明矾

(157)助神丸(《御药院方》)何首乌　生地黄　当归　巴戟天　五味子

(158)猪脂膏(《皮科百览》)猪脂　香油　白芷　冰片　白及

(159)紫草膏(经验方)紫草　大黄　当归　白芷　香油　白蜡

(160)滋阴地黄汤(《增补万病回春》)熟地黄　山药　山萸肉　当归　白芍　川芎　丹皮　泽泻　茯苓　远志　菖蒲　知母　黄柏

(161)滋燥养荣汤(《赤水玄珠》)当归　生地黄　熟地黄　白芍　秦艽　防风　黄芩　甘草

(162)滋燥养荣汤(《证治准绳》)当归　生地　熟地　白芍　秦艽　防风　甘草

(163)左归饮(《景岳全书》)熟地黄　山药　枸杞子　山萸肉　茯苓　炙甘草

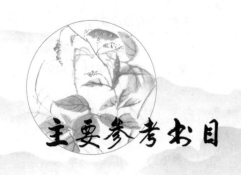

主要参考书目

［1］田代华整理. 黄帝内经素问 [M]. 北京: 人民卫生出版社, 2005.

［2］田代华整理. 灵枢经 [M]. 北京: 人民卫生出版社, 2005.

［3］黄奭整理. 神农本草经 [M]. 北京: 中医古籍出版社, 1982

［4］许慎. 说文解字 [M]. 北京: 中华书局, 2018.

［5］张仲景. 伤寒论 [M]. 北京: 人民卫生出版社, 2005.

［6］张仲景. 金匮要略 [M]. 北京: 人民卫生出版社, 2005.

［7］葛洪. 葛洪肘后备急方 [M]. 北京: 中国中医药出版社, 2016.

［8］刘涓子. 刘涓子鬼遗方 [M]. 北京: 人民卫生出版社, 1986.

［9］巢元方. 诸病源候论 [M]. 北京: 中国医药科技出版社, 2011.

［10］蔺道人. 仙授理伤续断秘方 [M]. 北京: 人民卫生出版社, 2010.

［11］孙思邈. 备急千金要方 [M]. 北京: 中国医药科技出版社, 2011.

［12］孙思邈. 千金翼方 [M]. 北京: 人民卫生出版社, 1988.

［13］王焘. 外台秘要 [M]. 北京: 人民卫生出版社, 1982.

［14］陈言. 三因极一病证方论 [M]. 北京: 中国中医药出版社, 2018.

［15］陈自明. 外科精要 [M]. 北京: 中国中医药出版社, 2019.

［16］洪遵. 全生指迷方与洪氏集验方合编本 [M]. 北京: 人民卫生出版社, 1986.

［17］李迅. 集验背疽方 [M]. 福州: 福建科学技术出版社, 1986.

［18］钱乙. 小儿药证直诀 [M]. 北京: 人民卫生出版社, 2006.

［19］太医局. 太平惠民和剂局方 [M]. 北京: 人民卫生出版社, 2007.

［20］王怀隐. 太平圣惠方 [M]. 北京: 人民卫生出版社, 2016.

［21］王衮. 博济方 [M]. 上海: 上海科学技术出版社, 2003.

［22］严用和. 济生方 [M]. 北京: 中国医药科技出版社, 2012.

［23］杨士瀛. 仁斋直指 [M]. 北京: 中医古籍出版社, 2016.

［24］佚名. 卫济宝书 [M]. 北京: 人民卫生出版社, 1956.

［25］朱佐. 类编朱氏集验方 [M]. 上海: 上海科学技术出版社, 1999.

［26］张杲. 医说 [M]. 北京: 中医古籍出版社, 2012.

［27］朱肱. 伤寒类证活人书 [M]. 北京: 中医古籍出版社, 2012.

［28］李杲. 脾胃论 [M]. 北京: 人民卫生出版社, 2005.

［29］李杲. 医学发明 [M]. 北京: 人民卫生出版社, 1959.

［30］李杲. 兰室秘藏 [M]. 北京: 人民卫生出版社, 2005.

［31］刘完素. 素问病机气宜保命集 [M]. 北京: 人民卫生出版社, 2005.

［32］刘完素. 黄帝素问宣明论方 [M]. 北京: 中国中医药出版社, 2010.

［33］张元素. 医学启源 [M]. 北京: 中国中医药出版社, 2008.

［34］张子和. 儒门事亲 [M]. 北京: 人民卫生出版社, 2005.

［35］忽思慧. 饮膳正要 [M]. 北京: 中国医药科技出版社, 2018.

［36］齐德之. 外科精义 [M] 北京: 人民卫生出版社, 2006.

［37］释继洪. 岭南卫生方 [M] 北京: 中医古籍出版社, 2012.

［38］王好古. 此事难知 [M]. 北京: 中国中医药出版社, 2018.

［39］许国祯. 御药院方 [M]. 北京: 人民卫生出版社, 1992.

［40］杨清叟. 仙传外科秘方 [M]. 北京: 中医古籍出版社, 1988.

［41］朱丹溪. 丹溪手镜 [M]. 北京: 人民卫生出版社, 1982.

［42］朱丹溪. 脉因证治 [M]. 北京: 中国中医药出版社, 2008.

［43］朱丹溪. 丹溪心法 [M]. 北京: 人民卫生出版社, 2005.

［44］陈司成. 霉疮秘录 [M]. 北京: 人民卫生出版社, 2003.

［45］陈实功. 外科正宗 [M]. 北京: 人民卫生出版社, 2007.

［46］龚廷贤. 寿世保元 [M]. 北京: 中国医药科技出版社, 2011.

［47］龚廷贤. 万病回春 [M]. 北京: 中国中医药出版社, 2019.

［48］韩懋. 韩氏医通 [M]. 北京: 人民卫生出版社, 1989.

［49］江瓘. 名医类案 [M]. 北京: 人民卫生出版社, 2018.

［50］李梴. 医学入门 [M]. 北京: 中国中医药出版社, 1995.

［51］李时珍. 本草纲目 [M]. 北京: 人民卫生出版社, 2004.

［52］李中梓. 医宗必读 [M]. 北京: 中国医药科技出版社, 2011.

［53］缪希雍. 先醒斋医学广笔记 [M]. 北京: 人民卫生出版社, 2007.

［54］楼英. 医学纲目 [M]. 北京: 中国中医药出版社, 1996.

［55］秦景明. 症因脉治 [M]. 北京: 人民卫生出版社, 2006.

［56］申斗垣. 外科启玄 [M]. 北京: 人民卫生出版社, 1955.

［57］孙一奎. 赤水玄珠 [M]. 北京: 中国中医药出版社, 1996.

［58］陶华. 伤寒六书 [M]. 北京: 人民卫生出版社, 1990.

［59］汪机. 外科理例 [M]. 北京: 中国中医药出版社, 2010.

［60］王肯堂. 证治准绳 [M]. 北京: 人民卫生出版社, 2014.

［61］王三才. 医便 [M]. 北京: 中国中医药出版社, 2015.

［62］徐春甫. 古今医统 [M]. 北京: 人民卫生出版社, 2008.

［63］薛己. 外科发挥 [M]. 北京: 人民卫生出版社, 2006.

［64］薛己. 外科枢要 [M]. 北京: 中国中医药出版社, 2019.

［65］薛己. 正体类要 [M]. 上海: 上海卫生出版社, 1957.

［66］薛己. 校注妇人良方 [M]. 太原: 山西科学技术出版社, 2012.

［67］张介宾. 类经 [M]. 北京: 中医古籍出版社, 2016.

［68］张介宾. 外科钤 [M]. 北京: 中国医药科技出版社, 2017.

［69］张介宾. 景岳全书 [M]. 北京: 中国医药科技出版社, 2011.

［70］张时彻. 摄生众妙方 [M]. 北京: 中医古籍出版社, 2004.

［71］鲍相璈. 验方新编 [M]. 北京: 人民卫生出版社, 2007.

［72］陈士铎. 洞天奥旨 [M]. 北京: 中国医药科技出版社, 2011.

［73］陈士铎. 辨证录 [M]. 北京: 中国中医药出版社, 2018.

［74］陈士铎. 石室秘录 [M]. 北京: 人民卫生出版社, 2016.

［75］陈修园. 陈修园医书全书 [M]. 北京: 中医古籍出版社, 2017.

［76］ 程国彭. 医学心悟 [M]. 北京: 人民卫生出版社, 2006.

［77］ 董西园. 医级 [M]. 北京: 中国中医药出版社, 2015.

［78］ 费伯雄. 医醇賸义 [M]. 北京: 人民卫生出版社, 2006.

［79］ 傅山. 傅山医学全集 [M]. 北京: 北京科学技术出版社, 2017.

［80］ 邹岳. 外科真诠 [M]. 北京: 中国中医药出版社, 2016.

［81］ 高思敬. 外科医镜 [M]. 上海: 上海科学技术出版社, 1990.

［82］ 高秉钧. 疡科心得集 [M]. 北京: 人民卫生出版社, 2006.

［83］ 顾世澄. 疡医大全 [M]. 北京: 中国中医药出版社, 1999.

［84］ 黄元御. 黄元御医学全集 [M]. 北京: 中医古籍出版社, 2016.

［85］ 江涵暾. 笔花医镜 [M]. 北京: 中国医药科技出版社, 2018.

［86］ 柳宝诒. 温热逢源 [M]. 北京: 人民卫生出版社, 1956.

［87］ 林珮琴. 类证治裁 [M]. 北京: 中国中医药出版社, 2008.

［88］ 李用粹. 证治汇补 [M]. 北京: 人民卫生出版社, 2006.

［89］ 梁玉瑜. 舌鉴辨证 [M]. 北京: 中国中医药出版社, 2016.

［90］ 陆廷珍. 六因条辨 [M]. 北京: 人民卫生出版社, 2010.

［91］ 马培之. 马培之外科医案 [M]. 北京: 人民卫生出版社, 2008.

［92］ 马培之. 外科传薪集 [M]. 北京: 人民卫生出版社, 1959.

［93］ 祁坤. 外科大成 [M]. 北京: 人民卫生出版社, 1983.

［94］ 秦之桢. 伤寒大白 [M]. 北京: 中国中医药出版社, 2012.

［95］ 沈金鳌. 杂病源流犀烛 [M]. 北京: 人民卫生出版社, 2006.

［96］ 沈源. 奇症汇 [M]. 北京: 中国中医药出版社, 2018.

［97］ 石寿棠. 医原 [M]. 上海: 上海浦江教育出版社, 2011.

［98］ 孙震元. 疡科会粹 [M]. 北京: 人民卫生出版社, 1987.

［99］ 唐黉. 外科选要 [M]. 北京: 中国中医药出版社, 1999.

［100］ 汪昂. 汤头歌诀 [M]. 北京: 中国医药科技出版社, 2016.

［101］ 汪昂. 医方集解 [M]. 北京: 中国中医药出版社, 2018.

［102］ 王学权. 重庆堂随笔 [M]. 北京: 人民军医出版社, 2012.

［103］ 吴谦. 医宗金鉴 [M]. 北京: 中国医药科技出版社, 2011.

［104］ 吴仪洛. 成方切用 [M]. 北京: 中国医药科技出版社, 2019.

［105］ 王孟英. 温热经纬 [M]. 北京: 中国中医药出版社, 2007.

［106］ 王清任. 医林改错 [M]. 北京: 人民卫生出版社, 2005.

［107］ 王璆. 百一选方 [M]. 上海: 上海中医学院出版社, 1991.

［108］ 王孟英. 随息居重订霍乱论 [M]. 北京: 中国中医药出版社, 2009.

［109］ 王维德. 外科证治全生集 [M]. 北京: 人民卫生出版社, 2006.

［110］ 魏之琇. 续名医类案 [M]. 北京: 人民卫生出版社, 2000.

［111］ 吴东旸. 医学求是 [M]. 南京: 江苏科学技术出版社, 1984.

［112］ 吴鞠通. 温病条辨 [M]. 北京: 人民卫生出版社, 2005.

［113］ 夏鼎. 幼科铁镜 [M]. 上海: 上海科学技术出版社, 1958.

［114］ 谢玉琼. 麻科活人全书 [M]. 上海: 上海科学技术出版社, 1964.

［115］ 周学海. 读医随笔 [M]. 北京: 中国中医药出版社, 2009.

［116］ 徐大椿. 医学源流论 [M]. 北京: 人民卫生出版社, 2007.

［117］ 许克昌. 外科证治全书 [M]. 北京: 人民卫生出版社, 1983.

［118］ 杨璿. 伤寒温疫条辨 [M]. 北京: 人民卫生出版社, 1986.

［119］ 叶桂. 医效秘传 [M]. 上海: 上海科学技术出版社, 1963.

［120］ 尤怡. 金匮要略心典 [M]. 北京: 中国中医药出版社, 2009.

［121］ 尤怡. 金匮翼 [M]. 北京: 中医古籍出版社, 2003.

［122］ 余师愚. 疫疹一得 [M]. 北京: 人民卫生出版社, 1996.

［123］ 余景和. 外证医案汇编 [M]. 北京: 中国中医药出版社, 2015.

［124］ 喻昌. 医门法律 [M]. 北京: 人民卫生出版社, 2006.

［125］ 张锡纯. 医学衷中参西录 [M]. 北京: 中医古籍出版社, 2016.

［126］ 章楠. 医门棒喝 [M]. 北京: 中国医药科技出版社, 2011.

［127］ 赵濂. 医门补要 [M]. 北京: 人民卫生出版社, 1959.

［128］ 郑梅涧. 重楼玉钥 [M]. 北京: 人民卫生出版社, 2006.

［129］ 杨国亮, 王侠生. 现代皮肤病学 [M]. 上海: 上海医科大学出版社, 1996.

［130］ 赵辨. 临床皮肤病学 [M]. 2 版. 南京: 江苏科学技术出版社, 2017.

［131］ 赵炳南. 赵炳南临床经验集 [M]. 北京: 人民卫生出版社, 1975.

［132］ 朱仁康. 中医外科学 [M]. 北京: 人民卫生出版社, 1987.

［133］ 朱仁康. 朱仁康临床经验集 [M]. 北京: 人民卫生出版社, 1979.

［134］ 赵广, 王毅侠. 临床皮肤病彩色图谱 [M]. 北京: 人民军医出版社, 2014.

［135］ 李博鑑. 皮科百览 [M]. 北京: 人民卫生出版社, 1996.

［136］ 李博鑑. 皮科便览 [M]. 北京: 中医古籍出版社, 1986.

［137］ 李博鑑. 皮肤病防治 357 问 [M]. 北京: 中国中医药出版社, 2005.

［138］ 李博鑑. 皮肤病防治 358 问 [M]. 北京: 中国中医药出版社, 1998.

［139］ 李博鑑. 皮科精方心典 [M]. 北京: 人民卫生出版社, 2007.

［140］ 李博鑑. 皮科易览 [M]. 北京: 中国医药科技出版社, 1989.

［141］ 李博鑑. 皮科证治概要 [M]. 北京: 人民卫生出版社, 2001.

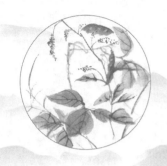

附录：中西医病名参照

按：此处所列病名，仅限于本书所涉及者。由于中、西医病名之间，有些是名异实同，有些是名同实异，也有些只是相近或相似，故仅供参考。以下病名排列，以中医病名笔画为序。

中医病名   西医病名

二 画

中医病名	西医病名
十指节断	自发性指（趾）断病（阿洪病、假阿洪病）
八角毛	刺毛虫皮炎
八角虫	阴虱
人中疔	唇部疖肿、蜂窝织炎
人面疮	肘、膝部疖肿
人裂舌	沟纹舌
儿生无皮	皮肤再生不良、先天性皮肤缺陷症
刀癣	迭瓦癣

三 画

中医病名	西医病名
干癬	婴儿湿疹
干疥	单纯性痒疹
干疤疥	疥疮
干癣	寻常型银屑病
土风疮	丘疹性荨麻疹、湿疹
土灶	稽留性肢端皮炎
土疥	疥疮、摩擦性苔藓样疹（沙土皮炎）
土栗	足部胼胝
下注疮	小腿湿疹

下疳疮	硬性下疳、软下疳
大风	麻风
大风恶疾	麻风
大头天行	颜面丹毒、急性化脓性腮腺炎、头面部蜂窝织炎
大头风	颜面丹毒、急性化脓性腮腺炎、头面部蜂窝织炎
大头瘟	颜面丹毒、急性化脓性腮腺炎、头面部蜂窝织炎
大麦痒	谷痒症
大疥	疥疮
大疽	项部痈
大脚风	下肢丹毒
大麻风	麻风
大麻疯	麻风
上水鱼	腘窝急性淋巴结炎
上腭痈	上腭脓肿
小儿头疮	小儿头部湿疹
小儿耳下疮	小儿耳间隙湿疹
小儿血凝	蒙古斑（新生儿青斑）
小儿赤游丹	小儿丹毒
小儿斑	蒙古斑（新生儿青斑）
小疖	浅表性毛囊炎、单纯性毛囊炎
小疣子	丝状疣
小疮	浅表性毛囊炎、单纯性毛囊炎
小嫁户痛	外阴疼痛症、外阴灼痛综合征
口下黄肥疮	口水皮炎
口生疮	疱疹性口腔炎、阿弗他口腔炎、白塞综合征
口舌疮	疱疹性口腔炎、阿弗他口腔炎、白塞综合征
口吻疮	口角唇炎、口周皮炎
口角疮	口角唇炎、口周皮炎
口灼痛	口灼痛综合征、唇灼痛综合征
口疡	疱疹性口腔炎、阿弗他口腔炎
口疮	疱疹性口腔炎、阿弗他口腔炎、口腔念珠菌病
口热痛	口灼痛综合征、唇灼痛综合征
口破	疱疹性口腔炎、阿弗他口腔炎

口紧	剥脱性唇炎、慢性唇炎
口疳	疱疹性口腔炎、阿弗他口腔炎、坏疽性口腔炎
口痛	口灼痛综合征、唇灼痛综合征
口糜	水疱大疱型多形性红斑、黏膜扁平苔藓、天疱疮
千日疮	寻常疣
久病疮	手、足部皲裂性湿疹
广疮	梅毒
尸脚	足跟皲裂
子母癣	玫瑰糠疹
子舌	舌下腺炎
女阴萎	女阴萎缩、女阴萎缩性皮炎、老年性女阴萎缩、原发性女阴萎缩
飞灶丹	小儿丹毒
马刀	颈部淋巴结结核
马皮癣	寻常型银屑病
马疥	结节性痒疹
马桶癣	漆性皮炎
马缨丹	盘状红斑狼疮

四　　画

王灼疮	新生儿剥脱性皮炎、剥脱性皮炎、红斑型天疱疮
王烂疮	新生儿剥脱性皮炎、剥脱性皮炎、红斑型天疱疮
天马疮	急性女阴溃疡
天火	丹毒
天火丹	小儿丹毒
天刑	麻风
天夺丹	小儿丹毒
天行	天花
天行发斑疮	天花
天行痘	天花
天行疮	天疱疮、脓疱疮
天灶丹	小儿丹毒
天泡	天疱疮、脓疱疮
天疮	天花
天疱	天疱疮、脓疱疮

天疱疮	寻常型天疱疮、类天疱疮、家族良性天疱疮、疱疹样皮炎、脓疱疮、疱疹样天疱疮、梅毒
天痘	天花
无名肿毒	鳞癌、基底细胞癌、恶性黑素瘤、恶性淋巴瘤、蕈样肉芽肿、塞扎里综合征、霍奇金淋巴瘤、皮肤白血病、皮肤淋巴细胞瘤、脂肪肉瘤等
无名毒	鳞癌、基底细胞癌、恶性黑素瘤、恶性淋巴瘤、蕈样肉芽肿、塞扎里综合征、霍奇金淋巴瘤、皮肤白血病、皮肤淋巴细胞瘤、脂肪肉瘤等
无汗	闭汗症
木舌	水肿性巨舌
木舌胀	水肿性巨舌
木唇	血管神经性水肿
不仁	皮肤感觉减退
历节	痛风、风湿性关节炎、类风湿关节炎
牙咬痈	颌面部蜂窝织炎
牙菌	牙龈瘤
日晒疮	日光性皮炎、多形性日光疹
中药毒	药物性皮炎、固定性药疹
水丹	丘疹性荨麻疹、湿疹
水火烫伤	烧伤
水花	水痘
水疔	气性坏疽
水毒	浸渍糜烂型皮炎
水疥	尾蚴皮炎、丘疹性荨麻疹、湿疹
水疮	水痘
水疱	水痘
水疱湿疡	丘疹性荨麻疹、湿疹
水流麻根疮	播散性盘状红斑狼疮、LE/LP 重叠综合征、足部溃疡性扁平苔藓
水渍手丫烂疮	浸渍糜烂型皮炎
水渍疮	浸渍糜烂型皮炎
水渍脚丫烂疮	浸渍糜烂型皮炎
水痘	水痘
水瘊子	传染性软疣
水激丹	小儿丹毒

牛皮风癣	神经性皮炎
牛皮癣	神经性皮炎
牛茧蚕	足部胼胝
牛乘蹉	跖疣
牛领	神经性皮炎
牛领马鞍癣	神经性皮炎
牛楝脸	跖疣
牛程蹉	跖疣
牛程蹇	跖疣
牛癣	神经性皮炎
手心毒	手掌深部间隙感染
手生丫枝	残留性多指症、先天性外伤性神经瘤
手生丫指	残留性多指症、先天性外伤性神经瘤
手足皮剥	角质松解症、剥脱性角质松解症
手足发疱	摩擦性水疱
手足多汗	局限性多汗症
手足汗	局限性多汗症
手足坼裂	手足皲裂
手足厚皮	掌跖角皮病
手足逆冷	雷诺现象、雷诺病、红疳病、肢端青紫症
手足逆胪	逆剥
手足脱下	自发性指（趾）断病（阿洪病、假阿洪病）
手足溅然汗出	局限性多汗症
手瘑疮	传染性湿疹样皮炎
毛发不生	少毛症、稀毛症
毛际疡	少腹、毛际部湿疹
毛际疮	少腹、毛际部湿疹
气痛	皮痛
爪风疮	瘙痒病
爪甲变黑	黑甲
爪甲枯黑	黑甲
反甲	匙状甲
反花疮	乳房外湿疹样癌、唇癌、鳞状细胞癌、基底细胞癌、基底鳞状细胞

	癌、舌癌、阴茎癌、湿疹样乳房癌等
反唇疔	唇部疖肿、蜂窝织炎
月食疮	耳间隙湿疹、耳部湿疹
月蚀耳疮	耳间隙湿疹、耳部湿疹
月蚀疮	耳间隙湿疹、耳部湿疹
月蚀疳	耳间隙湿疹、耳部湿疹
月蚀疳疮	耳间隙湿疹、耳部湿疹
月厥疮	剥脱性唇炎、慢性唇炎、唇癌
月镟疮	耳间隙湿疹、耳部湿疹
风不仁	皮肤感觉减退
风丹	丘疹性荨麻疹、湿疹
风身体如虫行	皮肤感觉异常症
风毒	药物性皮炎、植物 - 日光性皮炎
风毒肿	药物性皮炎、植物 - 日光性皮炎
风热疮	玫瑰糠疹
风乘疙瘩	荨麻疹
风疳	臀部多发性疖肿、臀部毛囊炎、蛲虫病、肛周湿疹
风疳疮	肛周湿疹、湿疹、蛲虫病
风疽	小腿静脉曲张性湿疹、静脉曲张综合征
风疹	风疹
风疹块	荨麻疹
风痒	冬季瘙痒症、小儿丘疹性荨麻疹、瘙痒病
风隐疹	皮肤划痕症、荨麻疹
风痧	风疹
风腿退	继发性淋巴水肿
风腿腿	继发性淋巴水肿
风瘖瘟	荨麻疹
风瘙	丘疹性荨麻疹、湿疹
风瘙痒	冬季瘙痒症、瘙痒病
风瘙瘾疹	荨麻疹、皮肤划痕症
风瘾疹	皮肤划痕症、荨麻疹
风癞	麻风
风癣	玫瑰糠疹、单纯糠疹、神经性皮炎

丹	丹毒、小儿丹毒
丹火	带状疱疹、小儿丹毒
丹毒	丹毒
丹疹	猩红热
丹瘄	传染性红斑、猩红热
丹熛	丹毒
乌癞	麻风
乌癞风	扁平苔藓
六指	残留性多指症、先天性外伤性神经瘤
火丹	小儿丹毒
火丹疮	红皮病、带状疱疹、小儿丹毒
火赤疮	红斑型天疱疮、疱疹样皮炎、疱疹样天疱疮
火灼疮	新生儿脓疱疮
火带疮	带状疱疹
火疮	烧伤
火珠	秃发性毛囊炎
火珠疮	秃发性毛囊炎
火斑疮	火激红斑
火腰带	带状疱疹
火腰带毒	带状疱疹
火瘢疮	火激红斑
火燎疱	单纯疱疹、生殖器疱疹
火癍疮	火激红斑
心漏	色汗症、血汗症

五　　画

玉门痛	外阴疼痛症、外阴灼痛综合征
玉顶发	头顶部痈
玉顶疽	头顶部痈
玉烂疮	新生儿剥脱性皮炎
艾火疮	局部烧伤
石火丹	固定性药疹
石疽	颈部淋巴结原发或继发肿瘤
石榴疽	肘部疖肿

石瘤疽	肘部疖肿
石瘤疽	肘部疖肿
龙泉疔	唇部疖肿、蜂窝织炎
甲绀	连续性肢端皮炎
甲疽	甲下胬肉、甲下寻常疣、嵌甲
甲疽疮	甲下胬肉、甲下寻常疣、嵌甲
甲蛆疮	甲下胬肉、甲下寻常疣、嵌甲
田螺疱	足癣
四肢节脱	自发性指（趾）断病（阿洪病、假阿洪病）
四肢坚如石	皮肤僵硬综合征
四肢逆冷	雷诺现象、雷诺病、肢端青紫症、红绀病
四肢厥冷	雷诺现象、雷诺病、肢端青紫症、红绀病
四弯风	异位性皮炎（特应性皮炎）
四厥	雷诺现象、雷诺病、肢端青紫症、红绀病
生下无皮	皮肤再生不良、先天性皮肤缺陷症
失荣	颈部淋巴结原发或继发性肿瘤
失营	颈部淋巴结原发或继发性肿瘤
失精	颈部淋巴结原发或继发性肿瘤
代甲	甲沟炎、连续性肢端皮炎
代指	甲沟炎、连续性肢端皮炎
白驳风	白癜风
白火丹	红皮病
白头疮	浅表性毛囊炎、单纯性毛囊炎
白皮瘤	干性皮脂溢出、脂溢性皮炎、石棉状糠疹
白皮癣	干性皮脂溢出、脂溢性皮炎、石棉状糠疹
白发	白发
白壳疮	寻常型银屑病
白秃	白癣
白秃疮	白癣
白疕	寻常型银屑病
白驳	白癜风、头部脂溢性皮炎
白驳风	白癜风
白虎历节	痛风

白轸	冷葶麻疹、晶形粟粒疹
白浊	淋病
白唇茧	唇癌
白疹	晶形粟粒疹、冷葶麻疹
白屑风	面部脂溢性皮炎、头部脂溢性皮炎
白游风	血管神经性水肿
白寒疮	寒冷性多形红斑
白痱	晶形粟粒疹
白瘖	晶形粟粒疹
白癞	麻风
白癞痢	白癣
白瘢	白癜风
白瘢风	白癜风
白瘢疯	白癜风
瓜藤缠	变应性皮肤血管炎、结节性红斑、结节性血管炎、结节性多动脉炎、硬红斑
印疮	压疮
外疝	软下疳横痃、性病性淋巴肉芽肿横痃
冬瓜腿	下肢丹毒、继发性淋巴水肿
鸟啄疮	汗孔角化症
半身汗	局限性多汗症
头风白屑	干性皮脂溢出、脂溢性皮炎、石棉状糠疹
头风屑	干性皮脂溢出、脂溢性皮炎、石棉状糠疹
头生白屑	头部脂溢性皮炎、石棉状糠疹
头白屑	干性皮脂溢出、脂溢性皮炎、石棉状糠疹
头出蛆	皮肤蝇蛆病
头皮出蛆	皮肤蝇蛆病
头发不生	少毛症、稀毛症
头汗	局限性多汗症、饮食性多汗症
头虱	头虱
头面生疮	头面部湿疹
头面汗	局限性多汗症、饮食性多汗症
头面疮	头面部湿疹

头面湿疮	头面部湿疹
头疮	小儿头部湿疹
头屑	头部脂溢性皮炎、石棉状糠疹
奶栗	乳腺增生、乳腺良性肿瘤
奶积	乳腺增生、乳腺良性肿瘤
奶麻	幼儿急疹（婴儿玫瑰疹）
奶脾	乳腺增生、乳腺良性肿瘤
奶腥疮	婴儿湿疹、婴儿脂溢性皮炎
奶癣	婴儿湿疹、异位性皮炎、乳房湿疹、婴儿脂溢性皮炎
皮肤不仁	皮肤感觉减退
皮肤甲错	皮肤干燥症、寻常型鱼鳞病、鳞状毛囊角化病、维生素 A 缺乏症
皮肤索泽	皮肤干燥症、寻常型鱼鳞病、鳞状毛囊角化病、维生素 A 缺乏症
皮肤痛	皮肤神经痛
皮痛	皮肤神经痛
皮痹	硬皮病
皮痹疽	硬皮病
发际疡	项部多发性毛囊炎
发际疮	项部多发性毛囊炎
发须毒	须疮、下颏湿疹
发须疮	须疮、下颏湿疹
发脑疽	项部痈
发黄	黄发
发蛀脱发	雄激素性脱发
发颐	急性化脓性腮腺炎
发瘤	皮样囊肿
对口	项部痈
对口发	项部痈
对口疔	项部痈
对口疮	项部痈
对口疽	项部痈
对口痈	项部痈
母子癣	玫瑰糠疹
丝瘊	丝状疣、软纤维瘤

<h2>六　　画</h2>

吉灶丹	小儿丹毒
托腮	颌面部蜂窝织炎
托腮痈	颌面部蜂窝织炎
老茧	胼胝
老烂脚	小腿静脉性溃疡、下肢慢性溃疡
老鼠偷粪	巴氏腺脓肿、会阴部疖肿
耳下疮	耳间隙湿疹、耳部湿疹
耳痒	痒点
耳旋疮	耳间隙湿疹、耳部湿疹
耳镟疮	耳间隙湿疹、耳部湿疹
百日疮	天花、寻常疣
百会疽	头顶部痈
百脉疽	颈部急性化脓性淋巴结炎
灰指甲	甲癣
死见苔	黑毛舌
夹口疮	口角唇炎
夹肢疽	腋下慢性淋巴结炎、腋下淋巴结核
夹肢痈	腋下急性淋巴结炎、化脓性大汗腺炎
夹痈	腋下急性淋巴结炎、化脓性大汗腺炎
夹棍疮	硬红斑
光红柔嫩舌	地图舌、光面舌
光莹舌	地图舌、光面舌
光剥	地图舌、光面舌
光剥舌	地图舌、光面舌
虫叮	虫咬皮炎
虫咬	虫咬皮炎
虫蚀疮	剥脱性唇炎、慢性唇炎
虫疥	疥疮
虫斑	单纯糠疹（白色糠疹）
虫瘤	皮肤蝇蛆病
曲鳅	腘窝部急性淋巴结炎
肉化石	皮肤钙沉着症

肉龟	瘢痕疙瘩
肉刺	逆剥、鸡眼
肉蛆	皮肤蝇蛆病
肉裂	手足皲裂
肉蜈蚣	瘢痕疙瘩
肉赘	皮赘、脂肪瘤
肉瘤	皮赘、脂肪瘤、肌纤维瘤、神经纤维瘤病
肉瘤赘	皮赘、脂肪瘤、肌纤维瘤
肉瘿	神经纤维瘤病
朱田火丹	小儿丹毒
舌下痰包	舌下囊肿
舌本痛	舌痛症
舌尖痛	舌痛症
舌光	光面舌
舌灼	舌灼症
舌灼热	舌灼症
舌肿	水肿性巨舌
舌肿强	水肿性巨舌
舌胀	水肿性巨舌
舌热	舌灼症
舌根痛	舌痛症
舌破	沟纹舌
舌剥	地图舌、光面舌
舌裂	沟纹舌
舌黑	黑毛舌
舌痛	舌痛症
竹木刺	异物刺伤
竹木刺入肉	异物刺伤
竹草刺疮	异物刺伤
伤水疮	类丹毒
血风	冬季瘙痒症、麻风
血风疮	丘疹性荨麻疹、湿疹、痒疹、皮肤瘙痒症
血风疹	热荨麻疹、胆碱能性荨麻疹

血丝疔	急性淋巴管炎
血丝疮	急性淋巴管炎
血丝瘤	毛细血管瘤
血汗	血汗症、色汗症
血余	自发性指（趾）断病（阿洪病、假阿洪病）
血疝	性病性淋巴肉芽肿横痃
血胤疮	单纯性紫癜、特发性血小板减少性紫癜、继发性或症状性血小板减少性紫癜
血痁	色素性紫癜性皮病、玫瑰糠疹
血痁疮	玫瑰糠疹、单纯性紫癜、特发性血小板减少性紫癜、继发性或症状性血小板减少性紫癜
血淋	淋病
血痣	小血管痣、蜘蛛痣、老年性血管痣、草莓状血管痣
血痹	股外侧皮神经炎、感觉减退
血瘙	色素性紫癜性皮病
血箭	急性淋巴管炎
血箭疔	急性淋巴管炎
血瘤	毛细血管瘤、海绵状血管瘤
肌若鱼鳞	皮肤干燥症、鳞状毛囊角化病、寻常型鱼鳞病、维生素 A 缺乏症
肌肤不仁	皮肤感觉减退
肌肤甲错	皮肤干燥症、寻常型鱼鳞病、缺乏症维生素 A 缺乏症
肌肤索泽	皮肤干燥症、鳞状毛囊角化病、寻常型鱼鳞病、维生素 A 缺乏症
肌衄	血汗症、色汗症
肌痹	皮肌炎
多毛	全身性多毛症
多指	残留性多指症、先天性外伤性神经瘤
羊胡子疮	须疮、下颏湿疹
羊胡须疮	须疮、下颏湿疹
羊胡疮	须疮、下颏湿疹
羊须疮	须疮、下颏湿疹
米疽	腋下慢性淋巴结炎、腋下淋巴结核
汗出偏沮	局限性多汗症
汗血	血汗症

汗斩疮	摩擦红斑、擦烂性念珠菌病
汗毒	急性化脓性腮腺炎
汗疹	红色粟粒疹
汗淅疮	摩擦红斑、擦烂性念珠菌病
汗浙疮	摩擦红斑、擦烂性念珠菌病
汗渐疮	摩擦红斑、擦烂性念珠菌病
汗斑	花斑癣
汗粟	晶形粟粒疹
汤火伤	烧伤
汤火烧伤	烧伤
汤泼火伤	烧伤
汤烫伤	烧伤
汤烫疮	烧伤
异毛恶发	全身性多毛症
阳毒	流行性斑疹伤寒、病毒性出血热、传染性红斑、梅毒
阳斑	暴发性紫癜
阴蜃	滴虫性阴道炎、念珠菌性阴道炎、急性女阴溃疡
阴下湿	阴囊湿疹、女阴湿疹、外阴部湿疹、局限性多汗症
阴门痒	滴虫性阴道炎、外阴瘙痒病、念珠菌性阴道炎
阴门瘙痒	滴虫性阴道炎、外阴瘙痒病、念珠菌性阴道炎
阴中痛	外阴疼痛症、外阴灼痛综合征
阴户痛	外阴疼痛症、外阴灼痛综合征
阴头生疮	坏疽性龟头炎
阴头疮	坏疽性龟头炎
阴头痈	坏疽性龟头炎
阴伤蚀疮	急性女阴溃疡
阴汗	局限性多汗症
阴阳毒	流行性斑疹伤寒、病毒性出血热、传染性红斑
阴茎疮	坏疽性龟头炎
阴肿	急性女阴溃疡
阴虱	阴虱
阴虱疮	阴虱
阴毒	流行性斑疹伤寒、病毒性出血热、传染性红斑、梅毒

阴蚀	滴虫性阴道炎、急性女阴溃疡
阴蚀疮	急性女阴溃疡、软下疳
阴蚀疽	急性女阴溃疡
阴疮	急性女阴溃疡、巴氏腺囊肿、外阴部疖肿
阴烂	急性女阴溃疡
阴疳	硬性下疳、急性女阴溃疡
阴萎	女阴萎缩、女阴萎缩性皮炎、老年性女阴萎缩、原发性女阴萎缩
阴痒	滴虫性阴道炎、外阴瘙痒病、念珠菌性阴道炎
阴厥	雷诺现象、雷诺病、肢端青紫症、红绀病
阴痛	外阴疼痛症、外阴灼痛综合征
阴湿	阴囊湿疹、女阴湿疹、外阴部湿疹、局限性多汗症
阴湿疮	阴囊湿疹、女阴湿疹、外阴部湿疹
阴缩	女阴萎缩、女阴萎缩性皮炎、老年性女阴萎缩、原发性女阴萎缩
阴癣	股癣
阴囊汗	局限性多汗症
妇人阴痒	滴虫性阴道炎、外阴瘙痒病、念珠菌性阴道炎
红云风	传染性红斑
红丝血箭疔	急性淋巴管炎
红丝疔	急性淋巴管炎
红丝疮	急性淋巴管炎
红丝瘤	毛细血管瘤
红虫如线	匐行疹、皮肤腭口线虫病
红汗	色汗症
红花草疮	植物 - 日光性皮炎
红线虫	匐行疹、皮肤腭口线虫病
红线疔	急性淋巴管炎
红茧疔	气性坏疽
红饼疮	传染性湿疹样皮炎
红演儿	急性淋巴管炎
红演疔	急性淋巴管炎
红蝴蝶疮	面部盘状红斑狼疮
红臀	尿布皮炎

七　　画

麦疥	谷痒症
远行奔走脚起疱	摩擦性水疱
走马牙疳	坏疽性口腔炎
走马疳	坏疽性口腔炎
走皮癞	传染性湿疹样皮炎
走皮癞疮	传染性湿疹样皮炎
走皮癣疮	传染性湿疹样皮炎
赤火丹	红皮病
赤白游风	血管神经性水肿
赤秃	脓癣
赤秃疮	脓癣
赤炎风	中毒性红斑、过敏性皮炎、药疹
赤炎疮	中毒性红斑、过敏性皮炎、药疹
赤面风	植物-日光性皮炎、颜面再发性皮炎、过敏性皮炎、激素依赖性皮炎、红色皮肤综合征、化妆品皮炎
赤轸	热荨麻疹、胆碱能性荨麻疹
赤脉	血栓性静脉炎
赤疹	热荨麻疹、胆碱能性荨麻疹
赤流肿	离心性环状红斑、匐行性回状红斑、风湿性环状红斑
赤疵	鲜红斑痣（葡萄酒样痣）
赤游风	血管神经性水肿、小儿丹毒
赤游丹	丹毒、小儿丹毒、离心性环状红斑、匐行性回状红斑、风湿性环状红斑
赤游丹毒	小儿丹毒
赤游肿	离心性环状红斑、匐行性回状红斑、风湿性环状红斑
赤鼻	酒渣鼻
花剥	地图舌
花癣	单纯糠疹
劳淋	淋病、非淋菌性尿道炎
杨梅下疳	硬下疳
杨梅天疱	二期皮肤梅毒
杨梅疮	梅毒

杨梅结毒	三期皮肤梅毒
杨梅疳毒	三期皮肤梅毒
杨梅疹	二期皮肤梅毒
杨梅痈漏	三期皮肤梅毒
杨梅圈	二期皮肤梅毒
杨梅斑	二期皮肤梅毒
杨梅痘	二期皮肤梅毒
杨梅癣	二期皮肤梅毒
杨辣子螫伤	刺毛虫皮炎
豆	天花
豆疮	天花
两目黯黑	眶周黑变病
连珠疳	舌下腺炎
时气疱疮	疱疹样脓疱病
时毒	急性化脓性腮腺炎
时毒暑疖	疖、疖病、汗管周围炎、汗腺周围炎、穿掘性毛囊炎
时疮	梅毒
吴萸疮	二期皮肤梅毒
足心发	足部感染
足发	足部感染
足跗发	足部感染
足疽	继发性淋巴水肿、单纯性淋巴管瘤
足跟疽	足部感染
男子阴疮	坏疽性龟头炎
串腰龙	带状疱疹
吹花癣	单纯糠疹
吹乳	急性乳腺炎
秃疮	黄癣、白癣
体无膏泽	皮肤干燥症、寻常型鱼鳞病、维生素 A 缺乏症
体气	腋臭
体如虫行	皮肤异常感觉症
身发痒	谷痒症
身有赤处	摩擦红斑、擦烂性念珠菌病

410

佛顶疽	头顶部痈
坐板疮	臀部疖肿、臀部多发性毛囊炎
谷道痒	肛门瘙痒症、蛲虫病、肛周湿疹
含腮	急性化脓性腮腺炎
含腮疮	面颈型放线菌病、坏疽性口腔炎、急性化脓性腮腺炎
肛门痒	肛门瘙痒症、蛲虫病
肛门湿痒	肛周湿疹
龟头疮	坏疽性龟头炎
灸火疮	局部烧伤
灸疮	局部烧伤
饮酒身面皆赤	酒红斑
饮酒面赤	酒红斑
冻风	冻疮、冻伤
冻疮	冻疮、冻伤
冻烂肿疮	冻疮、冻伤
冻烂疮	冻疮、冻伤
冻瘃	冻疮、冻伤
疕风	寻常型银屑病
疖	疖、疖病
疖毒	疖、疖病
疣疮	寻常疣
冷肿	硬肿病
冷流肿	硬肿病
羌螂蛀	骨髓炎、骨结核
沙虱	血吸虫尾蚴皮炎、恙虫病
沙虱伤	恙虫病、血吸虫尾蚴皮炎
沙虱毒	恙虫病、血吸虫尾蚴皮炎
沙疥	摩擦性苔藓样疹（沙土皮炎）
沦指	连续性肢端皮炎
沈唇	剥脱性唇炎、慢性唇炎
初生无皮	皮肤再生不良、先天性皮肤缺陷症
尿淋	非淋菌性尿道炎
陈肝疮	孢子丝菌病

附骨疽	骨结核
炉头疮	小儿头部湿疹
炉精疮	软下疳
炉精疳	软下疳
鸡冠丹	丹毒
鸡眼	鸡眼
鸡嗉疳	硬下疳
纹裂舌	沟纹舌
驴唇风	血管神经性水肿、剥脱性唇炎
驴眼疮	硬红斑
驴嘴风	血管神经性水肿、剥脱性唇炎

八　画

青记	蒙古斑（新生儿青斑）
青记脸	太田痣
青腿牙疳	坏血病
担肩瘤	脂肪垫、软组织纤维化、软组织增生
顶门疽	头顶部痈
坼破	足跟皲裂
坼裂	足跟皲裂
抱头火丹	颜面丹毒、颜面带状疱疹、头面部蜂窝脂炎
苔剥	地图舌、光面舌
苔落	地图舌
松皮癣	寻常型银屑病
松虫咬	松毛虫皮炎
松树痒	松毛虫皮炎
虎须疔	唇部疖肿、蜂窝织炎
房疮	天花
房寄疮	天花
肾脏风	阴囊湿疹、瘙痒病、阴囊神经性皮炎、维生素 B_2 缺乏症
肾脏风疮	阴囊湿疹、瘙痒病、阴囊神经性皮炎、维生素 B_2 缺乏症
肾囊风	阴囊湿疹、瘙痒病、阴囊神经性皮炎、维生素 B_2 缺乏症
肾囊湿疮	阴囊湿疹
岩疮	鳞状细胞癌、基底细胞癌、基底鳞状细胞癌

委中毒	腘窝急性淋巴结炎
金丝疮	急性淋巴管炎
金钱癣	体癣
金腮疮	面颈型放线菌病、坏疽性口腔炎
乳中结核	乳腺增生、乳腺良性肿瘤
乳头风	乳房湿疹、乳头皲裂
乳头破裂	乳房湿疹、乳头皲裂
乳头破碎	乳房湿疹、乳头皲裂
乳头皲裂	乳房湿疹、乳头皲裂
乳岩	乳腺癌、湿疹样乳房癌
乳核	乳腺增生、乳腺良性肿瘤
乳栗	乳腺增生、乳腺良性肿瘤
乳疳	湿疹样乳房癌
乳疽	乳腺结核
乳痈	急性乳腺炎
乳麻	幼儿急疹（婴儿玫瑰疹）
乳癖	乳腺增生、乳腺良性肿瘤
乳癣	婴儿脂溢性皮炎、婴儿湿疹、乳房湿疹
肤疹	水痘
肤硬如石	皮肤僵硬综合征
肺风	酒渣鼻、痤疮
肺风疮	酒渣鼻、痤疮
肺风粉刺	酒渣鼻、痤疮
肺疽	寻常型天疱疮、类天疱疮、疱疹样天疱疮、增殖型天疱疮、落叶型天疱疮、家族良性天疱疮
肢癥	皮肤僵硬综合征
肢坚如石	皮肤僵硬综合征
肢冷	雷诺现象、雷诺病、肢端青紫症、红绀病
肢厥	雷诺现象、雷诺病、肢端青紫症、红绀病
肬	疣
股间湿癣	股癣
肥水疮	血吸虫尾蚴皮炎
肥疮	黄癣、婴儿湿疹、脓癣、脓疱疮、口周皮炎、口腔念珠菌病

肥黏疮	黄癣、脓癣
胁汗	局限性多汗症
周身脱皮	剥脱性皮肤综合征、剥脱性皮炎
周身蜕皮	剥脱性皮肤综合征、剥脱性皮炎
鱼口	梅毒性横痃、软下疳横痃、性病性淋巴肉芽肿横痃
鱼口便毒	梅毒性横痃、软下疳横痃、性病性淋巴肉芽肿横痃
鱼便	梅毒性横痃、软下疳横痃、性病性淋巴肉芽肿横痃
鱼脐疔	皮肤炭疽
鱼脐疔疮	皮肤炭疽
鱼脐疮	皮肤炭疽
狐气	腋臭
狐尿刺	毛发红糠疹
狐刺疮	异物刺伤
狐臭	腋臭
狐狸刺	毛发红糠疹
狐惑	眼 - 口 - 生殖器综合征（白塞综合征）
狐惑疮	眼 - 口 - 生殖器综合征（白塞综合征）
狐骚	腋臭
狐骚臭	腋臭
狐臊	腋臭
疠	麻风
疠风	麻风
疠疡	麻风、血管萎缩性皮肤异色病、泛发性色素异常症、网状色素皮病
疠疡风	血管萎缩性皮肤异色病、泛发性色素异常症、网状色素皮病
疙疽	蕈样肉芽肿（斑块期、肿瘤期）
疚疽	腋下慢性淋巴结炎、腋下淋巴结核
油风	斑秃、雄激素性脱发
油风毒	斑秃
油灰指甲	甲癣
油秃	雄激素性脱发
油炸甲	甲癣
沸子	红色粟粒疹、夏令水疱病

沸疮	夏令水疱病、多形性日光疹
沸烂疮	夏令水疱病、多形性日光疹
肩瘤	脂肪垫、软组织增生、软组织纤维化
承浆疔	唇部疖肿、蜂窝织炎
虱巢	头虱
奷黯	黄褐斑
细皮风疹	丘疹性荨麻疹、湿疹
经前发疹	月经疹

九　　画

毒虫咬伤	虫咬皮炎
毒虫螫伤	虫咬皮炎
毒肿	植物 - 日光性皮炎
毒鱼伤人	毒鱼刺伤
毒鱼刺人	毒鱼刺伤
毒鱼刺伤	毒鱼刺伤
项中疽	项部痈
项生疽	项部痈
项疽	项部痈
项痈	项部痈
挟瘿	颈部淋巴结结核
指节断落	自发性指(趾)断病(阿洪病、假阿洪病)
指掌脱皮	角质松解症、剥脱性角质松解症
鸦啗疮	盘状红斑狼疮、寻常狼疮、耳部湿疹
茧唇	唇癌
茱萸丹	丹毒
胡气	腋臭
胡次丹	小儿丹毒
胡须顽湿	须疮、下颏湿疹
胡臭	腋臭
胡漏丹	小儿丹毒
枯筋箭	寻常疣、尖锐湿疣、扁平疣
枯痦	晶形粟粒疹、深部粟粒疹
厚皮	掌跖角皮病

砂仁疮	二期皮肤梅毒
砂虱伤	恙虫病
砂疥	摩擦性苔藓样疹（沙土皮炎）、单纯性痒疹
砂螨	恙虫病
砍头疮	项部痈
面上黑色	外源性色素沉着
面风	颜面再发性皮炎、过敏性皮炎、化妆品皮炎、激素依赖性皮炎、红色皮肤综合征
面生黑子	色痣
面生游风	面部脂溢性皮炎
面发毒	结节性痤疮、面部脓皮病、中重度痤疮
面尘	里尔黑变病
面色黧黑	黑皮哮喘
面变黑色	外源性色素沉着
面油风	颜面再发性皮炎、过敏性皮炎、化妆品皮炎、激素依赖性皮炎、红色皮肤综合征
面皯黯	里尔黑变病
面皯䵟	雀斑
面皯	雀斑
面皯黯	雀斑
面垢	皮肤垢着病
面疮	面部脓皮病、面部结节性痤疮、面部脂溢性皮炎、重度痤疮、聚合性痤疮、暴发性痤疮
面疱	粟丘疹、白头粉刺、寻常痤疮
面粉皶	白头粉刺
面黑子	色痣
面黑皯	黄褐斑
面游风	面部脂溢性皮炎
面游风毒	药物性皮炎、面部脂溢性皮炎、面部脓皮病
面皶	白头粉刺、痤疮、青春期前痤疮
面皶疱	白头粉刺、青春期前痤疮
面皯疱	黄褐斑
殃火丹	小儿丹毒

背窬	先天性骶椎裂、脊柱融合缺陷
背窬疮	先天性骶椎裂、脊柱融合缺陷
蚂蚁窝	汗疱症
咬甲	咬甲癖
钮扣风	胸部脂溢性皮炎
卸肉疔	气性坏疽
香瓣疮	脓疱疮
重台瘑	颈淋巴结结核
重舌	舌下腺炎
重舌风	舌下腺炎
便毒	梅毒性横痃、性病性淋巴肉芽肿横痃、软下疳横痃
便痈	性病性淋巴肉芽肿横痃、软下疳横痃
鬼风疙瘩	荨麻疹
鬼火丹	颜面丹毒、小儿丹毒
鬼饭疙瘩	荨麻疹
鬼剃头	斑秃
鬼剃刺	斑秃
鬼舐头	斑秃
鬼脸疮	面部盘状红斑狼疮
侵脑疽	头顶部痈
须发秃落	少毛稀、稀毛症、普秃
须发俱落	普秃
须眉脱落	普秃
食鱼中毒	中毒性红斑
食虾中毒	中毒性红斑
食蟹中毒	中毒性红斑
胞漏疮	阴囊湿疹
脉痹	结节性多动脉炎、血栓性静脉炎
脉溢	色汗症、血汗症
胎风	新生儿剥脱性皮炎
胎记	蒙古斑（新生儿青斑）
胎赤	新生儿中毒性红斑、新生儿红皮病
胎肥	小儿硬肿病

胎毒发丹	小儿丹毒
胎垢	寻常型鱼鳞病
胎瘶疮	婴儿湿疹
胎热丹毒	小儿丹毒
胎溻皮疮	新生儿剥脱性皮炎
胎窬	先天性骶椎裂、脊柱融合缺陷
胎窬疮	先天性骶椎裂、脊柱融合缺陷
胎瘤	毛细血管瘤、血管瘤、海绵状血管瘤
胎癣	婴儿湿疹、婴儿脂溢性皮炎
独骨疮	颏部湿疹、口水皮炎
急淋	淋病、非淋菌性尿道炎
疬疡	血管萎缩性皮肤异色病、泛发性色素异常症、网状色素皮病、麻风、西瓦特皮肤异色病
疬疡风	血管萎缩性皮肤异色病、泛发性色素异常症、网状色素皮病、西瓦特皮肤异色病
疣	寻常疣、扁平疣、丝状疣
疣目	寻常疣、扁平疣、丝状疣
疣疮	寻常疣、扁平疣、丝状疣
疥	疥疮
疥疮	疥疮
疥癣	手癣、体癣、甲癣、足癣、股癣
疮内有石	皮肤钙沉着症
疮建	急性淋巴结炎
疮根	急性淋巴结炎
疫疔	皮肤炭疽
疫疬疱疮	疱疹样脓疱病、天花
疫喉痧	猩红热
疫痧	猩红热
疰痃	软下疳横痃、性病性淋巴肉芽肿横痃、梅毒性横痃
炸筋腿	小腿静脉曲张
烂手	浸渍糜烂型皮炎
烂皮疔	气性坏疽
烂皮野疮	脓疱疮

烂疔	气性坏疽
烂疮	小儿类天疱疮
烂脚	浸渍糜烂型皮炎
烂脚丫	足癣
烂喉丹痧	猩红热
烂喉疫痧	猩红热
烂喉痧	猩红热
烂腿	小腿湿疹、小腿慢性溃疡
洪烛疮	新生儿剥脱性皮炎、剥脱性皮炎、红斑型天疱疮
室火丹	结节性红斑
穿心脚底风	足底部穿通性溃疡
穿拐痰	骨结核
穿埂毒	手掌深部间隙感染
穿掌毒	手掌深部间隙感染
穿窟天蛇	足底感染
穿踝疽	骨结核
扁瘊	扁平疣
眉癣	眉额部脂溢性皮炎、眉额部湿疹
眉风癣	眉额部脂溢性皮炎、眉额部湿疹
眉发尽落	普秃
眉发俱落	普秃
眉发脱尽	普秃
眉疮	眉额部脂溢性皮炎、眉额部湿疹
眉癣疮	眉额部脂溢性皮炎、眉额部湿疹
眉恋	眉额部脂溢性皮炎、眉额部湿疹
眉恋疮	眉额部脂溢性皮炎、眉额部湿疹
眉脱	斑秃
蚤疽	孢子丝菌病
结毒	三期皮肤梅毒
结毒倒发	三期皮肤梅毒
结核	神经纤维瘤病、结节性发热性非化脓性脂膜炎、皮肤猪囊虫病
结核丹	神经纤维瘤病、结节性发热性非化脓性脂膜炎、皮肤猪囊虫病、脂肪瘤

结筋	腱鞘囊肿
驳白	白癜风
饪唇疳	口周色素性红斑病
饪嘴疳	口周色素性红斑病

十　　画

顽疮	鳞状细胞癌
顽湿结聚	结节性痒疹
顽癣	神经性皮炎
热气疮	单纯疱疹、生殖器疱疹
热火嘘	单纯疱疹、生殖器疱疹
热毒流注	变应性皮肤血管炎、结节性血管炎、结节性多动脉炎、结节性红斑
热疮	单纯疱疹、生殖器疱疹
热病疱疮	疱疹样脓疱病
热淋	淋病、非淋菌性尿道炎
热痱	红色粟粒疹
耻疮	软下疳、硬性下疳
莲花舌	舌下腺炎
荷叶癣	体癣
恶风	麻风
恶虫叮咬	虫咬性皮炎
恶肉	神经纤维瘤病
恶脉	血栓性静脉炎
恶疮	鳞状细胞癌、基底细胞癌、基底鳞状细胞癌
恶核	结节性发热性非化脓性脂膜炎
恶核肿	结节性发热性非化脓性脂膜炎
恶疾	麻风
桃花癣	单纯糠疹
根疳	软下疳、性病性淋巴结肉芽肿
唇风	剥脱性唇炎、慢性唇炎
唇生肿核	腺性唇炎
唇生核	腺性唇炎
唇疔	唇部疖肿、蜂窝织炎

唇沈	剥脱性唇炎、慢性唇炎
唇茧	唇癌
唇疮	肉芽肿性唇炎、接触性唇炎、光线性唇炎、剥脱性唇炎
唇核	腺性唇炎
唇紧	剥脱性唇炎、慢性唇炎
唇痈	唇部疖肿、蜂窝织炎
唇裂	口唇皲裂
唇湿	剥脱性唇炎、慢性唇炎
唇瞤	剥脱性唇炎、慢性唇炎
唇颤动	剥脱性唇炎、慢性唇炎
夏日沸烂疮	夏令水疱病、多形性日光疹、红色粟粒疹
破皮疔	气性坏疽
紧唇	剥脱性唇炎、慢性唇炎
眠疮	压疮
鸭怪	血吸虫尾蚴皮炎
鸭屎风	血吸虫尾蚴皮炎
蚌疽	急性女阴溃疡
蚝虫螫伤	刺毛虫皮炎、松毛虫皮炎
蚊虫叮伤	虫咬皮炎
蚊虫叮咬	虫咬皮炎
蚊虫咬伤	虫咬皮炎
圆癣	体癣
钱癣	体癣
舐唇风	剥脱性唇炎、慢性唇炎
透脑疽	头顶部痈
笔管癣	体癣
倒甲	嵌甲
倒刺	逆剥
臭田螺	足癣
射工伤	刺毛虫皮炎、松毛虫皮炎
脂瘤	表皮囊肿、毛鞘囊肿
脐疮	脐部湿疹
脐湿	脐部湿疹

脐湿疮	脐部湿疹
胶瘤	腱鞘囊肿
脑中痈	项部痈
脑后发	项部痈
脑灼	项部痈
脑疽	头皮疖肿
脑疽疮	头皮疖肿
脑疽	项部痈
脑痈	头顶部痈
脑湿	皮角
脑漯	项部痈
胼胝	胼胝
脓疥	疥疮合并感染
脓淋	淋病
脓巢疮	脓疱疮、深脓疱疮
脓窝疥	疥疮合并感染
脓窝疮	脓疱疮、深脓疱疮
恋眉	眉、额部湿疹
恋眉疮	眉、额部湿疹
席疮	褥疮
疳疮	硬性下疳、软下疳、性病性淋巴肉芽肿
病串	颈部淋巴结结核
病穿板	足底感染
疱肉	皮肤猪囊虫病
粉花疮	油彩皮炎、化妆品皮炎、接触性皮炎、颜面再发性皮炎、激素依赖性皮炎、过敏性皮炎
粉刺	寻常痤疮、白头粉刺、黑头粉刺、青春期前痤疮
粉疵	寻常痤疮、白头粉刺、黑头粉刺、青春期前痤疮
粉皶	白头粉刺、青春期前痤疮
粉瘤	表皮囊肿、毛鞘囊肿
粉囊瘤	表皮囊肿、毛鞘囊肿
烟火丹	小儿丹毒
酒刺	寻常痤疮、白头粉刺、青春期前痤疮

酒毒	酒红斑
酒渣鼻	酒渣鼻
酒皶	酒渣鼻
酒糟鼻	酒渣鼻
酒齄鼻	酒渣鼻
酒齇鼻	酒渣鼻
海底痈	巴氏腺囊肿、会阴部疖肿
流火	下肢丹毒
流皮漏	皮肤结核
流肿	硬肿病
流注	骨结核、皮肤结核、淋巴结核
浸淫疮	急性湿疹、自家过敏性皮炎、癣菌疹、传染性湿疹样皮炎、脓疱疮
涌泉疽	足底感染
悔气疮	寻常疣
家火丹	小儿丹毒
诸鱼伤人	毒鱼刺伤
袖口疳	龟头包皮炎
袖手疳	龟头包皮炎
冥病	麻风
剥脱苔	地图舌
陷甲	匙状甲
绣球风	阴囊湿疹、瘙痒病、阴囊神经性皮炎、维生素 B_2 缺乏症

十 一 画

琉璃发	足跟胼胝
琉璃疽	足跟胼胝
捧喉毒	颈部急性化脓性淋巴结炎
堆砂鬎鬁	黄癣
掖痈	腋下急性淋巴结炎、腋下脓肿、化脓性大汗腺炎
黄水疮	脓疱疮
黄发	黄发
黄汗	色汗症
黄疔	唇部疖肿、蜂窝织炎
黄肥疮	口水皮炎

黄鳅痈	血栓性静脉炎
梅衣秃	斑秃
梅核痹	结节性红斑
梅核火丹	结节性红斑
匏舌	舌下囊肿
雪口	口腔念珠菌病
雪花疮	口腔念珠菌病
雀子斑	雀斑
雀斑	雀斑
悬痈	上腭脓肿、巴氏腺囊肿、会阴部疖肿
野火丹	小儿丹毒
啮甲	咬甲癖
蛆痘	皮肤蝇蛆病
蛆瘕	皮肤蝇蛆病
蚰蜒疮	坏疽性脓皮病
蚯蚓漏	坏疽性脓皮病
蛀毛癣	白癣
蛀发癣	雄激素性脱发
蛀疳	硬性下疳、软下疳
蛇丹	额面部带状疱疹、颜面丹毒
蛇皮	寻常型鱼鳞病
蛇皮癣	寻常型鱼鳞病
蛇形丹	带状疱疹
蛇串疮	带状疱疹
蛇体	寻常型鱼鳞病
蛇身	寻常型鱼鳞病
蛇虱	寻常型银屑病
蛇胎	寻常型鱼鳞病
蛇眼疔	甲沟炎
蛇巢疮	带状疱疹
蛇缠丹	带状疱疹
蛇缠虎带	带状疱疹
蛇缠疮	带状疱疹

蛇鳞	寻常型鱼鳞病
婴儿青斑	蒙古斑（新生儿青斑）
甜疮	脓疱疮
偏汗	局限性多汗症
偏沮	局限性多汗症
脚上起疱	摩擦性水疱
脚气	足癣、维生素 B_1 缺乏症
脚气疮	足癣
脚坼破	足跟皲裂
脚板红	红斑性肢痛病
脚板红痛	红斑性肢痛病
脚底风	足底部穿通性溃疡
脚蚓	足癣
脚蚓疮	足癣
脚疽	肢端黑素瘤
脚弱	维生素 B_1 缺乏症
脚湿气	足癣
脸发	面部脓皮病
脱甲	周期性脱甲病
脱甲疳	甲沟炎
脱壳	剥脱性皮肤综合征
脱骨疔	闭塞性血栓性脉管炎、类脂质渐进性坏死、糖尿病足、肢端黑素瘤
脱骨疽	闭塞性血栓性脉管炎、类脂质渐进性坏死、糖尿病足、肢端黑素瘤
脱疽	闭塞性血栓性脉管炎、糖尿病足、肢端黑素瘤、类脂质渐进性坏死、骨髓炎
脱痈	闭塞性血栓性脉管炎、糖尿病足、类脂质渐进性坏死
脱营	颈部淋巴结原发或继发恶性肿瘤
脱囊疮	小儿阴囊湿疹
象皮腿	继发性淋巴水肿
逸风疮	蕈样肉芽肿（早期）、点滴状副银屑病、急性痘疮样苔藓样糠疹
猪灰疮	臀部多发性疖肿、臀部毛囊炎
猫眼疮	多形红斑、寒冷性多形红斑
麻	麻疹

麻风	麻风
麻根疮	播散性盘状红斑狼疮、LE/LP 重叠综合征、足部溃疡性扁平苔藓
麻疹	麻疹
痒水病	血吸虫尾蚴皮炎
痒风	瘙痒病、冬季瘙痒症
痕水病	血吸虫尾蚴皮炎
痕螺病	血吸虫尾蚴皮炎
旋耳疮	耳部湿疹、耳间隙湿疹
旋指疳	连续性肢端皮炎
旋根疳	硬下疳、软下疳
断纹舌	沟纹舌
剪口	口角唇炎
剪口疮	口角唇炎
淋	非淋菌性尿道炎、淋病
皲裂疮	手足皲裂
隐疹	荨麻疹、皮肤划痕症
颈痈	颈部急性化脓性淋巴结炎
骑马痈	巴氏腺囊肿、会阴部疖肿

十 二 画

斑白	白癜风
斑驳	白癜风
斑毒	暴发性紫癜
斑毒病	暴发性紫癜
葡萄疫	过敏性紫癜、单纯性紫癜
落头疽	项部痈
落发	斑秃
落脐疮	脐部湿疹
棉花疮	梅毒
粟疮	湿疹、丘疹性荨麻疹、成人急性单纯性痒疹
雁来风	慢性唇炎、剥脱性唇炎、唇癌
雁疮	寒冷性多形红斑、多形红斑
厥逆	雷诺病、雷诺现象、肢端青紫症、红绀病
尰	单纯性淋巴管瘤、继发性淋巴水肿

爐病	单纯性淋巴管瘤、继发性淋巴水肿
裂纹舌	沟纹舌
颊疡	面颈型放线菌病、坏疽性口腔炎
悲羊疮	传染性湿疹样皮炎
紫白癜风	花斑癣
紫印脸	鲜红斑痣(葡萄酒样痣)
紫舌胀	水肿性巨舌
紫赤疵	鲜红斑痣(葡萄酒样痣)
紫疥	玫瑰糠疹
紫疥斑	急性淋巴管炎
紫斑	过敏性紫癜、单纯性紫癜、暴发性紫癜
紫癜	过敏性紫癜、单纯性紫癜、暴发性紫癜
紫癜风	扁平苔藓
棠梨泡	皮肤钙沉着症
掌心风	皲裂性湿疹
暑疖	汗管周围炎、汗腺脓疡、穿掘性毛囊炎
暑热疮	夏季皮炎
晶瘄	晶形粟粒疹
蛔疳	肛周湿疹、肛周瘙痒、蛔虫病、蛲虫病
蜒蚰疮	坏疽性脓皮病
蜒蝣毒	坏疽性脓皮病
喉痧	猩红热
嵌甲	嵌甲
嵌指	嵌甲
黑子	黑子、色痣
黑子痣	黑子、色痣
黑甲	黑甲
黑舌	黑毛舌
黑舌苔	黑毛舌
黑苔	黑毛舌
黑砂瘤	黑头粉刺痣
黑粉瘤	黑头粉刺痣
黑眼圈	眶周着色过度病、眶周黑变病

黑痣	黑子、色痣
锁口疔	唇部疖肿、蜂窝织炎
锁喉毒	颈部急性化脓性淋巴结炎
鹅口	口腔念珠菌病
鹅口白疮	口腔念珠菌病
鹅口疮	口腔念珠菌病
鹅爪风	灰指甲
鹅掌风	手癣
筋结	腱鞘囊肿
筋解	自发性指（趾）断病（阿洪病、假阿洪病）
筋瘤	小腿静脉曲张
傲冬疮	秋冬季湿疹
腓腨发	硬红斑
腓腨发疽	硬红斑
腓腨疽	硬红斑
腘中毒	腘窝急性淋巴结炎
脾疔	唇部疖肿、蜂窝织炎
脾瘅	疱疹性口腔炎、阿弗他口腔炎
腋气	腋臭
腋后痈	腋下急性淋巴结炎、腋下脓肿、化脓性大汗腺炎
腋汗	局限性多汗症
腋前痈	腋下急性淋巴结炎、腋下脓肿、化脓性大汗腺炎
腋臭	腋臭
腋疽	腋下慢性淋巴结炎、腋下淋巴结核、化脓性大汗腺炎、腋下脓肿
腋痈	腋下急性淋巴结炎、腋下脓肿、化脓性大汗腺炎
腋漏	腋臭、局限性多汗症
猢狲疳	胎传梅毒
猴子疳	胎传梅毒
猴狲疳	胎传梅毒
猴疳	胎传梅毒
猴疳疮	胎传梅毒
敦痈	足趾感染
痦子	黑子、雀斑样痣

痘风疮	种痘性湿疹
痘毒	种痘性湿疹
痘疮	天花
痘癞	种痘性湿疹
痤	痤疮、疖
痤痱	痤疮、臀部疖肿、臀部毛囊炎、红色粟粒疹
痤痱疮	臀部疖肿、痤疮、红色粟粒疹、臀部毛囊炎
痧子	麻疹
痛风	痛风、类风湿关节炎、风湿性关节炎、风湿性多肌炎等
痦爪	连续性肢端皮炎
痲裂疮	足跟皲裂、手足皲裂
病疮	掌跖脓疱病、手部皲裂性湿疹
痛痹	痛风、类风湿关节炎、风湿性关节炎、风湿性多肌炎等
湮尻疮	尿布皮炎
湿癥	婴儿湿疹
湿气疮	足踝部湿疹
湿阴疮	阴囊湿疹
湿毒疮	足踝部湿疹
湿毒流注	硬红斑、结节性红斑
湿疥	疥疮
湿蠶疮	小腿湿疹
湿癥疮	婴儿湿疹
湿病疮	掌跖脓疱病、手部皲裂性湿疹
湿疮	湿疹
湿臁疮	小腿湿疹、静脉曲张性湿疹
温毒发斑	暴发性紫癜
游风	血管神经性水肿
游火	丹毒
游火丹	小儿丹毒
寒疮	寒冷性多形红斑
寒厥	雷诺现象、雷诺病、红绀病、肢端发绀病
裤口疮	下肢慢性溃疡、小腿静脉性溃疡
裤口毒	下肢慢性溃疡、小腿静脉性溃疡

裙风	下肢慢性溃疡、小腿静脉性溃疡
裙边疮	下肢慢性溃疡、小腿静脉性溃疡
谢顶	雄激素秃发
登豆疮	疱疹样脓疱病、天花
皴揭	手足皲裂
皴裂疮	手足皲裂
皴痛	手足皲裂
缓风	维生素 B_1 缺乏症

十三画及以上

摄领疮	颈后部神经性皮炎
蓐疮	褥疮
蓝注	蓝痣
颐发	急性化脓性腮腺炎
蒸笼头	局限性多汗症
跨马痈	巴氏腺囊肿、外阴疖肿
跟疽	足跟胼胝
蜈蚣伤	蜈蚣咬伤
蜈蚣毒	蜈蚣咬伤
蜈蚣螫伤	蜈蚣咬伤
蜂叮伤	蜂螫伤
蜂叮疮	蜂螫伤
蜂螫	蜂螫伤
蜂螫伤	蜂螫伤
蜂螫疮	蜂螫伤
蜣螂蛀	骨髓炎、骨结核
嗣面	痤疮、白头粉刺、粟丘疹
锯痕症	瘢痕疙瘩
鼠乳	传染性软疣
鼠疮	颈部淋巴结核
貉貊	头部穿掘性毛囊炎
腹皮青黑	蒙古斑（新生儿青斑）
腿丫癣	股癣
腿游风	小腿丹毒

腿游风丹	下肢丹毒
瘄子	麻疹
痱	红色粟粒疹
痱子	红色粟粒疹
痱毒	红色粟粒疹、汗管周围炎、汗腺脓疡
痱疮	红色粟粒疹、夏令水疱病、多形性日光疹
痱癗	红色粟粒疹
痹症	痛风、类风湿关节炎、风湿性关节炎、风湿性多肌炎等
痹病	痛风、类风湿关节炎、风湿性关节炎、风湿性多肌炎等
瘤发	痛风
痞癗	荨麻疹
痰包	舌下囊肿
痰疬	皮肤猪囊虫病、皮肤包虫病、皮肤腭口线虫病
痰核	皮肤猪囊虫病、皮肤包虫病、皮肤腭口线虫病、脂肪瘤、神经纤维瘤病、腱鞘囊肿、毛鞘囊肿、皮脂囊肿、结节性发热性非化脓性脂膜炎
痰核结聚	皮肤猪囊虫病、皮肤包虫病、皮肤腭口线虫病、脂肪瘤、神经纤维瘤病、腱鞘囊肿、毛鞘囊肿、皮脂囊肿
新生无皮	皮肤再生不良、先天性皮肤缺陷症
满面俱黑	外源性色素沉着
漏皮疮	新生儿剥脱性皮炎、剥脱性皮炎
嫁痛	女阴疼痛症、女阴灼痛综合征
缠腰丹	带状疱疹
缠腰火丹	带状疱疹
缠腰龙	带状疱疹
皱刺	白头粉刺
皱疱	痤疮
遭指	连续性肢端皮炎
腨	游走性血栓静脉炎
腨病	游走性血栓静脉炎
蜡烛笑	软下疳
蜡烛疳	软下疳
蜘蛛疮	疱疹样皮炎、带状疱疹、疱疹样天疱疮

舐唇疮	口周色素性红斑病
舐唇疳	口周色素性红斑病
舐嘴疮	口水皮炎、口周皮炎
鼻生疮	鼻部疖肿
鼻生疮肿	鼻部疖肿
鼻赤	酒渣鼻
鼻疮	鼻部疖肿
鼻㫪疮	鼻部湿疹、皮炎
鼻准红赤	酒渣鼻
鼻疽	鼻硬结病
鼻齄	酒渣鼻
鼻齇	酒渣鼻
膏淋	淋病
瘟毒	气性坏疽
猴子	寻常疣
猴疮	寻常疣
瘑疮	软下疳
瘑癣	股癣、体癣
精浊	淋病、非淋菌性尿道炎
鹚痈	手掌深部间隙感染
漆毒	漆性皮炎
漆咬	漆性皮炎
漆疮	漆性皮炎
滴脓疮	脓疱疮
漏腋	腋臭、局限性多汗症
漏蹄风	足底部穿通性溃疡
漏蹄疯	足底部穿通性溃疡
缩阴	女阴萎缩、女阴萎缩性皮炎、老年性女阴萎缩、原发性女阴萎缩
横痃	梅毒横痃、软下疳横痃、性病淋巴肉芽肿横痃、淋病横痃、腹股沟淋巴结肿大
豌豆疮	天花
蝴蝶斑	黄褐斑
蝎咬伤	蝎螫伤

蝎螫伤	蝎螫伤
蝣蜒毒	坏疽性脓皮病
蝣蜒疮	坏疽性脓皮病
蜒虫伤疮	刺毛虫皮炎
蝼蛄串	孢子丝菌病、皮肤或淋巴结核
蝼蛄疖	头部穿掘性毛囊炎
稻草痒	谷痒症
瘢痕	瘢痕疙瘩
瘢痕不灭	瘢痕疙瘩
瘢痕凸出	瘢痕疙瘩
瘤赘	皮赘、脂肪瘤、神经纤维瘤病
瘑病	游走性血栓静脉炎
熛丹	丹毒
熛火丹	小儿丹毒
熛疮	小儿类天疱疮
潜趾	嵌甲
褥疮	褥疮
髭疔	口唇部疖肿、蜂窝织炎
燕口	口角唇炎、口周皮炎
燕口疮	口角唇炎、口周皮炎
燕吻疮	口角唇炎、口周皮炎
燕窝疮	枕部毛囊炎、下颏部毛囊炎
擎珠毒	手掌深部间隙感染
擎疽	手掌深部间隙感染
镜面舌	光面舌
镞木刺入肉	异物刺伤
镞根疳	软下疳、淋病
膕子	胼胝
瘭疽	手掌深部间隙感染
瘰疬	颈部淋巴结结核
瘰疬疮	颈部淋巴结结核
瘾疹	荨麻疹、皮肤划痕症
壅疾	维生素 B_1 缺乏症

甑带疮	带状疱疹
瘢眉	眉部湿疹、眉部脂溢性皮炎
瘢眉疮	眉部湿疹、眉部脂溢性皮炎
燎疱	单纯疱疹
壁虱	恙虫病
黏疮	脓癣
臊疳	龟头包皮炎、硬性下疳
臊瘊	尖锐湿疣
臁疮	小腿静脉性溃疡、下肢慢性溃疡
臁疮腿	小腿静脉性溃疡、下肢慢性溃疡
糟指	连续性肢端皮炎
糠状秃	雄激素性脱发
燥毒	干燥综合征
燥病疮	掌跖脓疱病、皲裂性湿疹
鬖毛疮	颈部多发性毛囊炎
蟠蛇疬	颈部淋巴结结核
瘸疮	传染性湿疹样皮炎
蕴舌	舌下腺炎
翻花杨梅	梅毒
翻花疮	唇癌、湿疹样乳房癌、梅毒、阴茎癌、舌癌、鳞状细胞癌、基底细胞癌、基底鳞状细胞癌
癞	麻风
癞风	麻风
癞头疮	黄癣、白癣
癞疥	疥疮
癞病	麻风
癞痢头	黄癣
巅毛脱尽	普秃、全秃
蟹足肿	瘢痕疙瘩
癣	体癣、手癣、足癣、甲癣、股癣
黧黑面	黑皮哮喘
黧黑斑	黄褐斑
臀核肿痛	急性淋巴结炎

鳝漏	小腿慢性溃疡
瀹指	连续性肢端皮炎
飘䵟面	雀斑
蠹疮	滴虫性阴道炎、念珠菌性阴道炎、急性女阴溃疡
囊痈	阴囊疖肿、阴囊溃疡
囊脱	阴囊疖肿、阴囊溃疡
齇鼻疮	酒渣鼻
齇鼻	酒渣鼻
齇鼻疮	酒渣鼻

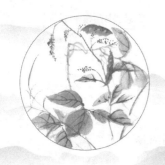

皮肤病名索引

（按笔画排序）

彩 图

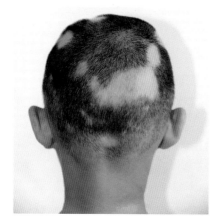

彩图 1-1 鬼剃头

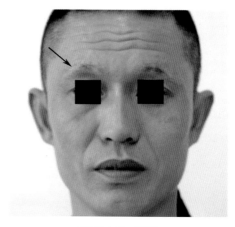

彩图 1-2 眉脱

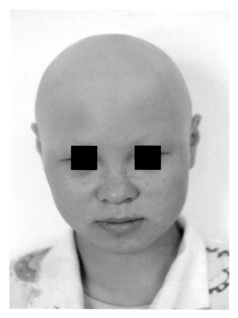

彩图 1-3 眉发俱落

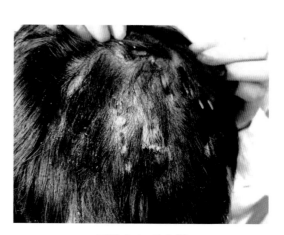

彩图 1-4 头白屑

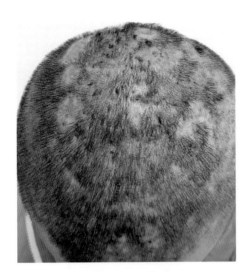

彩图 1-5　火珠疮

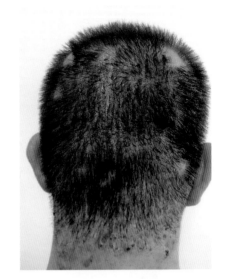

彩图 1-6　火珠疮

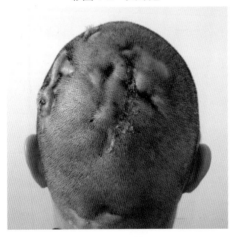

彩图 1-7　蝼蛄疖

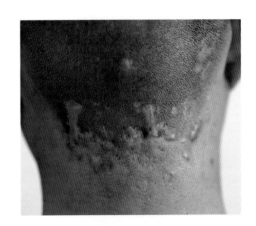

彩图 1-8　发际疮

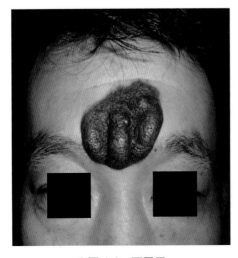

彩图 1-9　面黑子

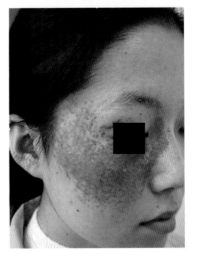

彩图 1-10　青记脸

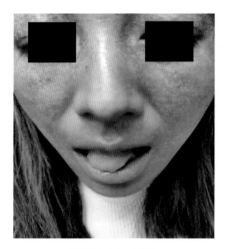

彩图 1-11 面尘

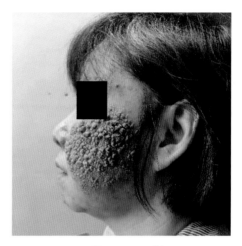

彩图 1-12 面垢
（北京大学第一医院皮肤科，涂平主任提供）

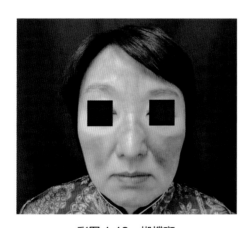

彩图 1-13 蝴蝶斑

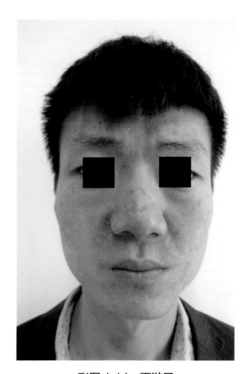

彩图 1-14 面游风

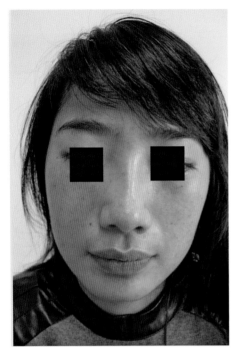

彩图 1-15　赤面风

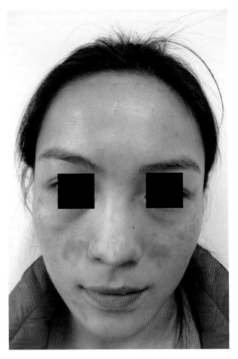

彩图 1-16　粉花疮

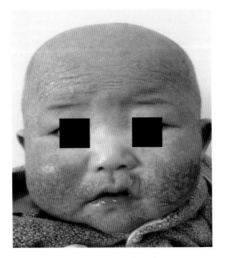

彩图 1-17　胎癥疮

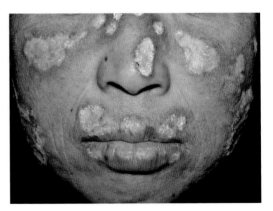

彩图 1-18　鬼脸疮

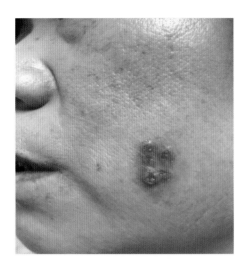

彩图 1-19　鸦啗疮

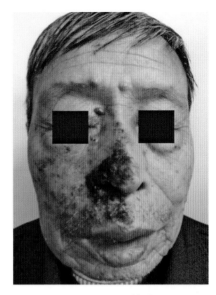

彩图 1-20　蛇丹

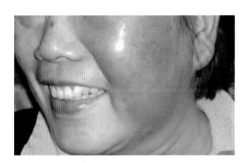

彩图 1-21　抱头火丹

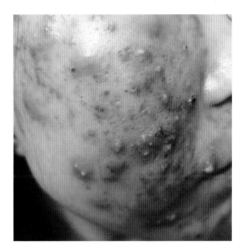

彩图 1-22　面发毒

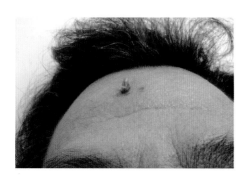

彩图 1-23　脑湿

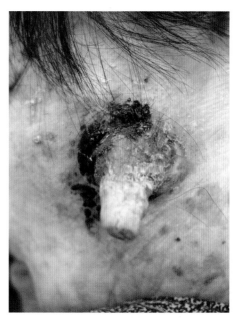

彩图 1-24　脑湿

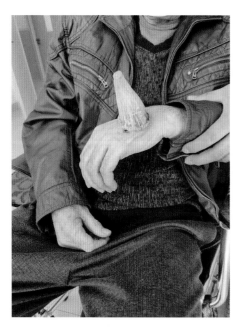

彩图 1-25　脑湿

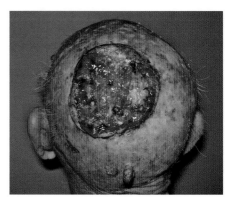

彩图 1-26　反花疮

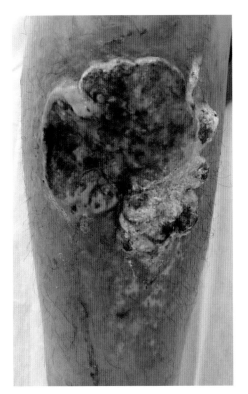

彩图 1-27　反花疮

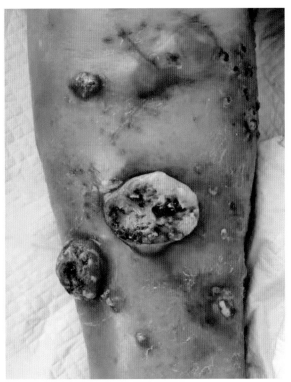

彩图 1-28　反花疮

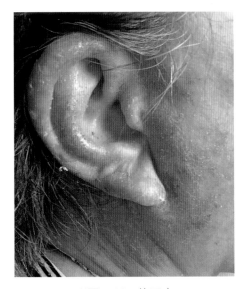

彩图 1-29　旋耳疮

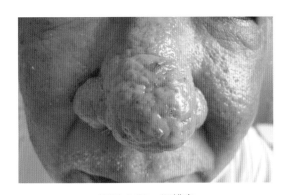

彩图 1-30　酒糟鼻

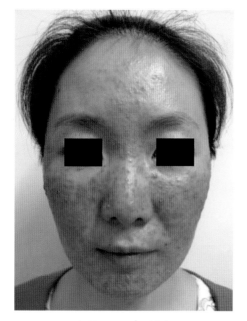

彩图 1-31　酒糟鼻

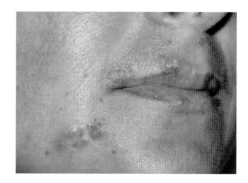

彩图 1-32　热疮（口周）

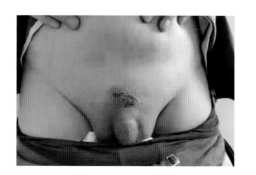

彩图 1-33　热疮（男性生殖器）

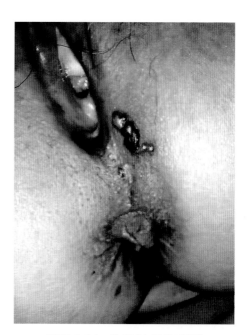

彩图 1-34　热疮（女性生殖器）

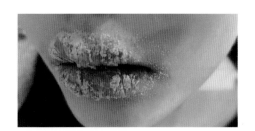

彩图 1-35　唇风

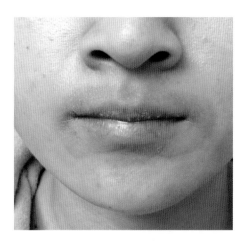

彩图 1-36　唇风

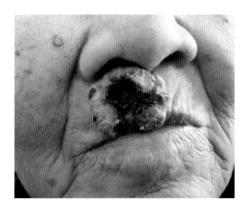

彩图 1-37　茧唇

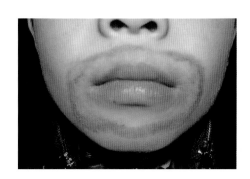

彩图 1-38　口吻疮
（北京协和医院皮肤科，刘跃华主任提供）

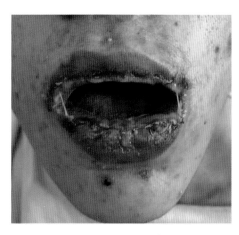

彩图 1-39　口糜

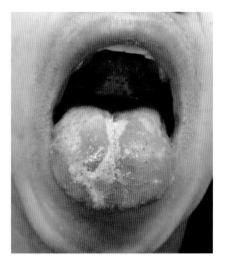

彩图 1-40　舌剥

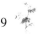

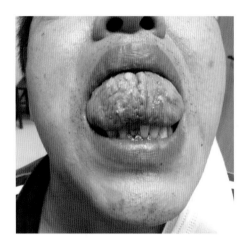

彩图 1-41　纹裂舌

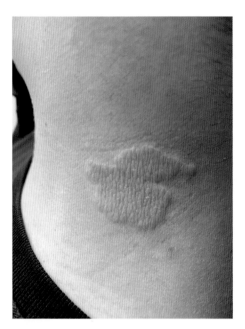

彩图 1-42　摄领疮

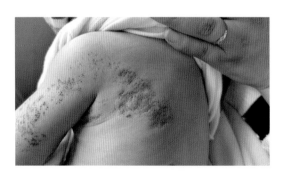

彩图 1-43　黑砂瘤

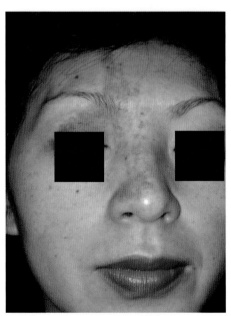

彩图 1-44　赤疵

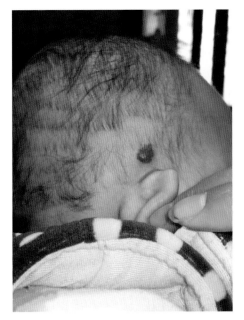

彩图 1-45 胎瘤

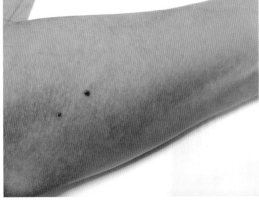

彩图 1-46 血痣

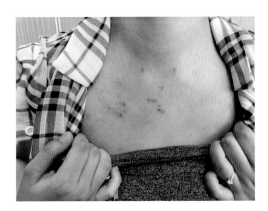

彩图 2-1 钮扣风

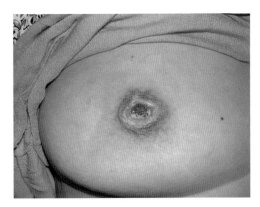

彩图 2-2 乳疳
（北京协和医院皮肤科，刘跃华主任提供）

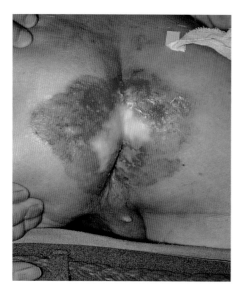

彩图 2-3　乳房外乳疳

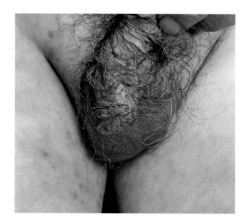

彩图 2-4　乳房外乳疳

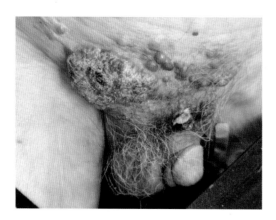

彩图 2-5　乳房外乳疳

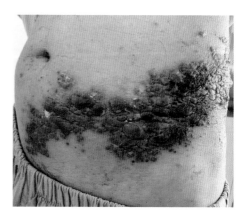

彩图 2-6　串腰龙

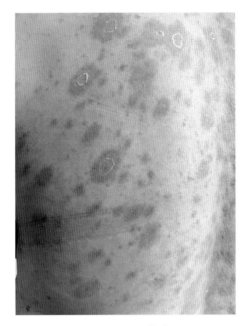

彩图 2-7　风热疮

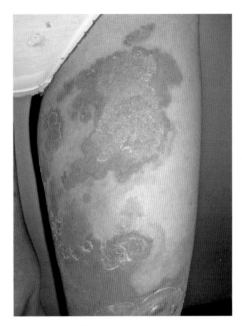

彩图 2-8　蜘蛛疮

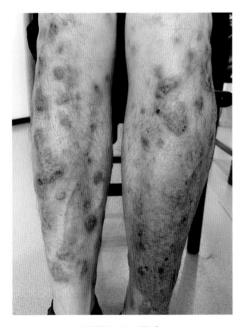

彩图 2-9　马疥

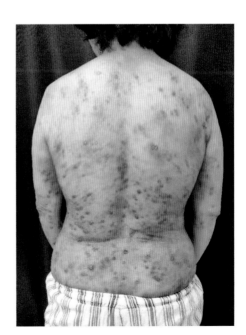

彩图 2-10　马疥

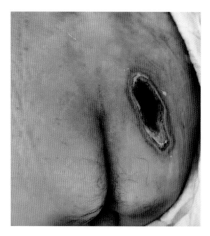

彩图 2-11　席疮

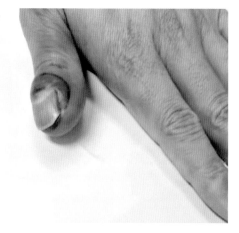

彩图 2-12　黑甲

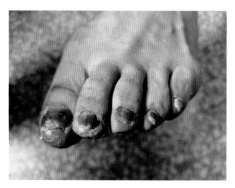

彩图 2-13　灰指甲

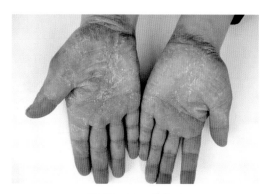

彩图 2-14　鹅掌风

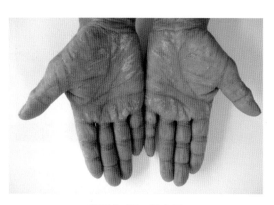

彩图 2-15　掌心风

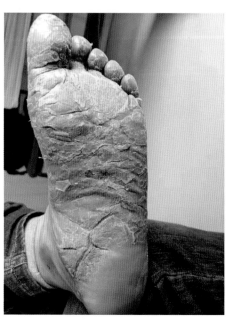

彩图 2-16　掌心风

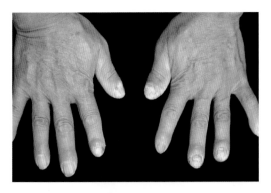

彩图 2-17　痕爪

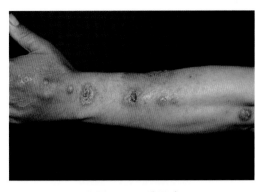

彩图 2-18　陈肝疮
（北京协和医院皮肤科刘跃华主任提供）

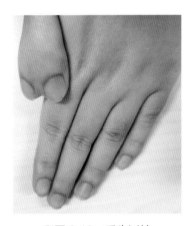

彩图 2-19　手生丫枝

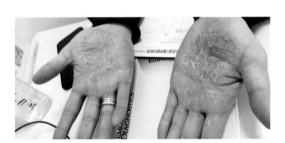

彩图 2-20　瘸疮

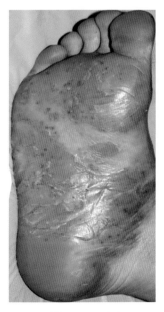

彩图 2-21　瘸疮

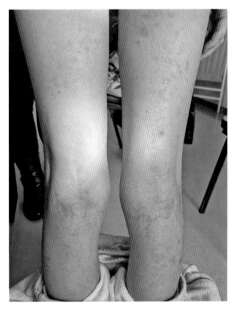

彩图 2-22　四弯风

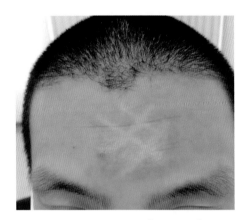

彩图 2-23　四弯风（划痕苍白）

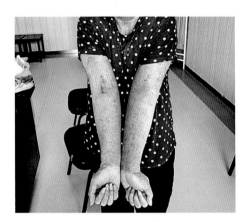

彩图 2-24　四弯风

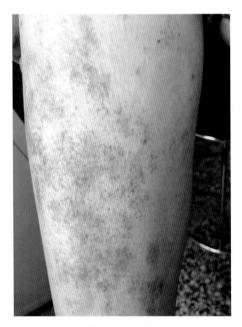

彩图 2-25　血瘤

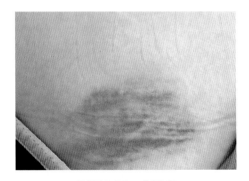

彩图 2-26　血胤疮

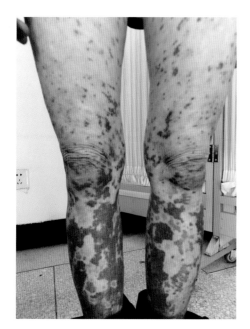

彩图 2-27　葡萄疫

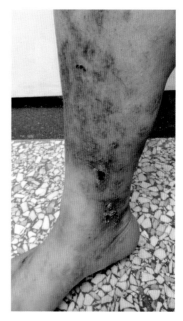

彩图 2-28　瓜藤缠

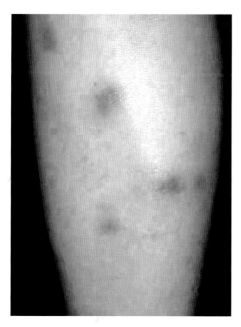

彩图 2-29　梅核火丹

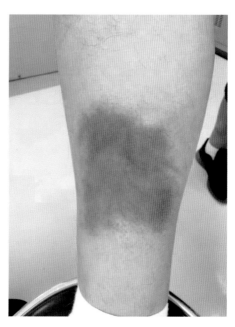

彩图 2-30　腓腨发

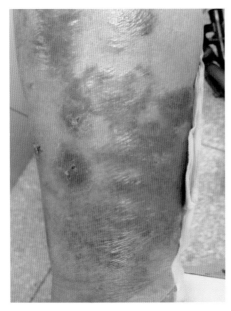

彩图 2-31　腿游风

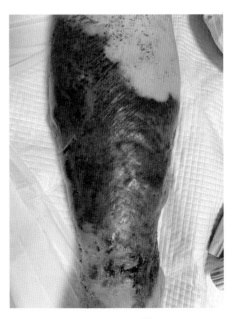

彩图 2-32　腿游风

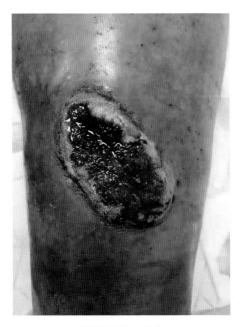

彩图 2-33　臁疮

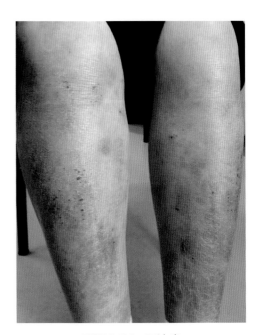

彩图 2-34　下注疮

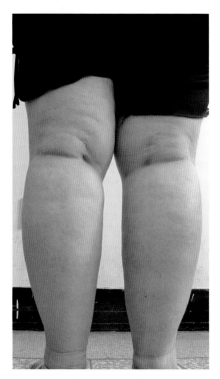

彩图 2-35　风腮腿

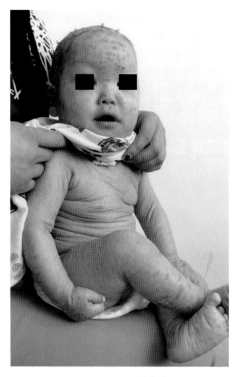

彩图 2-36　蛇皮癣

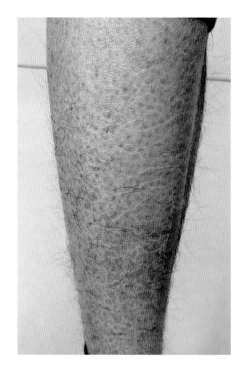

彩图 2-37　蛇皮癣

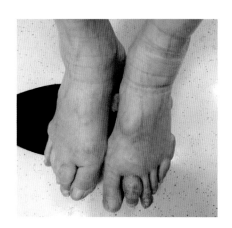

彩图 2-38　痛风

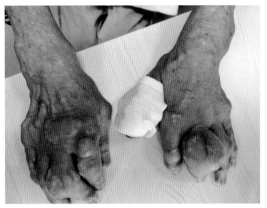

彩图 2-39　痛风

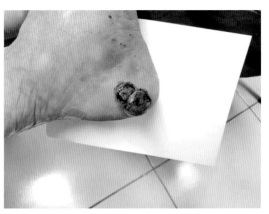

彩图 2-40　脚疽

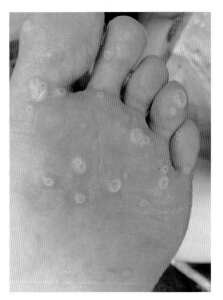

彩图 2-41　牛程蹇

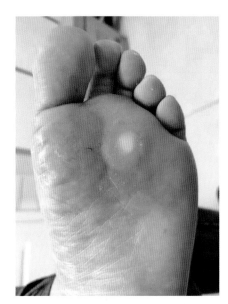

彩图 2-42　鸡眼

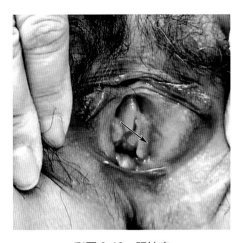

彩图 2-43　阴蚀疮

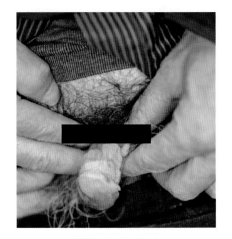

彩图 2-44　臊瘊

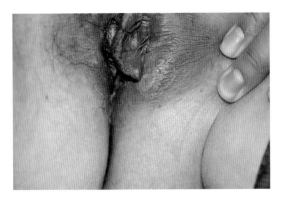

彩图 2-45　下疳疮

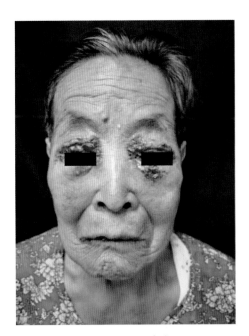

彩图 3-1　天疱疮

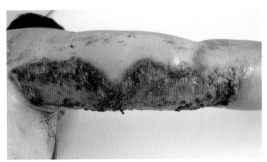

彩图 3-2　蚰蜒疮

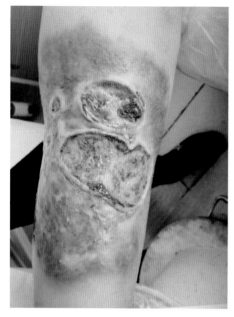

彩图 3-3　蚰蜒疮

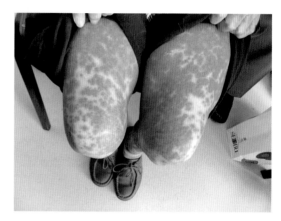

彩图 3-4　赤炎疮

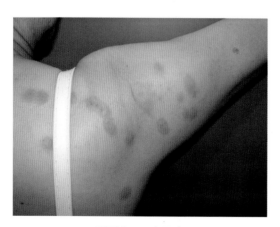

彩图 3-5　土风疮

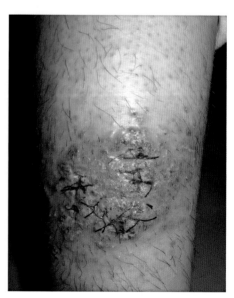

彩图 3-6　悲羊疮

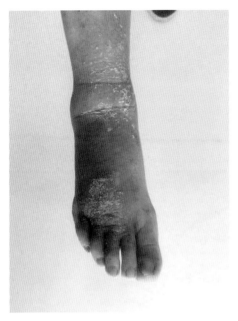

彩图 3-7 悲羊疮

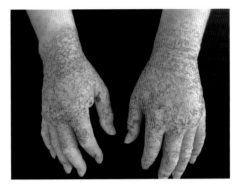

彩图 3-8 浸淫疮

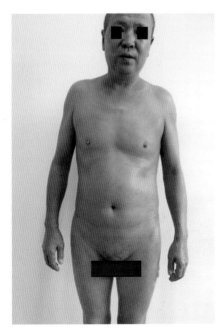

彩图 3-9 火丹疮

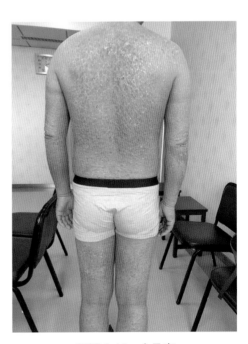

彩图 3-10 火丹疮

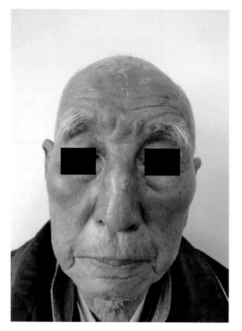

彩图 3-11　日晒疮

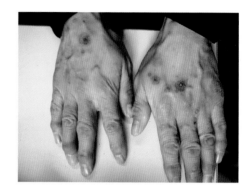

彩图 3-12　猫眼疮

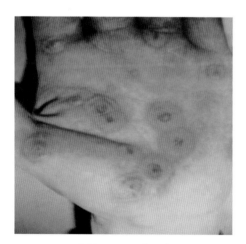

彩图 3-13　猫眼疮

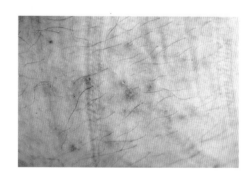

彩图 3-14　疥疮

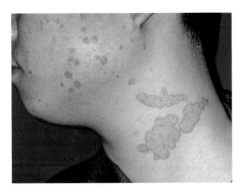

彩图 3-15　鸟啄疮

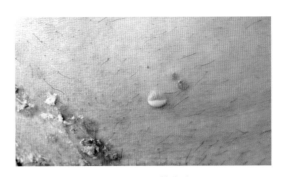

彩图 3-16　黄水疮

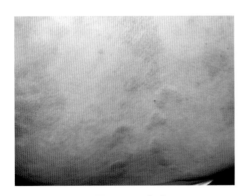

彩图 3-17　赤疹

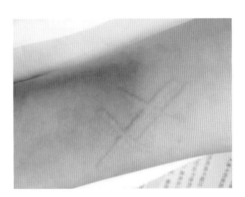

彩图 3-18　风瘾疹

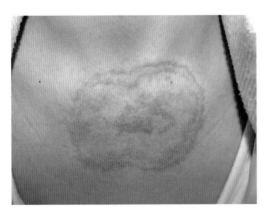

彩图 3-19　圆癣

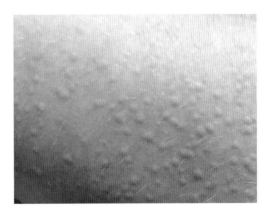

彩图 3-20　风痞瘟

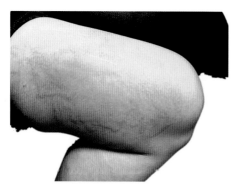

彩图 3-21　风痦瘟

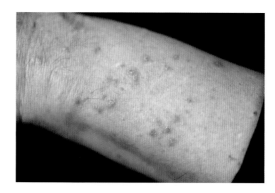

彩图 3-22　紫癜风

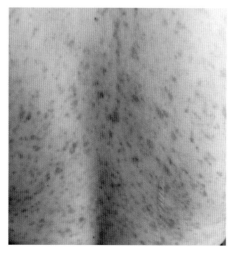

彩图 3-23　紫癜风

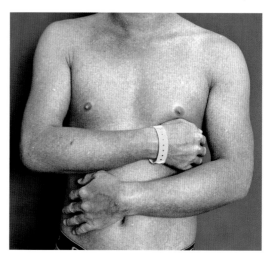

彩图 3-24　疬疡风

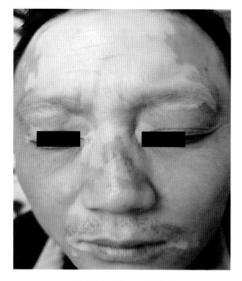

彩图 3-25　白驳风

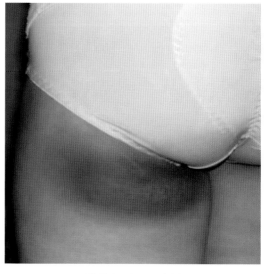

彩图 3-26　石火丹

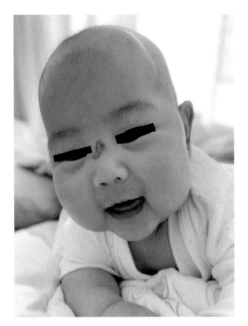

彩图 3-27　血瘤

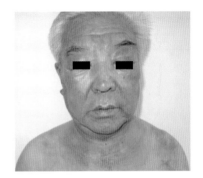

彩图 3-28　肌痹

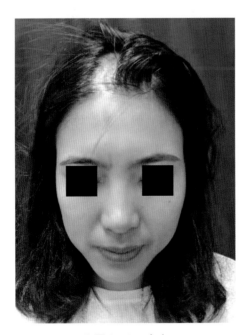

彩图 3-29　皮痹

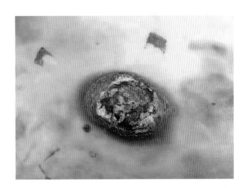

彩图 3-30　疙疸 - 斑块期（形似香蕈）

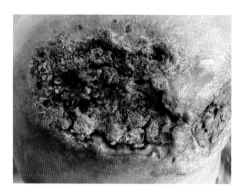

彩图 3-31　疔疮 - 肿瘤期（形似木耳）

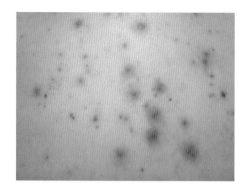

彩图 3-32　水痘

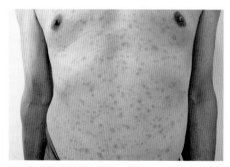

彩图 3-33　杨梅痘

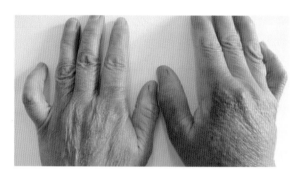

彩图 3-34　丹毒

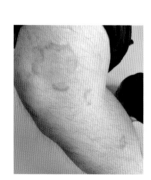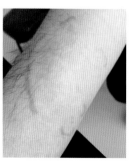

彩图 3-35　赤游肿

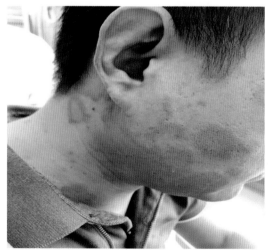

彩图 3-36　赤游肿

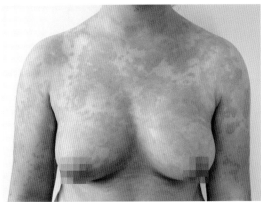

彩图 3-37　风毒肿

彩图 3-38　蟹足肿

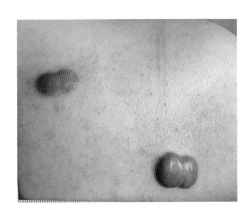

彩图 3-39　蟹足肿

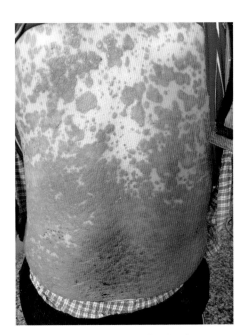

彩图 3-40　白疕（血热证）

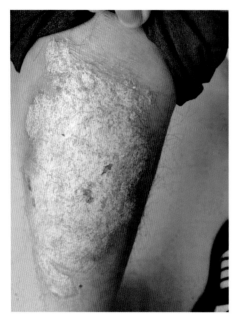

彩图 3-41　白疕（血虚证）

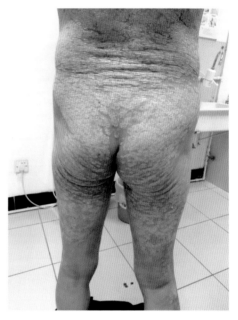

彩图 3-42　白疕（血虚证）

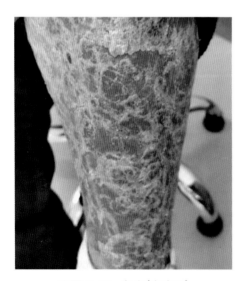

彩图 3-43　白疕（血瘀证）

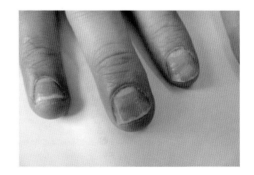

彩图 3-44　白疕（顶针甲）

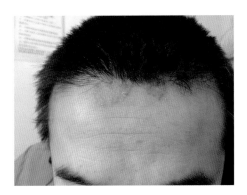

彩图 3-45　白疕（束状发）

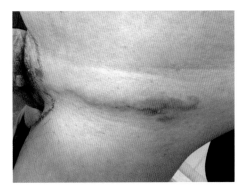

彩图 3-46　红线虫

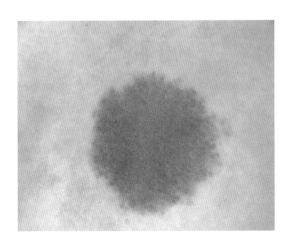

彩图 3-47　蓝注

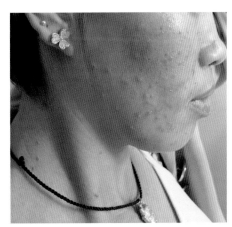

彩图 3-48　扁瘊

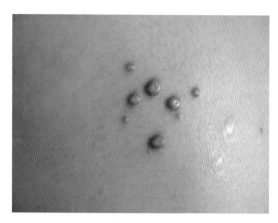

彩图 3-49　鼠乳

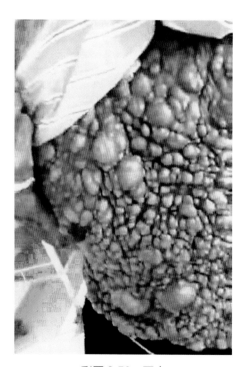

彩图 3-50　恶肉

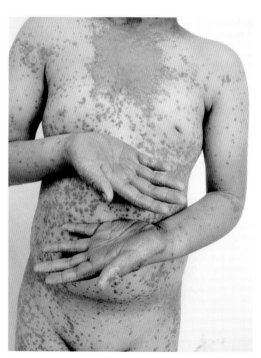

彩图 3-51　狐尿刺